Immunologie für Einsteiger

Lothar Rink

Andrea Kruse

Hajo Haase

Immunologie für Einsteiger

2., neu bearbeitete und aktualisierte Auflage

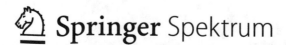 Springer Spektrum

Lothar Rink
Institut für Immunologie
Universitätsklinikum Aachen
Aachen, Deutschland

Andrea Kruse
Institut für Systemische Entzündungsforschung
Universität Lübeck Fak. Medizin
Lübeck, Deutschland

Hajo Haase
Institut für Lebensmitteltechnologie
und Lebensmittelchemie
Technische Universität Berlin
Berlin, Deutschland

ISBN 978-3-662-56519-3   ISBN 978-3-662-44843-4 (eBook)
https://doi.org/10.1007/978-3-662-44843-4

Die Deutsche Nationalbibliothek verzeichnet diese Publikation in der Deutschen Nationalbibliografie; detaillierte bibliografische Daten sind im Internet über http://dnb.d-nb.de abrufbar.

Springer Spektrum
© Springer-Verlag GmbH Deutschland 2012, 2015, Softcover 2018

Planung und Lektorat: Merlet Behncke-Braunbeck, Dr. Meike Barth
Redaktion: Dr. Bärbel Häcker
Abbildungen: Dr. Martin Lay, Breisach

Gedruckt auf säurefreiem und chlorfrei gebleichtem Papier.

Springer Spektrum ist Teil von Springer Nature
Die eingetragene Gesellschaft ist Springer-Verlag GmbH Deutschland
Die Anschrift der Gesellschaft ist: Heidelberger Platz 3, 14197 Berlin, Germany

Gewidmet
Prof. Dr. med. Holger Kirchner

Vorwort

Die Immunologie ist eines der modernsten und sich am schnellsten entwickelnden Gebiete der Lebenswissenschaften. Dies macht das Bücherschreiben in diesem Gebiet so kompliziert, da bereits während der Schreibphase ein immenser neuer Erkenntnisgewinn dazukommt. Die Immunologie entwickelt sich aber auch immer mehr zu einer Schlüsselwissenschaft in der modernen Medizin, sodass viele Krankheiten heute über immunologische Prozesse erklärt werden können und Immuntherapien sich als sehr wirksame Strategien erwiesen haben.

Es gibt viele Lehr- und Sachbücher über Immunologie bzw. das Immunsystem, und so sei einleitend die Frage gestattet, ob man noch ein weiteres Buch braucht. Im Fall dieses Buches möchte ich die Frage eindeutig mit ja beantworten, da es sich deutlich von den vorhandenen Büchern absetzt. Ganz in der Tradition des Buches *Cytokine und Interferone – Botenstoffe des Immunsystems*, das Frau PD Dr. Andrea Kruse und Prof. Dr. Lothar Rink zusammen mit ihrem akademischen Lehrer Prof. Dr. Holger Kirchner verfasst haben, vermittelt auch dieses Buch Fachwissen in einer allgemeinverständlichen Art und Weise, ohne dabei oberflächlich zu werden. Dies haben die beiden Autoren zusammen mit Prof. Dr. Hajo Haase wieder exzellent umgesetzt und werden damit nicht nur ihrem alten akademischen Lehrer, sondern einer Vielzahl von Lesern eine Freude bereiten.

Des Weiteren setzt dieses Buch sich durch die Auswahl der Themen eindeutig von den übrigen immunologischen Büchern ab. In diesem Buch werden nicht nur die immunologischen Grundlagen erklärt, wie es die übrigen Bücher auch machen, sondern es werden auch Gebiete auf dem aktuellen Stand der Forschung besprochen, die in den meisten Lehrbüchern aus verschiedenen Gründen ausgelassen werden oder aber nur in Spezialliteratur vertreten sind. Aber gerade diese Themen sind für die Studierenden und den interessierten Laien von großem Interesse. Dabei handelt es sich um so einfache wie spannende Fragen wie: Welchen Einfluss haben Geschlecht, Ernährung, Rauchen, Alkoholmissbrauch, Sport oder Schlaf auf das Immunsystem? Wie funktioniert eine Schwangerschaft immunologisch? Jeweils ein ganzes Kapitel widmen die Autoren den Wechselwirkungen von Psyche und Immunsystem bzw. den Veränderungen im Immunsystem mit zunehmendem Alter. Damit werden sie zum einen dem demographischen Wandel in unserer Bevölkerung gerecht, zum anderen beschreiben sie wissenschaftlich fundiert, wie Psyche und Immunsystem zusammenhängen, ohne philosophisch oder esoterisch zu werden. Die letzten beiden Kapitel beschäftigen sich dann mit den Immundefekten, -diagnostik und -therapien, Themen, die sonst meist nur in umfangreichen Lehrbüchern der klinischen Immunologie behandelt werden, aber gerade auch von großem Interesse für den Einsteiger sind. Erst das Versagen des Immunsystems verdeutlicht uns im Alltag, wie wertvoll dieses komplizierte und den gesamten Organismus überwachende Organ ist.

Somit bildet dieses Buch eine gelungene Übersicht von der modernen molekularen Immunologie, über die zellulären Interaktionen, bis in die praktische Anwendung in Alltag und Klinik. Damit dürfte das Buch für eine breite Leserschaft interessant werden, da es die Grundlagen vermittelt und gleichzeitig spannende immunologische Fragestellungen, die auch im Fokus öffentlicher Diskussionen stehen, wissenschaftlich erörtert. Bisher sind diese Themen meist nur in sehr spezieller Fachliteratur oder aber in nichtwissenschaftlicher Literatur im Buchmarkt vertreten, weshalb diese Kenntnisse in der Bevölkerung und bei den Studierenden häufig nur ungenau oder sogar falsch sind. Mit dem vorliegenden Buch können Studierende der Naturwissenschaften, der Medizin und benachbarter Disziplinen mit dem notwendigen Grundwissen versorgt werden, ohne dass interessierte Laien bei der Lektüre überfordert werden.

Eine weitere Besonderheit des Buches sind die Expertenboxen. Hier ist es gelungen, angesehene deutsche Forscher aus den jeweiligen Bereichen zu gewinnen, einen kurzen Beitrag über den aktuellen Stand der Forschung und die Perspektiven im jeweiligen Feld zu geben. Die Beiträge verdeutlichen, dass wir in vielen Fragen erst am Anfang unseres Verständnisses sind und dass wir in den nächsten Jahren noch viel Neues aus der Immunologie zu erwarten haben. Die Expertenboxen verdeutlichen aber auch, welchen Spagat das Autorenteam bei der Auswahl leisten musste, da sich in der modernen Disziplin der Immunologie der Kenntnisstand rasch verändert und Theorien auch wieder verworfen werden. So stellten sich neu beschriebene Zellpopulationen nach kurzer Zeit als Funktionszustände bekannter Populationen heraus, oder Prozesse wurden neu interpretiert durch die Entdeckung neuer Mediatoren und Rezeptoren. Jeder Autor eines immunologischen Buches muss dabei entscheiden, welche aktuellen Erkenntnisse Bestand haben werden und welche möglicherweise schon bald wieder überholt sein werden. Ich denke, die Autoren haben eine glückliche Hand bei dieser Auswahl gehabt, alles Weitere kann nur die Zukunft zeigen.

Die Autoren berücksichtigen nicht nur die wichtigen aktuellen Fakten zum Aufbau und der Funktion des Immunsystems. Vielmehr wird das umfangreiche Wissen in die komplexen Zusammenhänge der menschlichen Physiologie und Pathophysiologie eingebettet. Damit erfüllen die Autoren die wichtigste Aufgabe eines Sach- und Lehrbuchs: Verständnis für Zusammenhänge zu vermitteln und Spannung zu erzeugen. Ich wünsche den Autoren viel Erfolg und den Lesern viel Spaß bei der Lektüre dieses besonderen Immunologiebuchs.

Prof. Dr. med. Gregor Bein
Universitätsklinikum Gießen
Im Juli 2011

Inhaltsverzeichnis

Das Immunsystem: eine Übersicht

Andrea Kruse

© Springer-Verlag GmbH Deutschland 2015
L. Rink, A. Kruse, H. Haase, *Immunologie für Einsteiger*, https://doi.org/10.1007/978-3-662-44843-4_1

1.1   Was ist Immunologie?

Die Immunologie beschäftigt sich mit der Abwehr von Krankheitserregern (Pathogenen) sowie anderen körperfremden Stoffen, beispielsweise biologischen Giften, durch den Körper. Zu den Pathogenen gehören Bakterien, Viren, Pilze, Protozoen und Helminthen (► Exkurs 1.1). Das Abwehrsystem muss aber auch körpereigene funktionslose oder tote Zellen beseitigen, entstehende Tumorzellen unschädlich machen und nach besiegten Infektionen Aufbauarbeiten leisten. Der Erfolg der körpereigenen Abwehr, unseres Immunsystems, beruht auf einem äußerst raffinierten Zusammenspiel verschiedener Gruppen mobiler Immunzellen, Navigationssystemen, löslicher Botenstoffe, spezifischer Antikörper, aktivierender, aber auch die Immunantwort unterdrückender Proteine. Die einzelnen Akteure arbeiten zusammen zum Wohl des Körpers. Sie zerstören und entfernen alles, was nicht zum Selbst gehört. In der Regel geschieht dies mit einer 100-prozentigen Erfolgsrate.

1.2   Seit wann gibt es ein Immunsystem?

Das Erfordernis eines Organismus, sich gegen Pathogene zu verteidigen, ist schon sehr früh in der Geschichte des Lebens entstanden (◘ Abb. 1.3). Bereits mit dem Auftreten der ersten Vielzeller vor 500 bis 600 Millionen Jahren begann die Evolution des Immunsystems. Zunächst in Form von löslichen Proteinen, den sogenannten Defensinen, die der Abwehr von Bakterien, Pilzen, Toxinen und Viren dienten. Ein weiterer wichtiger Verteidigungsmechanismus der einfachen Vielzeller bestand in Fresszellen (Phagocyten), die Bakterien mit ihrer Plasmamembran umschlossen und in ihrem Innern verdauten, ein Vorgang, der Phagocytose heißt. Um Pathogene erkennen zu können und damit die Phagocytose zu ermöglichen oder zumindest zu erleichtern, entwickelten sich sogenannte Mustererkennungsrezeptoren (**PRR**, *pattern recognition receptor*), die auf der Oberfläche der Phagocyten exprimiert werden. Sie binden an stark konservierte Strukturen auf Krankheitserregern, den pathogenassoziierten molekularen Mustern (**PAMP**, *pathogen-associated molecular pattern*). Konserviert bedeutet, dass sie in der Evolution kaum verändert wurden, da sie für die Mikroorganismen lebensnotwendig sind. Das Gleiche gilt auch für die Rezeptoren, die sie erkennen. Sie sind in allen Tierstämmen zu finden und kommen auch auf Immunzellen der Säugetiere vor. Diese Mustererkennungsrezeptoren auf der Oberfläche der Phagocyten sind an sehr alte Signalübertragungswege gekoppelt. Eine Bindung an PAMP der Erreger aktiviert die Immunzellen zur Phagocytose und zur Freisetzung antimikrobiell wirkender Faktoren. Zu diesen Mustererkennungsrezeptoren gehören Lektine, aber auch die Toll-ähnlichen Rezeptoren (**TLR**, *Toll-like receptor*), die zunächst bei der Taufliege *Drosophila*, später aber bei allen möglichen Arten von Pflanzen bis zum Säugetier nachgewiesen werden konnten. Im Lauf der Evolution ergänzten weitere Effektormechanismen, wie zum Beispiel Komplementkomponenten, Komplementregulatorproteine, Adhäsionsmoleküle, chemotaktische Faktoren und lösliche Botenstoffe in Form von cytokinähnlichen Proteinen, die ersten Verteidigungsstrategien der wirbellosen Tiere und der Urchordaten.

Der größte Sprung in der Evolution des Immunsystems erfolgte vor circa 350 bis 400 Millionen Jahren bei den kiefertragenden Fischen. Das **adaptive Immunsystem** tauchte plötzlich auf, mit seinen herausragenden Fähigkeiten, körpereigene von körperfremden Strukturen zu unterscheiden und sich Krankheitserreger zu merken. So verfügen Knorpelfische (Haie und Rochen) bereits über ein organisiertes lymphatisches System mit den Hauptakteuren, den T- und B-Lymphocyten. Diese Lymphocyten tragen spezifische Rezeptoren auf ihrer Oberfläche, mit deren Hilfe sie fremde Substanzen aufspüren können. Fremdstoffe (Antigene) werden, sofern sie eine spezifische Immunantwort auslösen, als Immunogene bezeichnet. Die stärksten und wichtigsten Antigene sind Eiweiße (► Exkurs 1.2). Jeder Lymphocyt trägt Tausende Kopien eines spezifischen Antigenrezeptors auf seiner Oberfläche und ist somit spezifisch für nur ein bestimmtes Antigen. Er unterscheidet sich damit in seiner Rezeptorspezifität von allen anderen Lymphocyten des Körpers. Diese Vielfalt wird während der Entwicklung eines jeden Lymphocyten durch einen eleganten genetischen Mechanismus erzeugt, mit dessen Hilfe die spezifische Antigenbindungsstelle der Rezeptoren nicht von einem einzigen Gen, sondern von mehreren Gensegmenten codiert wird. Im Laufe der Entwicklung eines jeden Lymphocyten werden diese Gensegmente in seinem Genom umgruppiert und zu einer kompletten Sequenz zusammengebaut. Diese nur in Lymphocyten stattfindende Umgruppierung der DNA bezeichnet man als somatische Rekombination. Die zugrunde liegenden Mechanismen werden in ► Kap. 6 beschrieben. Man geht davon aus, dass das plötzliche Auftreten der adaptiven Immunantwort in der Evolution durch ein springendes Gen, ein sogenanntes Transposon, ermöglicht wurde, das sich in ein Rezeptor-Gen eingefügt hat und dort die Fähigkeit zur Genumlagerung etablierte.

T-Lymphocyten (oder auch T-Zellen) reifen im Thymus. Von diesem Organ haben sie auch ihren Namen: thymusabhängige Zellen. B-Lymphocyten (oder auch B-Zellen) entwickeln sich dagegen im Knochenmark (engl. *bone marrow*). Benannt wurden sie aber nach der *Bursa fabricii*, einem nur bei Vögeln vorkommenden lymphatischen Organ im Bereich der Kloake. Bei den antigenspezifischen Rezeptoren der B-Zellen handelt es sich um Antikörper (► Exkurs 1.3), die auch Immunglobuline genannt werden. Diese membrangebundenen Immunglobuline erkennen die dreidimensionale Struktur von Antigenen, die außerhalb von Zellen vorkommen. Der Rezeptor der T-Zellen ist dagegen auf Antigene spezialisiert, die mithilfe spezieller Glykoproteine auf der Oberfläche von Körperzellen präsentiert werden. Diese Glykoproteine bezeichnet man als MHC-Moleküle. Sie werden von einem Genkomplex codiert, dem Haupthistokompatibilitätskomplex (MHC, *major histocompatibility complex*). MHC-Moleküle werden in zwei Klassen unterteilt: MHC-Klasse-I-Moleküle, die auf allen kernhaltigen Zellen vorkommen, und MHC-Klasse-II-Moleküle, die nur auf antigenpräsentierenden Zellen exprimiert werden. Die Gene des MHC sind besonders polymorph, das heißt, es gibt innerhalb einer Population sehr viele Varianten, deren Produkte das Antigen unterschiedlich gut präsentieren können. Deshalb sind niemals alle Individuen einer Population gleichermaßen anfällig für ein Pathogen (► Kap. 4). Epidemien werden dadurch immer von einer bestimmten Anzahl von Individuen überlebt. Auch die MHC-Moleküle traten in der Evo-

Exkurs 1.1: Bakterien und Co.

Bakterien gehören zu den Prokaryoten, das heißt, sie haben keinen echten Zellkern. Ihre DNA liegt frei im Cytoplasma als ringförmige doppelsträngige DNA. Zusätzlich kommt oftmals extrachromosomale DNA in Form von Plasmiden vor. Bakterien besitzen keine Mitochondrien oder Chloroplasten. Die meisten Bakterien sind von einer Zellwand umgeben, und viele tragen zusätzlich noch Schleimhüllen oder Kapseln. Bakterien vermehren sich asexuell durch Teilung. DNA kann aber auch horizontal über Plasmabrücken zwischen Bakterien ausgetauscht (Konjugation) oder aktiv mithilfe von komplexen Transportsystemen aus der umgebenden Flüssigkeit aufgenommen werden (Transformation). Bakterien spielen im menschlichen Körper eine große Rolle. Die meisten sind völlig harmlos und gehören zur normalen Darmflora. Auch Mundhöhle, Vagina und Haut werden von kommensalen Mikroorganismen besiedelt. Sie konkurrieren mit pathogenen Bakterien um Nahrung und verdrängen diese oftmals. Einige Bakterien verursachen aber auch Infektionskrankheiten. Im Körper des

Wirts können sie auf Körperoberflächen, in der extrazellulären Flüssigkeit, im Cytosol oder in Vesikeln von Zellen leben.
Helminthen (Würmer) sind parasitär lebende vielzellige Organismen aus den Stämmen der Plathelminthen und der Nematoden. Sie können vor allem die Bauchorgane des Menschen befallen. Der Umfang der Krankheitssymptome hängt von der Zahl der aufgenommenen Würmer ab. Bei geringem Wurmbefall kann die Erkrankung unbemerkt bleiben.
Pilze sind einzellige (Sprosspilze) oder vielzellige Organismen (Dermatophyten, Schimmelpilze), die unterschiedliche Erkrankungen hervorrufen. Dermatophyten rufen Mykosen (Infektionskrankheit durch Pilze) der Haut, Nägel und Haare hervor; Sprosspilze der Gattung *Candida* sind dagegen für Mykosen der Schleimhäute verantwortlich. Schimmelpilze wirken durch Stoffwechselprodukte (Mycotoxine), Zellwandbestandteile oder Sporen toxisch (◘ Abb. 1.1).
Protozoen sind eukaryotische Einzeller. Von ungefähr 40.000 beschriebenen Arten sind circa 8000 Parasiten. Zu ihnen gehören die

Erreger der Malaria (*Plasmodium falciparum*), der Schlafkrankheit (*Trypanosoma brucei*), der Amöbenruhr (*Entamoeba histolytica*) oder der Toxoplasmose (*Toxoplasma gondii*), um einige Beispiele zu nennen. Die Vermehrung kann asexuell oder sexuell erfolgen. Protozoen können auf unterschiedlichen Wegen (Kot, Insektenstiche, Nahrung) direkt von Wirt zu Wirt oder über einen Zwischenwirt übertragen werden.
Viren bestehen aus einer Nucleinsäure (DNA oder RNA), die von einer Proteinhülle umgeben ist. Sie sind keine Lebewesen, weil sie keinen eigenen Stoffwechsel besitzen. Um sich vermehren und ausbreiten zu können, müssen sie eine Wirtszelle befallen und deren Zellmaschinerie benutzen. Viren können sowohl Eukaryoten (Organismen, deren Zellen einen Zellkern besitzen; also Tiere, Pflanzen und Pilze) als auch Prokaryoten (Bakterien, Archaeen) (◘ Abb. 1.2) befallen. Die Viren der Prokaryoten nennt man Bakteriophagen. Viren sind auf den Wirt angewiesene (obligatorische) Parasiten.

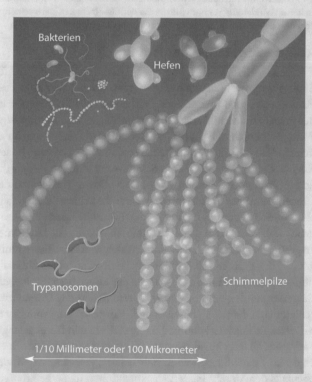

◘ **Abb. 1.1 Größenvergleich von Mikroorganismen.** Dargestellt sind Bakterien, Pilze und Protozoen (*Trypanosoma brucei*). (Aus Renneberg und Süßbier.)

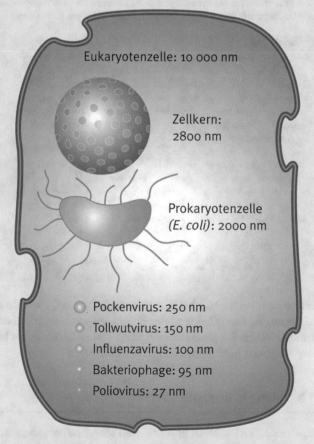

◘ **Abb. 1.2 Größenverhältnisse von Eukaryoten- und Prokaryotenzellen sowie Viren.** (Aus Renneberg und Süßbier.)

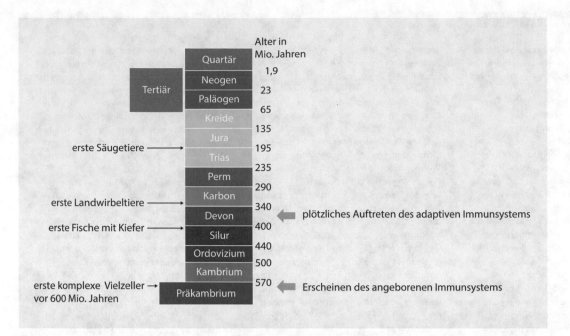

	Alter in Mio. Jahren	
Quartär	1,9	
Neogen		
Paläogen	23	
Kreide	65	
Jura	135	
Trias	195	
Perm	235	
Karbon	290	
Devon	340	plötzliches Auftreten des adaptiven Immunsystems
Silur	400	
Ordovizium	440	
Kambrium	500	
Präkambrium	570	Erscheinen des angeborenen Immunsystems

Tertiär

erste Säugetiere
erste Landwirbeltiere
erste Fische mit Kiefer
erste komplexe Vielzeller vor 600 Mio. Jahren

◘ Abb. 1.3 Die Evolution des Immunsystems. Das Immunsystem lässt sich in zwei Systeme untergliedern. Das **angeborene Immunsystem** ist früh in der Evolution entstanden, wahrscheinlich zusammen mit den ersten komplexen Vielzellern. Ihre Zellen verfügen über Mustererkennungsrezeptoren, die direkt im Genom codiert sind. Diese erkennen konservierte, weit verbreitete pathogenassoziierte molekulare Muster. Das andere System ist das **adaptive Immunsystem**, das plötzlich vor ungefähr 400 Millionen Jahren bei den kiefertragenden Fischen (Kiefermäuler) auftrat. Mithilfe seiner spezifischen Rezeptoren kann es auf alle Erreger reagieren. Diese Vielfalt wird im Lauf der Entwicklung der Lymphocyten durch die als somatische Rekombination bezeichnete Umlagerung der DNA ermöglicht. Die daran beteiligten Gene treten erst bei den kiefertragenden Fischen auf. Andere Tierstämme wie die Gliederfüßer (zum Beispiel Insekten) und Stachelhäuter (zum Beispiel Seesterne) haben dagegen andere genetische Mechanismen entwickelt, um ein größeres Pathogenspektrum zu erkennen

Exkurs 1.2: Antigen

Antigene können die Bildung von Antikörpern hervorrufen (Antigen ist eine Verkürzung des Begriffs „Antisomatogen", was „Antikörpererzeuger" bedeutet). Die wichtigsten und stärksten Antigene sind Eiweiße (Proteine) oder Bruchstücke von Eiweißen (Peptide). Aber auch Kohlenhydrate und Lipide können als Antigene wirken. Ein Antikörper bindet spezifisch an eine bestimmte Stelle des Antigens, die sogenannte Antigendeterminante oder Epitop. Ein Antikörper erkennt dessen dreidimensionale Struktur. T-Zellen erkennen nur Peptidsequenzen, die gebunden an körpereigene MHC-Moleküle auf der Oberfläche von Zellen präsentiert werden. Antigene, die eine adaptive Immunantwort auslösen, sind immunogen. Es gibt auch kleine Moleküle, die zwar von Antikörpern gebunden werden, aber alleine keine spezifische Immunantwort auslösen. Sie heißen **Haptene**. Um Lymphocyten spezifisch aktivieren zu können, müssen sie an ein Trägerprotein (**Carrier**) gebunden sein.

lution zum ersten Mal bei den Knorpelfischen auf. Über ihren Ursprung ist wenig bekannt. Im Folgenden werden wir auf das Immunsystem der Säugetiere eingehen, das am intensivsten bei der Maus und beim Menschen erforscht wird.

1.3   Unser Immunsystem

Bakterien, Viren, Pilze und andere Pathogene umgeben uns überall, egal wo wir uns aufhalten. Wir essen sie, wir trinken sie, mit jedem Atemzug können sie in unsere Lungen gelangen, sie sitzen auf unserer Haut und befallen unsere Schleimhäute. Doch verschiedene biochemische und physikalische Schutzsysteme verhindern ein Eindringen der meisten Erreger in den Körper.

Äußere Schutzmechanismen

Eine wirkungsvolle äußere Barriere gegen Erreger aller Art ist die Haut, die aus einer mehrlagigen Epithelzellschicht besteht. Sie ist der erste Schutzschild des Körpers und kann von den meisten Pathogenen nicht durchdrungen werden. Erst Verletzungen der tieferen Hautschichten ermöglichen es Krankheitserregern, in den Körper einzudringen. Weitere Schutzvorrichtungen stellen die Schleimhäute der Atemwege, des Magen-Darm-Traktes und des Urogenitalsystems dar (◘ Abb. 1.4). Über die Schleimhäute erfolgt ein großer Teil der Infektionen. Einige Krankheitserreger nutzen dabei Moleküle auf der Schleimhautoberfläche, um in den Körper zu gelangen. Doch auch hier befinden sich wirksame Einrichtungen, die den größten Teil der Erreger abhalten. So bilden die Haut, die Zunge und die innere Oberfläche der Lunge β-Defensine, die Bakterienwände zerstören. Spezialisierte Zellen der Dünndarmschleimhaut, die sogenannten Paneth-Körnerzellen, produzieren α-Defensine (auch Cryptidine genannt), die in den Darm gelangte Pathogene an ihrer Vermehrung hindern oder sogar abtöten. Speichel und Tränenflüssigkeit enthalten Lysozym, ein Enzym, das ebenfalls der Abwehr bakterieller Infektionen dient. Mikroorganismen und Fremdstoffe, die in die Bronchien gelangt sind, werden durch Schleime gebunden und über Flimmerhärchen nach außen transportiert (◘ Abb. 1.5). Reflexe wie Husten und Niesen unterstützen die Entfernung von Fremdstoffen. Darm, Urogenitalsystem und Haut werden zudem von harmlosen Mikroorganismen besiedelt, die mit Pathogenen um Nahrung konkurrieren oder sie durch Produktion hemmender Substanzen oder Säuren an ihrer Vermehrung hindern. Durch Antibiotika, chemische Substanzen oder Infektionen kann die normale Darmflora geschädigt werden.

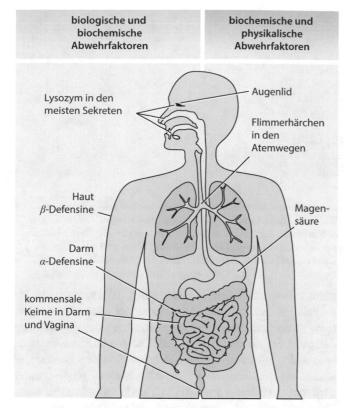

biologische und biochemische Abwehrfaktoren

biologische und
biochemische
Abwehrfaktoren

biochemische und
physikalische
Abwehrfaktoren

Lysozym in den
meisten Sekreten

Augenlid

Flimmerhärchen
in den
Atemwegen

Haut
β-Defensine

Magen-
säure

Darm
α-Defensine

kommensale
Keime in Darm
und Vagina

◻ **Abb. 1.4 Äußere physikalische und biochemische Schutzmechanismen.** Sie verhindern das Eindringen der meisten Mikroorganismen in den Körper. (Verändert nach Roitt, Brostoff und Male.)

Das angeborene Immunsystem ist die erste Verteidigungslinie des Körpers

Die Zellen des angeborenen Immunsystems

Überwinden Pathogene die äußeren Schutzbarrieren und dringen in den Körper ein oder verdrängen Tumorzellen gesundes Gewebe, werden Körperzellen verletzt und lokale Immunzellen aktiviert. Dadurch werden Substanzen freigesetzt, die zu einer erhöhten Durchblutung des beteiligten Gewebes führen, die Blutgefäßwände durchlässiger machen und die Einwanderung weiterer Immunzellen bewirken. Spezielle Adhäsionsmoleküle auf der Innenseite der Blutgefäßwände und Chemokine unterstützen die Rekrutierung der Immunzellen (▶ Kap. 7).

Die ersten Zellen, die an den Infektionsort gelangen, sind verschiedene Arten von Fresszellen, die sogenannten Phagocyten. Dazu gehören die **neutrophilen Granulocyten**. Sie machen 55–75 % der zirkulierenden weißen Blutkörperchen (Leukocyten) aus. Obwohl sie nur wenige Tage leben, stellen sie eine wichtige Komponente der angeborenen Immunabwehr dar. Sie spüren vor allem bakterielle Infektionen auf, phagocytieren die Mikroorganismen und töten sie in intrazellulären Vesikeln durch bakterizide Substanzen. Dadurch verhindern sie, dass Bakterien ins Blut gelangen und sich ungehindert im ganzen Körper ausbreiten. Neben neutrophilen Granulocyten gibt es noch **eosinophile** (2–4 %) und **basophile** (0–1 %) **Granulocyten**. Ihre Funktion ist weniger gut untersucht. Ihre eigentliche Aufgabe liegt in der Abwehr wurmartiger Parasiten, die aufgrund ihrer Größe nicht phagocytiert werden können. Sie werden unterstützt von

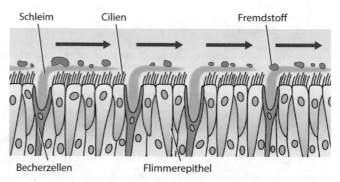

Schleim   Cilien   Fremdstoff

Becherzellen   Flimmerepithel

◻ **Abb. 1.5 Die Reinigung der Bronchien.** Von den Becherzellen produzierte Schleime und Flimmerhärchen auf der Oberfläche der Schleimhautzellen transportieren Fremdstoffe nach außen. (Verändert nach ▶ www.mediz.info)

den **Mastzellen** der Schleimhäute und Bindegewebe. Charakteristisch für diese Zellen sind die cytoplasmatischen Granula. Sie enthalten Enzyme und toxische Substanzen, die nach Aktivierung der Zellen auf den Erreger ausgeschüttet werden. In den entwickelten Ländern, in denen Infektionen mit wurmartigen Parasiten äußerst selten auftreten, sind diese Zellen maßgeblich an allergischen Reaktionen beteiligt (▶ Kap. 10).

Um eine Infektion erfolgreich bekämpfen zu können, brauchen die neutrophilen Granulocyten Unterstützung. Und die bekommen sie durch die kurze Zeit später einwandernden **Monocyten** (2–7 % der zirkulierenden Leukocyten). Diese reifen im Gewebe zu **Makrophagen** heran. Makrophagen erkennen wie alle Phagocyten Pathogene mit speziellen Rezeptoren, den Mustererkennungsrezeptoren (PRR), die früh in der Evolution entstanden sind und sich in deren Verlauf kaum verändert haben. Zu den Phagocyten gehören auch die **dendritischen Zellen.** Sie sind Unterhändler zwischen dem angeborenen und dem adaptiven Immunsystem, denn sie überbringen den T-Lymphocyten nicht nur die Nachricht von einer Infektion, sondern geben auch genauere Informationen über Ort, Art und Stärke einer Entzündung und entscheiden, welche Immunantwort aufgebaut wird. Dendritische Zellen und Makrophagen sind zudem hochaktive Produzenten von Cytokinen, die wiederum zur Einwanderung und/oder Aktivierung weiterer Immunzellen führen. Die dendritischen Zellen und ihre Funktionen werden in ▶ Abschn. 5.1 näher beschrieben.

Eine wichtige Zellpopulation zur Bekämpfung intrazellulär lebender Parasiten (Viren, einige Bakterien und Protozoen) und Tumorzellen sind die **natürlichen Killerzellen (NK-Zellen).** Diese Zellen eliminieren kranke Zellen durch cytotoxische Mechanismen. Eine Grundvoraussetzung ist, dass natürliche Killerzellen in der Lage sind, zwischen gesunden und kranken Zellen zu unterscheiden (◻ Abb. 1.6). Wie dies geschieht, ist noch nicht genau bekannt. NK-Zellen verfügen über eine Reihe aktivierender und hemmender Rezeptoren. Die verschiedenen Aktivierungsrezeptoren erkennen Kohlenhydratstrukturen auf der Oberfläche von Körperzellen (möglicherweise auch veränderte Glykoproteine bei Tumoren oder nach Virusinfektionen). Eine Bindung an diese Strukturen aktiviert die NK-Zellen dazu, die Zielzelle zu töten. Das wird jedoch durch die hemmenden Rezeptoren verhindert. Diese binden an MHC-Klasse-I-Moleküle, die wie bereits erwähnt von allen kernhaltigen Körperzel-

1

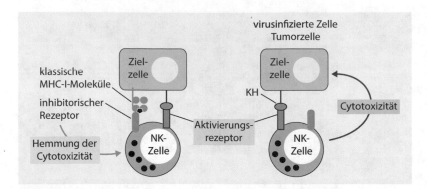

◘ Abb. 1.6 Natürliche Killerzellen müssen infizierte von nicht infizierten Zellen unterscheiden können. Natürliche Killerzellen (NK-Zellen) tragen auf ihrer Oberfläche Aktivierungsrezeptoren, die bestimmte Kohlenhydratstrukturen (KH) auf der Zielzelle binden. Die Bindung gibt das Signal zur Abtötung der Zielzelle mit cytotoxischen Mitteln. Die hemmenden, auch inhibitorisch genannten Rezeptoren, binden nicht antigenspezifisch an MHC-Klasse-I-Moleküle. Bei gesunden Zellen dominieren die hemmenden Signale, sodass die Zerstörung der Zielzelle blockiert wird. Einige Viren und Tumore sind in der Lage, die MHC-Klasse-I-Moleküle herunterzuregulieren. Die hemmenden Signale fallen weg, und die NK-Zelle zerstört infizierte Zellen oder Tumorzellen

len getragen werden. Diese Bindung blockiert den Abtötungsmechanismus. Ob eine Zelle durch eine NK-Zelle getötet wird oder nicht, hängt letztendlich von der Summe der Signale ab, also welcher Rezeptortyp mehr Einfluss auf die Zelle nimmt. Viele Tumorzellen, Viren und andere intrazellulär lebende Parasiten entziehen sich dem Zugriff des adaptiven Immunsystems, indem sie die MHC-Klasse-I-Molekül-Expression auf der Zelle herunterregulieren. Dadurch werden sie aber anfällig gegenüber den natürlichen Killerzellen. Denn sind keine oder nur eine geringe Menge an MHC-Molekülen auf der Zelloberfläche vorhanden, wird die Abtötungsblockade dieser Zellen durchbrochen und sie gehen zum Angriff über. Neben der direkten Zerstörung von Tumorzellen und virusinfizierten Zellen spielen NK-Zellen eine wichtige Rolle bei der Regulation von Immunantworten. Durch die Produktion von Cytokinen, vor allem von Interferon-γ (IFN-γ), fördern NK-Zellen die Aktivierung von Immunzellen, die an Entzündungsprozessen beteiligt sind (▶ Kap. 5 und ▶ Kap. 7).

Auch lösliche Faktoren gehören zum angeborenen Immunsystem

Unterstützt werden die Zellen des angeborenen Immunsystems durch eine Vielzahl löslicher Komponenten (▶ Kap. 3). Ein sehr wirksames System ist das **Komplementsystem**, das aus einer Reihe nicht aktiver Proteine im Blutplasma und in der extrazellulären Flüssigkeit besteht. In Gegenwart von mikrobiellen Keimen oder von Antikörpern, die an die Oberfläche der Pathogene gebunden haben, werden die Proteine kaskadenartig aktiviert. Zum Schluss formiert sich auf dem Pathogen ein Membranangriffskomplex aus Komplementkomponenten, der zur Bildung von Poren in der Membran und damit zur Lyse der angegriffenen Zellen führt. Bei der Aktivierung der Komplementproteine entstehen Spaltprodukte, die andere Immunzellen anlocken und aktivieren und somit die Abwehrmechanismen verstärken. Kontrolliert wird dieses System durch Komplementregulatorproteine, die eine spontane, gewebeschädigende Bindung und Aktivierung der Komplementproteine verhindern.

Eine Infektion oder Verletzung ist oftmals durch eine systemische Reaktion des Körpers begleitet, die sogenannte Akute-Phase-Antwort: Immunzellen setzen im geschädigten Bereich Botenstoffe frei, die Leberzellen dazu veranlassen, innerhalb von wenigen Stunden sogenannte **Akute-Phase-Proteine** zu synthetisieren. Ihre Konzentration kann auf das Hundertfache des Normalen ansteigen. Die Akute-Phase-Proteine setzen sich aus einer Vielzahl löslicher Faktoren zusammen, welche die Immunantwort unterstützen. Dazu gehören unter anderem C-reaktives Protein (CRP), Coeruloplasmin, Serumamyloid A (SAA), Lipopolysaccharid (LPS) bindendes Protein (LBP), α1-Antitrypsin, Komplementproteine und einige Gerinnungsfaktoren.

Erst die Zusammenarbeit und Koordination der Zellen des angeborenen und adaptiven Immunsystems ermöglicht die Überwachung des Körpers, den Aufbau und das Beenden einer Immunantwort und schließlich die Auslösung der Heilungsprozesse. Diese Zusammenarbeit wird von einer Gruppe löslicher Botenstoffe, den **Cytokinen**, ermöglicht. Sie werden von verschiedenen Zellen (vor allem von den Immunzellen) nach Aktivierung freigesetzt und können je nach Cytokin auf die Produzentenzelle selbst (autokrine Wirkung), auf benachbarte Zellen (parakrine Wirkung) und/oder auf weit entfernt liegende Zellen (endokrine Wirkung) Einfluss nehmen. Cytokine sind Glykoproteine, die ihre Botschaft über Rezeptoren auf der Oberfläche der Zielzellen vermitteln. Zu den Cytokinen werden Interleukine, die Tumornekrosefaktoren, Wachstumsfaktoren und Interferone gezählt. Je nachdem, zu welcher Gruppe sie gehören, steuern sie die Kommunikation zwischen den Leukocyten und anderen Zellen, induzieren, steigern oder beenden Immunreaktionen, kontrollieren die Proliferation und Differenzierung von Zellen, regulieren die Hämatopoese (Blutbildung) oder wirken im Falle der Interferone antiviral. Eine Sondergruppe der Cytokine sind die **Chemokine**. Dabei handelt es sich um kleine chemoattraktive Proteine, die Leukocyten entlang eines Gradienten rekrutieren und aktivieren. Zusammen mit den Adhäsionsmolekülen spielen sie eine maßgebliche Rolle bei der Rekrutierung von Leukocyten zum Entzündungsort und der Wanderung der Lymphocyten. Näheres über die Botenstoffe des Immunsystems erfahren Sie in ▶ Kap. 7. Die zellulären und löslichen Komponenten des angeborenen und des im Folgenden besprochenen adaptiven Immunsystems sind in ◘ Tab. 1.1 zusammengefasst.

Das adaptive Immunsystem passt sich der Natur des Erregers an und verfügt über ein Gedächtnis

Nicht immer gelingt es den Zellen und löslichen Faktoren der angeborenen Immunabwehr, Eindringlinge vollständig abzuwehren und zu eliminieren. Einige virusinfizierte Zellen und Tumoren regulieren ihre MHC-Klasse-I-Moleküle nicht herunter und können deshalb nicht durch natürliche Killerzellen getötet werden, manche Bakterien sind von einer Schleimkapsel umgeben und entgehen dadurch der Erkennung durch Phagocyten oder der Zerstörung durch das Komplementsystem. Die Erreger der Tuberkulose lassen sich zwar fressen, aber nicht verdauen und leben innerhalb der Phagocyten weiter und vermehren sich dort.

In solch einem Fall muss das adaptive (erworbene) Immunsystem eingreifen. Dazu gehören die T- und B-Lymphocyten und die von den B-Zellen produzierten Immunglobuline oder Antikörper. Die Lymphocyten vermögen über die spezifischen Bindungsstellen ihrer Rezeptoren fast jedes Fremdantigen zwischen körpereigenen Strukturen aufzuspüren und auf seine besondere Natur einzugehen. Sie formieren die Immunantwort neu und koordinieren die Zusammenarbeit aller Komponenten des Immunsystems. Zudem verfügen sie über ein Gedächtnis, das für die Immunität gegenüber einmal überstandenen Krankheiten sorgt (▶ Kap. 5 und ▶ Kap. 8).

Um diesen Aufgaben gerecht zu werden und nicht selbst Schaden hervorzurufen, musste das adaptive Immunsystem eine erstaunliche Fähigkeit entwickeln. Es darf niemals körperfremde mit körpereigenen Strukturen verwechseln. In den äußerst seltenen Fällen, in denen dies dennoch vorkommt, spricht man von Autoimmunreaktionen. Doch wo lernen die T- und B-Zellen, körperfremde Eiweiße von körpereigenen zu unterscheiden?

Die zentralen lymphatischen Organe: Hämatopoese und Reifung der Lymphocyten zu immunkompetenten Zellen

Die roten Blutkörperchen (Erythrocyten) und die als weiße Blutkörperchen (Leukocyten) bezeichneten Immunzellen haben nur eine begrenzte Lebenszeit und müssen ständig vom Organismus ersetzt werden. Diesen Prozess der Blutzellbildung bezeichnet man als Hämatopoese (▶ Kap. 2). Sie findet beim erwachsenen Menschen vorwiegend im Knochenmark statt. Dort gehen aus sogenannten hämatopoetischen Stammzellen myeloide und lymphoide Vorläuferzellen hervor. Aus ihnen entwickeln sich die zwei Hauptlinien des hämatopoetischen Stammbaums, die myeloide Zellreihe und die lymphatische Zellreihe. Aus der myeloiden Reihe gehen die Erythrocyten, Megakaryocyten (aus ihnen schnüren sich die Blutplättchen ab) und die größte Zahl der Zellen des angeborenen Immunsystems hervor: eosinophile, basophile und neutrophile Granulocyten, Mastzellen, konventionell dendritische Zellen und Monocyten, aus denen sich im Gewebe Makrophagen entwickeln. Im lymphoiden Ast des hämatopoetischen Stammbaums entwickeln sich natürliche Killerzellen, plasmacytoide dendritische Zellen, T- und B-Lymphocyten.

Während alle anderen Immunzellen mehr oder weniger ihre Reifung im Knochenmark vollenden, wandern Vorläuferzellen der

Tab. 1.1 Der Aufbau des Immunsystems. Die Immunabwehr besteht aus dem angeborenen, unspezifischen Immunsystem und dem adaptiven, spezifischen Immunsystem. Beide Systeme bestehen aus Zellen und löslichen Komponenten, die im Kampf gegen Pathogene und Tumorzellen eng zusammenarbeiten.

		Angeborene Immunität	Adaptive Immunität
Eigenschaften		Unspezifisch	Spezifisch
		Reagiert sofort	Reagiert verzögert
		Kein Gedächtnis	Gedächtnis, dadurch Immunität gegen Re-Infektion
		Reagiert bei Re-Infektion wie zuvor	Reagiert bei Re-Infektion schneller und stärker
Lösliche Komponenten		Lysozym	Antikörper
		Defensine	
		Akute-Phase-Proteine	
		Komplement	
		Interferone	
Zellen		Neutrophile Granulocyten	
		Basophile Granulocyten	T-Zellen
		Eosinophile Granulocyten	B-Zellen
		Dendritische Zellen	
		Monocyten/Makrophagen	
		Mastzellen	
		Natürliche Killerzellen	

zukünftigen T-Zellen aus dem Knochenmark aus, zirkulieren im Blut und begeben sich unter der Regie chemischer Lockstoffe in den **Thymus**, ein unter dem Brustbein und über dem Herzen gelegenes lymphatisches Organ (**Abb. 1.7**). Warum reifen T-Zellen im Thymus? Im Gegensatz zu B-Zellen können T-Zellen nicht die dreidimensionale Struktur von Antigenen erkennen. Ihre Antigene müssen zuvor im Innern von Körperzellen in kleine Peptidfragmente zerlegt werden. Man bezeichnet diesen Prozess als Antigenprozessierung. Spezialisierte Glykoproteine der Wirtszelle, die MHC-Moleküle, transportieren diese Fragmente an die Zelloberfläche und präsentieren sie dort. Die T-Zellen erkennen ein Peptid nur in Zusammenhang mit MHC-Molekülen (**Abb. 1.8**).

Es gibt zwei funktionell unterschiedliche MHC-Molekülklassen. Die MHC-Klasse-I-Moleküle kommen auf allen Körperzellen vor, die einen Zellkern besitzen (und auf Thrombocyten). Sie präsentieren Fragmente, die im Cytosol der Zellen auftreten. Das können Fragmente von normalen körpereigenen Proteinen, aber auch Fragmente von Viren, im Plasma lebenden Bakterien oder Tumorantigenen sein. Die MHC-Klasse-I-Moleküle zeigen dem Immunsystem, ob eine Zelle infiziert beziehungsweise verändert ist oder nicht. Peptidfragmente, die in MHC-Klasse-I-Moleküle eingebaut sind, werden cytotoxischen

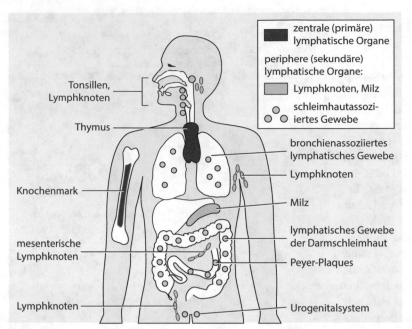

Tonsillen,
Lymphknoten

Thymus

Knochenmark

mesenterische
Lymphknoten

Lymphknoten

zentrale (primäre)
lymphatische Organe

periphere (sekundäre)
lymphatische Organe:

Lymphknoten, Milz

schleimhautassozi-
iertes Gewebe

bronchienassoziiertes
lymphatisches Gewebe

Lymphknoten

Milz

lymphatisches Gewebe
der Darmschleimhaut

Peyer-Plaques

Urogenitalsystem

◻ **Abb. 1.7 Das lymphatische System.** Es wird in das zentrale (primäre) und das periphere (sekundäre) lymphatische Gewebe unterteilt. Zu den zentralen lymphatischen Geweben gehören beim Menschen das Knochenmark und der Thymus. Im Knochenmark findet die Entwicklung und Reifung der Immunzellen statt. Die zukünftigen T-Zellen verlassen das Knochenmark auf einer frühen Vorläuferstufe und wandern in den Thymus, wo sie zu immunkompeten-ten T-Zellen reifen. In den peripheren oder sekundären lymphatischen Geweben (Lymphknoten, Tonsillen, Milz, lymphatische Gewebe der Schleimhäute, zu denen auch die Peyer-Plaques des Darms gehören) werden primäre Immunantworten ausgelöst. (Verändert nach Roitt, Brostoff und Male.)

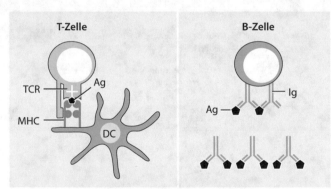

◻ **Abb. 1.8 Antigenerkennung durch T- und B-Lymphocyten.** T-Zellen können mit ihrem spezifischen T-Zell-Rezeptor (TCR) nur aufbereitetes Antigen (Ag) erkennen, das in Form von Peptidfragmenten auf körpereigenen MHC-Molekülen präsentiert wird. MHC-Klasse-I-Moleküle kommen auf allen kernhaltigen Zellen vor und werden von cytotoxischen CD8⁺-T-Zellen erkannt. MHC-Klasse-II-Moleküle kommen auf Immunzellen wie dendritischen Zellen, Makrophagen und B-Zellen vor und werden von CD4⁺-T-Helferzellen erkannt. B-Zellen tragen auf ihrer Oberfläche Immunglobuline (Ig), die auch als Antikörper bezeichnet werden. Sie binden an freies Antigen (Ag), das heißt an Proteinstrukturen auf der Oberfläche von Zellen, Bakterien, Helminthen, oder aber an eiweißhaltige Toxine. Mithilfe bestimmter T-Helferzellen werden sie aktiviert und differenzieren sich zu Plasmazellen, die lösliche Immunglobuline bilden. Die sezernierten Immunglobuline haben die gleiche Spezifität wie die membranständigen Immunglobuline der ursprünglichen B-Zelle

T-Zellen präsentiert. Diese cytotoxischen T-Zellen heißen auch CD8⁺-T-Zellen, nach einem für sie typischen Molekül auf ihrer Oberfläche. Durch sie werden kranke Zellen getötet und dadurch die Entstehungsorte neuer viraler Partikel und im Plasma lebender Bakterien beseitigt.

Die MHC-Klasse-II-Moleküle kommen dagegen nur auf den sogenannten antigenpräsentierenden Zellen vor. Darunter fallen die bereits erwähnten Makrophagen und dendritischen Zellen, aber auch B-Zellen, die zum spezifischen Immunsystem gehören. Sie präsentieren Peptidfragmente von Substanzen, die aus der extrazellulären Flüssigkeit aufgenommen wurden. Dabei kann es sich wiederum um gealterte, abgestorbene körpereigene Zellen,

aber auch um Bakterien, Einzeller, Viren, Gifte, Antigene von Helminthen oder Tumorzellen handeln. MHC-Klasse-II-Moleküle zeigen dem Immunsystem, ob Krankheitserreger in den Körper gelangt sind und sich außerhalb von Zellen aufhalten. Peptide, die in MHC-Klasse-II-Moleküle eingebaut werden, werden von CD4⁺-T-Helferzellen erkannt. Sie koordinieren die Immunantwort über Cytokine. Mehr über Antigenprozessierung, Reifung von antigenpräsentierenden Zellen und die Rolle der MHC-Moleküle erfahren Sie in ▶ Kap. 4.

Um der schwierigen Aufgabe gerecht zu werden, körper-fremde von körpereigenen Peptiden zu unterscheiden, die zudem noch von körpereigenen MHC-Proteinen präsentiert werden, müssen die T-Zellen im Thymus eine besondere Entwicklung durchlaufen. Nach ihrer Ankunft bekommen die Vorläufer der T-Zellen von den Stromazellen des Thymus ein Signal, das über den Rezeptor Notch 1 vermittelt wird. Es legt die Thymocyten, wie sie jetzt genannt werden, auf die T-Zell-Linie fest. Sie proliferieren zunächst und wandern dann in tiefere Bereiche des Thymus, wo die Umgruppierung der Gensegmente zum Aufbau des T-Zell-Rezeptors stattfindet, das sogenannte DNA-Rearrangement. Dies erfolgt mithilfe spezieller Rekombinasen (▶ Kap. 6). 90 Prozent der Thymocyten bilden einen T-Zell-Rezeptor, der aus einer Alpha- und einer Beta-Kette besteht (α:β-T-Zellen). Nur wenige Thymocyten tragen einen T-Zell-Rezeptor mit Gamma/Delta-Ketten (γ:δ-T-Zellen). γ:δ-T-Zellen erkennen die Antigene nicht in Verbindung mit klassischen MHC-Molekülen. Bedeutung und Funktion dieser Zellen sind noch nicht vollständig verstanden. Zusammen mit dem T-Zell-Rezeptor erscheinen CD3-Moleküle auf der Oberfläche der Thymocyten, die der Signaltransduktion dienen. Die α:β-T-Zellen prägen zudem noch die Corezeptoren CD4 und CD8 aus, die an konservierte Bereiche der MHC-Moleküle binden können.

Die α:β-T-Zellen werden nun in zwei Schritten getestet (◻ Abb. 1.9), ob sie für das Immunsystem und somit für den Körper tauglich sind. Der erste Test erfolgt in der Rinde (Cor-

Bindungsstärke	keine	schwach	stark
Selbst-MHC-Erkennung	–	+	+
Selbst-Peptid-Erkennung	–	–	+
positive Selektion	Apoptose	Überleben	Überleben
negative Selektion	…	Überleben	Apoptose

Abb. 1.9 Die Ausbildung der T-Zellen im Thymus. Der Thymus ist ein zentrales lymphatisches Organ. Seine Hauptfunktion liegt in der Reifung der T-Zellen. Nach erfolgreicher Genumlagerung erscheint bei 90 Prozent der T-Zellen ein α:β-T-Zell-Rezeptor auf der Oberfläche zusammen mit den Corezeptoren CD3, CD4 und CD8. Es folgt eine positive und negative Selektion, bei der untaugliche T-Zellen oder potenziell autoreaktive T-Zellen eliminiert werden. In dem zwei-stufigen Auswahlverfahren wird zunächst entschieden, ob die T-Zellen mit den eigenen MHC-Molekülen interagieren können. Zellen, die hier keine Bindung zeigen, sterben bei der positiven Selektion durch Apoptose. Im zweiten Schritt entscheiden die Bindungsstärke und damit die Affinität zum Selbst-Peptid im MHC-Molekül/Peptid-Komplex über das Schicksal der T-Zellen. Solche mit einer hohen Affinität zum Selbst-Peptid reagieren gegen den eigenen Körper (sind autoreaktiv) und werden durch Apoptose ausgeschaltet (negative Selektion). Somit überleben nur T-Zellen, die die eigenen MHC-Moleküle erkennen, das dort präsentierte Selbst-Peptid aber nicht oder nur sehr schwach. Die selektierten Rezeptoren haben somit eine mittlere Affinität zu den eigenen MHC-Molekülen mit präsentierten Selbst-Peptid. Wird im Rahmen einer Immunreaktion das Selbst-Peptid im MHC/Peptid-Komplex durch ein Fremdantigen ersetzt, dürften Rezeptoren mit einer hohen Affinität vorliegen.

tex) des Thymus durch die epithelialen Stromazellen. Sie tragen auf ihrer Oberfläche MHC-Klasse-I- und MHC-Klasse-II-Moleküle. T-Zellen, deren T-Zell-Rezeptoren keine MHC-Moleküle erkennen, sterben den Tod durch Vernachlässigung (*death of neglect*). Sie bekommen keine weiteren Signale und werden apoptotisch. Nur die T-Zellen überleben, die an den eigenen MHC mit mittlerer Affinität binden. Man spricht von einer **positiven Selektion**. Thymocyten, die mit ihrem T-Zell-Rezeptor MHC-I-Moleküle erkennen, werden zu CD8⁺-T-Zellen. Solche, die an MHC-II-Moleküle binden, werden zu CD4⁺-T-Zellen. Diese positive Selektion bedingt auch die Selbstrestriktion von T-Zellen, d. h. T-Zellen können nur mit den eigenen MHC-Molekülen interagieren. Dies bedingt, dass man eine T-Zell-Immunität auch nicht von einem Menschen auf den anderen übertragen kann, während die humorale Immunität durch Antikörper im Rahmen der passiven Immunisierung (▶ Kap. 8) übertragbar ist.

Der zweite Test wird durch dendritische Zellen im Mark (Medulla) des Thymus ausgeführt. Diese wandern entweder als reife Zellen in den Thymus oder entwickeln sich hier aus Stammzellen. Die dendritischen Zellen präsentieren mithilfe von Molekülen beider MHC-Klassen die meisten Selbst-Antigene des Körpers. T-Zellen, die MHC-Molekül zusammen mit Selbst-Peptid erkennen, sterben durch Apoptose, denn sie sind potenziell autoreaktiv. Man bezeichnet diesen Prozess als **negative Selektion**. Nur solche T-Zellen überleben, die in der positiven Selektion an den eigenen MHC binden, aber in der negativen Selektion kein Selbst-Peptid erkennen. Sie verlassen als naive T-Zellen (naiv, weil sie noch keinen Antigenkontakt hatten) den Thymus und zirkulieren zwischen Blut und lymphatischem Gewebe auf der Suche nach Fremdantigen, das ihnen von körpereigenen Zellen präsentiert wird.

Auch **B-Lymphocyten** besitzen einen spezifischen B-Zell-Rezeptor, der durch somatische Rekombination im Knochenmark entstanden ist. Es handelt sich dabei zunächst um membranständige Immunglobuline der Klasse IgM. Schafft es eine B-Zelle nicht, einen funktionellen Antikörper auf der Oberfläche zu exprimieren, so stirbt sie durch Apoptose (positive Selektion). B-Zellen erkennen mit ihrem Rezeptor freie oder gebundene Antigene unabhängig von MHC-Molekülen. Dennoch werden sie im Knochenmark auf Selbst-Reaktivität überprüft. B-Zellen, die im Knochenmark an körpereigene Strukturen binden, gehen hier noch zugrunde (negative Selektion). Ändert die B-Zelle in diesem Stadium noch die Rezeptorspezität durch einen Mechanismus, der als **Rezeptor-Editing** bezeichnet wird, kann sie dem Tod entkommen. Nur solche B-Zellen, die keine Selbst-Antigene erkennen, werden als reife Lymphocyten ins Blut entlassen, wo sie zusammen mit den T-Zellen auf Wanderschaft gehen. Diese naiven B-Zellen tragen jetzt neben IgM auch IgD auf ihrer Oberfläche. Weitere Informationen über Antikörper sind in ▶ Exkurs 1.3 und in ▶ Kap. 5 zu finden.

Den Nachweis dieser Mechanismen erbrachte 1953 der englische Transplantationsforscher Peter Medawar, der zeigte, dass Mäuse, die man in ihrer Embryonalentwicklung mit fremden Geweben in Kontakt brachte, immunologisch tolerant gegen diese Gewebe wurden. Frank Macfarlane Burnet postulierte, dass Lymphocyten, die gegen körpereigene Eiweiße reagieren, noch vor ihrer Reifung vernichtet werden. Die Aussonderung von autoreaktiven Lymphocyten heißt klonale Deletion. Diese Toleranz gegen den eigenen Körper wird im Knochenmark und Thymus erzeugt, den zentralen lymphatischen Organen (**Abb. 1.9**). Man spricht deshalb von **zentraler Toleranz.** Die zentralen lymphatischen Organe werden in ▶ Kap. 2 vorgestellt.

Exkurs 1.3: Antikörper

Antikörper oder **Immunglobuline (Ig)** sind Bestandteile des adaptiven Immunsystems. Es handelt sich um Glykoproteine, die als B-Zell-Rezeptoren auf der Oberfläche der B-Lymphocyten exprimiert werden. Nach Bindung des Antigens und Aktivierung, differenziert sich die B-Zelle zur Plasmazelle. Diese scheidet nun lösliche Antikörper der gleichen Antigenspezifität in großen Mengen in die umgebende Körperflüssigkeit aus. Man unterscheidet fünf Antikörperklassen: Immunglobulin M (**IgM**), Immunglobulin G (**IgG**), Immunglobulin A (**IgA**), Immunglobulin D (**IgD**) und Immunglobulin E (**IgE**). Trotz struktureller Unterschiede gehen die Antikörper der einzelnen Klassen auf ein gemeinsames Grundmodell zurück. Sie besitzen eine Y-förmige Gestalt, die aus zwei leichten und zwei schweren Ketten aufgebaut ist (◘ Abb. 1.10). Die Arme des Y bilden an ihren Enden die Antigenbindungsstellen. Sie binden beide das gleiche Epitop des Antigens. Der Stamm des Y, der Fc-Teil, ist für die Funktion des Antikörpers zuständig. Je nach Antikörperklasse aktiviert er das Komplementsystem, vermittelt die Phagocytose oder aktiviert die Degranulierung der Mastzellen.

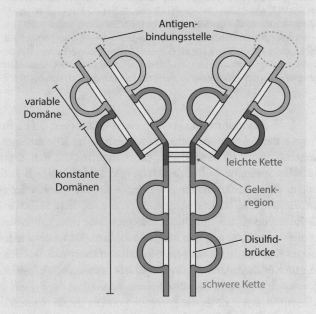

◘ **Abb. 1.10 Schematische Darstellung eines Antikörpers.** Ein Antikörper besteht aus zwei identischen schweren Ketten und zwei identischen leichten Ketten. Jede Kette enthält einen konstanten und einen variablen Teil. Die Arme des Antikörpers tragen an ihren Enden die spezifischen Antigenbindungsstellen. Sie werden von den variablen Teilen der leichten und der schweren Kette gebildet. Der Stamm des Antikörpers besteht aus den konstanten Teilen der schweren Ketten und ist für die Funktion des Antikörpers zuständig. (Verändert nach Roitt, Brostoff und Male.)

Primäre adaptive Immunantworten werden in den peripheren lymphatischen Organen ausgelöst

Krankheitserreger können auf vielen Wegen in den Körper eindringen und an beliebigen Stellen Infektionen auslösen und das Gewebe schädigen. Auch Tumorzellen können spontan überall im Körper entstehen. Doch wie finden die naiven Lymphocyten die winzigen Pathogene in einem aus ihrer Sicht riesigen Körper? Alle in den Körper eintretenden Krankheitserreger oder Teile von ihnen gelangen frei oder mithilfe von Zellen des angeborenen Immunsystems in das nächstgelegene lymphatische Gewebe (◘ Abb. 1.7). Dieses lymphatische Gewebe stellt große **Antigensammelstellen** dar. Dazu gehören die **Lymphknoten**, die **Tonsillen**, die **Milz** und das **lymphatische Gewebe der Schleimhäute** mit den Peyer-Plaques des Darms: Sie alle werden im Gegensatz zu Knochenmark und Thymus, dem zentralen oder primären lymphatischen Gewebe, als periphere oder sekundäre lymphatische Gewebe bezeichnet (► Kap. 2).

Der Transport der Antigene erfolgt vor allem mithilfe der dendritischen Zellen und Makrophagen. Haben sie ein Pathogen gefressen, machen sie sich auf den Weg in das nächstgelegene lymphatische Gewebe (◘ Abb. 1.11). Mithilfe von Chemokinen wandern dendritische Zellen dort in eine Zone, in der ausschließlich T-Zellen nach Antigen suchen: die sogenannte T-Zell-Zone. Makrophagen sind überall im lymphatischen Gewebe verteilt, um Antigene zu präsentieren, aber vor allem, um zu fressen. Und das müssen sie auch, denn freie Bakterien, Viren oder Tumorzellen können die peripheren lymphatischen Gewebe erreichen und müssen spätestens hier aus dem Verkehr gezogen werden.

Die naiven Lymphocyten gelangen über das Blut in die peripheren lymphatischen Gewebe. Während die B-Zellen in die **B-Zell-Zone** gelenkt werden, wandern T-Zellen in die **T-Zell-Zone** zu den dendritischen Zellen. Dort angelangt, tasten sie mit ihrem T-Zell-Rezeptor die MHC-Moleküle der dendritischen Zellen nach Antigenen ab. Das erste Treffen mit ihrem Antigen löst die Proliferation der naiven T-Zelle und ihre Differenzierung zur **Effektorzelle** aus. Man bezeichnet diesen Vorgang als **Priming**. Er wird durch verschiedene Signale, die zwischen antigenpräsentierender Zelle und T-Zelle ausgetauscht werden, gesteuert. Vor allem die von den dendritischen Zellen freigesetzten Cytokine signalisieren der T-Zelle und ihren Klonen, welcher Typ von Immunantwort, also welche Untergruppe an T-Zellen, gebraucht wird (► Kap. 5).

Man unterscheidet verschiedene Sorten von T-Zellen. Die cytotoxischen CD8+-T-Zellen erkennen Antigenfragmente zusammen mit MHC-Klasse-I-Molekülen. Ihre Aufgabe besteht darin, infizierte Zellen beziehungsweise Tumorzellen zu töten. Die CD4+-T-Helferzellen (T_H-Zellen) nehmen Koordinationsaufgaben wahr. Man unterscheidet verschiedene T-Helferzellen (T_H1-, T_H2-, T_H17-Zellen) und regulatorische T-Zellen. Diese T-Zellen erkennen einen Komplex aus MHC-Klasse-II-Molekülen und Antigenfragment. Sie koordinieren die Immunantwort im entzündeten Gewebe, indem sie je nach Untergruppe verschiedene Cytokine abgeben, die andere Zellen des Immunsystems aktivieren oder in ihrer Funktion unterdrücken. T_H1-Zellen aktivieren natürliche Killerzellen, cytotoxische T-Zellen und Phagocyten und rufen eine zellvermittelte Immunantwort gegen intrazellulär lebende Erreger hervor wie Viren und bestimmte Bakterien und Parasiten, aber auch gegen Tumore. T_H1- und vor allem T_H2-Zellen aktivieren B-Zellen und regen sie an, verschiedene Typen von Immunglobulinen (sogenannte Antikörperklassen) zu bilden. Sie koordinieren somit die humorale, also durch Antikörper vermittelte Immunantwort und spielen eine wichtige Rolle bei der Abwehr von Helminthen und extrazellulär lebenden Bakterien und bei der Neutralisation von Toxinen. T_H17-Zellen veranlassen lokale Gewebezellen, chemotaktische

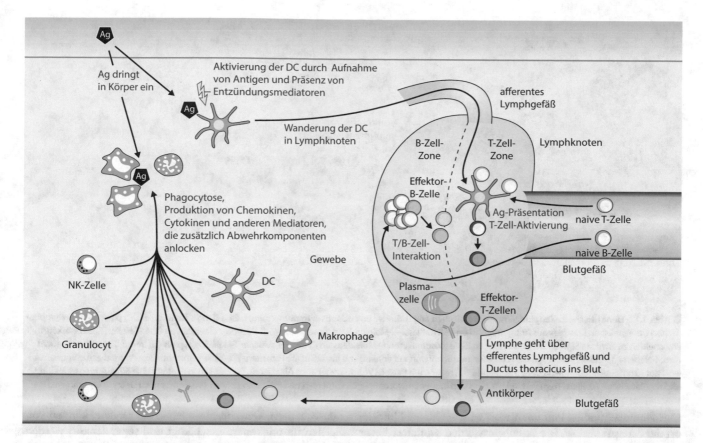

Aktivierung der DC durch Aufnahme von Antigen und Präsenz von Entzündungsmediatoren

Ag dringt in Körper ein

Wanderung der DC in Lymphknoten

afferentes Lymphgefäß

B-Zell-Zone

T-Zell-Zone

Lymphknoten

Effektor-B-Zelle

Phagocytose, Produktion von Chemokinen, Cytokinen und anderen Mediatoren, die zusätzlich Abwehrkomponenten anlocken

Ag-Präsentation T-Zell-Aktivierung

naive T-Zelle

T/B-Zell-Interaktion

naive B-Zelle

Gewebe

Blutgefäß

NK-Zelle

Plasma-zelle

Effektor-T-Zellen

DC

Granulocyt

Makrophage

Lymphe geht über efferentes Lymphgefäß und Ductus thoracicus ins Blut

Antikörper

Blutgefäß

⬛ Abb. 1.11 Die spezifische Immunantwort wird bei einer Erstinfektion in den peripheren lymphatischen Geweben ausgelöst (zum Beispiel im Lymphknoten). Die erste Abwehrlinie im Falle einer Infektion stellen neutrophile Granulocyten, Makrophagen, NK-Zellen und lösliche Komponenten dar. Während die angeborene Immunantwort im entzündeten Gewebe noch versucht, die Infektion in den Griff zu bekommen, werden die Pathogene, Teile von ihnen oder bei Tumoren auch Fragmente von Tumorzellen (hier als Antigen (Ag) bezeichnet) in das nächste periphere lymphatische Gewebe gebracht (zum Beispiel den Lymphknoten). Dort werden primäre Immunantworten ausgelöst. Der Transport erfolgt mithilfe antigenpräsentierender Zellen, allen voran der dendritischen Zellen (DC). Diese Zellen werden durch die Aufnahme der Antigene und die Anwesenheit von Entzündungsmediatoren aktiviert. Auf ihrer Wanderung zum Lymphknoten, die als Reaktion auf Chemokine erfolgt, reifen sie. Sie prozessieren das Antigen und präsentieren es mithilfe von MHC-Molekülen auf der Oberfläche. Dendritische Zellen wandern in die T-Zell-Zone. Antigene und Tumorzellen können aber auch frei in den Lymphknoten gelangen. Sie werden dort von Makrophagen gefressen oder durch B-Zellen gebunden. Die Lymphocyten (B- und T-Zellen) gelangen über das Blut in den Lymphknoten. Die T-Zellen werden durch Chemokine zu den dendritischen Zellen in die T-Zell-Zone gelockt, während B-Zellen in die B-Zell-Zone wandern. Erkennen die Lymphocyten mit ihren spezifischen Rezeptoren ein Antigen und werden sie durch zusätzliche Signale (von DC bei T-Zellen oder T-Helferzellen bei B-Zellen) aktiviert, proliferieren sie und differenzieren sich zu Effektorzellen. Diese gelangen zusammen mit Antikörpern, die von Plasmazellen ausgeschieden werden, ins Blut. Die Effektorzellen werden durch Adhäsionsmoleküle und Chemokine in das entzündete Gewebe geleitet, wo sie in die Abwehr eingreifen. (Verändert nach Banchereau und Steinman.)

Moleküle zu produzieren, die Granulocyten an den Ort der Entzündung locken (⬛ Abb. 1.12).

Sobald B-Zellen ihr Antigen gebunden haben, nehmen sie es in ihr Inneres auf (rezeptorvermittelte Endocytose), verdauen es und präsentieren Peptidfragmente mithilfe von MHC-Klasse-II-Molekülen auf ihrer Oberfläche. Im peripheren lymphatischen Gewebe werden sie an der Grenze zwischen T-Zell-Zone und B-Zell-Zone festgehalten. Dort treffen sie auf antigenaktivierte T-Helferzellen (gekoppelte Erkennung). Die T_H1- und T_H2-Zellen signalisieren den B-Zellen, welche Art von Antikörper produziert werden soll. Die aktivierten B-Zellen teilen sich zunächst viele Male. Sie wandeln sich dann in Plasmazellen um, die Antikörper gegen das erkannte Antigen herstellen und ausschütten. Millionen dieser Antikörper, aber auch von Effektorlymphocyten, verlassen das periphere lymphatische Gewebe über efferente Lymphgefäße und gelangen schließlich über den Ductus thoracicus (Milchbrustgang) ins Blut und von dort in

das entzündete Gewebe. Hier greifen sie in die Verteidigung des Körpers ein. Welche Funktion die Antikörper übernehmen, wurde bereits im lymphatischen Gewebe von der T-Helferzelle festgelegt. Einige neutralisieren Gifte oder heften sich an Viren, sodass sie nicht mehr in Körperzellen eindringen können. Andere erkennen die Schleimkapseln von Bakterien und machen sie so zugänglich für die Phagocytose oder aktivieren das Komplementsystem. Einige binden auch an Mastzellen in Haut und Schleimhaut und dienen der Beseitigung parasitischer Würmer.

Ein Teil der antigenspezifischen Lymphocyten wandelt sich in Gedächtniszellen um, die sich Jahrzehnte, vielleicht auch das ganze Leben an das Pathogen erinnern, das in den Körper eingedrungen ist. Durch diese Zellen kann bei erneutem Kontakt mit dem gleichen Antigen der Organismus schneller und besser reagieren als bei der ersten Auseinandersetzung. Eine erneute Erkrankung bleibt entweder aus oder verläuft wesentlich schwächer. Auf diesen Gedächtniszellen beruht die Immunität. Diese

1

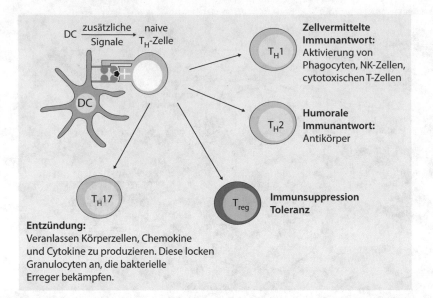

Abb. 1.12 Dendritische Zellen sind Vermittler zwischen angeborener und adaptiver Immunantwort. Eine dendritische Zelle (DC) präsentiert im lymphatischen Gewebe einen Komplex aus Antigenpeptid und MHC-Klasse-II-Molekül. Wird dieser vom T-Zell-Rezeptor einer naiven CD4$^+$-T-Helfer(T_H)Zelle erkannt, entscheiden zusätzliche Signale der dendritischen Zelle (costimulierende Moleküle und Cytokine), welcher T-Helferzelltyp für die Immunantwort gebraucht wird. T-Helfer(T_H)1-Zellen vermitteln eine zelluläre Immunantwort auf vorwiegend intrazelluläre Parasiten, T_H2-Zellen eine antikörpervermittelte Immunantwort auf extrazellulär lebende Bakterien und andere Erreger (zum Beispiel Würmer, aber auch Allergene). T_H17-Zellen vermitteln eine Entzündungsreaktion, und regulatorische T-Zellen (Treg) verhindern, dass sich Immunantworten gegen körpereigene Strukturen richten. (Verändert nach Deenick und Tangye.)

sogenannte **sekundäre Immunantwort** wird bereits am Eintrittsort des Erregers auslöst. Die Pathogene werden eliminiert, bevor sie krank machen (▶ Kap. 5 und ▶ Kap. 8).

1.4   Wenn das Immunsystem krank macht

Ein normal funktionierendes Immunsystem schützt uns vor Krankheitserregern und Tumorzellen, ist aber gegenüber dem körpereigenen Gewebe tolerant. Diese Toleranz wird in den zentralen lymphatischen Organen erzeugt (zentrale Toleranz). Doch es kommt immer mal wieder vor, dass autoreaktive Lymphocyten der Kontrolle im Thymus oder Knochenmark entgehen. Sie werden dann in den peripheren lymphatischen Geweben eliminiert oder ruhiggestellt. Man spricht in diesem Fall von peripherer Toleranz, die durch verschiedene Mechanismen, wie dem Ausbleiben von Gefahrensignalen durch dendritische Zellen oder den Einsatz von regulatorischen T-Zellen, erfolgen kann. Mehr über die Möglichkeiten des Körpers, autoreaktive Lymphocyten in Schach zu halten, erfahren Sie in ▶ Kap. 5. Es gibt aber auch Bereiche im Körper, die aus immunologischer Sicht eine Sonderstellung einnehmen. In diesen Regionen werden selbst Transplantate von genetisch unterschiedlichen Spendern der gleichen Art (allogene Transplantate) über einen langen Zeitraum, manchmal auch unbegrenzt, toleriert. Zu diesen **immunprivilegierten Regionen** im Körper gehören Auge, Gehirn, Hoden (Testes), Eierstock (Ovar), Haarfollikel und der schwangere Uterus mit Plazenta und Fetus, beim Hamster auch die Backentasche. Warum hier keine Immunreaktionen im klassischen Sinn ablaufen dürfen und wie sich diese Orte vor dem eigenen Immunsystem schützen, wird in ▶ Kap. 7 besprochen.

Versagen aber die Mechanismen der Selbst-Toleranz, richtet sich das Immunsystem gegen den eigenen Körper mit tragischen

Konsequenzen. Gewebe, zuweilen ganze Organe, können vom eigenen Immunsystem geschädigt und sogar zerstört werden. Es entstehen **Autoimmunerkrankungen** wie rheumatoide Arthritis, Multiple Sklerose, systemischer Lupus erythematodes und Diabetes. Eine weitere Form der Fehlsteuerung sind Immunreaktionen, die gegen harmlose Antigene gerichtet sind und zu unangemessenen und übersteigerten Reaktionen führen, den sogenannten Hypersensitivitäts- oder Überempfindlichkeitsreaktionen. Die häufigste Form der Hypersensitivität sind **Allergien**. Hier mobilisiert das Immunsystem seine ganze Maschinerie, um Pollen, Hausstaub, Nahrungsmittelbestandteile, Insektengifte oder Medikamente zu bekämpfen. Diese Überempfindlichkeitsreaktionen vom Soforttyp werden durch IgE-Antikörper vermittelt. Das Immunsystem kann allerdings auch zu schwach reagieren und somit seiner Aufgabe, Pathogene und Tumorzellen zu eliminieren, nicht gerecht werden. Das ist bei den sogenannten **Immundefekterkrankungen** der Fall. In den meisten Fällen beruhen diese Erkrankungen auf einem fehlerhaften Gen, das zu Ausfällen einer oder mehrerer Komponenten des Abwehrsystems führt. Die Immunschwäche kann aber auch erworben sein, wie im Fall von AIDS (*acquired immune deficiency syndrome*) durch die Infektion mit HIV (*human immunodeficiency virus*). Patienten mit schweren Immundefekten sterben oft an Infektionen, die im gesunden Organismus keine oder nur leichte Erkrankungen auslösen. Die Prozesse, die zum Versagen des Immunsystems führen und dem Körper Schaden zufügen, werden in ▶ Kap. 9 bis ▶ Kap. 12 und ▶ Kap. 16 beschrieben. Wie Alter, Sport und Ernährung die Schlagkraft unseres Immunsystems beeinflussen und welche Immuntherapien zur Vorbeugung von Infektionserkrankungen (Impfung; zu den ersten Impfungen siehe ▶ Exkurs 1.4) oder Behandlung von Fehlsteuerungen (Autoimmunität, Allergien, Transplantationen und Tumoren) zur Verfügung stehen, erfahren Sie in ▶ Kap. 13 bis ▶ Kap. 15 und ▶ Kap. 17.

Exkurs 1.4: Geschichte – Immunologie ist eine junge Wissenschaft: der Beginn der immunologischen Forschung

Wenn wir uns mit unserer Geschichte befassen, können wir viel erfahren über den Aufstieg und den Untergang von Kulturen, über Kriege, Eroberungen und kurze Zeiten des Friedens und der Ruhe. Aber die meisten Geschichtsbücher erwähnen die größten gemeinsamen Erlebnisse der Menschen nicht: die großen Seuchen und die mit ihnen einhergehende Angst, Not, Leiden und Tod. Noch heute fordern Infektionskrankheiten jährlich mehr Tote als alle Kriege auf der Welt zusammen. Über all die Jahrhunderte des Mittelalters hatte man den großen Infektionserkrankungen jedoch wenig entgegenzusetzen, bis am Ende des 18. Jahrhunderts von dem englischen Landarzt Edward Jenner eine neue Wissenschaft begründet wurde: die Immunologie. Zu dieser Zeit forderten neben anderen Seuchen vor allem die Pocken viele Menschenleben. Man geht davon aus, dass im 17. und 18. Jahrhundert fünf Sechstel aller Menschen an Pocken erkrankten. Allein in Europa starben jährlich über 400.000 Personen an dieser Viruserkrankung. Ein Kind gehörte erst dann ganz zur Familie, wenn es die Pocken überstanden hatte. Es ist verständlich, dass man nach Lösungen suchte, um sich davor zu schützen. Eine in Asien verbreitete Methode war die Variolation oder Inokulation, bei der Pockenmaterial aus den Pusteln Erkrankter, die bereits auf dem Weg der Besserung waren, gewonnen und gesunden Personen in den Arm eingeritzt wurde. Ende des 17. Jahrhunderts war diese Kenntnis von Sklavenhändlern nach Konstantinopel, der Metropole des osmanischen Reiches, gelangt. Dort wurde 1710 die Ehefrau des britischen Botschafters Lady Mary Wortley Montagu auf diese Methode aufmerksam und machte das Verfahren, nach der erfolgreichen Impfung ihrer eigenen Kinder, in England bekannt. Doch Ende des 18. Jahrhunderts wurden die Bedenken gegen die Inokulation immer größer, da einige Menschen danach schwer an Pocken erkrankten.

Zu dieser Zeit entdeckte Edward Jenner (1749–1823) ein neues Verfahren, die Kuhpockenimpfung oder Vaccination. Durch die in ländlichen Gegenden immer mal wieder auftretenden Kuhpocken, infizierten sich Knechte und Mägde an erkrankten Tieren. Die Krankheit war jedoch für den Menschen ungefährlich und führte nur zu Pusteln an Händen und Armen. Zudem war in der bäuerlichen Bevölkerung allgemein bekannt, dass Menschen, die zuvor an Kuhpocken erkrankt waren, von den Menschenpocken verschont blieben. Nach jahrelangen Beobachtungen machte Jenner im Mai 1796 ein bedeutsames Experiment (◘ Abb. 1.13): Er impfte den gesunden achtjährigen James Phipps mit der Flüssigkeit, die er aus der Pustel einer an Kuhpocken erkrankten Magd entnommen hatte. Nachdem die Infektion bei dem Jungen abgeklungen war, impfte ihn Jenner sechs Wochen später mit Eiter von einem Pockenkranken. Das Kind blieb gesund. Da Kuhpocken nur selten auftraten, impfte Jenner erst im Jahre 1798 erneut ein Kind. Diesmal übertrug er den Pustelinhalt direkt von der Kuh auf einen fünf Jahre alten Jungen und von diesem Kind auf ein weiteres und von dort auf ein drittes Kind und so fort. Alle Impfungen führten zum Schutz gegen die Pocken.

Jenners Methode war ein Erfolg, sie war im Vergleich zur Inokulation weitgehend ungefährlich, die geimpftem Personen waren nicht ansteckend und die Pustelflüssigkeit verlor nicht ihre Wirksamkeit, wenn sie von Mensch zu Mensch übertragen wurde. Bereits Anfang des 19. Jahrhunderts traten die ersten Impfgesetze in Kraft. Trotzdem kam es 1870 bis 1873 zu einer Pocken-Epidemie in Deutschland, der 100.000 Menschen zum Opfer fielen. Es stellte sich heraus, dass eine einmalige Impfung nicht genügt, um vor den Pocken sicher zu sein. Nur eine erneute Impfung, eine sogenannte Revaccination, schützte zuverlässig. Von nun an erhielten Kinder die erste Impfung bis zum ersten Lebensjahr und die zweite mit zwölf Jahren. 1980 erklärte die WHO die Pocken für ausgerottet. Im Gegensatz zur weltweiten Pockenimpfpflicht, wurden und werden Impfungen gegen andere Infektionskrankheiten nicht so konsequent betrieben. Die Pocken sind deswegen die einzige Infektionskrankheit, die bisher weltweit beseitigt werden konnte. Als Jenner diese Experimente durchführte, wusste er noch nichts über Krankheitserreger. Bis zur Mitte des 19. Jahrhunderts glaubte man, dass Schmutz und faulendes Material selbst Maden und anderes Ungeziefer entstehen lässt. Erst gegen Ende jenes Jahrhunderts wiesen Robert Koch, Louis Pasteur und andere Forscher nach, dass Mikroorganismen die Verursacher der Infektionskrankheiten sind und begründeten damit die medizinische Mikrobiologie.

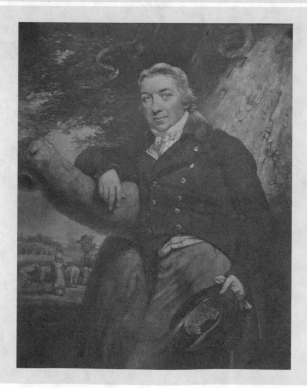

◘ **Abb. 1.13 Edward Jenner.** Quelle: U.S. National Library of Medicine

1

Literatur

Fachbücher

Kirchner H, Kruse A, Neustock P, Rink L (1993) Cytokine und Interferone: Bo-
     tenstoffe des Immunsystems. Spektrum Akademischer Verlag, Heidelberg
Lucius R, Loos-Frank B (2008) Biologie von Parasiten, 2. Aufl. Springer, Heidel-
     berg
Murphy K, Travers P, Walport M (2009) Janeway Immunologie, 7. Aufl. Spektrum
     Akademischer Verlag, Heidelberg
Renneberg R, Süßbier D (2009) Biotechnologie für Einsteiger, 3. Aufl. Spektrum
     Akademischer Verlag, Heidelberg
Roitt I, Brostoff J, Male D (2001) Immunology, 6. Aufl. Mosby, London
Winkle S (2006) Geißeln der Menschheit. Kulturgeschichte der Seuchen, 3. Aufl.
     Artemis und Winkler, Düsseldorf

Fachzeitschriften

Autoimmunity
Biology of Reproduction
Blood
Current Opinion in Immunology
European Journal of Immunology
Immunity
Immunological Investigations
Immunological Reviews
Journal of Immunology
Nature Immunology
Nature
Nature Medicine
Nature Reviews Immunology
Proceeding of the National Academy of Sciences
Trends of Immunology
Science

Die lymphatischen Organe: Blutbildung und Konferenzzentren

Andrea Kruse

© Springer-Verlag GmbH Deutschland 2015
L. Rink, A. Kruse, H. Haase, *Immunologie für Einsteiger*, https://doi.org/10.1007/978-3-662-44843-4_2

2

2.1 Die lymphatischen Organe: eine Übersicht

Die Träger der angeborenen und adaptiven Immunantwort sind die weißen Blutkörperchen, die Leukocyten. Sie zirkulieren in unserem Blut, wandern als Wachposten in unsere Gewebe, schlagen Alarm, wenn Eindringlinge in unseren Körper gelangen, wehren sie ab, kommunizieren untereinander mithilfe löslicher Stoffe, reparieren Wunden und machen uns schließlich immun. Doch wo kommen sie her, die Leukocyten, unsere Körperpolizei? Wann lernen Sondereinheiten dieser Zellen Pathogene abzuwehren, aber eigene Strukturen dagegen zu schonen? Wo treffen sie sich, um eine adaptive Immunantwort einzuleiten?

Die Überwachung des Körpers durch Immunzellen und deren schnelles und effektives Eingreifen im Falle eines Angriffs von außen oder innen setzt nicht nur ein feinmaschiges Transportsystem voraus, sondern auch eine Organisation der Zellen in lymphatische Organe. Man unterscheidet aufgrund ihrer Funktion zwei Typen von lymphatischen Organen (◘ Tab. 2.1). Die sogenannten **zentralen** oder primären **lymphatischen Organe** dienen der Bildung, Entwicklung und Reifung der Immunzellen. Dazu gehören beim erwachsenen Menschen das Knochenmark und der Thymus, beim Fetus auch die Leber. Im Knochenmark entstehen alle Zellen des Immunsystems und des Blutes aus einer gemeinsamen **hämatopoetischen Stammzelle**. Bis auf die T-Lymphocyten (auch T-Zellen genannt) vollenden hier alle übrigen Zellen weitestgehend ihre Entwicklung. Dagegen reifen die T-Zellen im Thymus und werden dort zu immunkompetenten Zellen erzogen. T-Vorläuferzellen, die sich im Thymus befinden, bezeichnet man als Thymocyten.

Milz, Lymphknoten, die lymphatischen Gewebe der Schleimhäute, die Tonsillen (Mandeln) des Rachens, der Blinddarm und die Peyer-Plaques des Darms werden zu den **peripheren** oder sekundären lymphatischen Geweben zusammengefasst. Sie sind Antigensammelstellen und „Konferenzzentren" zugleich. In ihnen werden Antigene festgehalten, hier treffen sich naive T- und B-Zellen, um nach Eindringlingen oder Tumorzellen zu suchen, hier kommunizieren sie miteinander und mit Zellen des angeborenen Immunsystems. Gegebenenfalls wird eine spezifische Immunantwort ausgelöst. Während die Lymphocyten immer über das Blut in die peripheren oder sekundären lymphatischen Organe einwandern, werden Antigene auf unterschiedliche Weise eingefangen. Die über den Körper verstreut liegenden Lymphknoten sind über ein Netzwerk von Lymphgefäßen miteinander verbunden, über die Antigene im Fluss der Lymphe frei oder mithilfe von Makrophagen oder dendritischen Zellen transportiert werden. Die Milz sammelt Antigene aus dem Blut und die Peyer-Plaques der Darmwand erhalten Antigene über spezialisierte Zellen der Schleimhaut, die sogenannten **M-Zellen**. Doch auch das Knochenmark leistet wichtige Beiträge zur peripheren Immunüberwachung. So bilden die Stromazellen des Knochenmarks wichtige Nischen, in denen antikörpersezernierende Plasmazellen Überlebenssignale erhalten, mit deren Hilfe sie viele Jahre überdauern können. Unterstützt werden die Stromazellen des Knochenmarks durch eosinophile Granulocyten, die überlebenswichtige Cytokine und Proliferationsfaktoren bereitstellen. Entfernt man die Eosinophilen aus der Nische, werden die Plasmazellen apoptotisch.

Wir wollen uns zunächst die zentralen lymphatischen Organe ansehen, die Orte, in denen unsere Immunzellen entstehen.

2.2 Die zentralen lymphatischen Organe: die Wiege unserer Immunzellen

Die Immunzellen entstehen aus hämatopoetischen Stammzellen

Die Mehrzahl der reifen Blutzellen hat eine kurze Lebensdauer und existiert wenige Wochen oder Tage, manche Zellen leben nur Stunden, bevor sie abgebaut werden (◘ Tab. 2.2). Sie müssen deshalb ständig vom Organismus ersetzt werden. Diesen Prozess der Blutzellbildung bezeichnet man als **Hämatopoese**. Die Hämatopoese muss jedoch auch schnell und kontrolliert auf Situationen wie Infektionen und Blutverlust durch Verletzungen reagieren können. Fehlfunktionen in diesem System können zu schweren Erkrankungen wie Anämie und Leukämie führen. Für einen geregelten Ablauf der Hämatopoese ist deswegen ein kompliziertes Netzwerk von Wachstumsfaktoren, Botenstoffen, Chemokinen und direkten Zell-Zell-Kontakten erforderlich.

Alle zellulären Bestandteile des Blutes, die sauerstofftransportierenden roten Blutkörperchen (Erythrocyten), die an der Gerinnung beteiligten Blutplättchen (Thrombocyten) und die Leukocyten, unsere Immunzellen, stammen von ein und derselben Stammzelle ab. Man bezeichnet diese Zelle deshalb als multipotente hämatopoetische Stammzelle. Bis heute ist nicht eindeutig klar, wann und wo in der Embryonalentwicklung die allerersten hämatopoetischen Stammzellen gebildet werden. Doch bereits kurz nach der Gastrulation ist Blutbildung im Dottersack als Band kernhaltiger Erythrocyten, den sogenannten Blutinseln, nachweisbar. Neben dem Dottersack gelten auch die Aorta-Gonaden-Mesonephros-Region und die Plazenta als Quelle von hämatopoetischen Stammzellen. Von diesen Orten dringen sie über die Blutzirkulation des Embryos zunächst in die fetale Leber und später ins Knochenmark ein. Bei erwachsenen Säugetieren übernimmt hauptsächlich das Knochenmark die Blutbildung. Doch die hämatopoetischen Stammzellen kommen auch hier nicht zur Ruhe. Einige von ihnen verlassen kontinuierlich das Knochenmark – ein Prozess, der als Mobilisierung bezeichnet wird – und lassen sich vom zirkulierenden Blut zu verschiedenen Geweben transportieren. Sie wandern in die Lunge, Leber, Nieren und andere Organe ein, gehen von dort in die Lymphe und gelangen über die Lymphe zurück ins Blut. Von hier kehren sie entweder zurück ins Knochenmark (dieses Heimfinden wird Homing genannt) und unterstützen die dort stattfindende Hämatopoese, oder sie nehmen an einem weiteren Reisezyklus teil. Obwohl die biologischen Gründe dieses „Nomaden-Daseins" noch nicht vollständig geklärt sind, könnten zirkulierende hämatopoetische Stammzellen eine schnell rekrutierbare Quelle darstellen, die im peripheren Gewebe bei Gefahr die sofortige Produktion von Immunzellen ermöglicht. Auch könnte durch die Abgabe von Stammzellen ins Blut ihre Zahl im Knochenmark reguliert und eine zu große Anhäufung verhindert werden. Dies nutzt man heute medizinisch, indem man periphere, im Blut zirkulierende Stammzellen isoliert und anstelle

▢ Tab. 2.1 Die lymphatischen Organe. Sie lassen sich in zentrale (primäre) und periphere (sekundäre) lymphatische Organe beziehungsweise Gewebe unterteilen. Die Aufgabe der zentralen lymphatischen Organe ist die Blutzellbildung (Hämatopoese) und die Reifung und Selektion der Zellen des adaptiven Immunsystems. Die peripheren lymphatischen Organe dienen dem Sammeln von Antigenen und der Präsentation der Antigene an T-Zellen, der Kommunikation zwischen den Immunzellen und der Auslösung einer primären Immunantwort. Bei einer primären Immunantwort hat das adaptive Immunsystem zum ersten Mal Kontakt mit einem bestimmten Erreger.

	Zentrale oder primäre lymphatische Organe	Periphere oder sekundäre lymphatische Organe
Organ/Gewebe	Knochenmark	Lymphknoten
	Thymus	Milz Knochenmark
		Mucosaassoziiertes lymphatisches Gewebe (MALT): – Darmassoziiertes lymphatisches Gewebe (GALT) – Bronchienassoziiertes lymphatisches Gewebe (BALT) – Nasenassoziiertes lymphatisches Gewebe (NALT)
Funktion	Hämatopoese, Reifung und Selektion der B-Zellen im Knochenmark	Festhalten der Antigene Präsentation der Antigene Kommunikation zwischen Zellen des adaptiven Immunsystems und mit Zellen des angeborenen Immunsystems sowie mit Stromazellen
	Reifung und Selektion der T-Zellen im Thymus	Induktion einer primären Immunantwort Überlebenssignale für Plasmazellen

▢ Tab. 2.2 Zellen des Blutes. Angegeben sind die Normwerte von Erythrocyten, Thrombocyten und Leukocyten bei Erwachsenen beziehungsweise der prozentuale Anteil einiger Leukocyten-Subpopulationen, die Lebensdauer und die pro Tag gebildete Anzahl dieser Zellen.

	Normwerte im Blut (Erwachsener)	Gebildete Anzahl pro Tag	Lebensdauer im Körper (und als Blutprodukt)	Prozentualer Anteil der Leukocyten-Subpopulationen im Blut
Erythrocyt	$4{,}0–5{,}5$ Mio. μl^{-1}	200 Milliarden	120 Tage (45 Tage)	
Thrombocyt	$150.000–400.000\ \mu l^{-1}$	220 Milliarden	5–10 Tage (5 Tage)	
Leukocyt	$4500–8000\ \mu l^{-1}$			
Granulocyt – neutrophiler – eosinophiler – basophiler	$3200–6700\ \mu l^{-1}$ $2200–6500\ \mu l^{-1}$ $50–360\ \mu l^{-1}$ $0–70\ \mu l^{-1}$	100–200 Milliarden	 2–4 Tage 2–10 Tage ?	 55–75 % 2–4 % 0–1 %
Monocyt	$40–630\ \mu l^{-1}$	15 Milliarden	1–2 Tage im Blut, dann Wanderung ins Gewebe; dort Monate	2–7 %
Lymphocyt	$1500–3000\ \mu l^{-1}$	1 Milliarde	3 Tage (1–2 % der B-Zellen) bis mehrere Jahre (Gedächtniszellen)	25–40 %

von Knochenmark transplantiert. Mobilisation und Homing der Stammzellen wird durch Adhäsionsmoleküle, Chemokine und andere Faktoren ihrer funktionellen Umgebung gesteuert (▢ Abb. 2.1).

Nischen im Knochenmark

Hämatopoetische Stammzellen sind täglich die Quelle von Milliarden neuer reifer Blutzellen (▢ Tab. 2.2). Nur dadurch können gealterte, kranke oder zerstörte Erythrocyten und Leukocyten ersetzt werden. Die Mehrzahl der hämatopoetischen Stammzellen befindet sich im Knochenmark und bildet hier den Ausgangspunkt der Blutzellbildung. Fast alle Knochen enthalten Knochenmark, vor allem aber die Röhrenknochen (Arm- und Beinknochen), die platten Knochen des Schädeldachs, die Rippen, das Becken und das Brustbein. Es füllt die Hohlräume der Knochen, die sogenannte Knochenmarkhöhle, und Hohlräume der Knochenbälkchen (Spongiosa) aus. Man unterscheidet rotes und gelbes Knochenmark. Die Blutzellbildung findet nur im roten Knochenmark statt.

Während beim Neugeborenen fast alle Knochen rotes Knochenmark besitzen, kommt es bei Erwachsenen nur im Innern der platten und kurzen Knochen vor. In den Schäften der Röhrenknochen wird es mit zunehmendem Alter durch das fetthaltige gelbe Knochenmark ersetzt. Die inneren Hohlräume der Knochen sind mit einem feinen Bindegewebe überzogen. Es wird als Endost bezeichnet. Vom Endost ausgehend, durchzieht retikuläres Bindegewebe die Hohlräume. Außerdem werden die Knochen von zahlreichen Blutgefäßen versorgt, die sich im Mark zu sogenannten Blutsinusoiden erweitern. Die Wände der Sinusoide werden von einem dünnen, durchbrochenen Endothel ausgekleidet, das keine Basalmembran besitzt. Dadurch wird die Auswanderung der im Knochenmark gebildeten Blutzellen in die Blutsinusoide ermöglicht. Im Knochenmark besiedeln die Stammzellen spezialisierte Nischen. Signale aus der Nische unterstützen ihr Über-

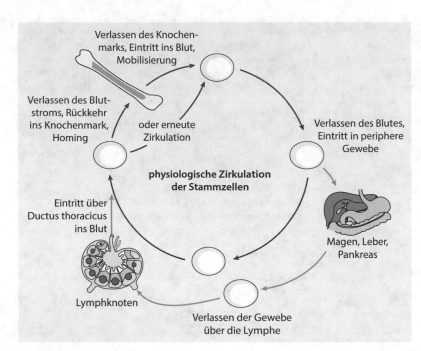

◻ **Abb. 2.1 Mobilisation und Homing von Stammzellen.** Bei erwachsenen Säugetieren findet die Blutzellbildung vor allem im Knochenmark statt. Die Immunzellen entstehen aus hämatopoetischen Stammzellen. Doch einige Stammzellen verlassen das Knochenmark (Mobilisierung), zirkulieren im Blut und treten in die peripheren Gewebe ein. Diese verlassen sie über die Lymphe und gelangen über den Ductus thoracicus schließlich wieder zurück ins Blut. Von hier kehren sie entweder zurück ins Knochenmark (Homing) oder sie nehmen an einem weiteren Zyklus teil. (Verändert nach Laird *et al.*)

leben, Selbsterneuerung, Expansion und Differenzierung in reife Immunzellen. Die Nische besteht aus zellulären Komponenten wie Knochenbildungszellen (Osteoblasten), retikulären Stromazellen und Endothelzellen der Blutgefäße sowie der extrazellulären Matrix, an deren Aufbau wiederum die Osteoblasten durch die Produktion von Proteoglykanen und Glykoproteinen beteiligt sind. Es kommt ständig zu Interaktionen zwischen Stammzellen, Stromazellen und Komponenten der extrazellulären Matrix. Die Kommunikation erfolgt mithilfe von Adhäsionsmolekülen sowie ausgeschiedenen Wachstumsfaktoren, Lock- und Botenstoffen. Diese Signale können zum Beispiel zu einer Polarisierung der Stammzelle und zu asymmetrischen Zellteilungen führen. Während eine Tochterzelle einen Differenzierungsstopp erhält und Stammzelle bleibt, kann sich die andere Tochterzelle in Richtung der benötigten Blutzelle differenzieren. Einer der Faktoren ist der Stammzellfaktor (SCF), der auf der Plasmamembran von Stromazellen vorkommt und das Wachstum der Stammzellen fördert. Zusammen mit Chemokinen und Proteasen wie Mitgliedern der ADAM-Familie (ADAM: *a disintegrin and metalloproteinase*) entscheiden diese Signale auch über Verbleib der Stammzellen im Knochenmark oder deren Mobilisierung.

Die Hämatopoese

Aus der undifferenzierten, multipotenten hämatopoetischen Stammzelle (▶ Exkurs 2.1) gehen Vorläuferzellen hervor, die ihre Stammzelleigenschaften (zum Beispiel die Fähigkeit zur Selbsterneuerung) verloren haben und deswegen eingeschränkt in ihren Entwicklungsmöglichkeiten sind. Sie stellen die Basis für zwei verschiedene hämatopoetische Zellreihen dar, die myeloische und die lymphatische Entwicklungsreihe. Während ihrer Reifung erlangen die Vorläuferzellen schrittweise die Funktionen, die für die reifen Zellen charakteristisch sind. Eigenschaften und Oberflächenmarker unreifer Zellen gehen dagegen verloren

(◻ Abb. 2.2). Ein Beispiel für einen Marker unreifer Zellen ist CD34, das auch zum Anreichern von peripheren Stammzellen aus dem Blut genutzt wird.

Die myeloische Zell-Linie

Aus der myeloischen (myeloiden) Vorläuferzelle entwickeln sich eosinophile, basophile und neutrophile Granulocyten, Blutmonocyten und ihre gereifte Form, die Makrophagen der Gewebe, myeloide dendritische Zellen (DC) und Mastzellen. Diese Leukocyten stellen den größten Teil der angeborenen, unspezifischen Immunabwehr dar. Ihre Reifungsstufen sind in ◻ Abb. 2.2 dargestellt. Außerdem entstehen in dieser Entwicklungsreihe auch die für den Sauerstofftransport zuständigen roten Blutkörperchen (Erythrocyten) und die aus den Megakaryocyten hervorgehenden Blutplättchen (Thrombocyten), die für die Blutgerinnung essenziell sind. Mit ihnen wollen wir uns hier nicht beschäftigen. Alle im Knochenmark herangereiften Zellen myeloiden Ursprungs gelangen schließlich in den Blutkreislauf und erfüllen je nach Typ dort oder in den Geweben ihre Funktion. Wie diese Zellen aussehen, soll im Folgenden kurz erläutert werden und ist in den ◻ Abb. 2.2 und ◻ Abb. 2.3 dargestellt. Welche Rolle ihnen im Immunsystem zukommt, wird in ▶ Kap. 3 und ▶ Kap. 4 genauer beschrieben.

Polymorphkernige Granulocyten

Polymorphkernige Granulocyten sind sehr kurzlebig und werden je nach Subpopulation nach zwei bis zehn Tagen abgebaut. Namengebend für diese Leukocyten ist ihr unregelmäßig geformter, also polymorpher Zellkern, der in drei bis vier Segmente unterteilt ist, und die reichhaltige Granulierung ihres Cytoplasmas. Aufgrund der unterschiedlichen Anfärbbarkeit dieser Granula werden drei Subpopulationen unterschieden: die neutrophilen, basophilen und eosinophilen Granulocyten.

Die **neutrophilen Granulocyten** stellen den größten Anteil (55–75 %) der im Blut zirkulierenden Leukocyten dar. Sie enthalten eine Mischung aus basophilen und azidophilen Granula, die sich nur schwach anfärben lassen und deswegen als neutrophil bezeichnet werden. Im normalen, gesunden Gewebe sind neutrophile Granulocyten kaum zu finden. Sie gehören zu den wichtigsten Zellen der unspezifischen Immunabwehr im Kampf gegen Mikroorganismen, vor allem gegen Bakterien.

Die Funktion der **basophilen** und **eosinophilen** Granulocyten ist die Abwehr großer extrazellulärer Parasiten wie Würmer (Helminthen). Sie sind neben den Mastzellen auch an allergischen Reaktionen vom Soforttyp beteiligt. **Basophile Granulocyten**, deren Granula viele saure Proteoglykane enthalten und die durch basische Farbstoffe dunkelviolett bis schwarz gefärbt werden können, machen im menschlichen Blut nur einen Anteil von 0–1 % aus. Neue Untersuchungen zeigen, dass sie möglicherweise eine zentrale Funktion bei immunologischen Reaktionen auf bakterielle Proteine und Eiweiße aus Impfstoffen haben. Nach Bindung dieser Proteine setzen sie Cytokine wie Interleukin-4 (IL-4) und IL-6 frei, die wiederum B-Zellen zur Antikörperbildung stimulieren. Die Granula der **eosinophilen Granulocyten** speichern argininreiche, basische Proteine, die durch den roten, sauren Farbstoff Eosin angefärbt werden können. Durch ihre unterschiedlichen Granula (saure versus basische Granula) sind basophile und eosinophile Granulocyten zur Arbeitsteilung befähigt. Vereinfacht ausgedrückt: Was die eine Zelle nicht töten kann, fällt der anderen zum Opfer. Eosinophile halten sich meist in Geweben auf und repräsentieren nur 2–4 % der Leukocyten im Differenzialblutbild. Unter normalen Umständen werden Eosinophile nur in sehr geringer Zahl im Knochenmark gebildet. Die Bildung von eosinophilen und basophilen Granulocyten unterliegt im Knochenmark einer wechselseitigen Kontrolle, an der Cytokine wie IL-3, IL-5 und Wachstumsfaktoren wie TGF-β (*transforming growth factor β*) und GM-CSF (*granulocyte-macrophage colony-stimulating factor*) beteiligt sind. Bei Infektionen und anderen Entzündungsreaktionen wird die Produktion der eosinophilen Granulocyten erhöht und ihre Zahl steigt im Blut dramatisch an. Verantwortlich für die vermehrte Bildung sind von T-Helfer-2-Zellen (T$_H$2-Zellen) ausgeschüttete Cytokine wie IL-5. Da eosinophile Granulocyten in der Peripherie ebenfalls IL-5 bilden, kommt es zu einer Verstärkung der Zellproduktion (positive Rückkopplung). Das Verlassen des Blutstroms (Extravasation) und die Einwanderung der eosinophilen Zellen in ein Gewebe erfolgt unter der strengen Kontrolle von vaskulären Adhäsionsmolekülen und den Chemokinen CCL11, CCL24 und CCL26, die unter dem Begriff Eotaxine zusammengefasst werden. Eotaxine scheinen auch das Wanderungsverhalten von basophilen Granulocyten zu beeinflussen.

Mastzellen

Die Vorläuferzellen der Mastzellen im Knochenmark und Blut sind nur unzureichend bekannt. Die Mastzellen sind typische Zellen der Gewebe und reifen auch hier. Untersuchungen im Tiermodell zeigten, dass der Stammzellfaktor, IL-3 und die von T$_H$2-Zellen produzierten Cytokine IL-4 und IL-9 die Entwicklung dieser Zellen maßgeblich beeinflussen. Man unterscheidet zwei Arten von Mastzellen, die sich in ihrer Gewebeverteilung und in ihren intrazellulären Granula unterscheiden. Die **mucosaassoziierten Mastzellen** sind im Darm und in den Atemwegen besonders häufig und stellen eine erste Verteidigungslinie gegen eindringende Parasiten dar. In ihrem Innern beherbergen sie große Granula, in denen unter anderem Histamin, Heparin und die charakteristische Tryptase gespeichert sind. Ihre Differenzierung ist abhängig von IL-3, das von anwesenden T-Zellen ausgeschieden wird. Die **bindegewebeassoziierten Mastzellen** sind beim Menschen in der Haut und im interstitiellen Bindegewebe der Organe zu finden. Im Gegensatz zu den Mastzellen der Schleimhäute enthalten ihre Granula außer Tryptase auch Carboxypeptidase, Chymase und Cathepsin G. Ihre Differenzierung erfolgt T-Zell-unabhängig.

Monocyten und Makrophagen

Sie stammen von Promonocyten des Knochenmarks ab und entwickeln sich unter Einfluss verschiedener Cytokine und Wachstumsfaktoren wie GM-CSF und M-CSF zu Monocyten, die ins Blut abgegeben werden. Dort stellen sie zwei bis sieben Prozent

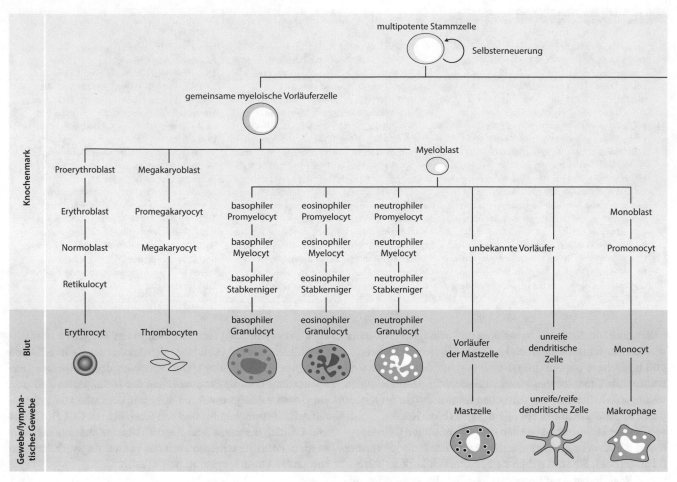

Abb. 2.2 Der hämatopoetische Stammbaum. Die Leukocyten, Erythrocyten und Thrombocyten leiten sich von multipotenten hämatopoetischen Stamm-zellen im Knochenmark ab. Die Stammzellen sind zum einen zur Selbsterneuerung fähig, zum anderen teilen sie sich und erzeugen myeloide und lymphati-sche Vorläuferzellen. Aus der myeloiden Vorläuferzelle entstehen über mehrere Entwicklungsstufen neutrophile, basophile und eosinophile Granulocyten, Mo-nocyten, myeloide dendritische Zellen, Mastzellen, aber auch die roten Blutkörperchen und die Blutplättchen. In der lymphatischen Reihe werden NK-Zellen,

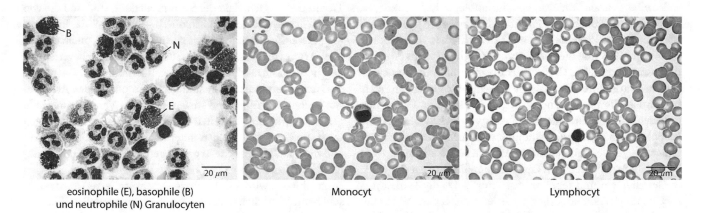

eosinophile (E), basophile (B)
und neutrophile (N) Granulocyten

Monocyt

Lymphocyt

Abb. 2.3 Histologische Darstellung der Immunzellen des Menschen. Charakteristisch für **Granulocyten** sind der polymorphe Zellkern und die starke Granulierung des Cytoplasmas. Im Gegensatz zu **Neutrophilen** (N) können die Granula bei basophilen (B) und eosinophilen (E) Granulocyten durch ent-sprechende Färbungen deutlich dargestellt werden. **Basophile Granulocyten** besitzen Granula mit vielen sauren Proteoglykanen. Sie werden durch basische Farbstoffe dunkelviolett bis schwarz gefärbt. Die Granula der **eosinophilen Granulocyten** sind reich an argininhaltigen, basischen Proteinen, die durch den roten, sauren Farbstoff Eosin angefärbt werden können. **Monocyten** sind mit etwa 15 μm die größten Blutzellen. Sie besitzen einen relativ großen Anteil an Cytoplasma und einen ovalen bis nierenförmigen Zellkern. **Lymphocyten** im Blut sind kleine Zellen mit großem Zellkern und wenig Cytoplasma

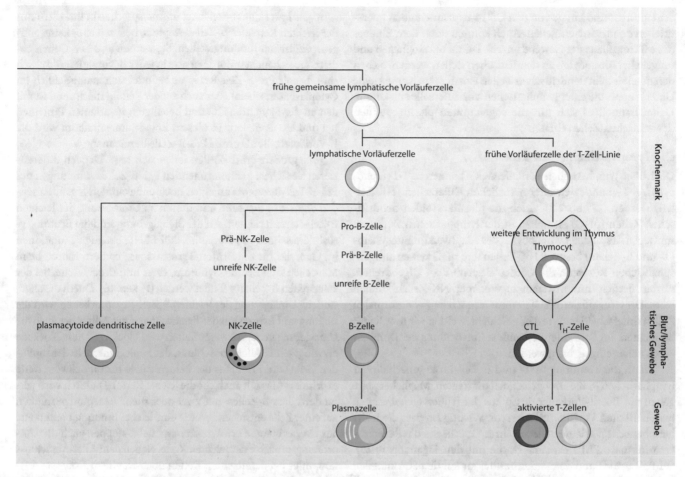

plasmacytoide dendritische Zellen (pDC) und die Zellen des adaptiven Immunsystems, die B-Zellen und die Vorläufer der T-Zellen, gebildet. Während die B-Zellen den größten Teil ihrer Entwicklung im Knochenmark durchmachen, wandern die T-Zellen auf einer frühen Vorläuferstufe aus dem Knochenmark aus und gelangen über das Blut zum Thymus. Dort reifen sie zu immunkompetenten T-Zellen heran. CTL: cytotoxischer T-Lymphocyt

der zirkulierenden Leukocyten dar. Mit einem Durchmesser von etwa 15 μm sind Monocyten die größten Blutzellen. Im mikroskopischen Bild zeigen sie einen relativ großen Anteil an Cytoplasma und einen ovalen bis nierenförmigen Zellkern. Ihr Cytoplasma enthält viele lysosomale Enzyme. Monocyten zirkulieren für etwa 20 bis 30 Stunden im Blut und wandern schließlich in Organe und Gewebesysteme aus. Dort reifen sie zu Makrophagen. Monocyten und Makrophagen gehören neben den Granulocyten und den dendritischen Zellen zu den Phagocyten des Immunsystems. Im Gegensatz zu den neutrophilen Granulocyten sind sie langlebige Zellen.

Dendritische Zellen

Sie sind die dritte Phagocytengruppe des Immunsystems und gehören zusammen mit den Monocyten, Makrophagen und den B-Zellen zu den „professionellen" antigenpräsentierenden Zellen des Immunsystems. Sie wurden Mitte der 1970er-Jahre von Ralph Steinman beschrieben, der sie zuerst in der Milz entdeckte. Ihren Namen (lat. *dendriticus*, verzweigt) haben sie von ihren langen, fingerförmigen cytoplasmatischen Ausläufern, die ihnen eine sternförmige Gestalt verleihen (aber nur innerhalb von Geweben). DC stammen von hämatopoetischen

Stammzellen im Knochenmark ab (*progenitor DC*: Vorläuferzelle im Knochenmark) und gelangen über das Blut (*precursor DC*: Vorläuferzelle im Blut) ins Gewebe und werden dort ortsansässig (*immature* oder unreife DC). Im Gewebe sind die cytoplasmatischen Ausläufer der unreifen dendritischen Zellen fortwährend in Bewegung, strecken sich durch die *tight junctions* der Deckgewebe, werden zurückgezogen und an anderer Stelle wieder ausgestreckt. Dadurch sind sie in der Lage, überall Antigene aufzuspüren. Die unreifen DC nehmen die eingefangenen Antigene auf, degradieren sie in ihrem Innern, prozessieren und präsentieren sie auf MHC-Klasse-I- und MHC-Klasse-II-Molekülen (▶ Abschn. 5.1). Als Reaktion auf Gefahrensignale werden die unreifen DC des Gewebes zu reifen DC, die nun einem chemotaktischen Gradienten folgend in die lymphatischen Organe wandern und dort mit T-Zellen interagieren. Neuere Untersuchungen zeigen, dass sie im lymphatischen Gewebe auch mit B-Zellen und NK-Zellen in Wechselwirkung treten und maßgeblich an deren Reifung (B-Zellen) und Aktivierung (NK-Zellen) beteiligt sind. DC umfassen eine sehr heterogene Gruppe von Zellen, deren genaue Entwicklungsstufen im Rahmen der Hämatopoese noch unklar sind. So unterscheidet man zum Beispiel die CD14-negativen Langerhans-Zellen der Epidermis,

Schleimhaut und Lunge von den CD14-exprimierenden interstitiellen dendritischen Zellen. Auch können unter dem Einfluss des Mikromilieus der Gewebe unreife DC zu Makrophagen und umgekehrt Monocyten zu dendritischen Zellen werden. Neben den myeloischen dendritischen Zellen existiert auch eine kleine Untergruppe, die einer lymphatischen Vorläuferzelle entstammt. Dabei handelt es sich um die sogenannten plasmacytoiden dendritischen Zellen (pDC).

Die lymphatische Zell-Linie

Die frühen lymphatischen Vorläuferzellen können zu T-Lymphocyten, B-Lymphocyten oder natürlichen Killerzellen (NK-Zellen) werden (◻ Abb. 2.2). Auch die plasmacytoiden dendritischen Zellen (pDC) entstehen in der lymphatischen Zellreihe. Im Gegensatz zu den Lymphocyten des adaptiven Immunsystems (T- und B-Zellen) besitzen NK-Zellen und pDC keinen antigenspezifischen Rezeptor. Sie werden deshalb dem angeborenen, unspezifischen Immunsystem zugerechnet. NK-Zellen können trotzdem virusinfizierte Zellen und Tumorzellen von normalen Zellen unterscheiden. Wie dies geschieht, werden wir in ▶ Kap. 3 betrachten. Im Folgenden soll auf die Entwicklung der Lymphocyten näher eingegangen werden.

Wann die Trennung in T- und B-Zell-Linie innerhalb der lymphatischen Reihe erfolgt, ist noch umstritten. Möglicherweise gehen die T-Zell-Vorläufer direkt aus der frühen gemeinsamen lymphatischen Vorläuferzelle hervor. Wichtig ist, dass die frühe lymphatische Vorläuferzelle auf ihrer Oberfläche die Rezeptortyrosinkinase FLT3 exprimiert, die mit den Liganden FLT3L (FLT3-Ligand) und dem Stammzellfaktor auf den Stromazellen in Wechselwirkung steht. Verstärkt werden diese direkten Zell-Zell-Kontakte durch Adhäsionsmoleküle. Die über FLT3 gesendeten Signale leiten Wachstum und die weitere Differenzierung der Vorläuferzelle ein. Sie exprimiert jetzt den Interleukin-7-Rezeptor (IL-7R). Über ihn vermittelt IL-7, das von den Stromazellen im Knochenmark gebildet wird, Überlebenssignale für die Vorläuferzellen der B- und T-Zellen.

Knochenmark und B-Zell-Entwicklung

B-Zellen haben ihren Namen ursprünglich von ihrem Bildungsorgan bei Vögeln, der *Bursa fabricii*. Dabei handelt es sich um ein sackförmiges lymphatisches Organ am Dach der Kloake. Beim Menschen und bei allen anderen daraufhin untersuchten Säugetieren entstehen die B-Zellen im Knochenmark, daher erhielt der Buchstabe B hier nachträglich die Bedeutung des englischen Wortes für Knochenmark: *bone marrow*.

In der B-Zell-Reihe induziert IL-7 den B-Zell-linienspezifischen Transkriptionsfaktor E2A. E2A und IL-7 führen zur Expression eines frühen B-Zell-Faktors (*early B cell factor*; EBF), der die Zellen auf die B-Zell-Reihe festlegt (◻ Abb. 2.2 und ◻ Abb. 2.4). Die erste Zelle, die in der B-Zell-Reihe aus der lymphatischen Vorläuferzelle hervorgeht, wird als frühe Pro-B-Zelle bezeichnet. Sie beginnt mit der Umlagerung der Immunglobulingene (▶ Kap. 6). Es werden zunächst schwere μ-Ketten der Immunglobulinklasse M (IgM) gebildet, die jedoch nicht allein auf die Zelloberfläche transportiert werden können. Sie verbinden sich im endoplasmatischen Reticulum der Zelle mit einem von zwei Ersatzproteinen (λ5 und VpreB) für die leichte Kette. Diese Ersatzproteine werden als *surrogate light chains* bezeichnet und entsprechen in ihrer Struktur der leichten Kette des B-Zell-Rezeptors, besitzen aber keine antigenspezifischen Bindungsstellen. Sie werden also von Genen codiert, die sich nicht umordnen und in jeder B-Vorläuferzelle gleich sind. Dieser Prä-B-Zell-Rezeptor befindet sich hauptsächlich im Cytoplasma, erscheint aber auch auf der Zelloberfläche und ist mit den an der Signaltransduktion beteiligten invarianten Proteinen Igα und Igβ assoziiert. In diesem Entwicklungsstadium wird die B-Vorläuferzelle als große Prä-B-Zelle bezeichnet.

Die großen Prä-B-Zellen teilen sich rege. Danach differenzieren sie sich zu kleinen ruhenden Prä-B-Zellen. Bindungen des Prä-B-Zell-Rezeptors an einen noch unbekannten Liganden senden Signale in die Zelle und führen zu Umlagerung der leichten B-Zell-Rezeptorketten. An der Signalgebung sind die Bruton-Tyrosinkinase und das Signalmolekül BLNK beteiligt. Mutationen im Gen, das für die Bruton-Tyrosinkinase codiert, führen beim Menschen zum Bruton-Syndrom, einer Immunschwäche, bei der keine reifen B-Zellen gebildet werden (▶ Kap. 16). Durch die angestoßene Umlagerung der leichten B-Zell-Rezeptorketten wird die Bildung und Expression der Ersatzketten eingestellt. Aber auch die Umlagerung neuer schwerer Ketten wird blockiert. Diese Blockade erzwingt einen **Allel-Ausschluss**, das heißt, innerhalb der diploiden Zelle wird nur eines der beiden Allele für die schwere Kette exprimiert (das gilt auch für die leichte Kette). Dadurch wird verhindert, dass B-Zellen mit zwei oder mehr Rezeptorspezifitäten auf einer Zelle entstehen. Wurde eine leichte Immunglobulinkette aus Gensegmenten erfolgreich hergestellt, stoppen auch die Umordnungsprozesse der leichten Kette. Neben dem Allel-Ausschluss kommt es bei den leichten Ketten noch zu einem Isotypen-Ausschluss, das heißt, die einzelne B-Zelle exprimiert nur einen Typ der leichten Kette (κ- oder λ-Kette). Es erscheinen nun vollständige IgM-Moleküle auf der Zelloberfläche, die mit den beiden Signalproteinen Igα und Igβ assoziiert sind. Die B-Zelle wird jetzt als unreife B-Zelle bezeichnet. Schafft es eine B-Zelle nicht, einen funktionellen Antikörper auf der Oberfläche zu exprimieren, so stirbt sie durch Apoptose (**positive Selektion**).

Unreife B-Zellen durchlaufen jetzt einen Selektionsprozess, bei dem die exprimierten membranständigen IgM-Moleküle (B-Zell-Rezeptor) auf Autoreaktivität geprüft werden (**negative Selektion**) (◻ Abb. 2.4). Die in den zentralen lymphatischen Organen (Knochenmark und Thymus) erzeugte Toleranz wird als **zentrale Toleranz** bezeichnet. B-Zellen, die keine körpereigenen Antigene binden, reifen heran, verlassen das Knochenmark und wandern über das Blut in die peripheren lymphatischen Organe, wo sie neben IgM auch IgD (natürlich mit der gleichen Rezeptorspezifität) auf ihrer Oberfläche exprimieren und zu zirkulierenden naiven B-Zellen heranreifen.

Unreife B-Zellen, deren B-Zell-Rezeptoren im Knochenmark multivalente körpereigene Moleküle erkennen und dadurch quervernetzt werden, treten entweder in den programmierten Zelltod (Apoptose) ein und werden aus dem B-Zell-Pool entfernt oder durchlaufen ein sogenanntes **Rezeptor-Editing**. Bei diesem Prozess verändern sie ihre Rezeptorspezifität. Dies ist möglich, weil in der unreifen B-Zelle die an der Genumlagerung beteiligten Proteine noch vorhanden sind. Kommt es also durch Erkennen von multivalenten Selbst-Antigenen zu einer Aktivierung der B-Zelle, dann geht die Umlagerung der Gene

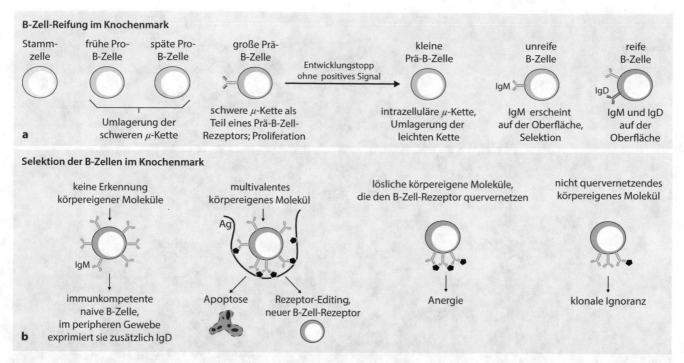

Abb. 2.4 Die Reifung und Selektion der B-Zellen. a) Reifung der B-Zellen. Am Anfang steht die hämatopoetische Stammzelle. Nachdem aus ihr hervorgehende Vorläuferzellen auf die B-Zell-Linie festgelegt wurden, beginnt die frühe Pro-B-Zelle mit der Umlagerung der Immunglobulingene. Sie werden in der späten Pro-B-Zelle weitergeführt. Es werden zunächst schwere μ-Ketten gebildet. Um auf die Zelloberfläche gelangen zu können, lagern sie sich in der Zelle mit einer Ersatzkette zusammen, die aber keine antigenspezifische Bindungsstelle besitzt. Dieser Prä-B-Zell-Rezeptor befindet sich hauptsächlich im Cytoplasma, erscheint aber auch auf der Zelloberfläche und ist mit den invarianten Signalproteinen Igα und Igβ assoziiert. Die B-Vorläuferzelle wird nun als große Prä-B-Zelle bezeichnet. Die großen Prä-B-Zellen proliferieren und entwickeln sich dann zu kleinen ruhenden Prä-B-Zellen. Diese beginnen mit der Umlagerung der leichten B-Zell-Rezeptorketten. War die Umlagerung erfolgreich, erscheinen nun vollständige IgM-Moleküle auf der Zelloberfläche. Die B-Zelle wird jetzt als unreife B-Zelle bezeichnet. Unreife B-Zellen durchlaufen einen Selektionsprozess, bei dem sie auf Autoreaktivität geprüft werden. **b) Selektion der B-Zellen.** B-Zellen, die tolerant gegenüber körpereigenen Antigenen sind, verlassen das Knochenmark und wandern in die peripheren lymphatischen Organe. Hier vollenden sie ihre Reifung und stellen durch alternatives Spleißen der mRNA zusätzlich zur μ-Kette noch eine schwere δ-Kette her. Es erscheint deshalb neben IgM auch IgD auf ihrer Oberfläche (a). Erkennt der B-Zell-Rezeptor (IgM) im Knochenmark multivalente körpereigene Moleküle, stirbt die B-Zelle entweder durch Apoptose oder durchläuft ein Rezeptor-Editing, das heißt, die Gene für die leichte Kette werden so lange umgelagert, bis eine taugliche leichte Kette gebildet wurde oder alle Gensegmente verbraucht sind. Reagieren unreife B-Zellen auf körpereigene kleine, lösliche Proteine mit wenigen Bindungsstellen, die zu keiner starken Quervernetzung der B-Zell-Rezeptoren führen, werden sie reaktionsunfähig (anerg). Treffen unreife B-Zellen auf lösliche monovalente Antigene, die keine Signalübertragung ins Zellinnere auslösen, ignorieren die B-Zellen dieses Antigen und setzen ihre normale Entwicklung fort. Sie sind potenziell gefährlich. (Verändert nach Murphy, Travers und Walport.)

für die leichte Kette weiter. Ist der neu gebildete B-Zell-Rezeptor nicht autoreaktiv, dann setzen die unreifen B-Zellen ihre normale Entwicklung fort. Reagiert auch der neue B-Zell-Rezeptor mit körpereigenen Strukturen, dann gehen die Umlagerungen weiter, bis schließlich eine taugliche leichte Kette gebildet wurde oder alle Gensegmente verbraucht sind. Bleibt die Zelle autoreaktiv, stirbt sie schließlich durch Apoptose.

Reagieren unreife B-Zellen auf körpereigene kleine, lösliche Proteine mit wenigen Bindungsstellen, die zu einer geringen Quervernetzung der B-Zell-Rezeptoren führen, werden sie anerg. Sie verlieren also ihre Reaktivität auf dieses Antigen. Sie wandern in die Peripherie, reifen, exprimieren zusätzlich IgD auf ihrer Oberfläche, bleiben aber reaktionsunfähig und können sich in der Regel nicht in Konkurrenz mit normalen B-Zellen behaupten.

Treffen unreife B-Zellen auf lösliche monovalente Antigene, die zur keiner Quervernetzung der B-Zell-Rezeptoren führen, gelangen keine Signale ins Zellinnere. Die Zellen ignorieren dieses Antigen und setzen ihre normale Entwicklung fort. Sie sind potenziell gefährlich und können an Autoimmunerkrankungen beteiligt sein (■ Abb. 2.2 und ■ Abb. 2.4).

Während ihrer Entwicklung im Knochenmark bleiben die reifenden B-Zellen nicht an einem Ort. Die ursprünglichen Stammzellen befinden sich noch am Endost, die weiteren Entwicklungsstadien (späte Pro-B-Zelle, große Prä-B-Zelle, kleine Prä-B-Zelle, unreife B-Zelle) verlagern sich immer weiter zum zentralen Sinus der Knochenmarkhöhle. Die Positionierung der einzelnen Reifungsstadien wird von Chemokinen bestimmt. Nachdem die B-Zellen die Selektionsprozesse durchlaufen haben, verlassen sie das Knochenmark über die Sinusoide und wandern über das Blut in die peripheren lymphatischen Organe und vollenden hier ihre Entwicklung.

Der Thymus und die Entwicklung der T-Zellen

Während sich der größte Teil der B-Zell-Reifung im Knochenmark abspielt, wandern die künftigen T-Zellen auf einer sehr frühen Vorläuferstufe aus dem Knochenmark aus, gelangen in das Blut und wandern schließlich in den Thymus ein und reifen hier zu immunkompetenten T-Zellen heran (■ Abb. 2.5). Von diesem

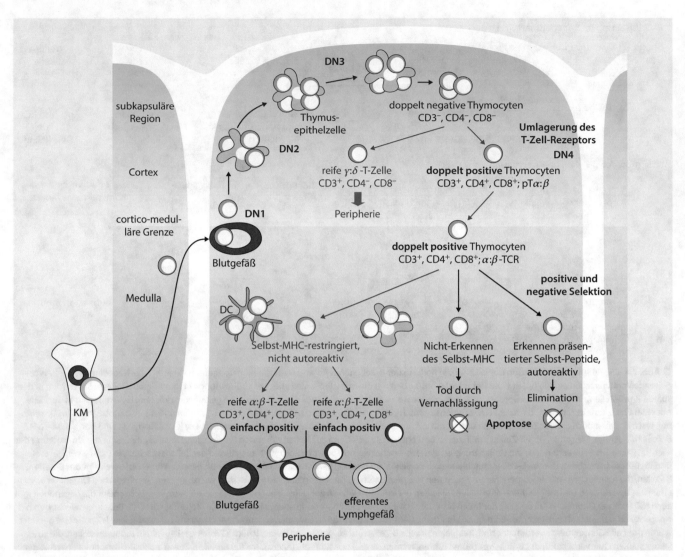

▣ Abb. 2.5 Entwicklung und Selektion der T-Zellen im Thymus. T-Vorläuferzellen verlassen auf einer frühen Entwicklungsstufe das Knochenmark (KM) und wandern in den Thymus im Bereich der corticomedullären Grenze ein. Die Thymusrinde (Cortex) besteht aus unreifen Thymocyten, corticalen Thymus-Epithelzellen und einigen Makrophagen. Das Thymusmark (Medulla) besteht aus reifen Thymocyten, medullären Thymus-Epithelzellen, Makrophagen und dendritischen Zellen. Im Thymus wandern die frühen Thymocyten in den subkapsulären Bereich der Rinde. Sie tragen noch keine typischen T-Zell-Marker wie T-Zell-Rezeptor, CD3, CD4 und CD8. Da sie keine CD4- und CD8-Moleküle exprimieren, werden sie als doppelt negativ (DN) bezeichnet. Im DN1-Stadium proliferieren sie und werden auf die T-Zell-Linie festgelegt. Im DN2-Stadium beginnen die Thymocyten ihre β-, γ- oder δ-T-Zell-Rezeptorketten umzulagern. Die Umlagerungen setzen sich im DN3-Stadium fort und entscheiden, ob die Thymocyten sich zu T-Zellen mit einem γ:δ-T-Zell-Rezeptor (γ:δ-T-Zellen) oder zu T-Zellen mit einem α:β-T-Zell-Rezeptor (α:β-T-Zellen) entwickeln. Entsteht vor dem γ:δ-Rezeptor eine funktionelle β-Kette, erscheint diese mit einer α-Ersatzkette (pTα) und CD3-Molekülen auf der Zelloberfläche der Thymocyten. Die Zelle wird auf die α:β-Linie festgelegt. Dieses Stadium bezeichnet man als DN4. Es folgt die Expression der Corezeptoren CD4 und CD8. Die Zellen werden jetzt als doppelt positiv bezeichnet. Nach raschen Zellteilungen beginnt die Genumlagerung der α-Kette. Die Thymocyten exprimieren nun den endgültigen α:β-T-Zell-Rezeptor. Jetzt treten die Zellen in die Selektionsprozesse ein. Die positive Selektion findet im inneren Rindenbereich statt und wird durch die Thymus-Epithelzellen durchgeführt. All jene doppelt positiven T-Zellen müssen sterben, die mit ihrem α:β-T-Zell-Rezeptor keine MHC-Klasse-I- oder MHC-Klasse-II-Moleküle erkennen. T-Zellen, die mit dem α:β-T-Zell-Rezeptor MHC-I-Moleküle erkennen, werden zu einfach positiven CD8-T-Zellen (CD8⁺-T-Zellen). Solche, die an MHC-II-Moleküle binden, werden zu einfach positiven CD4-T-Zellen (CD4⁺-T-Zellen). Die **negative Selektion** erfolgt überwiegend bei einfach positiven T-Zellen in Cortex und Mark. Reagiert der T-Zell-Rezeptor einer sich entwickelnden T-Zelle auf Selbst-Peptide, die von den MHC-Molekülen im Thymus präsentiert werden, stirbt sie durch Apoptose. Die Präsentation der Selbst-Peptide erfolgt durch DC, Makrophagen und Thymus-Epithelzellen. Immunkompetente T-Zellen verlassen nun den Thymus über Blutgefäße und efferente Lymphgefäße. γ:δ-T-Zellen erkennen die Antigene nicht in Verbindung mit klassischen MHC-Molekülen. Ebenfalls im Thymus entstehen NKT-Zellen, die hauptsächlich mit CD1-Molekülen interagieren und nur eine geringe Diversität haben, und CD4⁺-regulatorische T-Zellen (nicht gezeigt). (Verändert nach Murphy, Travers und Walport.)

Organ haben T-Zellen auch ihren Namen: thymus(T)-abhängige Zelle oder T-Zelle.

Der Thymus ist ein lymphatisches Organ, das im Brustkorb hinter dem Brustbein und über dem Herzen liegt. Er entsteht früh in der Embryonalentwicklung und ist ein Kopfdarmderivat aus der 3. und 4. Schlundtasche. Im Gegensatz zu allen anderen lymphatischen Organen, die ausschließlich aus dem mittleren Keimblatt (Mesoderm) hervorgehen, besteht der Thymus aus Strukturen, die sich aus allen drei Keimblättern bilden. Er wird daher auch als lymphoepitheliales Organ bezeichnet. Beim Menschen ist der Thymus bei der Geburt voll ausdifferenziert und erreicht seine im Verhältnis zur Körpergröße maximale relative

Ausdehnung im Kleinkindalter. Bis zur Pubertät behält er seine absolute Größe bei. Jetzt erreicht auch die Produktion der T-Zellen ihren Höhepunkt. Danach bildet sich der Thymus zurück (Involution des Thymus). Das Funktionsgewebe wird immer mehr durch Fettgewebe ersetzt. Bei älteren Personen bleibt nur ein Restkörper übrig, der aber immer noch T-Zellen produziert, wenn auch wenige, wie an über 100-Jährigen (Centenarians) festgestellt wurde.

Der vollständig entwickelte Thymus besteht aus zwei asymmetrischen miteinander in Verbindung stehenden Lappen, die von einer Bindegewebskapsel umgeben sind. Von der Kapsel ziehen Bindegewebsstränge (Trabekel) ins Innere des Organs und unterteilen jeden Lappen in Läppchen oder Lobuli. Jedes Läppchen ist in einen äußeren Rindenbereich, den Thymuscortex, und eine innen liegende Markregion, die Thymusmedulla, unterteilt. Die Rinde besteht aus unreifen Thymocyten und untereinander in Verbindung stehenden corticalen Thymus-Epithelzellen, die ein Maschenwerk bilden. Auch einige Makrophagen sind in der Thymusrinde zu finden. Die Medulla besteht aus reifen Thymocyten und medullären Thymus-Epithelzellen. Weiterhin kommen Makrophagen und dendritische Zellen (DC) vor, die ihren Ursprung im Knochenmark haben. Charakteristisch für das Thymusmark sind die Hassall-Körperchen. Ihre Funktion ist noch nicht vollständig geklärt. Möglicherweise werden hier apoptotische Thymocyten abgebaut.

Die arterielle Versorgung des Thymus erfolgt über kleinere Gefäße, die aus der Arteria thoracica interna und ihren Ästen entspringen. Das venöse Blut wird aus dem Thymus über Venolen in die Venae brachiocephalicae und die Venae thyroideae inferiores abgeleitet. Kapillaren und postkapilläre Venolen innerhalb des Thymus weisen eine **Blut-Thymus-Schranke** auf. Der Zutritt aus dem Blut in den Thymus wird also streng kontrolliert. Auch wird der Thymus nicht von afferenten (zuführenden) Lymphgefäßen versorgt. Zusammen mit der Blut-Thymus-Schranke wird so der Kontakt zu körperfremden Antigenen verhindert. Es wird aber Lymphe über efferente Lymphbahnen aus dem Thymusmark in die mediastinalen Lymphknoten abgeleitet.

T-Vorläuferzellen können aufgrund der Wechselwirkung des Chemokinrezeptors CXCR4 mit dem Chemokin CXCL12 das Knochenmark verlassen und gelangen über das Blut zum Thymus. Dort passieren sie mithilfe des Zelladhäsionsmoleküls CD44 und den Chemokinrezeptoren CXCR4 und CCR9 die Blut-Thymus-Schranke an der Grenze von Thymusrinde und Thymusmark (corticomedullärer Bereich). Angelockt werden sie durch die Chemokine CXCL12 (Ligand von CXCR4) und CCL25 (Ligand von CCR9). Im Gewebe des Thymus regulieren die jetzt als Thymocyten bezeichneten Vorläuferzellen den Chemokinrezeptor CCR9 herunter und folgen einem starken CXCL12-Gradienten in die äußerste Rindenregion, den subkapsulären Bereich. In der Rinde erfolgt der größte Teil der T-Zell-Entwicklung. Die Thymocyten stehen dabei immer in engem Kontakt mit den Stromazellen, den corticalen Thymus-Epithelzellen. Diese Interaktion, die essenziell für die weitere Entwicklung der T-Vorläuferzellen ist, verläuft unter anderem über den Rezeptor Notch 1 auf der Oberfläche der Thymocyten. Über ihn empfangen sie Signale von den Thymus-Epithelzellen, die sie auf die T-Zell-Linie festlegen. Notch 1 regelt auch spätere Differenzierungsschritte. Aber auch Wachstumsfaktoren (wie Stammzellfaktor(SCF)-1, T-Zell-Faktor-1), Cytokine (wie IL-2, IL-7) und Chemokine (wie CXCL12, CCL25) spielen eine entscheidende Rolle, Letztere vor allem bei der Positionierung der Zellen innerhalb des Cortex.

Die ersten Thymocyten tragen noch keine spezifischen T-Zell-Marker wie den T-Zell-Rezeptor, CD3 oder die Corezeptoren CD4 und CD8. Sie werden bezugnehmend auf CD4 und CD8 deshalb als doppelt negativ (DN) bezeichnet. Auf ihrer Oberfläche findet man stattdessen das Homing-Molekül CD44 und den Rezeptor des Stammzellfaktors c-Kit. Zu diesem Zeitpunkt wird die α-Kette des IL-2-Rezeptors (CD25) noch nicht exprimiert, auch hat die Umlagerung der T-Zell-Rezeptor-Gene noch nicht begonnen. Dieses Stadium wird als doppelt negativ 1 (DN1) bezeichnet. Nach ungefähr einer Woche beginnen sich die Thymocyten rege zu teilen. Sie exprimieren nun CD25 auf ihrer Oberfläche. Man spricht vom DN2-Stadium. Die Thymocyten beginnen ihre β-T-Zell-Rezeptorkette umzulagern. Die Umlagerungen setzen sich im DN3-Stadium fort. CD44 und c-Kit werden vermindert ausgeprägt.

Im Gegensatz zur B-Zelle entwickeln sich die T-Vorläuferzellen zu zwei unterschiedlichen T-Zell-Typen: T-Zellen, die einen γ:δ-T-Zell-Rezeptor (γ:δ-**T-Zellen**) auf ihrer Oberfläche tragen, und T-Zellen mit einem α:β-T-Zell-Rezeptor (γ:δ-**T-Zellen**, ▶ Exkurs 2.2). Wovon hängt nun ab, in welche Linie sich eine T-Vorläuferzelle entwickelt? In der frühen T-Zell-Entwicklung werden die Gensegmente der β-, γ- und δ-Kette des T-Zell-Rezeptors nahezu gleichzeitig umgelagert. Wird ein vollständiger, funktionsfähiger γ:δ-T-Zell-Rezeptor gebildet, bevor das Gen für die β-Kette erfolgreich umgelagert wurde, sendet dieser Signale, die weitere Umlagerungen der β-Kette stoppen. Die Zelle wird auf die γ:δ-Linie festgelegt. Es bilden sich CD25⁻-CD4⁻-CD8⁻-CD44⁻-γ:δ-T-Zellen. γ:δ-T-Zell-Rezeptor tragende T-Zellen erkennen die Antigene ohne gleichzeitigen Kontakt mit klassischen MHC-Molekülen oder mit CD1-Molekülen. Sie wandern nach Verlassen des Thymus in epidermale Gewebe und in den Reproduktionstrakt. Ihre Aufgabe ist noch nicht vollständig geklärt, sie werden aber funktionell der natürlichen Immunantwort zugerechnet. Neben den doppelt negativen (CD4⁻-CD8⁻) γ:δ-T-Zellen gibt es auch einen kleineren Anteil (ca. 20 %) von CD8⁺ γ:δ-T-Zellen, während es keine CD4⁺ γ:δ-T-Zellen gibt. Somit haben γ:δ-T-Zellen eine überwiegend cytotoxische Funktion.

Entsteht vor dem γ:δ-Rezeptor eine funktionelle β-Kette, erscheint diese mit einer α-Ersatzkette (Prä-T-Zell-α-Kette, pTα) und CD3-Molekülen auf der Zelloberfläche der Thymocyten. CD25 verschwindet von deren Zelloberfläche. Die Expression des Prä-T-Zell-Rezeptors unterbindet die Umlagerung weiterer β-Ketten und die Umlagerung der γ- und δ-Gensegmente. Die Zelle wird auf die α:β-Linie festgelegt. Es kommt nun zu raschen Zellteilungen. Dieses Stadium bezeichnet man als DN4. Nach Beendigung der Proliferation erfolgt zunächst die Expression des Corezeptors CD8 und dann beider Corezeptoren (CD4 und CD8). Die Zellen werden jetzt als doppelt positiv bezeichnet. Dann beginnt die Genumlagerung der α-Kette. Thymocyten mit einer erfolgreich umgelagerten α-Kette exprimieren den endgültigen α:β-T-Zell-Rezeptor. Jetzt treten die Zellen in die Selektionsprozesse ein, an deren Ende nur wenige immunkompetente T-Zellen übrig bleiben und den Thymus verlassen dürfen.

Es gibt noch eine weitere Subpopulation α:β-T-Zell-Rezeptortragender Zellen, die anstelle von CD4 und CD8 den NK-

2

Exkurs 2.2: γδ-T-Lymphocyten

Die große Mehrzahl aller T-Lymphocyten im peripheren Blut trägt einen Antigenrezeptor (T-Zell-Rezeptor), der sich aus einer α- und einer β-Kette zusammensetzt, die sehr eng (aber nicht-kovalent) mit dem signalübertragenden CD3-Molekülkomplex assoziiert sind. Die scheinbar grenzenlose Vielfalt des αβ-T-Zell-Rezeptor-Repertoires beruht u. a. auf der großen Anzahl verfügbarer variabler Keimbahn-Genelemente für die α- und β-Kette. Im Rahmen der somatischen Genumlagerung wird dann in jeder einzelnen T-Zelle während der T-Zell-Reifung im Thymus je ein spezifisches variables α- bzw. β-Ketten-Gen verwendet. Neben diesen αβ-T-Zellen mit ihren vielfältigen Untergruppen (CD4, CD8, T_H1, T_H2, T_H17, T_{reg}) gibt es T-Lymphocyten, die einen alternativen sog. γδ-T-Zell-Rezeptor auf der Zelloberfläche tragen. Auch hier assoziiert das γδ-T-Zell-Rezeptor-Heterodimer mit dem signalvermittelnden CD3-Komplex. Im Keimbahngenom sind jedoch deutlich weniger variable Gensegmente verfügbar; so gibt es beim Menschen nur jeweils 6 Vγ- und Vδ-Gene, die funktionell benutzt werden können. Im Blut gesunder Erwachsener sind zwischen 2 und 6 % aller T-Zellen γδ-T-Lymphocyten; in anderen Organen können γδ-T-Zellen jedoch einen erheblich größeren Anteil der T-Zellen ausmachen. Innerhalb der γδ-T-Zellen im Blut finden sich besonders häufig Zellen, die einen Vγ-9 Vδ2-T-Zell-Rezeptor tragen; diese Zellen können spenderabhängig bis zu 95 % der γδ-T-Zellen im Blut umfassen. In Schleimhäuten wie z. B. im Dünndarm finden sich prozentual mehr γδ-T-Zellen als im Blut, hier werden präferenziell auch andere Vγ- und Vδ-Elemente benutzt. Warum gibt es zwei unterschiedliche T-Zell-Rezeptoren? Die naheliegende Annahme ist, dass αβ- und γδ-T-Zell-Rezeptoren unterschiedliche Antigene erkennen. Das ist in der Tat der Fall. αβ-T-Zellen erkennen über ihren Antigenrezeptor Eiweißfragmente (Peptide), die ihnen von antigenpräsentierenden Zellen (insbesondere den dendritischen Zellen) auf der Oberfläche von MHC-Klasse-I-Molekülen (für CD8+-αβ-T-Zellen) bzw. MHC-Klasse-II-Molekülen (für CD4-αβ-T-Zellen) präsentiert werden. αβ-T-Zellen können mit unglaublicher

Genauigkeit einzelne Aminosäureaustausche in diesen Peptiden unterscheiden. Demgegenüber erkennen γδ-T-Zellen ihre Liganden in der Regel ohne Präsentation durch klassische MHC-I- oder MHC-II-Moleküle. Grundsätzlich handelt es sich bei den Antigenen für γδ-T-Zellen (soweit identifiziert) oft um stressinduzierbare Moleküle, in Übereinstimmung mit der Annahme, dass γδ-T-Zellen vor allem eine Rolle in der Immunüberwachung gegenüber „gestressten" (d. h. infizierten oder transformierten) Zellen spielen. Die Liganden für γδ-T-Zellen schließen auch ungewöhnliche Moleküle ein, wie z. B. phosphorylierte Metabolite des Cholesterolstoffwechsels. Hierbei handelt es sich um Pyrophosphate, die von vielen Bakterien im sog. Rohmer-Stoffwechselweg der Isoprenoidsynthese gebildet werden. Eukaryotische Zellen produzieren Isopentenylpyrophosphat (IPP) im sog. Mevalonat-Stoffwechselweg der Cholesterolsynthese. Viele Tumorzellen produzieren mehr IPP als nicht transformierte Zellen, und IPP kann dann als tumorassoziiertes Antigen von γδ-T-Zellen erkannt werden. Nur die Vγ9Vδ2-T-Zellen des Menschen können solche mikrobiellen oder tumorabhängigen Pyrophosphatantigene erkennen; dies erklärt, warum γδ-T-Zellen sowohl in der Infektions- als auch in der Tumorabwehr eine Rolle spielen. γδ-T-Zellen können vielfältige Funktionen ausüben, jeweils abhängig vom zellulären Kontext und dem umgebenden Cytokin-Milieu. So sind γδ-T-Zellen in der Maus (offensichtlich weniger beim Menschen) eine entscheidende Quelle für die frühe IL-17-Produktion. In der Haut von Mäusen findet sich ein dichtes Netzwerk von *dendritic epidermal T cells* (DETC), die alle γδ-T-Zellen mit einem spezifischen T-Zell-Rezeptor darstellen. γδ-DETC überprüfen kontinuierlich die Integrität der Epidermis und erkennen stressinduzierte Liganden auf Keratinocyten. Mit der Produktion von Keratinocyten-Wachstumsfaktor und ähnlichen Botenstoffen tragen sie zur Wundheilung bei. γδ-T-Zellen können darüber hinaus – abhängig von Differenzierungssignalen – die typischen T_H1- und T_H2-Cytokine produzieren, aber auch durch Sekretion von Perforin und Granzymen oder über den

Todesrezeptor-/-ligand-Signalweg (z. B. Fas/Fas-Ligand) infizierte Zellen und Tumorzellen zerstören. Schließlich gibt es Hinweise, dass γδ-T-Zellen (ähnlich wie Treg) auch regulatorische Aktivität haben und darüber hinaus sogar ähnlich gut wie dendritische Zellen Fremd-Antigen aufnehmen, prozessieren und über MHC-Klasse-II- bzw. MHC-Klasse-I-Molekülen den αβ-T-Zellen präsentieren bzw. „kreuzpräsentieren" können. Neben den Antigenrezeptoren exprimieren γδ-T-Zellen weitere Rezeptoren, mit denen sie „Stress" bzw. „Infektion" wahrnehmen können, wie z. B. den aktivierenden NK-Rezeptor NKG2D oder auch Toll-ähnliche Rezeptoren. Insgesamt werden γδ-T-Zellen als Bindeglied zwischen angeborener und adaptiver Immunität angesehen, da sie über den T-Zell-Rezeptor nur in begrenztem Umfang unterschiedliche Liganden sehen können und andererseits funktionell aktive Rezeptoren der angeborenen Immunität exprimieren.

Weiterführende Literatur:

Kalyan S, Kabelitz D (2013) Defining the nature of human γδ T cells: a biographical sketch of the highly empathetic. Cell Mol Immunol 10: 21–29

Vantourout P, Hayday A (2013) Six-of-the-best: unique contributions of γδ T cells to immunology. Nat Rev Immunol 13: 88–100

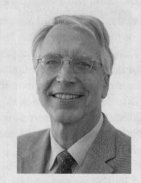

Prof. Dr. med. Dieter Kabelitz
Institut für Immunologie
Christian-Albrechts-Universität zu Kiel

Zell-Marker NK1.1 exprimieren. Es handelt sich um **NKT-Zellen**. Sie interagieren hauptsächlich mit CD1-Molekülen, haben eine nur geringe Diversität und sind in frühe Abwehrprozesse von Infektionserregern involviert.

Selektionsprozesse im Thymus

Doppelt positive T-Zellen sterben nach wenigen Tagen durch Apoptose, wenn ihr T-Zell-Rezeptor die erste Prüfung nicht erfolgreich besteht. Für diesen als **positive Selektion** bezeichneten Prozess wandern die T-Zellen in die innere Region der Rinde. Die positive Selektion wird durch die Epithelzellen des Thymuscortex durchgeführt, die dicht mit MHC-Klasse-I- und

MHC-Klasse-II-Molekülen besetzt sind. Diese Zellen haben zahlreiche Ausläufer, die ein Maschenwerk bilden und engen Kontakt zu den zu selektierenden doppelt positiven Thymocyten aufweisen. All jene doppelt positiven T-Zellen müssen sterben, die mit ihren α:β-T-Zell-Rezeptoren keine MHC-Klasse-I- oder MHC-Klasse-II-Moleküle zu erkennen vermögen. Sie sind für den Körper nutzlos. Da auch die Corezeptoren CD8 und CD4 mit konstanten Bereichen der MHC-Klasse-I- beziehungsweise der MHC-Klasse-II-Moleküle interagieren, bestimmt dieser Selektionsprozess auch die Art des zukünftig exprimierten Corezeptors. Vereinfacht ausgedrückt, „verlieren" T-Zellen, die mit ihrem α:β-T-Zell-Rezeptor MHC-I-Moleküle erkennen, CD4. Sie werden zu einfach positiven CD8-T-Zellen (CD8$^+$-T-Zellen). Solche T-Zellen, die an MHC-II-Moleküle binden, „verlieren" CD8. Sie werden zu einfach positiven CD4-T-Zellen (CD4$^+$-T-Zellen). Die CD8$^+$-T-Zellen sind cytotoxische T-Zellen, die virusinfizierte Zellen töten. Da Viren jede Zelle befallen können, werden die viralen Antigene auf körpereigenen MHC-Klasse-I-Molekülen präsentiert, die auf allen kernhaltigen Körperzellen vorkommen. CD8$^+$-T-Zellen erkennen fremde Antigene also im Komplex mit MHC-Klasse-I-Molekülen. CD4$^+$-T-Zellen sind T-Helferzellen. Sie koordinieren die Immunantwort und erkennen nur fremde Antigene, die von professionellen antigenpräsentierenden Zellen aus der Umgebung aufgenommen, verarbeitet und auf MHC-Klasse-II-Molekülen präsentiert werden. Die Tatsache, dass sich die Bindungsspezifität des T-Zell-Rezeptors nicht auf das präsentierte Peptid allein, sondern auf den Komplex aus Peptid und MHC-Molekül bezieht, bezeichnet man als **MHC-Restriktion**. Sie kommt nur bei T-Zellen vor.

Neben diesen konventionellen CD4$^+$- oder CD8$^+$-T-Zell-Subpopulationen entsteht noch eine kleine Population CD4$^+$-T-Zellen, die das Oberflächenmolekül CTLA-4, den Transkriptionsfaktor FoxP3 und besonders stark CD25 exprimieren. Bei diesen CD4$^+$-CD25$^+$-CTLA$^+$-FoxP3$^+$-α:β-T-Zellen handelt es sich um natürliche regulatorische T-Zellen, die in der Peripherie Immunreaktionen unterdrücken. Über die Entwicklungs- und Selektionsschritte dieser Zellen ist wenig bekannt.

Die T-Zellen müssen noch einen weiteren Selektionsschritt durchlaufen, die **negative Selektion**. Sie erfolgt überwiegend bei einfach positiven Thymocyten. Reagiert der T-Zell-Rezeptor einer sich entwickelnden T-Zelle auf Selbst-Peptide, die von den MHC-Molekülen im Thymus präsentiert werden, sterben sie durch Apoptose, denn sie sind potenziell gefährlich für den Körper. Diese negative Selektion findet sowohl im Cortex als auch in der Medulla statt. Die Präsentation der Selbst-Peptide erfolgt durch verschiedene Zelltypen. Die wichtigsten sind die dendritischen Zellen, die vorwiegend im Thymusmark zu finden sind, aber auch durch Makrophagen und Thymus-Epithelzellen (◘ Abb. 2.5).

Hinsichtlich der Toleranzerzeugung gegenüber körpereigenen Strukturen, stellen sich zwei Fragen. Wie kommen seltene beziehungsweise gewebespezifische Autoantigene in den Thymus, denn es wird ja auch Toleranz gegen Proteine erzeugt, die zum Beispiel nur in der Bauchspeicheldrüse oder nur in der Schilddrüse vorkommen? Der Mechanismus, über den Peptide gewebespezifischer Proteine wie Insulin im Thymus exprimiert werden, ist noch nicht vollständig geklärt. Möglicherweise spielt ein sogenannter Autoimmunregulator bei diesem Prozess eine entscheidende Rolle. Dieser kurz auch als **AIRE** (*autoimmune regulator*) bezeichnete Transkriptionsfaktor schaltet im Thymus Gene an, die normalerweise nur in der Peripherie vorkommen. Das für den AIRE codierende Gen wird in Thymus-Epithelzellen der Medulla exprimiert. Ist das Gen defekt, entstehen Autoimmunerkrankungen (▶ Kap. 9).

Wie werden bei der Erzeugung der Toleranz gegenüber körpereigenen Strukturen positive Selektion und negative Selektion in Einklang gebracht? Hypothesen besagen, dass die Stärke des Signals, das der T-Zell-Rezeptor und der Corezeptor nach Bindung des Selbst-MHC-Selbst-Peptid-Komplexes aussenden, über das weitere Schicksal der T-Zelle entscheidet. Schwache Signale

führen zur positiven Selektion und bewahren die T-Zellen vor dem programmierten Zelltod. Sehr starke Signale führen dagegen zur negativen Selektion und zur Apoptose der Zelle. Ob nur die Affinität des T-Zell-Rezeptors zum Selbst-MHC-Selbst-Peptid-Komplex oder aber auch die Zahl der an der Interaktion beteiligten Rezeptoren eine Rolle spielt, wird diskutiert.

Das Resultat der beiden Selektionsprozesse sind immunkompetente, einfach positive reife T-Zellen, die anhand ihres Corezeptors unterschieden werden können. Die CD4$^+$-T-Zellen werden nach Aktivierung zu T-Helferzellen, die CD8$^+$-T-Zellen dagegen zu cytotoxischen T-Zellen. Durch Interaktion zwischen dem auf ihrer Oberfläche exprimierten Chemokinrezeptor CCR7 und seinem Liganden CCL19 im Bereich der Mikrozirkulation verlassen die T-Zellen den Thymus über Blut- oder efferente Lymphgefäße. Mit der Lymphe gelangen sie über den Ductus thoracicus im linken Venenwinkel (Zusammenfluss von Vena subclavia und Vena jugularis interna zur Vena brachiocephalica) wieder ins Blut. Die Lymphe im Ductus thoracicus ist aufgrund der hohen Zahl an Lymphocyten weißlich gefärbt. Er wird deshalb auch als Milchbrustgang bezeichnet. Naive α:β-T-Zell-Rezeptor tragende T-Zellen und naive B-Lymphocyten zirkulieren zwischen Blut und peripheren lymphatischen Organen, immer auf der Suche nach Fremd-Antigen.

2.3 Die peripheren lymphatischen Organe

Krankheitserreger können über die Schleimhäute oder Verletzungen der Haut in den Körper eindringen und an jedem beliebigen Ort Infektionen auslösen. Um zu gewährleisten, dass Zellen der adaptiven Immunantwort den Eindringling in dem aus ihrer Sicht riesigen Körper finden, werden Fremd-Antigene mithilfe antigenpräsentierender Zellen in die peripheren lymphatischen Organe transportiert, können aber auch direkt mit der Lymphe (Lymphknoten), dem Blut (Milz) oder spezialisierten Zellen der Schleimhaut (M-Zellen) dorthin gelangen. Über das Blut wandern naive Lymphocyten in diese Antigensammelstellen, immer auf der Suche nach Eindringlingen. Die peripheren lymphatischen Gewebe stellen aber auch „Konferenzzentren" dar, in denen sich antigenspezifische T- und B-Zellen treffen und miteinander und mit Zellen des angeborenen Immunsystems über direkte Zell-Zell-Kontakte oder mithilfe von Cytokinen, Wachstumsfaktoren und Chemokinen kommunizieren: die Voraussetzung für die Auslösung einer Immunantwort. Zu den peripheren lymphatischen Organen gehören Lymphknoten, Milz und das mucosa(schleimhaut)assoziierte lymphatische Gewebe (*mucosa-associated lymphoid tissues*; MALT). Das MALT wird weiter unterteilt in das darmassoziierte lymphatische Gewebe (*gut-associated lymphoid tissues*; GALT), das bronchienassoziierte lymphatische Gewebe (*bronchial-associated lymphoid tissue*; BALT) und das nasenassoziierte lymphatische Gewebe (*nose-associated lymphoid tissue*; NALT). Obwohl Lymphknoten, Milz und MALT sich deutlich in ihrem Erscheinungsbild unterscheiden, zeigen sie aber alle denselben Grundaufbau und funktionieren nach demselben Prinzip:
1. Antigene werden in lymphatische Organe transportiert, festgehalten und wandernden ungeprägten (naiven) oder Gedächtnis-(Memory-)Lymphocyten präsentiert.

2

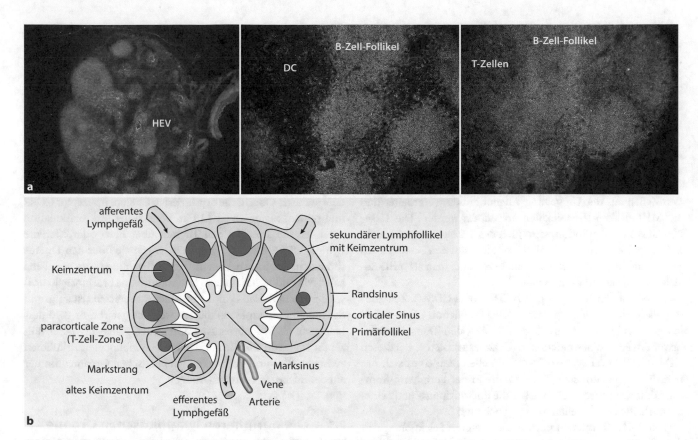

◨ **Abb. 2.6 Der Lymphknoten. a)** Immunfluoreszenzaufnahmen eines Lymphknotens. *Linkes Bild*: Dargestellt ist das periphere Lymphknoten-Adressin (*peripheral lymph node adressin*; PNAd; rot) der HEV (*high endothelial venules*) eines Lymphknotens. *Mittleres Bild*: B-Zellen sind in Follikeln organisiert (*grün*), dendritische Zellen (DC; *rot*) kommen vorwiegend in der T-Zell-Zone vor. *Rechtes Bild*: Dargestellt sind B-Zell-Follikel (*grün*) und T-Zellen (*rot*), die in der T-Zell-Zone lokalisiert sind. **b)** Die Lymphknoten befinden sich dort, wo die Gefäße des lymphatischen Systems zusammenlaufen. Sie sind von einer Bindegewebskapsel umgeben und werden in Rinde (Cortex) und Mark (Medulla) unterteilt. In der Rinde befinden sich die in Follikel organisierten B-Zellen ohne (Primärfollikel) oder mit Keimzentrum (Sekundärfollikel). Die Follikel sind von der T-Zell-Zone (paracorticale Region) umgeben, in der antigenpräsentierende DC mit T-Zellen interagieren. Das Mark besteht aus dem Marksinus und den Marksträngen, die Makrophagen und Plasmazellen enthalten. Die Lymphe gelangt über afferente Lymphgefäße in den Lymphknoten, ergießt sich in Sinusbereiche und strömt von dort in die zellulären Regionen des Lymphknotens. Über das im Mark entspringende efferente Lymphgefäß wird die Lymphe abgeführt. Über die Lymphe gelangen Makrophagen, DC und freie Antigene in den Lymphknoten. Die Lymphocyten wandern über die HEV des Blutgefäßsystems in den Lymphknoten ein und begeben sich in ihre jeweiligen Zonen. Sie verlassen den Lymphknoten über das efferente Lymphgefäß (Einbahnstraßensystem). (b Verändert nach Murphy, Travers und Walport.)

2. Die Lymphocyten sind in T- und B-Zell-Zonen organisiert.
3. Primäre Immunantworten des spezifischen Immunsystems, die bei Erstkontakt mit einem Antigen entstehen, werden nur hier ausgelöst.

Im Folgenden sollen die peripheren lymphatischen Organe in ihrem Aufbau beschrieben werden.

Lymphgefäße und Lymphknoten

Neben dem Blutgefäßsystem gibt es noch ein weiteres Gefäßsystem im Gewebe, das Lymphgefäßsystem. Dabei handelt es sich um ein Drainagesystem mit zwischengeschalteten Filterstellen, den Lymphknoten. Im Gegensatz zum Blutgefäßsystem ist das Lymphgefäßsystem ein offenes System. Die am Ende offenen Lymphkapillaren beginnen fingerförmig im Extrazellularraum (Zellzwischenraum oder Interstitium) und sammeln die extrazelluläre Flüssigkeit (Lymphe). Diese entsteht durch fortwährende Druckfiltration aus dem Blut. Der überwiegende Teil wird von kleinen Blutgefäßen wieder aufgesaugt. Der Rest wird, angerei-

chert mit Stoffwechselprodukten der Zellen, und im Falle einer Infektion auch mit aktivierten antigenpräsentierenden Zellen, freien Mikroorganismen und Entzündungsmediatoren, zum nächsten drainierenden Lymphknoten (*sentinel lymph node*) transportiert. Die Lymphkapillaren vereinigen sich zu größeren Lymphgefäßen, die wiederum in übergeordnete Lymphgefäße übergehen. Die Lymphgefäße der Arme, Beine, des Darmes und des linken Brustkorbs münden in den **Ductus thoracicus**, der schließlich die Lymphe zurück in das zirkulierende Blut überführt. Die Lymphknoten befinden sich dort, wo die Gefäße des lymphatischen Systems eines Drainagegebietes (z. B. Achselhöhlen für die Arme; Leistenregion für die Beine) zusammenlaufen.

Lymphknoten haben eine bohnenförmige Gestalt (◨ Abb. 2.6). Sie sind von einer Bindegewebskapsel umgeben, die ein Netzwerk retikulärer Zellen enthält. Deren Fibrillen sind wiederum zu Sinusoiden organisiert. Die Lymphe, die über die afferenten (zuführenden) Lymphgefäße die Lymphknoten erreicht, ergießt sich in die Sinusoide und von dort in die zellulären Bereiche. Histologisch besteht der Lymphknoten aus einer außen gelegenen Rinde (Cortex) und einem inneren Mark (Medulla). Der äußere Bereich der Rinde enthält vor allem B-Zellen, Mak-

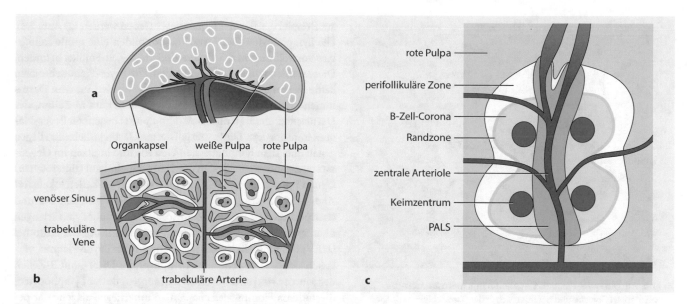

Abb. 2.7 Die Milz. a) Das Schema zeigt den Aufbau der Milz aus roter und weißer Pulpa. **b)** Die weiße Pulpa ist das eigentliche lymphatische Organ der Milz. Sie umgibt die Zentralarteriolen, die von der Trabekelarterie abzweigen und das Blut schließlich wieder der Trabekelvene zuführen. **b) und c)** Direkt an die Zentralarteriole grenzt die als periarterielle lymphatische Scheide (PALS) bezeichnete T-Zell-Zone. Sie wird von B-Zell-Follikeln umgeben. Sekundärfollikel bestehen aus Keimzentrum und B-Zell-Corona. Um die Follikel erstreckt sich die Rand- oder Marginalzone. Die Randzone wird schließlich von der perifollikulären Zone umgeben. In diese Region enden kleine Blutgefäße, die sich von der zentralen Arteriole abzweigen. Hier werden über Erythrocyten angelieferte Immunkomplexe angereichert. (Verändert nach Murphy, Travers und Walport.)

rophagen und die nicht dem hämatopoetischen System entstammenden follikulär dendritischen Zellen. Die B-Zellen sind in Follikeln organisiert, die unstimuliert als **Primärfollikel** bezeichnet werden. Einige B-Zell-Follikel enthalten Keimzentren. In diesen proliferieren antigenaktivierte B-Zellen und reifen zu Plasmazellen, nachdem sie Unterstützung von aktivierten T-Helferzellen erhalten haben. Diese Follikel werden **Sekundärfollikel** genannt. Die T-Zellen befinden sich im inneren Bereich der Rinde, der sogenannten paracorticalen Region. Neben den T-Zellen kommen hier antigenpräsentierende Zellen wie Makrophagen, vor allem aber DC vor. Die Medulla enthält Makrophagen und antikörpersezernierende Plasmazellen. Während DC und Makrophagen mithilfe von Chemokinen aktiv aus dem Gewebe über die afferenten Lymphgefäße in den Lymphknoten und in ihre entsprechenden Zonen gelangen, wandern T- und B-Zellen aus dem Blut routinemäßig über spezialisierte postkapilläre Venolen mit sehr hohem Endothel in die Lymphknoten ein. Diese Venolen werden nach ihrer Funktion und morphologischen Struktur als *high endothelial venules*, kurz **HEV**, bezeichnet. Diese Rekrutierung wie das Aufsuchen der T- beziehungsweise B-Zell-Zonen wird durch Adhäsionsmoleküle und Chemokine kontrolliert. Myeloide Zellen können nicht über die HEV in die Lymphknoten eintreten. Sie tragen zwar die dafür notwendigen Adhäsionsmoleküle, aber die „falschen" Chemokinrezeptoren. Dadurch können sie zwar Kontakt aufnehmen und Rollen, aber keine Bindung mit dem Endothel eingehen (▶ Kap. 7). Die Venolen liegen innerhalb der paracorticalen Bereiche nahe der Grenze zur B-Zell-Zone. Wie Antigen, B-Zellen und T-Zellen einander treffen, eine Immunantwort auslösen und B-Zellen zu antikörperproduzierenden Plasmazellen reifen, wird in ▶ Kap. 5 beschrieben. Die Lymphe fließt durch den Lymphknoten und verlässt ihn zusammen mit den T- und B-Zellen über das efferente Lymphgefäß, das in der Medulla entspringt.

Die Milz

Schon der griechische Arzt und Anatom Aelius Galenus (129–216) nannte die menschliche Milz ein rätselhaftes Organ. Betrachtet man ihre Histologie, trifft dies heute noch zu (▶ Abb. 2.7). Bei Menschen ist dieses Organ faustgroß, wiegt 150 bis 200 Gramm und liegt direkt hinter dem Magen. Die Milz wird von einer Bindegewebskapsel umgeben, die von Peritonealepithel bedeckt ist. Von der Kapsel ziehen Bindegewebstrabekel und einige glatte Muskelzellen ins Innere des Organs und bilden das Stützgerüst. Die Milz nimmt im Gegensatz zu anderen peripheren lymphatischen Geweben nur Antigene aus dem Blut auf. Die Blutversorgung erfolgt über die Milzarterie (Arteria lienalis), die am sogenannten Hilus in das Organ eintritt. Sie verzweigt sich und verläuft in den Bindegewebstrabekeln als Trabekelarterie. Aus ihnen gehen die im Zentrum der Milzknötchen mündenden Zentralarterien hervor. Ein Anschluss an das lymphatische System besteht nicht. Das Leistungsgewebe (Parenchym) der Milz wird in die rote Pulpa und die weiße Pulpa unterteilt. Der größte Teil der Milz gehört zur **roten Pulpa**. Sie sammelt und beseitigt gealterte rote Blutkörperchen. Die Milz ist sehr blutreich. Schwere Verletzungen der Milz, die infolge von Unfällen und Rippenbrüchen auftreten, können zu schweren Blutungen in die Bauchhöhle führen.

Die **weiße Pulpa**, die in die rote Pulpa eingelagert ist, stellt das eigentliche lymphatische Gewebe der Milz dar. Sie liegt rund um die Zentralarteriolen. Direkt an die Arteriole grenzt die periarterielle lymphatische Scheide, die PALS (*periarteriolar lymphoid sheath*). Sie ist die T-Zell-Zone und entspricht der paracorticalen Region der Lymphknoten. Die PALS wird von B-Zell-Follikeln umgeben, die als Primär- oder Sekundärfollikel auftreten können. Sekundärfollikel bestehen aus Keimzentrum und umgebender B-Zell-Corona (ruhende B-Zellen). Um die Follikel erstreckt sich die Rand- oder Marginalzone. Sie enthält DC, Makrophagen,

2

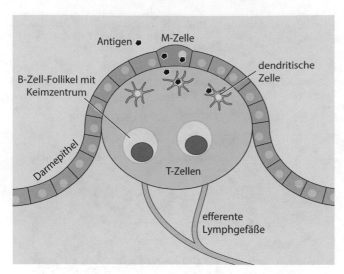

☐ Abb. 2.8 Die Peyer-Plaques. Sie gehören zum mucosaassoziierten lymphatischen Gewebe und befinden sich in der Darmschleimhaut. Die Peyer-Plaques enthalten zahlreiche B-Zell-Follikel, die von T-Zellen umgeben werden. Die Antigene werden aus dem Darmlumen über M-Zellen der Darmschleimhaut in die Peyer-Plaques transportiert. Auch die lymphatischen Gewebe der Bronchien und der Nasenschleimhaut werden von M-Zellen bedeckt. DC phagocytieren die Antigene und transportieren sie in die T-Zell-Zone. Die Lymphocyten gelangen über spezialisierte postkapilläre Venolen mit hohem Endothel (HEV) in die Peyer-Plaques, verlassen sie aber über efferente Lymphgefäße. (Verändert nach Murphy, Travers und Walport.)

wenige T-Zellen und ortsfeste B-Zellen. Die genaue Funktion der ortsfesten B-Zellen, die nicht an der Rezirkulation der Lymphocyten teilnehmen, ist nicht bekannt. Die Randzone wird schließlich von der perifollikulären Zone umgeben. Diese Region stellt ein Netz aus retikulären Fasern dar. Kleine Blutgefäße, die sich von der zentralen Arteriole abzweigen, gehen in ein Netzwerk aus Gefäßen über und enden schließlich in der perifollikulären Zone. Mikroorganismen und andere Antigene, Antigen-Antikörper-Komplexe und Lymphocyten verlassen hier die Zirkulation durch offene, mit Blut gefüllte Bereiche. Antigene werden in den Randbereichen von dendritischen Zellen und Makrophagen phagocytiert. Die aktivierten dendritischen Zellen wandern in die T-Zell-Zone, die PALS, um das Antigen dort den T-Zellen zu präsentieren. Das Blut kehrt wahrscheinlich durch Lücken zwischen den Endothelzellen in das Gefäßsystem zurück und wird schließlich über eine Venole, die in die Trabekelvene mündet, der Milzvene (*Vena lienalis*) zugeführt. Sie transportiert das Blut zur Pfortader.

Das mucosaassoziierte lymphatische Gewebe

Die Schleimhäute, unsere innere Oberfläche, sind ständig Erregern aus der Nahrung und Luft sowie auch den auf ihnen lebenden kommensalen Mikroorganismen ausgesetzt. Hier erfolgen die meisten Infektionen. Deswegen befindet sich in der Schleimhaut, der Mucosa, ein ausgedehntes System von lymphatischen Geweben. Sie werden als MALT zusammengefasst. Innerhalb des MALT unterscheidet man das GALT, das BALT und NALT. Zum GALT gehören Rachenmandeln, Gaumenmandeln, Blinddarm und die Peyer-Plaques des Dünndarms. Der Aufbau des GALT, das besser organisiert ist als das bronchienassoziierte Gewebe, soll

am Beispiel der Peyer-Plaques beschrieben werden (☐ Abb. 2.8). Die Lymphocyten der Peyer-Plaques bilden eine große follikuläre Vorwölbung, in der sich zahlreiche B-Zell-Follikel befinden. Diese werden von T-Zellen umgeben. Die Peyer-Plaques besitzen keine afferenten Lymphgefäße. Antigene werden aus dem Darmlumen über sogenannte Mikrofaltenzellen, kurz **M-Zellen**, der Darmschleimhaut in die unter dem Epithel liegenden Peyer-Plaques transportiert. Diese spezialisierten Darmepithelzellen liegen genau über dem lymphatischen Gewebe und besitzen im Gegensatz zu den normalen Zellen der Darmschleimhaut (Enterocyten) keinen Bürstensaum. DC, die unterhalb der M-Zellen lokalisiert sind, nehmen Krankheitserreger und andere Antigene auf und transportieren sie in die T-Zell-Zone. Die Lymphocyten erlangen über spezialisierte postkapilläre Venolen mit hohem Endothel (HEV) des Blutgefäßsystems Zugang zu den Peyer-Plaques, verlassen sie aber über efferente Lymphgefäße. Die T- und B-Zellen der Mucosa sind eine besondere Untergruppe der Lymphocyten, die anderen Homing-Mechanismen unterliegen als jene der peripheren Lymphknoten (▶ Kap. 5).

Literatur

Butcher EC, Picker LJ (1996) Lymphocyte homing and homeostasis. Science 272:60–66

Campbell JJ, Butcher EC (2000) Chemokines in tissue specific and microenvironment-specific lymphocyte homing. Curr Opin Immunol 12:336–341

Campbell JJ, Pan J, Butcher EC (1999) Cutting edge: developmental switches in chemokine responses during T cell maturation. J Immunol 163:2353–2357

Ciofani M, Knowles GC, Wiest FL, von Boehmer H, Zuniga-Pflücker JC (2006) Stage-specific and differential notch dependency at the αβ and the γδ T lineage bifurcation. Immunity 25:105–116

Cyster JG (2000) Leukocyte migration: scent of the T zone. Curr Biol 10:R30–R33

Ebert LM, Schaerli P, Moser B (2004) Chemokine-mediated control of T cell traffic in lymphoid and peripheral tissues. Mol Immunol 42:799–809

Fu W, Chen W (2004) Roles of chemokines in thymopoiesis: Redundancy and regulation. Cell Mol Immunol 1:266–273

Holtmeier W, Kabelitz D (2005) Gammadelta T cells link innate and adaptive immune responses. Chem Immunol Allergy 86:151–183

Kirchner H, Kruse A, Neustock P, Rink L (1993) Cytokine und Interferone: Botenstoffe des Immunsystems. Spektrum Akademischer Verlag, Heidelberg

Laird DJ, von Andrian UH, Wagers AJ (2008) Stem cell trafficking in tissue development, growth and disease. Cell 132:612–630

Melchers F, ten Boekel E, Seidl T, Kong XC, Yamagami T, Onishi K, Shimizu T, Rolink AG, Andersson J (2000) Repertoire selection by pre-B-cell-receptors, and genetic control of B-cell development from immature to mature B-cells. Immunol Rev 175:33–46

Mortellarco A, Wong SC, Fric J, Ricciardi-Castagnoli P (2010) The need to identify myeloid dendritic cell progenitors in human blood. Trends Immunol 31:18–23

Murphy K, Travers P, Walport M (2009) Janeway Immunologie, 7. Aufl. Spektrum Akademischer Verlag, Heidelberg

Nemazee D (2006) Receptor editing in lymphocyte development and central tolerance. Nat Rev Immunol 6:728–740

Papayannopoulou T (2000) Mechanisms of stem-/progenitor-cell mobilization: the anti-VLA-4 paradigm. Sem Hematol 37:11–18

Randolph GJ, Angeli V, Swartz MA (2005) Dendritic cell trafficking to lymph nodes through lymphatic vessels. Nat Rev Immunol 5:617–628

Raulet DH (2004) Interplay of natural killer cells and their receptors with the adaptive immune response. Nat Immunol 5:996–1002

Raulet DH (2009) Natural Killer cells: Remembrances of things past. Current Biology 19:R294–R296

Rescigno M, Urbano M, Valzasina B, Francolini M, Rotta G, Bonasio R, Granucci F, Kraehenbuhl JP, Ricciardi-Castagnoli P (2001) Dendritic cells express tight junctions proteins and penetrate gut epithelial monolayers to sample bacteria. Nat Immunol 2:361–367

Starr TK, Jameson SC, Hogquist KA (2003) Positive and negative selection of T cells. Annu Rev Immunol 21:139–176

Steiniger B, Barth P (2008) Microanatomy and function of the spleen Advances in Anatomy Embryology and Cell Biology, Bd. 151. Springer, Berlin, Heidelberg, New York

Steiniger B, Barth P, Hellinger A (2001) The perifollicular and marginal zones of the human splenic white pulp: Do fibroblasts guide lymphocyte immigration? Am J Pathol 159:501–512

Xiong N, Raulet DH (2007) Development and selection of γδ T cells. Immunol Rev 215:15–31

Das angeborene Immunsystem

Hajo Haase

© Springer-Verlag GmbH Deutschland 2015
L. Rink, A. Kruse, H. Haase, *Immunologie für Einsteiger*, https://doi.org/10.1007/978-3-662-44843-4_3

Das angeborene Immunsystem basiert auf drei Prinzipien zur Abwehr von Infektionen. Zunächst ist ein Organismus für Pathogene nicht frei zugänglich. Alle Oberflächen, die Kontakt mit der Außenwelt haben, verfügen über Barrieren, die das Eindringen von Krankheitserregern verhindern sollen. Zusätzlich dazu gibt es eine Reihe löslicher Faktoren, die an der Abwehr von Mikroorganismen beteiligt sind. Werden diese beiden Barrieren überwunden, treffen die Krankheitserreger auf Zellen, die in der Lage sind, eine sofortige, unspezifische Immunreaktion durchzuführen. Unspezifisch bedeutet in diesem Fall, dass die Zellen nicht jeweils über einen für sie spezifischen Antigenrezeptor verfügen, wie im Fall der erworbenen Immunität. Sie sind dennoch in der Lage, gezielt und hoch effizient gegen Pathogene vorzugehen und zwischen Selbst und Fremd zu unterscheiden.

3.1   Barrieren

Eine Reihe von Mechanismen, die uns täglich vor Infektionen schützen, wird zunächst gar nicht mit dem Immunsystem in Verbindung gebracht. Viele Krankheitserreger sind nicht in der Lage, durch die intakten Epithelien der Körperoberfläche zu dringen. Die Haut verfügt auf ihrer Außenseite über eine Schicht abgestorbener Epithelzellen (*Stratum corneum*), die durch Talgdrüsen mit Fetten versorgt und dadurch wasserundurchdringlich gemacht werden. Allerdings ist die Haut mit einer Fläche von bis zu 2 m² nur ein vergleichsweise kleiner Teil der Oberfläche, über die wir mit Mikroorganismen in Kontakt kommen können. Die Lungenschleimhaut ist mit ungefähr 100 m² um ein Vielfaches größer, wird aber noch von den Schleimhäuten des Verdauungsapparats mit 200–300 m² übertroffen. Diese Oberflächen haben nicht nur eine passive Barrierefunktion, um das Eindringen von Pathogenen zu verhindern. Die Epithelien produzieren Proteine, sogenannte Mucine, die als Schleim auf der Epitheloberfläche für zusätzlichen Schutz sorgen. Ein weiterer aktiver Mechanismus sind die Flimmerepithelien im Respirationstrakt. Sie sind in der Lage, Schleim, Partikel und Mikroorganismen durch die gerichtete Bewegung von Cilien aus den Atemwegen zu transportieren. Zusätzlich tragen auch noch die extremen pH-Werte im Verdauungsapparat dazu bei, Pathogene aus der Nahrung zu inaktivieren.

Nicht alle Mikroorganismen sind für den Menschen pathogen und erfordern eine Immunreaktion. Insbesondere im Verdauungstrakt leben sie als **Kommensalen** auf Schleimhäuten, wo sie vom Immunsystem des Wirtes toleriert werden. Im menschlichen Darm leben über 100.000 Milliarden Bakterien, die mindestens 400 verschiedenen Spezies angehören, darunter *Escherichia coli* und verschiedene Angehörige der Lactobacillen und Bifidobakterien. Ihre Anwesenheit verhindert die Ausbreitung von pathogenen Mikroorganismen, mit denen sie um den gemeinsamen Lebensraum konkurrieren. Zahlreiche Spezies tun dies auch mit relativ aggressiven Mitteln: Sie sondern antibakterielle Substanzen ab, die, auch zum Wohle des Wirtsorganismus, die Ausbreitung der pathogenen Konkurrenten verhindern.

3.2   Lösliche Faktoren

Die Schutzwirkung der Haut und der Schleimhäute wird durch eine Reihe von löslichen Faktoren unterstützt, den antimikrobiellen Peptiden. Dabei handelt es sich um eine Gruppe von über 20 unterschiedlichen Polypeptiden, die aufgrund ihrer Funktion zusammengefasst werden. Sie werden unter Normalbedingungen in geringer Menge konstitutiv freigesetzt und tragen dazu bei, dass Infektionserreger nicht in den Körper eindringen. Nach Verletzung oder Infektion werden diese Substanzen vermehrt ausgeschüttet – sowohl von den Keratinocyten der Haut, als auch von neutrophilen Granulocyten.

Die bekanntesten Vertreter der antimikrobiellen Peptide gehören zur Familie der **Defensine**. Die Defensine sind 29–34 Aminosäuren lange Peptide, die hauptsächlich von neutrophilen Granulocyten und Epithelzellen freigesetzt werden. Sie wirken toxisch auf Bakterien, Hefen, Pilze und Viren. Ursprünglich glaubte man aufgrund ihrer bakteriziden Wirkung, dass es sich bei den antimikrobiellen Peptiden um körpereigene Antibiotika handeln würde. Später wurde festgestellt, dass diese Peptide noch weitere Funktionen haben. **Cathelicidine** und mehrere andere Peptide wirken zusätzlich zu ihren mikrobiziden Eigenschaften auch noch als Inhibitoren bakterieller Proteasen und als chemotaktische Faktoren zur Rekrutierung von Leukocyten. Mitglieder der S100-Proteinfamilie, wie Calprotectin, können Metallionen binden und dadurch Bakterien eine wichtige Grundlage für ihr Wachstum entziehen. Andere antimikrobielle Peptide wie RNase2 und RNase3 wirken durch ihre enzymatische Aktivität antiviral.

Lysozym ist ein Enzym mit antimikrobieller Aktivität insbesondere gegen grampositive Bakterien. Es kommt in Tränenflüssigkeit, Speichel und Mucus vor. Lysozym kann die Zellwand von Bakterien aufbrechen, indem es im Peptidoglykan die Bindung zwischen *N*-Acetylmuraminsäure und *N*-Acetylglucosamin spaltet.

Auch die **Interferone** werden zu den löslichen Komponenten der angeborenen Immunabwehr gezählt. Sie werden bei einer Virusinfektion von den infizierten Zellen freigesetzt, um benachbarte Zellen vor einer Infektion zu schützen. Ihre Funktion wird im Rahmen der Cytokine in ▶ Abschn. 7.1 vorgestellt.

Die **Akute-Phase-Proteine** (APP) sind eine Gruppe von ungefähr 40 vorwiegend in der Leber produzierten Plasmaproteinen, deren Konzentrationen sich während der akuten Phase einer Entzündung, aber auch bei chronischen Entzündungsprozessen, um mindestens 25 % verändern. Proteine, deren Konzentration ansteigt, wie CRP oder Serum-Amyloid A, werden als positive APP bezeichnet. Proteine, deren Konzentration sinkt, wie Albumin und Transferrin, sind negative APP. Die Konzentrationsveränderungen treten unter anderem nach Infektionen, Traumata, chirurgischen Eingriffen und Verbrennungen auf. Ausgelöst werden sie durch proinflammatorische Cytokine, insbesondere IL-6.

Das vermutlich bekannteste APP ist das **CRP** (C-reaktives Protein). Es kann bei Entzündungen bis zum 1000-Fachen seiner normalen Konzentration ansteigen und ist daher ein häufig verwendeter diagnostischer Marker für entzündliche Prozesse. Sein Name stammt daher, dass es mit dem C-Polysaccharid von Pneumokokken reagiert. Es ist ein Bestandteil des angeborenen Immunsystems und bindet an Pathogene und geschädigte Zellen,

◘ Abb. 3.1 Ablauf der Komplementreaktion. Die Komplementreaktion kann in vier Phasen eingeteilt werden. Zunächst wird die Reaktion durch einen von drei Wegen (klassisch, Lektin, alternativ) gestartet. Beim klassischen und Lektinweg kommt es zu einer Spaltung von C4 und C2 nach Bindung von C1qrs an einen Immunkomplex oder MBL/MASP an Mannose. Beim alternativen Weg kommt es zur spontanen Spaltung von C3 (*tick over*). Nach Bindung von Faktor B wird dieser durch den Faktor D gespalten. In allen Wegen kommt es zur Bildung einer C3-Konvertase (C4b2b oder C3bBb), die mehrere C3-Moleküle in C3a und C3b spaltet. Das dabei entstehende C3b kann als Startpunkt für den alternativen Weg dienen, wodurch sich die Komplementaktivität amplifiziert. Der nächste Schritt ist die Bildung einer C3/C5-Konvertase (C4b2b3b oder C3bBb3b), durch die der Faktor C5 geschnitten wird und weiteres C3b zu einer Verstärkung der Reaktion führt. Basierend auf C5b kommt es dann zur Bildung des Membranangriffskomplexes, der mit einer Pore aus C9-Molekülen die Zielmembran lysiert

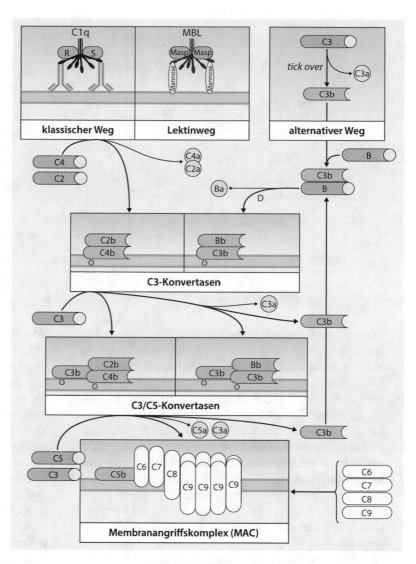

wodurch es das Komplementsystem und Phagocyten aktivieren kann. Weitere APP sind das Serum-Amyloid A, dessen Konzentration sich ebenso deutlich verändern kann wie beim CRP, und das an der Blutgerinnung beteiligte Fibrinogen. Zu den APP zählen auch mehrere Proteine, die zum Komplementsystem gehören. Aufgrund seiner großen Bedeutung für die Immunabwehr wird das Komplement in den folgenden Abschnitten gesondert diskutiert.

Die Aktivierung des Komplementsystems

Das Komplementsystem besteht aus über 60 verschiedenen Komponenten und Spaltfragmenten, die zusammen in der Lage sind, Pathogene effektiv anzugreifen und zu zerstören (► Exkurs 3.1). Nach der Aktivierung kommt es zu einer Kaskade von Plasmaproteinen, sogenannten Komplementfaktoren, die sich aktivieren. Im ersten Teil der Komplementkaskade geschieht das durch die proteolytische Spaltung inaktiver Vorläuferproteine in jeweils zwei Spaltprodukte:

— Ein Größeres, das durch Anhängen eines „b" an den ursprünglichen Namen bezeichnet wird. Es verbleibt in

der Nähe seines Entstehungsortes und ist an der weiteren Reaktion beteiligt. Darüber hinaus gibt es noch eine Reihe von Abbauprodukten der großen Fragmente, beispielsweise C3d. Sie werden im Folgenden aus Gründen der Übersichtlichkeit alle unter der Bezeichnung „b" zusammengefasst.

— Das kleinere Fragment („a") diffundiert weg und dient dazu, die Aktivierung des Komplementsystems an die zelluläre Immunabwehr zu kommunizieren[1].

Es gibt drei Wege der Komplementaktivierung (◘ Abb. 3.1):
1. Der Lektinweg beginnt mit dem MBL(mannosebindenden Lektin)-Protein. MBL bindet an Zuckerstrukturen (Mannose) auf der Oberfläche von Bakterien. Dies führt zur Aktivierung von MASP(MBL-assoziierte Serinprotease)-1, -2 und -3. Die MASP sind Proteasen und spalten das Komplementprotein C4 in zwei Teile. Der größere Teil (C4b) bindet kovalent an in der Nähe befindliche Biomoleküle, meist die Membran des Erregers, der die Komplementreaktion ausgelöst hat.

---

1   Dies ist eine vereinheitlichte Nomenklatur. In der Literatur wird in der Regel das kleinere Spaltprodukt von C2 als C2b und das größere als C2a bezeichnet.

3

◘ Tab. 3.1 Funktionen des Komplementsystems

Funktion	Mediatoren	Mechanismus
Opsonisierung	C3b, C4b, C1q	Bindung der Mediatoren an die Pathogenoberfläche (C3b und C4b kovalent), Erkennung durch CR1-, CR3-, CR4-, CRIg-, C1qR-, SIGNR1-Rezeptoren auf Phagocyten
Chemotaxis	C5a, C3a, (C4a)	Werden über Komplementrezeptoren (u. a. C3aR und C5aR) auf Granulocyten, Monocyten, DC und T-Zellen erkannt und rekrutieren die Zellen zum Ort der Komplementreaktion
Entzündung	C5a, C3a, (C4a)	Die durch die Chemotaxis angelockten Zellen werden durch die Komplementfaktoren gleichzeitig aktiviert und schütten Entzündungsmediatoren aus
Lyse	C5b, C6, C7, C8, C9 (= MAC)	Bildung einer Pore in der Membran des Pathogens, die zum Zusammenbruch des Membranpotenzials und dem Ausströmen des Cytoplasmas führt
Aktivierung von B-Zellen	C3b	Bindung von C3b an den CR2 (= CD21) auf B-Zellen sorgt für die Bildung des B-Zell-Gedächtnisses (präziser ein Folgespaltprodukt von C3b, das C3d)
Entsorgung von Immunkomplexen	C3b, C4b	Immunkomplexe werden durch den klassischen Weg mit C3b und C4b markiert. Diese werden über den Komplementrezeptor CR1 auf Erythrocyten gebunden, die die Immunkomplexe zum Abbau in die Milz transportieren. Außerdem können Phagocyten über CR1 Immunkomplexe endocytieren

Das kleinere Spaltprodukt des Proteins (C4a) bleibt in Lösung. Als Nächstes wird C2 von C4b gebunden und durch die MASP gespalten. C2b bleibt an C4b gebunden und die beiden bilden einen heterodimeren Proteinkomplex (C4b2b). Dieser wird auch als C3-Konvertase bezeichnet, weil er in der Lage ist, das nächste Protein in der Kaskade zu spalten: C3.

Die C3-Konvertase spaltet mehrere C3. Wie C4b, so enthält auch das C3b eine hochreaktive Thioestergruppe, durch die es sich kovalent an Biomoleküle in seiner Umgebung binden kann. Lagert sich ein C3b an die C3-Konvertase an, bildet sich dabei die C3/C5-Konvertase (C4b2b3b). Wie der Name schon andeutet, spaltet sie C5 in C5a und C5b und weiterhin C3. C5 ist das letzte Protein, das in der Komplementkaskade gespalten wird.

2. Der alternative Weg braucht keinen besonderen Auslöser. Er beruht auf der spontanen Aktivierung des Komplementfaktors C3, die ständig im Körper abläuft. Dieser Prozess wird als *tick over* bezeichnet. Ein kleiner Teil der C3-Proteine hydrolysiert in der Zirkulation spontan zu C3a und C3b, und C3b bindet an den Faktor B. C3b muss dabei an eine Oberfläche binden. Liegt kein Reaktionspartner (Hydroxylrest von Proteinen oder Zuckern) vor, so reagiert C3b mit Wasser und wird inaktiviert. Der Komplex von C3b und Faktor B wird durch den Faktor D gespalten, sodass ein Heterodimer C3bBb entsteht. C3bBb ist eine alternative Form der C3-Konvertase und kann weiteres C3 spalten. Da C3b auch beim Lektinweg (und wie wir unten sehen werden auch beim klassischen Weg) entsteht und dabei natürlich auch den Faktor B binden kann, läuft der alternative Weg auch immer als Folge einer Aktivierung der anderen beiden Komplementwege ab. C3bBb kann sich mit einem weiteren C3b zum C3bBb3b verbinden. Dies ist die sogenannte C3/C5-Konvertase des alternativen Wegs, die C5 in C5a und C5b spaltet.

3. Der klassische Weg basiert auf der Erkennung eines Immunkomplexes aus Antigen und Antikörpern. Streng genommen gehört dieser Weg damit nicht ausschließlich zum angeborenen Immunsystem, da er von einem Produkt des spezifischen Immunsystems abhängig ist. Der klassische Weg dient also dazu, die Reaktion des Komplementsystems auf Ziele zu lenken, die durch das spezifische Immunsystem markiert werden. Die Mechanismen, die nach der Erkennung des Immunkomplexes ablaufen, sind allerdings genau die gleichen wie bei den beiden zuvor beschriebenen Wegen. Das erste Protein des klassischen Wegs, C1q, bindet an die konstanten Teile von Antikörpern des Typs IgM und IgG. Da es immer mindestens zwei Fc-Teile binden muss, um aktiviert zu werden, ist das multimere IgM ein besonders guter Aktivator für C1q. In seinem Aufbau aus sechs identischen Untereinheiten und seiner Funktion entspricht C1q dem MBL-Protein aus dem Lektinweg. Genau wie MBL bindet auch C1q an andere Proteine, in diesem Fall C1r und die Serinprotease C1s. C1s spaltet als nächstes C4 und C2. Von hier an entspricht der weitere Ablauf dem des Lektinwegs.

Alle drei Wege führen über eine C3-Konvertase letztendlich zur Bildung einer C3/C5-Konvertase und damit zu einem gemeinsamen weiteren Verlauf der Komplementreaktion. Das gebildete C5b verbindet sich mit C6, C7, C8 und bis zu 16 C9-Proteinen, die eine Pore in der Membran des Pathogens bilden, den sogenannten **Membranangriffskomplex** (**MAC**, *membrane attack complex*).

Funktionen des Komplementsystems

Im Rahmen der Aktivierung des Komplementsystems wird eine Reihe von Faktoren gebildet, die eine Funktion in der Immunabwehr haben. Durch sie kann das Komplementsystem direkt Pathogene angreifen, sie für den Angriff durch Phagocyten markieren oder Zellen zum Ort der Infektion leiten und eine Entzündung auslösen (◘ Tab. 3.1).

Die direkte Wirkung auf Pathogene beruht auf der Bildung des MAC. C5b verbindet sich nacheinander mit C6, C7 und C8, wobei hydrophobe Teile der Proteine exponiert werden und mit der Lipidmembran interagieren können. C8 dringt in die Membran ein und destabilisiert sie dadurch. Zusätzlich löst es die Polymerisierung mehrerer C9-Moleküle aus. Dabei wird eine Pore gebildet, die die Zielmembran lysiert. Bei ausreichender Anzahl von Poren kommt es zum Zusammenbruch sämtlicher Konzentrationsgradienten und zum Tod der Zielzelle.

Durch die Bindung von Komplementfragmenten, insbesondere C3b und C4b, auf der Oberfläche von Pathogenen erfolgt deren **Opsonisierung** („Schmackhaftmachen"). Da C3b und C4b kovalent an die Erregeroberfläche binden, wird diese stabil markiert. Aufgrund dessen kann sie von den im nächsten Abschnitt näher beschriebenen neutrophilen Granulocyten und Makrophagen, die Rezeptoren für Komplementfragmente auf ihrer Oberfläche tragen, besser erkannt und phagocytiert werden.

Auch die kleinen Spaltprodukte C5a, C3a und in geringerem Maße auch C4a haben eigene Funktionen im Rahmen der Immunreaktion. Neutrophile Granulocyten, Lymphocyten, Monocyten/Makrophagen und Mastzellen können sie durch G-Protein-gekoppelte Rezeptoren wie C3aR und C5aR wahrnehmen. Durch diese Rezeptoren wird Chemotaxis ausgelöst und die Zellen werden zum Ort der Komplementreaktion geleitet. Darüber hinaus verstärkt Kontakt mit den Komplementfragmenten den *oxidative burst* von neutrophilen Granulocyten, reduziert ihre Neigung zur Apoptose und führt in einer Reihe von anderen Zellen zur Aktivierung und Produktion von inflammatorischen Cytokinen. Außerdem löst eine Aktivierung durch die Komplementfragmente die Degranulierung von Mastzellen aus. Daher werden C5a, C3a und C4a auch als **Anaphylatoxine** bezeichnet.

Das Komplementsystem spielt auch eine Rolle bei der Aktivierung der spezifischen Immunität. Hier ist es insbesondere wichtig für das B-Zell-Gedächtnis, also die effizientere Produktion von Antikörpern gegen ein bereits bekanntes Antigen. Das dafür benötigte CD21 ist ein Oberflächenmolekül auf B-Zellen, das auch als Komplementrezeptor CR2 bekannt ist. Seine Rolle bei der Bildung des B-Zell-Gedächtnisses kann durch das Schlangengift CVF *(cobra venom factor)* sichtbar gemacht werden. CVF wirkt, indem es unter Beteiligung der Faktoren B und D eine C3-Konvertase bildet und den alternativen Weg aktiviert. Dabei werden große Mengen Komplement verbraucht. Gibt man CVF vor dem Erstkontakt mit einem Antigen, kann dieses nicht mehr durch C3b markiert werden. Aufgrund dessen kommt es beim Kontakt mit der B-Zelle zu keinem Signal über CD21 und dadurch auch nicht zur Bildung eines B-Zell-Gedächtnisses. Dieses Experiment zeigt, dass die Interaktion von CD21 mit C3b während der Primärantwort essenziell für die verbesserte Antikörperantwort bei einer Sekundärinfektion ist.

Zusätzlich trägt das Komplement auch dazu bei, dass im Körper aufgeräumt wird. Immunkomplexe im Blut, die durch den klassischen Weg mit C3b und C4b markiert wurden, können von Erythrocyten durch den Komplementrezeptor CR1 gebunden werden. Auf diese Weise gelangen sie in die Milz. Dadurch wird nicht nur sichergestellt, dass sie sich nicht in der Peripherie ablagern und dort durch Komplementaktivierung eine unerwünschte Entzündungsreaktion auslösen. Da die Milz ein sekundäres lymphatisches Organ ist, dienen die Antigene dort auch zur Auslösung der adaptiven Immunantwort. Darüber hinaus werden durch das Komplementsystem auch körpereigene apoptotische Zellen markiert, was zur schnelleren Phagocytose und damit der Beseitigung ihrer Überreste führt.

Regulation und Inaktivierung des Komplementsystems

Proteine, die ohne jegliche Kontrolle eine Immunreaktion ausführen, stellen eine potenzielle Gefahr für den Organismus dar. Der alternative Weg wird ständig spontan aktiviert, und durch die C3-Konvertase aller Wege kann eine große Menge C3 umgesetzt werden, die sich durch den alternativen Weg noch weiter amplifiziert. Das Komplementsystem kann Membranen lysieren, Entzündungsreaktionen auslösen und Immunzellen anlocken. Selbstverständlich muss es daher Mechanismen geben, die dafür sorgen, dass das Komplement an der richtigen Stelle aktiviert wird, die das Ausmaß der Komplementreaktion begrenzen, es nach getaner Arbeit inaktivieren und sicherstellen, dass nur Pathogene, nicht aber eigene Zellen angegriffen werden. Die wichtigsten Komplementregulatoren sind in ◘ Tab. 3.2 zusammengefasst.

Zu den Proteinen, die das Komplement gezielt an Stellen aktivieren, an denen seine Reaktion erwünscht ist, gehört Properdin. Zum einen stabilisiert es die C3- und die C3/C5-Konvertasen des alternativen Wegs, weshalb der alternative Weg auch Properdinweg genannt wird. Zum anderen kann es an die Oberfläche von Pathogenen und apoptotischen Zellen binden und die Komplementreaktion dorthin lenken. Eine ganze Reihe von anderen Faktoren dient dazu, die Komplementreaktion zu begrenzen. Dies ist besonders wichtig, um den Schutz der körpereigenen Zellen sicherzustellen. Daher gibt es Vertreter der membrangebundenen Komplementinhibitoren (CD46, CD55, CD59) auf der Oberfläche von allen Körperzellen, um deren Lyse zu verhindern. Die Bedeutung dieser Proteine wird beim Krankheitsbild der paroxysmalen nächtlichen Hämoglobinurie (► Kap. 17) deutlich. Dieser Krankheit liegt ein Gendefekt am GPI-Ankerprotein zugrunde, das CD55 und CD59 auf der Plasmamembran festhält. Dadurch kommt es insbesondere zur Lyse von Erythrocyten, weil diese den dritten Regulator, CD46, nicht auf ihrer Oberfläche haben.

3.3 Zelluläre Komponenten

Granulocyten

Es gibt drei Arten von Granulocyten: neutrophile, eosinophile und basophile. Die neutrophilen sind zahlenmäßig die größte Gruppe und stellen im Blut über 95 % der Granulocyten, die eosinophilen 1–3 % und die basophilen < 1 %. Sie entwickeln sich, zusammen mit den Mastzellen und den mononucleären Phagocyten, aus dem gemeinsamen myeloischen Vorläufer im Knochenmark. Die myeloiden Zellen bilden, zusammen mit den aus der lymphoiden Reihe stammenden NK-Zellen, die Zellen des angeborenen Immunsystems.

Neutrophile Granulocyten

Wie im ► Kap. 2 schon dargestellt, werden die Neutrophilen in großen Mengen im Knochenmark produziert und ins Blut abgegeben. Signale, die von Pathogenen ausgehen, beispielsweise chemotaktische Komplementfragmente, oder die Chemokine geweberesidenter Makrophagen führen zu einer Einwanderung

3

◘ Tab. 3.2 Regulatoren des Komplementsystems

Aktivatoren

Regulator	Ligand	Regulierter Weg	Mechanismus
Properdin	C3bBb, C3bBb3b	A	Stabilisiert die Konvertasen des alternativen Wegs
Faktor D	B	A	Spaltung von B in Bb

Inhibitoren

Regulator	Ligand	Regulierter Weg	Mechanismus
C1INH (C1-Esterase)	C1r-C1s, MASP2	K, L	Inhibitor der Serinproteasen
C4BP	C4b2b	K, L	Inaktiviert die C3-Konvertase vom klassischen und Lektinweg durch Verdrängung von C2b
Faktor H	C3bBb	A	Inaktiviert die C3-Konvertase des alternativen Wegs durch Verdrängung von Bb
Faktor I	C3b, C4b	K, A, L	Spaltet C3b und C4b
CD46 (MCP, *membrane cofactor protein*)	C3b, C4b	K, A, L	Cofaktor für die Spaltung von C3b und C4b durch Faktor I
CD55 (DAF, *decay-accelerating factor*)	C4b2b, C3bBb	K, A, L	Beschleunigt den Zerfall der C3-Konvertasen
CD59 (Protectin, MAC-Inhibitor)	MAC	K, A, L	Hemmt die Bildung des MAC
Carboxypeptidase N	C5a, C3a, C4a	K, A, L	Inaktiviert die Anaphylatoxine durch proteolytische Spaltung
CR1 (CD35)	C4b2b, C3bBb	K, A, L	Beschleunigt den Zerfall der C3-Konvertasen

K: klassischer Weg; A: alternativer Weg; L: Lektinweg

ins Gewebe. Die Funktion der neutrophilen Granulocyten ist einfach: Fressen und Töten. Ihre Aufgabe ist es, zwei Arten von Partikeln möglichst schnell zu beseitigen. Zum einen apoptotische Zellen, deren Fragmente schnell und unauffällig entfernt werden müssen, bevor es zu einer entzündlichen Reaktion kommt. Zum anderen pathogene Organismen (wie Bakterien und Pilze), bevor sie sich im Wirt ausbreiten können. Dies geschieht durch Phagocytose. Danach werden die so entstandenen Phagosomen mit Granula verschmolzen, in denen sich mikrobizide Substanzen befinden, die die Pathogene abtöten. Parallel dazu kommt es auch zur Freisetzung von Substanzen, die chemotaktisch wirken, wie IL-8 (CXCL8). Aufgrund ihrer geringen Lebensdauer sterben neutrophile Granulocyten relativ schnell durch Apoptose und ihre Überreste werden von anderen Zellen, wie Makrophagen, phagocytiert. In den letzten Jahren wurde noch ein alternativer Mechanismus entdeckt, bei dem die Granulocyten ihre DNA freisetzen, um in den dabei entstehenden Netzen Erreger zu fangen.

Phagocytose

Auch wenn die meisten Körperzellen prinzipiell die Fähigkeit zur Phagocytose haben, basiert die phagocytotische Beseitigung von Partikeln hauptsächlich auf zwei Zelltypen, den neutrophilen Granulocyten und den Makrophagen. Trotzdem die Phagocytose bei beiden Zellarten nicht identisch abläuft, basiert sie auf gemeinsamen Grundprinzipien, die im Folgenden für beide Zelltypen zusammengefasst sind.

Phagocytose ist die Aufnahme von Partikeln, üblicherweise mit einer Größe von 1 µm oder mehr, indem sie von der Plasmamembran des Phagocyten umschlossen werden. Dieser Prozess läuft in mehreren Schritten ab (◘ Abb. 3.3):

Er beginnt damit, dass zwischen zu phagocytierenden Pathogenen oder apoptotischen Zellen auf der einen Seite und intakten Zellen auf der anderen Seite unterschieden werden muss. Dafür gibt es verschiedene Rezeptoren, die an Liganden auf der Oberfläche von Partikeln binden können. Die meisten Partikel werden dabei gleichzeitig von mehreren Rezeptoren erkannt, die dann zusammen die Phagocytose auslösen und synergistisch wirken.

- Der Mannoserezeptor erkennt charakteristische Zuckerstrukturen aus Mannose und Fucose auf der Oberfläche von Pathogenen.
- Wie oben bereits erwähnt, kann auch die Bindung von Komplementspaltprodukten wie C3b und C4b die Oberfläche eines Partikels opsonisieren, also dessen Phagocytose steigern. Die Erkennung dieser Proteine geschieht durch die Komplementrezeptoren CR1, CR3 und CR4. In nicht weiter aktivierten Zellen stellen diese Rezeptoren nur den Kontakt zum Partikel her, und erst nach Aktivierung durch Cytokine kommt es zur Phagocytose.
- Opsonisierung erfolgt auch durch an die Oberfläche gebundene Antikörper. Diese werden über mehrere verschiedene Fc-Rezeptoren auf der Phagocytenoberfläche gebunden. IgM und IgG tragen zusätzlich auch durch ihre Funktion als Auslöser des klassischen Komplementwegs zur Opsonisierung bei.
- *Scavenger*-Rezeptoren erkennen apoptotische Zellen durch Bindung an Phosphatidylserin auf der Außenseite von Membranen oder durch Veränderungen in der Glykosylierung auf der Zelloberfläche. Sie führen zur Aktivierung der Phagocytose, ohne Freisetzung entzündlicher Mediatoren und den Einsatz cytotoxischer Granula, denn eine Abtötung ist in diesem Fall nicht notwendig, sondern wäre

Exkurs 3.1: Komplement als Gefahrensensor des Immunsystems

Das Komplementsystem übernimmt als Teil des angeborenen Immunsystems wichtige Aufgaben bei der Erkennung und Abwehr von Pathogenen. Faszinierende Entdeckungen der letzten fünf Jahre zeigen, dass das Komplementsystem nicht nur für Infektiologen von Interesse ist. Tatsächlich ist es Teil eines Netzwerks des angeborenen Immunsystems, welches die Integrität unseres Organismus garantiert und uns „gesund" sein lässt. Fehlfunktionen des Systems sind nicht nur mit einer erhöhten Anfälligkeit für schwerwiegende Infektionen verknüpft, sondern auch mit der Entwicklung von allergischen Erkrankungen und Autoimmunerkrankungen.

Lange Zeit sahen Immunologen die Hauptaufgabe des Immunsystems in der Unterscheidung zwischen körpereigen und fremd. Ausgehend von dieser Sichtweise bestand die zentrale Aufgabe des Immunsystems im Schutz und der Abwehr von Gefahren, die außerhalb unseres Körpers lauern, wie z. B. bakterielle, parasitäre oder virale Krankheitserreger. Tatsächlich ist die Integrität und Funktion unseres Organismus nicht nur durch exogene Gefahren, sondern auch durch endogene Gefahren bedroht, wie z. B. durch körpereigene Zellen, die einen natürlichen Zelltod erleiden (Apoptose) und als „Zellmüll" erkannt und beseitigt werden müssen. Die Aufgabe des Immunsystems ist demnach komplexer und beinhaltet sowohl die Erkennung und Abwehr von exogenen als auch endogenen Gefahren. Um diese enorme Aufgabe zu bewältigen, hat sich im Lauf der Entwicklung von primitiven Lebensformen bis zum *Homo sapiens* in den letzten 800–1000 Millionen Jahren ein Netzwerk von hochkonservierten Immunsensoren gebildet, die einen wichtigen Teil des angeborenen Immunsystems darstellen. Viele dieser

Sensoren finden sich nicht nur bei Wirbeltieren, sondern mit ganz ähnlicher Struktur auch bei Insekten. Diese Immun- oder Gefahrensensoren (GS) erkennen sowohl hochkonservierte Strukturen von Bakterien, Parasiten oder Viren als auch Strukturen, die z. B. während der Apoptose auf körpereigenen Zellen exprimiert werden. Die GS können entweder löslich in Körperflüssigkeiten wie z. B. im Blut vorliegen oder auf bzw. in Zellen lokalisiert sein. Zu den löslichen GS gehört eine Reihe von Komplementfaktoren; die sogenannten Toll-ähnlichen Rezeptoren (TLR) bilden eine wichtige Gruppe der zellulären GS.

Im Konzept des Gefahren-*Sensings* nimmt das Komplementsystem eine wesentliche Rolle wahr, indem es:

- wichtige GS zur Verfügung stellt, die konservierte Strukturen infektiöser als auch nichtinfektiöser Genese erkennen und
- als Gefahren-Transmitter fungiert und indem es durch zellgebundene Komplementrezeptoren Spaltprodukte von C3 und C5 erkennt und die Information „Gefahr im Verzug" in eine adäquate zelluläre Immunantwort übersetzt.

Schlüsselmoleküle, die konservierte Gefahrenstrukturen erkennen, sind C1q und mannosebindendes Lektin (MBL) sowie Properdin. Mit diesen Molekülen erkennt das Komplementsystem ein weites Spektrum von Mikroorganismen sowie auch Prionen, die mit großer Wahrscheinlichkeit für die Creutzfeldt-Jakob-Krankheit beim Menschen, BSE („Rinderwahn") beim Rind oder Scrapie (Traberkrankheit) bei Schafen verantwortlich sind. Zudem erkennen diese Komplementfaktoren GS-Fragmente und subzelluläre Fragmente von apoptotischen Zellen und wechselwirken mit anderen löslichen GS wie dem C-reaktiven

Protein oder dem Serum-Amyloid P aus der Pentraxin-Familie.

Ein weiterer Mechanismus, mit dem das Komplementsystem Gefahren erkennt, ist das sogenannte *missing self*-Prinzip. Intakte, vitale körpereigene Zellen schützen sich vor komplementvermittelter Lyse durch membranständige Regulatorproteine wie CD35, CD55, CD46 oder CD59. Im Rahmen des apoptotischen Zelluntergangs kommt es zu einem Verlust dieser Regulatorproteine (*altered self*), sodass es zur ungebremsten Ablagerung von C3-Fragmenten auf der apoptischen Zelle kommt, die damit zu einem attraktiven Ziel für Phagocyten wird. Dieses Prinzip des *missing self* ist ein weit verbreitetes Erkennungsprinzip des Immunsystems und wird z. B. auch von natürlichen Killerzellen angewendet, die durch die Anwesenheit von MHC-Klasse-I-Molekülen (MHC = *major histocompatibility complex*, ▶ Abschn. 12.1) in ihrer Killeraktivität gebremst werden.

Im Zuge der Gefahrenerkennung steht das Immunsystem vor dem Problem, die Gefahr bewerten zu müssen. Gefahren als Folge sich wiederholender physiologischer Prozesse, wie z. B. die Aufnahme von Fremdsubstanzen über mucosale Oberflächen der Lunge oder des Darmes oder der Anfall apoptotischer Zellen, müssen anders bewertet werden als das Eindringen eines hochpathogenen Erregers oder die Zerstörung von Gewebe infolge eines ischämischen Gewebeschadens. Nachfolgend werde ich Ihnen am Beispiel der Regulation von mucosaler Toleranz in der Lunge und der Entwicklung des Asthma bronchiale zeigen, welche wichtige Rolle das Komplementsystem in diesem Prozess spielt.

Regulation von mucosaler Toleranz in der Lunge und Einfluss auf die Entwicklung des Asthma bronchiale

In Industrieländern ist in den letzten Jahrzehnten eine stetige Zunahme der Prävalenz und Schwere des Asthma bronchiale zu beobachten, die mittlerweile epidemische Ausmaße angenommen hat. Die durchschnittliche Prävalenz bei Erwachsenen in Westeuropa liegt bei etwa 6 %. Das Asthma bronchiale stellt eine chronisch-entzündliche Erkrankung der Atemwege dar. Eine Reihe von Studien hat gezeigt, dass dem Asthma bronchiale eine inadäquate Reaktion des Immunsystems auf eigentlich harmlose Substanzen, mit denen wir häufig in Kontakt kommen, wie z. B. Gräserpollen oder Hausstaubmilben, zugrunde liegt. Insbesondere die inadäquate Aktivierung des erworbenen Immunsystems führt dann zu den pathophysiologischen Charakteristika wie bronchiale Hyperreaktivität, Atemwegsobstruktion und Atemwegsentzündung. Wir wissen, dass diese inadäquate Immunreaktion mit einer bestimmten genetischen Disposition verknüpft ist. Allerdings ist unklar, wie

das Zusammentreffen von Polymorphismen bestimmter Gene zur maladaptiven Immunantwort führt.

Klar ist, dass die oben genannten Substanzen das erworbene Immunsystem aktivieren; bei dieser Aktivierung spielen DC und T-Helferzellen vom Typ 2 eine entscheidende Rolle. Über die Atmung kommen wir permanent mit verschiedensten Umweltsubstanzen – sogenannten Aeroallergenen – in Kontakt. Spezialisierte Sensorzellen aus der Reihe der DC nehmen diese Substanzen auf, verarbeiten sie und entscheiden aufgrund der erhaltenen Signale, ob sie ein „Reifungsprogramm" starten, bei dem sie von der Lunge zu drainierenden Lymphknoten wandern, ihr aufgenommenes Antigen prozessieren und dieses den T-Helferzellen des erworbenen Immunsystems feil bieten. Bei Asthmatikern kommt es aus bisher noch nicht verstandenen Gründen häufig zum Start dieses Reifungsprogramms, da primär harmlose Aeroallergene als Gefahr angesehen

werden, während die DC beim Gesunden im unreifen oder partiell reifen Status verharren, weil sie richtigerweise kein Gefahrenpotenzial registrieren (☐ Abb. 3.2a). Erkennt eine bestimmte T_H-Zelle im Lymphknoten nun „ihr" von der DC angebotenes Antigen, so kommt es zur einer intimen Liaison zwischen DC und T_H-Zelle, in deren Verlauf die T_H-Zelle über verschiedene Zell-Zell-Kontakte und durch die Ausschüttung von Botenstoffen derart aktiviert wird, dass sie anfängt, sich zu teilen und ihrerseits Botenstoffe ausschüttet, die zu ausgeprägten Entzündungsreaktionen führen. Hierbei werden insbesondere eosinophile, basophile und/oder neutrophile Granulocyten angelockt und aktiviert. Außerdem werden B-Zellen dazu angeregt, antigenspezifische IgE- und IgG-Moleküle zu produzieren. Eine der großen Herausforderungen in der Asthmaforschung ist es, die Mechanismen zu verstehen, die der mucosalen Toleranz in der Lunge von Gesunden gegenüber den oben

3

Exkurs 3.1: (*Fortsetzung*) **Komplement als Gefahrensensor des Immunsystems**

genannten Aeroallergenen zugrunde liegt. Wir haben in unserem Labor zeigen können, dass das Komplementsystem bei der Aktivierung von DC durch Aeroallergene eine wichtige Rolle spielt. Tatsächlich sprechen eine Reihe von Daten dafür, dass es beim Menschen unter *steady state*-Bedingungen permanent zu einer geringfügigen Aktivierung des Komplementsystems in der Lunge kommt, sodass die aktiven Spaltprodukte von C3 und C5, die sogenannten Anaphylatoxine (AT) C3a und C5a, generiert werden. Bei Asthmatikern ist diese lokale, pulmonale Komplementaktivierung massiv gesteigert. In der entzündlich veränderten Lunge des Asthmatikers haben die AT eine Art Katalysatorfunktion, indem sie Granulocyten anlocken und sowohl diese Zellen als auch Makrophagen und Mastzellen aktivieren. Über diesen Mechanismus steigern sie die allergische Entzündungsreaktion und tragen zur Bronchokonstriktion und zur bronchialen Hyperreaktivität bei. Die AT C3a und C5a vermitteln ihre biologischen Funktionen, indem sie an spezifische zelluläre Rezeptoren binden; C3a bindet an den C3a-Rezeptor (C3aR), C5a an den C5aR und einen zweiten Rezeptor, C5aR-*like* 2 (C5L2).

Interessanterweise weist das AT C5a noch eine weitere, ganz gegensätzliche Funktion auf, die zeitlich von der proallergischen Funktion getrennt ist. Diese überraschende Funktion konnten wir in verschiedenen experimentellen Asthmamodellen zeigen, bei denen Mäuse entweder mit dem Modellallergen Ovalbumin oder mit Hausstaubmilbenallergen immunisiert wurden. Hierbei stellte sich heraus, dass C5- oder C5aR-defiziente Tiere eine stark gesteigerte allergische Antwort aufweisen, mit ausgeprägter Atemwegshyperreaktivität, massiver Atemwegsentzündung und starker Mucusproduktion. Tatsächlich ist diese gesteigerte

pathophysiologische Antwort verknüpft mit einer starken T$_H$2-Antwort, hohen allergenspezifischen IgE-Titern und starker Akkumulation von eosinophilen Granulocyten in der Lunge. Durch gezielte Blockade des C5aR während der Allergen-Sensibilisierung konnten wir zudem zeigen, dass dieser protektive Effekt von C5a initial beim Erstkontakt mit dem Allergen zum Tragen kommt und dass C5a seine inhibierende Wirkung durch Aktivierung einer bestimmten Population von DC – den sogenannten plasmacytoiden dendritischen Zellen (pDC) – induziert. Interessanterweise spielen diese Zellen nicht nur eine wichtige Kontrollfunktion beim experimentellen allergischen Asthma, sondern auch beim Asthma bronchiale des Menschen. Die pDC übernehmen dabei zwei unterschiedliche Aufgaben: Zum einen inhibieren sie myeloide DC, denen eine Schlüsselrolle bei der Aufnahme von Aeroallergenen zukommt und die vornehmlich für die Induktion der T$_H$2 Antwort verantwortlich sind; zum anderen können die pDC regulatorische T-Zellen induzieren, die eine inhibitorische Wirkung auf mDC und auf T$_H$2-Zellen ausüben (◘ Abb. 3.2a). Unsere Daten sprechen dafür, dass die geringfügige Komplementaktivierung, die natürlicherweise während des *steady states* stattfindet, notwendig ist, damit pDC in einer „Hab-Acht"-Stellung sind und die Aktivierung von mDC und die Induktion einer erworbenen Immunantwort verhindern (◘ Abb. 3.2a). Kommt es aufgrund einer verminderten Generierung von C5, Spaltung zu C5a, verminderten Expression des C5aR oder einer inadäquaten Signalweiterleitung des Rezeptors zu einer verminderten Aktivierung der pDC, so wird dieser Regelkreis durchbrochen, und das erworbene Immunsystem wird durch primär harmlose Aeroallergene inadäquat aktiviert (◘ Abb. 3.2b). Tatsächlich zeigen genetische Untersuchungen

beim Menschen, dass bestimmte Polymorphismen im C5 vor der Entwicklung des Asthma bronchiale schützen. Kritisch anzumerken ist hier, dass diese Untersuchungen bisher nur an einer kleinen Kohorte durchgeführt wurden. In zukünftigen Studien wird zu zeigen sein, wie genau C5a pDC aktiviert, sodass sie ihre Regulatorfunktion an der Schnittstelle zwischen angeborener und erworbener Immunität wahrnehmen können.

Weiterführende Literatur
Köhl J (2006) The role of complement in danger sensing and transmission. *Immunol Res* 34: 157–176
Klos A, Tenner AJ, Johswich KO, Ager RR, Reis ES, Köhl J (2009) The role of the anaphylatoxins in health and disease. *Mol Immunol* 46: 2753–2766
Zhang X, Köhl J (2010) A complex role for complement in allergic asthma. *Expert Rev Clin Immunol* 6: 269–277

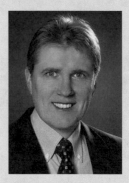

Prof. Dr. med. Jörg Köhl
Institut für Systemische Entzündungsforschung am Universitätsklinikum Schleswig-Holstein, Lübeck

---

ausschließlich Ursache für Kollateralschäden. Diese Veränderungen auf der Membran nennt man *eat me*-Signale.

In der Folge kommt es zu Umlagerungen im Cytoskelett des Phagocyten. Die führen dazu, dass das zu phagocytierende Partikel von Ausstülpungen der Plasmamembran, sogenannten **Pseudopodien**, umschlossen und dann ins Zellinnere gezogen wird. Dieser Schritt verläuft sehr schnell. Ein stark opsonisiertes Partikel kann innerhalb von 20 Sekunden aufgenommen werden. Alleine die Aufnahme eines Pathogens reicht aber noch nicht aus, es muss auch noch abgetötet werden, und die Abtötung beginnt sofort nach der Aufnahme. Zunächst löst sich das Actin wieder vom Phagosom, danach fusioniert es mit einer Reihe von Granula, wobei deren toxische Inhaltsstoffe auf die Pathogene ausgeschüttet werden.

Intrazelluläre Abtötung von Pathogenen

In ihrem Arsenal haben neutrophile Granulocyten zwei Arten von Waffen zur Abtötung der phagocytierten Pathogene: die Pro-

duktion von **reaktiven Sauerstoffspezies** (ROS = *reactive oxygen species*), die als *oxidative burst* bezeichnet wird, und eine Reihe von bakteriziden Proteinen. Zusammen sind diese Mechanismen in der Lage, alle aufgenommenen Pathogene schnell unschädlich zu machen. Die für beide Mechanismen notwendigen Proteine werden einsatzbereit in cytoplasmatischen Granula gespeichert. Nach der Phagocytose kommt es zur Entleerung dieser Granula ins Phagosom. Dabei werden die Proteine in sehr hoher Menge eingesetzt. Ungefähr 40 % des Volumens in einem Phagosom wird von Proteinen aus den Granula ausgefüllt. Dabei verfügen die neutrophilen Granulocyten über unterschiedliche Granulaarten:

Azurophile Granula (primäre Granula) enthalten zahlreiche verschiedene Proteine zur Tötung und zum Verdau von Mikroorganismen. Sie beinhalten Myeloperoxidase, die drei Proteasen Cathepsin G, Elastase und Proteinase 3 und zusätzlich antimikrobielle Proteine wie Defensine und Lysozym. Im Inneren der Granula sind diese Enzyme inaktiv, da zum einen der pH-Wert in den Granula durch Protonenpumpen im sauren Bereich gehal-

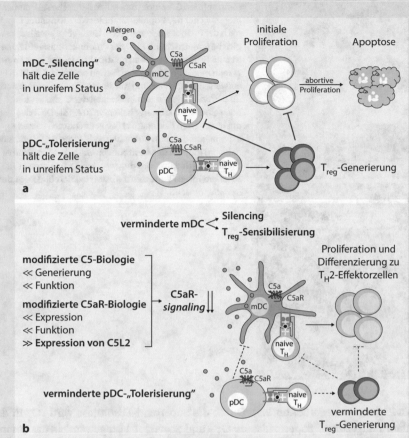

Abb. 3.2 Die Rolle von C5a bei der Aufrechterhaltung pulmonaler Toleranz bzw. bei Allergen-Sensibilisierung. a) Unter *steady state*-Bedingungen bei Gesunden reguliert C5a den Reifungsgrad von mDC, die eine entscheidende Rolle bei der Aufnahme von Aeroallergen sowie bei der Aktivierung von naiven T_H-Zellen spielen. Zudem reguliert C5a den Reifungsgrad von pDC, die inhibitorisch auf mDC wirken und regulatorische T-Zellen (T_{reg}) induzieren. Durch C5aR-*signaling* werden mDC im unreifen oder partiell reifen Zustand gehalten, sodass sie naive T_H-Zellen initial zur Proliferation stimulieren können, die in der Folge jedoch abortiv verläuft und zum programmierten Zelltod der stimulierten T_H-Zellen führt. C5aR-aktivierte, unreife pDC inhibieren mDC in ihrer Fähigkeit, naive T_H-Zellen zu aktivieren, und induzieren Treg, die zum einen mDC und zum anderen T_H2-Effektorzellen inhibieren. **b)** Kommt es durch verminderte Generierung oder Funktion von C5 oder des C5aR zu einer verminderten Aktivierung von mDC oder pDC, so wird zum einen das *Silencing* von mDC vermindert und die Sensitivität von mDC für die Treg-vermittelte Inhibition reduziert, zum anderen die Fähigkeit der pDC vermindert, mDC-Funktionen zu blocken und/oder Treg zu induzieren

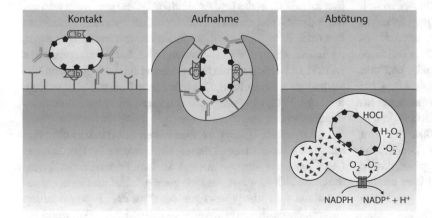

Abb. 3.3 Phagocytose. Die Phagocytose wird ausgelöst durch den Kontakt mit einer Reihe verschiedener Rezeptoren, die entweder direkt an charakteristische molekulare Strukturen auf Pathogenen binden oder die Opsonisierung durch Komplementfragmente oder Antikörper wahrnehmen. Danach kommt es zur Ausbildung von Pseudopodien, durch die das Partikel umschlossen und in die Zelle aufgenommen wird. Nachdem es sich in einem membranumschlossenen Kompartiment im Zellinnern (Phagosom) befindet, wird das Pathogen durch mikrobizide Proteine (*rote Dreiecke*) und die Produktion von ROS durch den NADPH-Oxidase-Komplex (*violett*) abgetötet

3

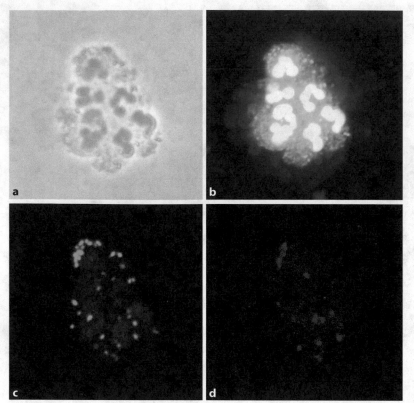

◘ **Abb. 3.4 Phagocytose und** *oxidative burst* **von neutrophilen Granulocyten.** Mikroskopische Aufnahmen menschlicher neutrophiler Granulocyten 30 Minuten nach der Phagocytose von *E. coli*. Gezeigt ist jeweils der gleiche Bildausschnitt. **a)** In der Phasenkontrastaufnahme ist eine Gruppe von sieben neutrophilen Granulocyten zu erkennen, die die charakteristischen polymorphen Kerne aufweisen. **b)** Die Färbung mit einem Fluoreszenzfarbstoff für DNA zeigt neben den Zellkernen der Granulocyten noch eine Reihe kleinerer heller Punkte – die DNA der phagocytierten Bakterien. **c)** Die verwendeten Bakterien exprimieren das grün fluoreszierende Protein GFP und sind daher im Inneren der neutrophilen Granulocyten sichtbar. **d)** Dihydroethidium wird durch reaktive Sauerstoffspezies zu einem roten Fluoreszenzfarbstoff oxidiert und zeigt den *oxidative burst* an

ten wird (pH 5) und zum anderen die Proteine an Proteoglykan gebunden vorliegen. Beim Verschmelzen mit dem Phagosom werden die Proteine freigesetzt und der pH-Wert ändert sich, da insbesondere die Aktivität der NADPH-Oxidase zu seinem Anstieg beiträgt.

Spezifische Granula (sekundäre Granula) enthalten Lactoferrin, Lysozym und Proteine für den NADPH-Oxidase-Komplex.

Gelatinase-Granula (tertiäre Granula) enthalten das Enzym Gelatinase, eine Protease.

In einer späteren Phase kommt es zur Ansäuerung des Phagosomeninhalts und zum weiteren Abbau der Pathogene. Dafür verschmelzen die Phagosomen mit **Lysosomen**, in denen sich vorwiegend Hydrolasen befinden, die bei saurem pH-Optimum aktiv sind, und es kommt zur Bildung des **Phagolysosoms**.

Die Bildung der ROS beginnt mit der **NADPH-Oxidase**, einem Komplex aus fünf Proteinen (gp91, p22, p67, p47 und p40). Zusammen katalysieren diese Proteine eine Reaktion, bei der unter Verbrauch von NADPH Elektronen auf Sauerstoff im Innern des Phagosoms übertragen werden. Der Nettoeffekt dieser Reaktion ist, dass hochreaktive Superoxidradikale ($\bullet O_2^-$) im Inneren des Phagosoms entstehen. Dabei werden beachtliche Mengen von $\bullet O_2^-$ gebildet. Berechnungen haben ergeben, dass in den Phagosomen insgesamt zwischen 1 und 4 mol/Liter erzeugt werden, die schnell weiterreagieren, sodass zu einem gegebenen Zeitpunkt mikromolare Konzentrationen im Phagosom vorliegen. Wie man in ◘ Abb. 3.4 sehen kann, ist die Produktion von ROS auf bestimmte Bereiche der Zellen begrenzt, in denen sich die phagocytierten Erreger befinden.

Es kommt zu einer Reihe von Reaktionen, bei denen aus dem zunächst gebildeten $\bullet O_2^-$ weitere ROS hergestellt werden

(◘ Abb. 3.5). Durch die Superoxid-Dismutase wird $\bullet O_2^-$ in das Superoxidanion O_2^{2-} (und Sauerstoff) umgewandelt, das zusammen mit zwei Protonen Wasserstoffperoxid (H_2O_2) ergibt. Für das H_2O_2 gibt es, neben der direkten Oxidation mikrobieller Proteine, mehrere weitere Reaktionswege. Die Myeloperoxidase, die bis zu 25 % des Inhalts der azurophilen Granula ausmacht, katalysiert die Oxidation von Halogensalzen (z. B. NaCl) durch H_2O_2. Die dabei gebildeten Substanzen wie Hypochlorit sind besonders für die Abwehr von Pilzinfektionen von Bedeutung. Hypochlorit ist eine hochreaktive Substanz, die im täglichen Umgang unter anderem als Bleiche, Desinfektionsmittel und Rohrreiniger verwendet wird. In einer durch Eisen(II)-Ionen katalysierten Reaktion kann H_2O_2 in das Hydroxylradikal ($\bullet OH$) umgesetzt werden. Auch das $\bullet OH$ ist eine stark oxidierende Substanz mit biozidem Potenzial, *in vivo* erfolgt diese Reaktion aber vermutlich nicht, da freies Eisen in den Phagosomen durch Lactoferrin gebunden wird. H_2O_2 ist auch ein wichtiger Ansatzpunkt für die bakterielle Verteidigung gegen ROS. Das bakterielle Enzym Katalase ist in der Lage, H_2O_2 in Wasser und Sauerstoff zu zersetzen und dadurch zu inaktivieren.

Eine weitere Gruppe von reaktiven Substanzen, die beim *oxidative burst* entstehen können, sind reaktive Stickstoffspezies (RNS = *reactive nitrogen species*). Stickstoffmonoxid (NO) wird durch die NO-Synthase aus L-Arginin gebildet und kann entweder direkt auf Pathogene wirken oder mit dem Superoxidanion zusammen das hochreaktive Peroxynitrit bilden. Während bei Mäusen insbesondere die Makrophagen signifikante Mengen RNS herstellen, ist ihre Bildung beim Menschen hingegen kaum nachweisbar. Das Fehlen von NO-Synthase hat in den Mäusen kaum einen Effekt auf die Eliminierung von Pathogenen in Neutrophilen, ist aber von Bedeutung bei der Abwehr der intrazel-

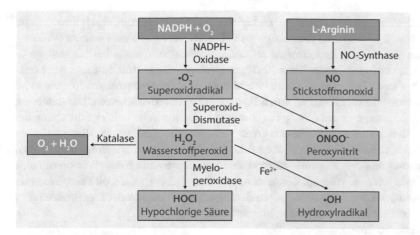

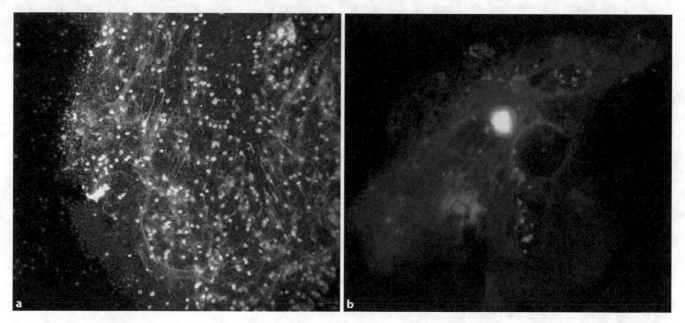

Abb. 3.5 Reaktive Sauerstoff- und Stickstoffspezies beim *oxidative burst*. Dargestellt sind die wichtigsten Reaktionswege (nicht stöchiometrisch) für die Umwandlung von mikrobiziden ROS und RNS (*rot*) und nicht reaktiven Stoffen (*weiß*) ineinander. Die zentrale Rolle spielt die NADPH-Oxidase, die das Superoxidradikal ($\cdot O_2^-$) bildet, das als Ausgangspunkt für die weiteren reaktiven Sauerstoffspezies dient. Aus ihm wird durch die Superoxid-Dismutase Wasserstoffperoxid (H_2O_2) gebildet. H_2O_2 wird durch die Myeloperoxidase zur Oxidation von Halogeniden verwendet und kann theoretisch in Gegenwart von Eisen(II)-Ionen zum Hydroxylradikal reagieren. Ein wichtiger bakterieller Verteidigungsmechanismus ist das Enzym Katalase, durch das H_2O_2 zu Wasser und Sauerstoff inaktiviert wird. Besonders in Mäusen kommt es auch noch zur Bildung von RNS. Die Reaktion beginnt mit der Bildung von Stickstoffmonoxid, das mit dem Superoxidradikal zum Peroxynitrit reagiert

Abb. 3.6 *Neutrophil extracellular traps* (NETs). Fluoreszenzmikroskopische Aufnahmen von NETs aus menschlichen PMN. **a** Mit Fluoreszenzfarbstoffen wurden die intrazelluläre DNA in den Zellkernen intakter Zellen (*blau*) und die in NETs enthaltene extrazelluläre DNA (*rot*) sichtbar gemacht. **b** Detailansicht einer NET-Struktur (*rot*), in der sich fluoreszenzmarkierte *E. coli* (*grün*) verfangen haben

lulären Erreger *Listeria monocytogenes*, *Salmonella typhimurium* und *Mycobacterium tuberculosis* durch Makrophagen.

Bildung neutrophiler extrazellulärer Fallen

Selbst nach ihrem Tod können neutrophile Granulocyten noch eine antimikrobielle Wirkung haben. Anstelle einer Apoptose kommt es in einigen Fällen zum Anschwellen des Zellkerns, einer Auflösung der Chromatinstruktur und Freisetzung der DNA aus der Zelle. Sie bildet außerhalb der Zelle netzförmige Strukturen (Abb. 3.6), an die auch Proteine aus dem Kern (Histone) und den ebenfalls aufgelösten Granula (Defensine, Myeloperoxidase, Cathepsin G, Elastase, Lactoferrin, Calprotectin, uvm.) gebunden sind. In diesen NET-Strukturen (*neutrophil extracellular traps*,

neutrophile extrazelluläre Fallen) können verschiedene Bakterien (*Staphylococcus aureus*), Hefen (*Candida albicans*) und andere Pilze (*Aspergillus fumigatus*) eingefangen und durch die enthaltenen Proteine abgetötet werden.

Eosinophile Granulocyten

Die Aufgabe von eosinophilen Granulocyten liegt in der Abwehr von parasitären Würmern (Helminthen). Dabei können sie zum einen direkt gegen die Erreger vorgehen und zum anderen mit Mastzellen und T-Zellen kommunizieren. Sie verbleiben ungefähr 18–25 Stunden in der Zirkulation, bevor sie in das Gewebe einwandern. Im Falle einer Infektion werden sie aus der Zirkulation zu den Entzündungsherden rekrutiert, insbesondere durch

Chemokine, PAF (*platelet activating factor*) und die Cytokine IL-3, IL-5 und GM-CSF von Mastzellen.

Dort angekommen, verwenden sie ein ähnliches Arsenal wie die neutrophilen Granulocyten. Auch Eosinophile verfügen über Granula, die mikrobizide Proteine enthalten (▶ Kap. 8). Im Gegensatz zu neutrophilen Granulocyten, deren Granulainhalte kontrolliert in die Phagosomen im Inneren der Zelle abgegeben werden, erfordert die Bekämpfung nicht phagocytierbarer Erreger die Freisetzung von Mediatoren wie MBP (*major basic protein*), EPO (*eosinophil peroxidase*) und EDN (*eosinophil-derived neurotoxin*) in den extrazellulären Raum. Dafür ordnen sich Eosinophile direkt neben dem Pathogen an und schütten den Inhalt ihrer Granula in dessen Richtung aus. Eosinophile setzen ebenfalls die NADPH-Oxidase ein, nur dass sich der Proteinkomplex bei diesen Zellen auf der Plasmamembran befindet und die ROS in die Peripherie abgibt. Neben der Schädigung des Pathogens führen die Degranulierung und der *oxidative burst* der Eosinophilen daher auch zu erheblichen Kollateralschäden an körpereigenen Zellen.

Durch das freigesetzte MBP und ihre proinflammatorischen Cytokine stimulieren Eosinophile auch Mastzellen, sodass sich die beiden Zelltypen gegenseitig aktivieren. Darüber hinaus sind Eosinophile in der Lage, in drainierende Lymphknoten einzuwandern und dort Antigene zusammen mit CD80/CD86 an T-Helferzellen zu präsentieren. Zusammen mit der Ausschüttung erheblicher Mengen des T_H2-Cytokins IL-4 führt dies zu T_H2-Polarisierung und Bildung von IL-4, IL-5 und IL-13 durch die T-Zellen. Es ist allerdings unklar, ob Eosinophile wirklich in der Lage sind, naive T-Zellen zu aktivieren und dabei zu T_H2-Zellen zu differenzieren. Möglicherweise können sie auch nur bereits aktivierte T-Effektorzellen weiter zur Proliferation anregen und tragen durch die Ausschüttung von IL-4 insgesamt zu einer Prävalenz von T_H2-Zellen bei.

Da Infektionen mit Helminthen in der westlichen Welt heutzutage selten geworden sind, sind die Eosinophilen hauptsächlich für ihre Beteiligung an der allergischen Reaktion bekannt, insbesondere bei allergischem Asthma. Hierbei kooperieren die Eosinophilen mit Mastzellen und Basophilen und fördern die Produktion von IgE durch die Polarisation zu T_H2-Zellen, genau wie bei der Abwehr größerer Pathogene wie Helminthen.

Basophile Granulocyten

Die Frage, welche Aufgabe basophile Granulocyten im Immunsystem haben, ist noch nicht endgültig geklärt. Wegen ihrer Kooperation mit Mastzellen und eosinophilen Granulocyten ist es wahrscheinlich, dass sie ebenfalls an der Abwehr von Helminthen beteiligt sind. Aufgrund der geringen Anzahl im Blut und ihrer ähnlichen Effektorfunktionen werden die basophilen Granulocyten häufig als eine untergeordnete Population von zirkulierenden Mastzellen bezeichnet. Sie werden, ebenso wie die Eosinophilen, von Mastzellen zum Ort einer Entzündung geführt. Dort können sie dann nach Stimulation über den FcεRI-Rezeptor zur IgE-abhängigen Freisetzung von Histamin und Leukotrienen in die Immunreaktion eingreifen. Trotzdem kann man die Basophilen klar von den Mastzellen abgrenzen. Basophile produzieren IL-4 und IL-13 und können den Liganden für CD40 (CD154) auf ihrer Oberfläche exprimieren. Dadurch sind sie in der Lage, mit

B-Zellen zu interagieren und die Produktion von IgE zu fördern. Die Produktion von IL-4 hat aber noch eine weitere Wirkung. Experimente zeigten, dass Basophile unter bestimmten experimentellen Bedingungen in der Lage sind, in den Lymphknoten zu wandern und dort als antigenpräsentierende Zelle naive T-Zellen durch IL-4 zu T_H2-Zellen zu aktivieren. Das deutet an, dass Basophile eine entscheidende Rolle bei der Entstehung der T_H2-Antwort gegen Parasiten, aber auch gegen Allergene haben könnten. Eine solche T_H2-Antwort wird allerdings immer noch in genetisch modifizierten Mäusen ausgelöst, die nahezu keine Basophilen mehr haben. Daher ist es fraglich, ob Basophile unter physiologischen Bedingungen wirklich in der Lage sind, effektiv Antigene zu präsentieren.

Mastzellen

Mastzellen gehören ebenfalls zum angeborenen Immunsystem und haben ähnliche Aufgaben wie die eosinophilen und basophilen Granulocyten. Sie sind zuständig für die Abwehr großer Pathogene, die nicht durch Phagocytose, sondern durch Degranulierung angegriffen werden. Mastzellen kommen nicht im Blut vor, sondern befinden sich vor Ort im Gewebe, insbesondere an Stellen mit einer hohen Wahrscheinlichkeit für einen Kontakt mit Pathogenen wie der Haut und den Schleimhäuten. Die Aktivierung von Mastzellen erfolgt hauptsächlich durch den FcεRI. An diesen Rezeptor liegt IgE gebunden vor, und es kommt bei Kontakt mit einem passenden Antigen zu einer Vernetzung der Rezeptoren und Aktivierung der Mastzelle. Darüber hinaus tragen Mastzellen auch noch mehrere Rezeptoren gegen IgG, Komplement und bestimmte molekulare Strukturen von Pathogenen, durch die sie ebenfalls aktiviert werden können. Aufgrund der zentralen Rolle, die Mastzellen in der Allergie vom Soforttyp spielen, werden die Mediatoren, mit denen Mastzellen in die Immunreaktion eingreifen, im Detail in ▶ Kap. 10 behandelt.

Das mononucleäre Phagocytensystem

Nach ihrer Reifung im Knochenmark wandern Monocyten ins Blut, wo sie beim Menschen ungefähr 10 % der Leukocyten ausmachen. Diese Zellen können phagocytieren und nach Stimulation eine Reihe von Entzündungsmediatoren freisetzen. Sie sind daher wichtige Regulatoren für entzündliche Prozesse bei der Abwehr von Pathogenen, aber auch beteiligt an der Pathogenese von rheumatoider Arthritis und Atherosklerose. Monocyten haben eine typische Morphologie, mit einer unregelmäßigen Zellform, ovalem oder nierenförmigen Zellkern und einem hohen Verhältnis von Cytoplasma zu Zellkern. Charakteristisch ist für sie die Expression des **Leitmarkers CD14**, auch wenn es einen kleinen Teil CD14-negativer Monocyten gibt.

Monocyten können auch ins Gewebe auswandern, wo sie als Vorläuferzellen für Makrophagen und bestimmte Subpopulationen von DC dienen. Unter normalen Bedingungen sind Monocyten wichtig, um die verschiedenen Makrophagenpopulationen in den Geweben zu bilden, wie **Kupffer-Zellen** (Leber),

Mesangialmakrophagen (Niere), **Synovia-A-Zellen** (Gelenke), **Alveolarmakrophagen** (Lunge), **Osteoklasten** (Knochen) und **Mikroglia** (Gehirn). Die Monocyten dienen auch als Quelle für DC, unter anderem für konventionelle DC in Milz und Haut. Andere DC entstehen aber auch aus lymphatischen Vorläuferzellen oder geweberesidenten Zellen, die sich vor Ort vermehren und den Nachschub sicherstellen. Unter entzündlichen Bedingungen, wie UV-Bestrahlung der Haut, bei Verletzungen oder der Anwesenheit von Pathogenstrukturen, können die Monocyten in gesteigertem Umfang ins Gewebe auswandern und die dort vorhandenen Zellpopulationen verstärken.

Die Hauptaufgabe der DC ist die Antigenpräsentation an T-Zellen, auf die in ▶ Kap. 4 näher eingegangen wird. Monocyten und Makrophagen können zwar auch Antigene präsentieren, wenngleich deutlich weniger effizient als DC, sie haben aber auch noch mehrere andere Aufgaben. Sie produzieren eine Reihe von Cytokinen, insbesondere die drei proinflammatorischen Cytokine TNF-α, IL-1β und IL-6, aber auch andere Cytokine wie IL-10 und das Chemokin CXCL8 (IL-8) und inflammatorische Mediatoren wie Prostaglandine. Wie die neutrophilen Granulocyten, so sind Monocyten und Makrophagen in der Lage, pathogene Mikroorganismen zu phagocytieren und durch die Produktion von reaktiven Sauerstoffspezies und NO sowie den Inhalt cytotoxischer Granula abzutöten. Darüber hinaus sind sie an der Beseitigung apoptotischer Zellüberreste beteiligt. Außerdem haben Makrophagen Funktionen beim Aufbau und bei der Umstrukturierung von Geweben, beispielsweise Osteoklasten im Knochen oder Mikroglia bei der neuronalen Entwicklung.

Monocyten sind wichtig für die Abwehr einer Reihe von Erregern, die vorwiegend im Innern von Zellen des Wirtsorganismus vorkommen, wie *Listeria monocytogenes*, *Salmonella typhimurium* und *Mycobacterium tuberculosis*. Bei *L. monocytogenes* sieht man dies bereits am Namen, der von der Beobachtung abgeleitet wurde, dass eine Infektion mit diesen Erregern zur Einwanderung von Monocyten in das infizierte Gewebe führt. Interessanterweise haben diese Pathogene sich gut an ihren Gegner angepasst. Sie haben Mechanismen entwickelt, um aktiv in Makrophagen aufgenommen zu werden und können in ihrem Innern leben und sich sogar vermehren. Beispielsweise verwendet *L. monocytogenes* Monocyten als „Trojanisches Pferd", innerhalb dessen sie sich im Blut ausbreiten können. Auch eine Infektion des Zentralnervensystems (Meningitis) erfolgt, indem die Listerien im Innern von Monocyten eingeschleust werden. Die Bekämpfung dieser intrazellulären Erreger erfordert T$_H$1-Hilfe. Die Makrophagen werden durch Cytokine wie IFN-γ, TNF-α und IL-12 aktiviert, es kommt zur Produktion reaktiver Sauerstoff- und Stickstoffspezies. Antigenpräsentation auf MHC-II-Molekülen ist unerlässlich, um diese T-Zell-Hilfe zu erhalten. Zusätzlich wurde *in vitro* ebenfalls gezeigt, dass Antigenpräsentation durch Makrophagen naive T-Zellen aktivieren kann. Ob sie diese Funktion *in vivo* wirklich ausüben, wird aber noch diskutiert. Sicher ist, dass es ohne DC keine Aktivierung von T-Zellen gibt und sie sicherlich die entscheidende Zellpopulation für diese Aufgabe sind. Die anderen wesentlichen Phagocyten des angeborenen Immunsystems, die neutrophilen Granulocyten, sind dagegen gar nicht zur Antigenpräsentation an T-Helferzellen fähig (◻ Abb. 3.7).

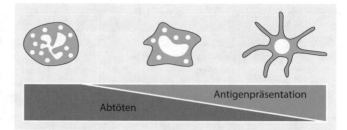

◻ **Abb. 3.7 Phagocytierende Zellen und Antigenpräsentation.** Im Gewebe gibt es drei Arten von Zellen, die in nennenswertem Umfang Phagocytose betreiben: neutrophile Granulocyten, Makrophagen und DC. Während die Phagocytose bei den neutrophilen Granulocyten ausschließlich der Vernichtung der aufgenommenen Pathogene dient, können die beiden anderen Zellen die aufgenommenen Antigene an T-Zellen präsentieren. Bei Makrophagen ist dies nur ein Aspekt ihrer Funktionen in der Infektionsabwehr und dient hauptsächlich dazu, T-Zell-Hilfe zu erhalten. Dagegen ist Antigenpräsentation zur Aktivierung naiver T-Zellen die zentrale Aufgabe der DC

Erkennung von Pathogenen

Die Erkennung von Pathogenen durch die Zellen des mononucleären Phagocytensystems, aber auch durch eine Reihe von anderen Zellen, basiert auf besonderen Rezeptoren. Diese erkennen molekulare Strukturen, die spezifisch auf Pathogenen vorhanden sind (**PAMP**, *pathogen-associated molecular patterns*). Dazu gehören Proteine, Kohlenhydrate, Lipide und Nucleinsäuren von Pathogenen. Die PAMP sind Gefahrensignale für die Zellen des Immunsystems. Ihre Rezeptoren werden als **PRR** (*pattern recognition receptor*) bezeichnet. Eine Aktivierung der PRR durch Bindung ihrer Liganden führt zu einer Aktivierung und Ausreifung von antigenpräsentierenden Zellen, gesteigerter Phagocytose und der Produktion von Cytokinen.

Die ersten PRR, die entdeckt wurden, waren die Toll-ähnlichen Rezeptoren (TLR, *Toll-like receptor*). Diese Transmembranproteine kommen hauptsächlich auf Monocyten, Makrophagen und DC, aber auch auf B-Zellen und aktivierten T-Zellen vor. Die TLR erkennen verschiedenste PAMP (◻ Tab. 3.3). Man kann sie aufgrund ihrer Lokalisation in der Zelle in zwei Gruppen einteilen. TLR-1, TLR-2, TLR-4, TLR-5 und TLR-6 befinden sich auf der Plasmamembran. Sie erkennen Pathogenbestandteile in der Umgebung der Zelle. Zusätzlich zu den in ◻ Tab. 3.3 aufgeführten Liganden gibt es noch viele weitere, und ständig werden neue entdeckt. Insbesondere durch Zusammenarbeit mit anderen Proteinen können durch TLR verschiedene Liganden gebunden werden. So erkennt TLR-2 unterschiedliche PAMP, je nachdem, ob es als TLR-2/TLR-1- oder als TLR-2/TLR-6-Heterodimer vorliegt. Die TLR können aber nicht nur untereinander, sondern auch mit anderen Proteinen Rezeptorkomplexe bilden. TLR-4 ist der Rezeptor für LPS, aber bindet dies nicht alleine, sondern zusammen mit MD2, nachdem das LPS vom löslichen LBP (*LPS-binding protein*) gebunden und dieser Komplex durch CD14 (das man früher für den LPS-Rezeptor hielt) zu TLR-4/MD2 gebracht wurde. Zusätzlich dazu kann TLR-4, vermutlich mit anderen Partnern, auch das Pneumolysin von *Streptococcus pneumoniae* oder Fusionsproteine von RSV (*respiratory syncytial virus*) erkennen. TLR haben auch Liganden, die nicht zu den PAMP gehören. Dies sind insbesondere Moleküle des Wirtsorganismus, die durch Zelltod, Verletzung oder Tumorzellen ent-

3

◻ Tab. 3.3 Toll-ähnliche Rezeptoren des menschlichen Immunsystems

Rezeptor	Lokalisation	Liganden	Erkannte Pathogene
TLR-1	Plasmamembran	Triacylierte Lipopeptide (als Dimer mit TLR-2)	Gramnegative Bakterien, Mycobakterien und Mycoplasmen
TLR-2	Plasmamembran	Peptidoglykane, Lipopeptide, Zymosan	Grampositive und -negative Bakterien, Mycobakterien, Mycoplasmen, Hefen, Pilze, Parasiten, Viren
TLR-3	Vesikel	Doppelsträngige RNA	RNA-Viren
TLR-4	Plasmamembran und Endosomen	Lipopolysaccharid	Gramnegative Bakterien
TLR-5	Plasmamembran	Flagellin	Bakterien
TLR-6	Plasmamembran	Diacylierte Lipopeptide (als Dimer mit TLR-2)	Grampositive Bakterien und Mycoplasmen
TLR-7	Vesikel	Einzelsträngige RNA	Viren
TLR-8	Vesikel	Einzelsträngige RNA	Viren
TLR-9	Vesikel	Unmethylierte CpG-Sequenzen in DNA	Bakterien und Viren
TLR-10	Plasmamembran	Unbekannt	Unbekannt

stehen und so eine entzündliche Reaktion auslösen. Die Funktion der PRR ist, trotz ihres Namens, also nicht auf die Erkennung von PAMP beschränkt.

Die zweite Gruppe von TLR, bestehend aus TLR-3, TLR-7, TLR-8 und TLR-9, kommt vorwiegend auf intrazellulären Kompartimenten wie Endolysosomen vor. Sie erkennen pathogentypische Nucleinsäuren. Dies sind beispielsweise doppelsträngige RNA und unmethylierte DNA, die nicht beim Menschen vorkommen. Nicht alle TLR führen zur gleichen zellulären Reaktion. Beispielsweise lösen Rezeptoren für virale Nucleinsäuren insbesondere die Produktion von Typ-I-Interferonen aus, die die antivirale Abwehr aktivieren. PRR signalisieren dem angeborenen Immunsystem also nicht nur die Anwesenheit von Pathogenen im Allgemeinen. Durch Rezeptoren für verschiedene Arten von PAMP, die unterschiedliche Signale in die Zelle leiten, wird auch eine Information über die Art des Pathogens und damit die erforderliche Immunreaktion mitgeliefert.

Nach den TLR wurde auch noch eine Reihe von cytosolischen PRR entdeckt. Zwei wichtige Familien sind die RLR (*RIG-I-like receptors*) und die NLR (*NOD-like receptors*). Zu den RLR gehören drei Rezeptoren (RIG-I, Mda5 und LGP2), die nach Erkennung viraler RNA eine antivirale Reaktion auslösen. Von den NLR wurden bisher über 20 verschiedene Vertreter entdeckt, darunter NOD1 und -2 und NALP3. Die NLR erkennen verschiedene PAMP, haben aber auch andere cytoplasmatische Auslöser wie Asbest, Silikate oder Harnsäurekristalle. Ihre Besonderheit ist die Bildung eines intrazellulären Komplexes aus mehreren Proteinen, dem **Inflammasom**, das durch eine Aktivierung der Caspase-1 die Prozessierung und Freisetzung der entzündungsfördernden Cytokine IL-1β und IL-18 verursacht.

Natürliche Killerzellen

Die Abwehr von Tumorzellen oder von Zellen, die mit einem Virus infiziert sind, ist eine wesentliche Aufgabe des Immunsystems. Eine Strategie zur Erkennung solcher Zellen beruht darauf, dass deren Proteinsynthese durch CTL (cytotoxische T-Lymphocyten) überwacht wird. Dies geschieht, indem die CTL den auf MHC(*major histocompatibility complex*)-Klasse-I-Molekülen präsentierten Inhalt der Zelle auf virale oder Tumorproteine überprüfen. In den folgenden Kapiteln wird noch genauer ausgeführt, wie dies abläuft. Eine MHC-I-abhängige Form der Abwehr funktioniert aber nur, wenn auch wirklich MHC-I-Moleküle mit den entsprechenden Antigenen auf der Oberfläche zu finden sind. Stellt eine Zelle die Expression von MHC-I-Molekülen ein, kann sie vom spezifischen Immunsystem nicht mehr kontrolliert werden. Eine Reihe von Viren macht sich dies aktiv zunutze, indem sie die Präsentation von MHC-I-Molekülen auf der von ihnen infizierten Zelle verhindern. Auch bei Tumorzellen wird häufig beobachtet, dass sie eine geringere MHC-I-Expression haben. Bei bestimmten Tumorarten wurde in 80 bis 90 % der untersuchten Fälle eine nur geringe oder gänzlich undetektierbare Expression von MHC-I-Molekülen auf der Zelloberfläche festgestellt. Durch die Verminderung ihrer MHC-I-Expression können Zellen zwar der Vernichtung durch CTL entgehen, doch hier kommen die NK-Zellen ins Spiel. Sie erkennen Körperzellen, die keine MHC-I-Moleküle exprimieren (*missing self*), und eliminieren sie durch die Freisetzung des cytotoxischen Inhalts ihrer Granula.

NK-Zellen gehören zu den Lymphocyten. Sie sind aber dennoch ein Teil des angeborenen Immunsystems. Im Gegensatz zu T- und B-Zellen verfügen sie nicht über einen spezialisierten Rezeptor gegen ein Antigen, der durch Genumlagerung entsteht. Sie haben stattdessen eine Vielzahl von Rezeptoren, die entweder zur Erkennung von Zielzellen dienen und die cytotoxischen Eigenschaften der Zellen aktivieren oder die inhibierend wirken, um intakte Zellen zu verschonen. Ihre Aktivität wird durch die Balance der Signale dieser beiden Rezeptortypen bestimmt (◻ Abb. 3.8). Es gibt keinen spezifischen Leitmarker für NK-Zellen. Sie werden charakterisiert durch die Proteine CD16 (Fcγ-RIII) und CD56 auf ihrer Oberfläche und zusätzlich durch die Abwesenheit von CD3. Das Fehlen von CD3 ist wichtig, um die NK-Zellen von den NKT-Zellen zu unterscheiden.

Abb. 3.8 Regulation der NK-Zell-Aktivität über aktivierende und inhibierende Rezeptoren. Um die Oberflächenmoleküle einer Zielzelle zu überprüfen, bildet die NK-Zelle durch Interaktionen mit Adhäsionsmolekülen eine immunologische Synapse aus. Sie verfügt sowohl über aktivierende (*rot*) als auch inhibierende (*grün*) Oberflächenrezeptoren. Die Entscheidung, ob eine NK-Zelle die von ihr gebundene Zielzelle tötet oder nicht, hängt von der Summe der Signale ab, die sie über die immunologische Synapse empfängt. Überwiegen die aktivierenden Signale (*linke Seite*), kommt es zur gerichteten Ausschüttung cytotoxischer Granula. Überwiegen die inhibierenden Signale (*rechte Seite*), wird der Kontakt gelöst und die Zielzelle bleibt unbehelligt

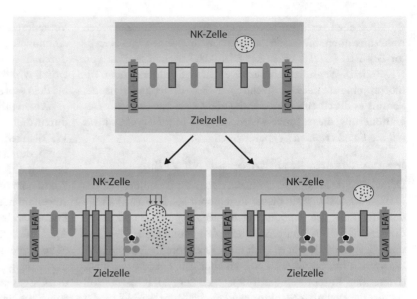

Tab. 3.4 Auswahl wichtiger NK-Zell-Rezeptoren

Rezeptor	Funktion	Ligand
CD16 (Fcγ-RIII)	Aktiviert NK-Zellen zur ADCC	IgG
LFA-1 (CD11a/CD18)	Zell-Zell-Kontakt und Voraktivierung der NK-Zelle	ICAM (*intercellular adhesion molecule*)
KIR (*killer cell immunoglobulin-like receptor*)-Familie	Inhibierende Rezeptoren*	HLA-A, HLA-B, HLA-C
CD94/NKG2A	Inhibierender Rezeptor*	HLA-E
NKp46	Aktivierender Rezeptor	Virales Hämagglutinin

*einige Rezeptoren der KIR- und NKG2-Familien können auch aktivierend wirken.

NKT-Zellen gehören zu den T-Lymphocyten. Sie entstehen aus Thymocyten und tragen einen α:β-TCR, haben zusätzlich aber auch einige Oberflächenproteine mit den NK-Zellen gemeinsam.

Die Interaktion zwischen einigen Immunzellen und ihren Zielzellen erfolgt durch die Ausbildung einer spezifischen Kontaktstelle, die als **immunologische Synapse** bezeichnet wird. Definiert ist die immunologische Synapse als die Kontaktstelle zweier Zellen, von denen mindestens eine zum Immunsystem gehört und bei der es auf einer begrenzten Fläche zur Freisetzung von Proteinen kommt. Am Anfang steht die Kontaktaufnahme zwischen den beiden Zellen. Sie erfolgt durch die Interaktion von Adhäsionsmolekülen. LFA-1 auf der NK-Zelle bindet an ICAM-1, -2, -3 und -4 auf der Zielzelle. Danach interagieren die aktivierenden und inaktivierenden Rezeptoren der NK-Zelle mit ihren jeweiligen Liganden, soweit diese vorhanden sind. Die Reaktivität der NK-Zelle basiert auf dem Verhältnis von aktivierenden zu inaktivierenden Signalen, die von der Anzahl der jeweiligen Liganden auf der Oberfläche der Zielzelle abhängen. Dieses Gleichgewicht wird auch durch das Verhältnis der aktivierenden zu inaktivierenden Rezeptoren auf ihrer Oberfläche geprägt (Tab. 3.4). Wichtig ist dabei, dass die inhibierenden Liganden in der Lage sind, die aktivierenden zu dominieren. Solange genug inhibierende Rezeptoren aktiviert werden, kommt es nicht zum Angriff auf die Zielzelle. In diesem Fall löst sich die immunologische Synapse wieder, und die NK-Zelle kann weitere

Zielzellen überprüfen. Wenn die aktivierenden Signale überwiegen, kommt es im letzten Schritt der Interaktion zur Degranulierung und damit zur Tötung der Zielzelle.

Aktivierende Rezeptoren auf NK-Zellen

Das Fehlen von MHC-I-Molekülen ist ein wesentlicher Mechanismus für die Aktivierung von NK-Zellen. Sie reagieren dadurch auf das Fehlen einer Oberflächenstruktur, die nachweist, dass die Zielzelle zum Körper gehört und keine verdächtigen Proteine herstellt. Fehlende MHC-I-Moleküle (*missing self*) bedeuten also, dass sich eine Zelle nicht als ordentliche Körperzelle ausweisen kann. Zusätzlich dazu sind noch weitere Signale von Seiten der Zielzelle für die Erkennung und Abtötung notwendig.

LFA-1 (ein Komplex aus CD11a und CD18) stellt nicht nur die Verbindung zur Zielzelle her, sondern sorgt dafür, dass die Granula in der Nähe der immunologischen Synapse angeordnet werden. Eine Aktivierung von LFA-1 bereitet die NK-Zelle dadurch auf eine mögliche Eliminierung der Zielzelle vor, führt aber alleine noch nicht zur Degranulierung. Liganden, die sich auf infizierten, transformierten oder gestressten Zellen befinden, werden durch andere aktivierende Rezeptoren erkannt. Dazu gehören NKp44 und NKp46. Sie binden an Influenza-Hämagglutinin auf der Oberfläche einer Zielzelle. Ihre Liganden auf Tumorzellen sind unbekannt, ebenso wie bei einer ganzen Reihe von weiteren aktivierenden Rezeptoren, deren genaue Liganden noch nicht identifiziert sind.

NK-Zellen verfügen noch über eine weitere Art, Zielzellen wahrzunehmen. Sie basiert auf dem niedrigaffinen IgG-Rezeptor Fcγ-RIII (CD16, einer der charakteristischen Marker von NK-Zellen). Wenn Antikörper gegen virale Strukturen oder Tumorproteine auf der Oberfläche einer Zielzelle gebunden haben, kommt es durch eine Aktivierung von CD16 ebenfalls zur Degranulierung; dieser Prozess wird als **ADCC** (*antibody-dependent cell-mediated cytotoxicity*) bezeichnet.

Inaktivierende Rezeptoren auf NK-Zellen

Der wichtigste Ligand für die inaktivierenden Rezeptoren ist das MHC-I-Molekül. Viele dieser Rezeptoren gehören zur Familie der KIR (*killer cell immunoglobulin-like receptor*). Sie erkennen die klassischen antigenpräsentierenden Moleküle HLA-A, -B und -C. Zusätzlich gibt es auch noch Rezeptoren wie CD94, der zusammen mit NKG2A HLA-E erkennt. Die Gruppe der inaktivierenden Rezeptoren kann zusätzlich zum MHC-I-Molekül auch andere zelluläre Strukturen erkennen. Zum Beispiel bindet der Rezeptor KLRG1 Cadherine. Verminderte Cadherin-Expression kann ein Warnsignal für eine maligne Entartung sein; diese Adhäsionsproteine werden von metastasierenden Epithelzell-Tumoren herunterreguliert.

Um zu entscheiden, welche Reaktion auf die Signale der verschiedenen Rezeptoren erfolgen soll, müssen die aktivierenden und inaktivierenden Stimuli gegeneinander abgewogen werden ($\square$ Abb. 3.8). Die aktivierenden Rezeptoren verfügen in ihrem intrazellulären Teil über **ITAM** (*immunoreceptor tyrosine-based activation motif*)-Sequenzen ($\blacktriangleright$ Kap. 6), die zur Degranulierung führende Signale auslösen. Auf den inhibierenden Rezeptoren befinden sich stattdessen **ITIM** (*immunreceptor tyrosine-based inhibitory motif*)-Sequenzen. Diese rekrutieren Phosphatasen, die durch Dephosphorylierung die Signale der aktivierenden Rezeptoren abschalten.

Tötungsmechanismus

Die Waffe, mit der NK-Zellen ihre Zielzellen eliminieren können, sind ihre bereits erwähnten cytotoxischen Granula. Den gleichen Mechanismus verwenden auch cytotoxische T-Zellen (CTL). Bei der Degranulierung kommt es zunächst zu Umlagerungen des Cytoskeletts und einer Anordnung der Granula in der Nähe der Membran. Nach der Aktivierung verschmelzen die cytotoxischen Granula mit der Plasmamembran, und ihr Inhalt wird in die immunologische Synapse freigesetzt. Die wichtigsten Granula-Proteine sind Perforin, Granzyme, FAS-Ligand (*TNF superfamily, member 6*) und TRAIL (*tumor necrosis factor-related apoptosis-inducing ligand*). Es handelt sich dabei um eine lokalisierte und kontrollierte Freisetzung in Richtung der Zielzelle, bei der Kollateralschäden durch die Ausbildung der immunologischen Synapse weitgehend vermieden werden. Die NK-Zelle selbst kommt zwar in direkten Kontakt mit dem Inhalt ihrer Granula, wird bei diesem Vorgang aber nicht beschädigt. Sie schützt sich durch Proteine, die Perforin spalten (Cathepsin B) und Granzyme inaktivieren (Serpin), und kann nach getaner Arbeit weitere Zielzellen überprüfen und gegebenenfalls eliminieren. Auch innerhalb der Zelle ist sichergestellt, dass der Inhalt der Granula die NK-Zelle nicht beschädigt. Die Proteine der Granzym-Familie sind Serinproteasen. Granzyme werden als inaktive Vorläuferproteine synthetisiert. Erst durch die Abspaltung zweier Aminosäuren am N-Terminus, entweder durch Cathepsin C oder durch einen IL-2-stimulierten zusätzlichen Weg, wird die katalytisch wirksame Form gebildet. Außerdem sind die Granzyme bei dem sauren pH-Wert innerhalb der Granula nahezu inaktiv.

Anfänglich wurde angenommen, dass Perforin Poren formt, durch die Granzyme ins Innere der Zielzelle eindringen. In Wirklichkeit verursacht Perforin allerdings nur relativ kleine Poren, durch die Calcium in die Zielzelle einströmt. Granzyme, die sich aufgrund elektrostatischer Wechselwirkungen an die Zielmembran anlagern, werden daraufhin durch Endocytose aufgenommen. Sie entkommen innerhalb von Minuten aus den Endosomen und lösen durch mindestens drei verschiedene Wege Apoptose aus. Granzym A schädigt die Mitochondrien, wodurch es zu einem apoptotischen Zelltod kommt, der aber komplett unabhängig von den zentralen Effektormolekülen der Apoptose, den Caspasen, ist. Im Gegensatz dazu spaltet und aktiviert Granzym B die zentrale Caspase-3. Zusätzlich kann Granzym B auch noch direkt eine Reihe von Substraten der Caspase-3 aktivieren und dadurch den apoptotischen Prozess in Gang setzen.

Als weitere Mechanismen für eine cytotoxische Wirkung setzen die NK-Zellen auch noch FAS-Ligand und TRAIL frei. Beide gehören zur TNF-Superfamilie. Die Bindung von FAS-Ligand an seinen Rezeptor FAS (= CD95) oder von TRAIL an mehrere Rezeptoren der TNF-Rezeptor-Superfamilie führen in den Zielzellen ebenfalls zu Apoptose. Die Vielfalt der verschiedenen Wege, die NK-Zellen einsetzen, um den programmierten Zelltod auszulösen, dient vermutlich der Absicherung. Sollte eine Zielzelle eine Möglichkeit finden, einen der Wege zu blockieren, wird ihre Eliminierung durch eine Reihe anderer Mechanismen sichergestellt. Somit ist ein einzelner Verteidigungsmechanismus nicht in der Lage, die Kontrolle durch NK-Zellen zu umgehen.

Zusätzliche Interaktionen von NK-Zellen

Es gibt mindestens zwei unterschiedliche Arten von NK-Zellen. Im Blut exprimieren über 90 % der NK-Zellen nur wenig CD56 (CD56^{schwach}CD16$^+$). Zusätzlich gibt es noch weitere NK-Zellen, die deutlich mehr CD56, aber kein CD16 auf ihrer Oberfläche haben (CD56^{stark}CD16$^-$). Zwischen diesen Subpopulationen besteht eine Arbeitsteilung. Während die CD56^{schwach}CD16$^+$ für die klassische Funktion der NK-Zellen als cytotoxische Effektorzelle zuständig ist, die ohne Voraktivierung unspezifisch Zielzellen vernichtet, kommunizieren die CD56^{stark}CD16$^-$ über Cytokine mit anderen Immunzellen und wirken dadurch auch prägend auf das spezifische Immunsystem ein. In lymphatischen Geweben ist der Anteil an CD56^{stark}CD16$^-$-NK-Zellen daher auch deutlich höher als im Blut. Es gibt eine gegenseitige Wechselbeziehung von NK-Zellen mit DC. Zum einen werden NK-Zellen durch direkten Zellkontakt und die Cytokine IL-2, IL-12, IL-15, IL-18 von DC aktiviert. Das regt die Bildung von Perforin, die Produktion von IFN-γ und ihre Funktion als cytotoxische Zellen an. Zum anderen führt die Freisetzung von IFN-γ, TNF-α und GM-CSF durch die NK-Zellen zur Aktivierung und Reifung von DC. Darüber hinaus sind NK-Zellen Produzenten von T$_{\text{H}}$1-Cytokinen und eine wichtige Quelle von IFN-γ zu Beginn der Immunantwort, die eine T$_{\text{H}}$1-Reaktion einleitet. Sie können in Kontakt mit derselben DC sein, die eine naive T-Helferzelle aktiviert, und als

Antwort auf IL-12 von der DC das IFN-γ für die Polarisierung der naiven T-Helferzelle in Richtung T$_H$1 produzieren. Darüber hinaus schütten NK-Zellen Chemokine wie CCL3, -4 und -5 aus, durch die unreife DC und T$_H$1-Zellen angelockt werden. Zusätzlich zu ihrer Funktion in der angeborenen Immunität regulieren NK-Zellen also auch wesentliche Schritte am Beginn der adaptiven Immunantwort.

Des Weiteren können NK-Zellen auch mit Makrophagen interagieren. Die Interaktion verläuft ähnlich wie bei den DC und kann zur Proliferation, Cytokinproduktion und Aktivierung der NK-Zellen führen. Wenn Makrophagen mit einer großen Menge LPS stimuliert wurden, kommt es nicht zu einer regulatorischen, sondern zu einer cytotoxischen Interaktion. Sie exprimieren dann den Liganden für den aktivierenden NK-Zell-Rezeptor NKG2D und werden trotz vorhandener MHC-I-Moleküle von der NK-Zelle getötet. Es wird vermutet, dass es sich dabei um einen Mechanismus handelt, durch den überstimulierte Makrophagen eliminiert werden.

Literatur

Aderem A, Underhill DM (1999) Mechanisms of Phagocytosis in Macrophages. Annu Rev Immunol 17:593–623

Borregaard N (2010) Neutrophils, from Marrow to Microbes. Immunity 33:657–670

Chodhury D, Lieberman J (2008) Death by a thousand cuts: Granzyme Pathways of Programmed Cell Death. Annu Rev Immunol 26:389–420

Falcone FH, Zillikens D, Gibbs BF (2006) The 21st century renaissance of the basophil? Current insights into its role in allergic responses and innate immunity. Exp Dermatol 15:855–864

Gabay C, Kushner I (1999) Acute-phase proteins and other systemic responses to inflammation. New Engl J Med 340:448–454

Guo RF, Ward PA (2005) Role of C5A in Inflammatory Responses. Annu Rev Immunol 23:821–852

Ibelgaufts H (2011) Cytokines & Cells Online Pathfinder Encyclopedia (24.7). http://www.copewithcytokines.de/. Zugegriffen: 03.02.2011

Kariyawasam HH, Robinson DS (2006) The Eosinophil: The Cell and Its Weapons, the Cytokines, Its Locations. Sem Resp Crit Care Med 28(2):117–127

Kawai TAS (2010) The role of pattern-recognition receptors in innate immunity: update on Toll-like receptors. Nature Immunol 11(5):373–384

Krzewski K, Strominger JL (2008) The killer's kiss: the many functions of NK cell immunological synapses. Curr Opin Cell Biol 20:597–605

Leslie M (2010) Mouse Studies Challenge Rare Immune Cell's Powers. Science 329:1595

Lünemann A, Lünemann JD, Münz C (2009) Regulatory NK-cell functions in Inflammation and Autoimmunity. Mol Med 15:352–358

Rothenberg ME, Hogan SP (2006) The Eosinophil. Annu Rev Immunol 24:147–174

Segal AW (2005) How neutrophils kill microbes. Annu Rev Immunol 23:197–223

Zipfel PF, Skerka C (2009) Complement Regulators and Inhibitory Proteins. Nat Rev Immunol 9:729–740

Antigenpräsentation

Hajo Haase

© Springer-Verlag GmbH Deutschland 2015
L. Rink, A. Kruse, H. Haase, *Immunologie für Einsteiger*, https://doi.org/10.1007/978-3-662-44843-4_4

4

Zellen des angeborenen Immunsystems, beispielsweise die Makrophagen, verfügen über eine Reihe von Rezeptoren, die es ihnen ermöglichen, Pathogene anhand hoch konservierter molekularer Muster direkt zu binden. T-Zellen erkennen keine freien Antigene, sie werden nur dann aktiviert, wenn antigenpräsentierende Zellen (APC, *antigen-presenting cells*) die Peptidfragmente, an bestimmte Oberflächenproteine gebunden, dem T-Zell-Rezeptor präsentieren. Der T-Zell-Rezeptor (TCR, *T cell receptor*) wird bereits während der Reifung der T-Zellen im Thymus (▶ Kap. 2) danach ausgewählt, ob er mit den antigenpräsentierenden Molekülen des Organismus zu interagieren vermag.

Fast alle Zellen des menschlichen Körpers sind grundsätzlich in der Lage, Antigene auf ihrer Oberfläche zu präsentieren. Das ist wichtig, damit bei einer viralen Infektion an eine cytotoxische T-Zelle signalisiert werden kann, dass eine bestimmte Zelle befallen ist und zum Schutz des Organismus eliminiert werden muss. Dadurch wird die weitere Ausbreitung der Infektion eingedämmt.

Darüber hinaus gibt es noch einige professionelle APC, die den T-Zellen Antigene präsentieren, entweder um diese Zellen zu aktivieren, oder um von ihnen aktiviert zu werden (▶ Abschn. 4.3). Diese Vorgänge sind wichtig für die Steuerung und Kontrolle der adaptiven Immunantwort, da hier entschieden wird, gegen welche Antigene eine adaptive Immunreaktion ausgelöst wird.

4.1   Antigenpräsentierende Moleküle

Die Gene einer ganzen Reihe der wichtigsten an der Antigenpräsentation beteiligten Proteine sind in dem sogenannten Haupthistokompatibilitätskomplex codiert (MHC, *major histocompatibility complex*). Der menschliche MHC befindet sich auf dem kurzen Arm von Chromosom 6. Der entsprechende Genkomplex der Maus (H-2) auf Chromosom 17. Der MHC codiert zwei Arten von antigenpräsentierenden Molekülen, die beide zur Immunglobulinsuperfamilie gehören: die MHC-Moleküle der Klassen I und II. Dabei dient die Klasse I zur Präsentation an cytotoxische T-Lymphocyten (CTL, *cytotoxic T lymphocytes*) und die Klasse II zur Präsentation an T-Helferzellen. Diese Festlegung wird als **MHC-Restriktion** bezeichnet. So wird bereits von der APC festgelegt, welche T-Zell-Funktion gegen dieses Antigen zum Tragen kommt: Tötung oder Hilfe. Beim Menschen werden die MHC-Proteine als HLA (Humanes Leukocytenantigen) bezeichnet. HLA-Moleküle binden ausschließlich Peptide, die dann an der Zelloberfläche zur Schau gestellt werden, wo sie in Kontakt mit dem TCR von T-Zellen kommen können. Der TCR interagiert dabei sowohl mit einem Teil des MHC als auch mit dem Antigen, und T-Zellen können, wie bereits erwähnt, Antigene nur in Kombination mit körpereigenen MHC-Molekülen erkennen. Für diese experimentelle Erkenntnis erhielten Peter Doherty und Rolf Zinkernagel im Jahr 1996 den Nobelpreis. Befindet sich auf dem MHC ein Antigen, an das der TCR stark genug binden kann, kommt es zu einer Interaktion zwischen den beiden Zellen: Das Antigen wurde erfolgreich präsentiert.

Der MHC-Komplex hat eine Größe von ungefähr 3,6 Mb (Megabasen = Millionen Basenpaare DNA) und besteht aus drei Regionen, in denen sich insgesamt mehr als 0,1 % der Gene des menschlichen Genoms befinden. Die Regionen, in denen die Moleküle der Klasse I und II codiert sind, werden dementsprechend auch als Region I bzw. II bezeichnet. Die Klasse-III-Region befindet sich zwischen den beiden anderen Regionen und enthält Gene für weitere an der Antigenprozessierung und -präsentation beteiligte Proteine, aber auch viele immunologisch relevante Proteine ohne direkte Funktion bei der Antigenpräsentation wie beispielsweise Tumornekrosefaktor-α (TNF-α) und mehrere Komplementproteine (z. B. C4).

Die MHC-Moleküle sind die Basis für die Antigenpräsentation. Sie sind in Wirbeltieren aber auch die Ursache für die Unterscheidung von Selbst und Nicht-Selbst durch das Immunsystem. Bei Wirbellosen kommen sie nicht vor. Es wird aufgrund ihrer strukturellen und funktionellen Ähnlichkeit vermutet, dass sich MHC-I und MHC-II aus einem gemeinsamen Vorläufer entwickelt haben. Bei den Genen für beide MHC-Klassen gibt es sowohl **Polygenie** als auch **Polymorphismen**. Polygenie bezeichnet das Vorhandensein verschiedener Gene, zum Beispiel enthält das menschliche Genom nicht nur eine Version von MHC-II, sondern gleich drei (HLA-DR, -DQ und -DP), deren Produkte jeweils ein anderes Spektrum von Peptiden binden. Polymorphismus bedeutet, dass es eine Anzahl verschiedener möglicher Allelvarianten für jedes der Gene gibt. Die Anzahl an Polymorphismen ist bei den MHC-Proteinen ausgesprochen hoch. Wie der Begriff „Histokompatibilität", also „Gewebeverträglichkeit", schon andeutet, sind diese Gene ausschlaggebend für die Kompatibilität von Geweben bei der Transplantation, und der starke Polymorphismus ist ein großes Hindernis für die allogene Transplantation, also zwischen Individuen derselben Art. Die zugrunde liegenden Mechanismen werden in ▶ Kap. 12 eingehender behandelt.

MHC-Moleküle präsentieren nur Peptidfragmente, keine ganzen Proteine. Daher müssen die Proteine in den APC zunächst in kürzere Bruchstücke aufgespalten werden, bevor diese auf die MHC-Proteine geladen und an die Oberfläche transportiert werden, wo sie dann den T-Zellen als Antigene präsentiert werden können. Generell kann man zwei Arten von Antigenen anhand ihrer Herkunft unterscheiden:

Endogene Peptide werden innerhalb der Zelle produziert und auf MHC-I-Molekülen präsentiert.

Exogene Peptide stammen aus der Umgebung professioneller APC und werden von diesen aufgenommen und auf MHC-II-Molekülen präsentiert.

MHC I

Beim Menschen gibt es Gene für acht MHC-Proteine der Klasse I: HLA-A, -B, -C, -E, -G, -F sowie MIC (*MHC class I chain related*) A und B. Davon gelten aber nur HLA-A, -B und -C als die sogenannten klassischen MHC-I-Proteine, die einen hohen Polymorphismusgrad aufweisen und ubiquitär für die Präsentation endogener Peptide zuständig sind. Ein MHC-I-Molekül besteht aus einer in der Plasmamembran verankerten α-Kette

Abb. 4.1 Das MHC-I-Molekül. Das MHC-I-Molekül besteht aus einer in der Plasmamembran verankerten α-Kette (*rot*), die in drei Domänen (α₁, α₂ und α₃) unterteilt ist. Zusätzlich ist daran das β₂-Mikroglobulin (β₂m) assoziiert (*blau*). Das Antigen (*grün*) wird in einer Bindungsgrube gehalten, die aus Teilen der Domänen α₁ und α₂ aufgebaut ist. Die Strukturinformation für die *rechte Abbildung* stammt aus der RCSB Protein Data Bank (PDB-ID 3LN5)

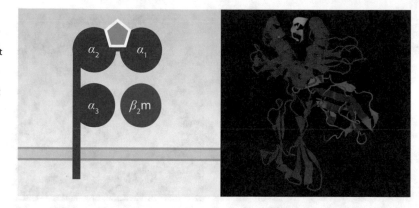

Abb. 4.2 Beladung von MHC-I-Molekülen. Mit Ubiquitin (Uq) markierte Proteine (*1*) werden durch das Proteasom (ein großer cytosolischer Protease-Komplex) in kürzere Ketten gespalten (*2*). Diese werden dann durch den TAP-Transporter (*3*) in das ER überführt. Sowohl vor als auch nach dem Transport ins ER werden die Antigene durch Peptidasen noch weiter prozessiert (*4*). Im ER befindet sich das MHC-I-Molekül, das durch Proteine wie Calnexin (*5*) gefaltet und durch Tapasin zum TAP rekrutiert (*6*) und dort so lange stabilisiert wird, bis es ein passendes Antigenpeptid gebunden hat. Danach wird das fertig beladene MHC-I-Molekül durch den Golgi-Apparat (*7*) an die Zelloberfläche (*8*) transportiert

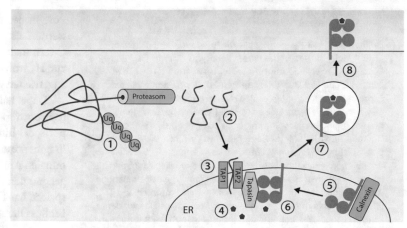

von 45 kD, die sich aus den drei Domänen α₁, α₂ und α₃ zusammensetzt, an die nichtkovalent ein β₂-Mikroglobulin assoziiert ist (◘ Abb. 4.1). Eine Bindungsgrube zwischen den Domänen α₁ und α₂ nimmt die ungefähr 8 bis 9 Aminosäuren langen Peptidantigene auf. Diese Peptide werden durch die im folgenden Abschnitt beschriebenen Mechanismen generiert und auf das MHC-I-Protein geladen. Zahlreiche Proteine, die an diesem Vorgang beteiligt sind, sind ebenfalls im MHC codiert. Hier allerdings nicht zusammen mit den MHC-I-Proteinen in der MHC-I-Region, sondern in der MHC-II-Region. Dazu gehören unter anderem die beiden TAP(*transporter associated with antigen processing*)-Proteine und die zwei Proteasomkomponenten LMP(*large multifunctional peptidase*)2 und LMP7 sowie Tapasin.

MHC-I-Moleküle finden sich auf so gut wie allen kernhaltigen Zellen des Körpers und auf Thrombocyten (aber nicht auf den kernlosen Erythrocyten), wo sie hauptsächlich dazu dienen, in der Zelle hergestellte Peptide an CTL zu präsentieren, die nach Anzeichen für virale Proteine oder eine maligne Transformation suchen. Viren haben zahlreiche Mechanismen entwickelt, um die Expression ihrer Antigene durch MHC-I-Moleküle zu verhindern (▶ Kap. 8). Darum werden MHC-I-Moleküle zusätzlich auch noch durch NK-Zellen erkannt, in diesem Fall aber unabhängig vom gebundenen Antigen. Dadurch wird der NK-Zelle signalisiert, dass immer noch eine MHC-I-Präsentation stattfindet. Fehlt dieses Signal (*missing self*), kann die Zelle nicht nachweisen, dass sie genügend endogene Peptide präsentiert, um eine mögliche Virusinfektion aufzuzeigen. Dann wird sie von einer NK-Zelle getötet.

Prozessierung und Präsentation endogener Antigene

Im Fall einer viralen Infektion oder einer malignen Transformation kommt es in der Zelle zu einer Veränderung im Spektrum der synthetisierten Proteine. Zusätzlich zu den physiologischen, körpereigenen Proteinen werden auch virale Proteine oder, im Falle einer malignen Transformation, mutierte oder normalerweise nicht exprimierte Proteine hergestellt. Wenn CTL wahrnehmen, dass eine Zelle fremde oder veränderte Proteine herstellt, wird diese als virusinfizierte Zelle oder Tumorzelle erkannt und vernichtet. Dafür werden diese endogenen Peptide auf MHC-I-Molekülen an der Oberfläche den CTL präsentiert, die diese auf fremde oder unnormale Genexpression überprüfen. Bei dieser Form der Antigenpräsentation wird nicht zwischen Selbst und Fremd unterschieden. Die Zelle präsentiert ein Repertoire aus allen Proteinen in ihrem Inneren, wobei tausende verschiedener Peptide an der Zelloberfläche ausgestellt sein können.

Die Präsentation endogener Peptide auf MHC-I-Molekülen resultiert aus der Kombination zweier Vorgänge (◘ Abb. 4.2): Zum einen werden im endoplasmatischen Reticulum (ER) leere MHC-I-Moleküle bereitgestellt und bis zur Beladung mit den antigenen Peptiden stabilisiert. Zum anderen werden im Cytoplasma intrazelluläre Proteine in Peptidfragmente gespalten und von dort ins ER transportiert.

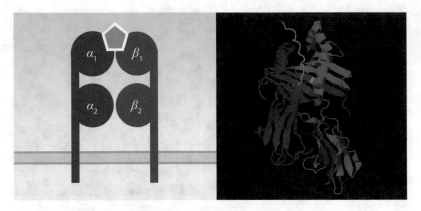

◘ **Abb. 4.3 Aufbau des MHC-II-Moleküls.** Das MHC-II-Molekül besteht aus zwei in der Membran verankerten Proteinen, der α- (*rot*) und der β-Kette (*blau*), die sich jeweils aus zwei Domänen zusammensetzen. Das Antigen (*grün*) wird in einer Bindungsgrube präsentiert, die von Teilen der beiden Ketten gebildet wird. Die Strukturinformation für die *rechte Abbildung* stammt aus der RCSB Protein Data Bank (PDB-ID 3PDO)

Exkurs 4.1: Bare Lymphocyte Syndrome

Ein Beispiel für die Bedeutung, die die Antigenpräsentation über MHC-II-Moleküle hat, ist das *bare lymphocyte syndrome* (BLS). Bei dieser sehr seltenen, autosomal rezessiv vererbten Krankheit wird aufgrund von Mutationen in Transkriptionsfaktoren, die die Expression von MHC-II-Molekülen regulieren, kein MHC-II-Molekül gebildet. Von dieser offiziell als MHC-II-Defizienz bezeichneten Krankheit gibt es weltweit weniger als 80 bestätigte Fälle. Die Unfähigkeit, MHC-II-Moleküle zu exprimieren, führt zu einem schwer beeinträchtigten Immunsystem, dem keine angemessene zelluläre oder humorale Reaktion auf Fremd-Antigene möglich ist. Beginnend im ersten Lebensjahr haben die Patienten mit BLS eine extrem hohe Anfälligkeit für Infektionen mit Viren, Bakterien, Protozoen und Pilzen und versterben ohne Knochenmarktransplantation vor dem zehnten Lebensjahr. Immunologisch auffällig ist, dass trotz normaler Anzahl von zirkulierenden B- und T-Lymphocyten (bei stark vermindertem Anteil von T-Helferzellen) Hypogammaglobulinämie beobachtet wird und keine oder zumindest eine deutlich verminderte Antikörperbildung in Folge von Impfungen und Infektionen auftritt.

Fragmentierung der endogenen Proteine

Intrazelluläre Proteine, die abgebaut werden sollen, werden durch Bindung an das Protein Ubiquitin gekennzeichnet. Bei dieser sogenannten Ubiquitinierung werden Ketten von mehreren der nur 76 Aminosäuren großen Ubiquitinproteine kovalent an das zu degradierende Protein gebunden. Diese Proteine werden dann innerhalb der Zelle durch das Proteasom, einen großen cytoplasmatischen Protease-Komplex aus zahlreichen Untereinheiten, abgebaut. Dabei entstehen die Peptidfragmente für die Beladung der MHC-I-Moleküle.

Das Proteasom erkennt und entfaltet ubiquitinierte Proteine durch seine 19S-Untereinheit und leitet die deubiquitinierten Proteine an die katalytische 20S-Zentraleinheit zur Proteolyse weiter. Sie ist aus 28 Untereinheiten aufgebaut, die unter dem Elektronenmikroskop wie eine aus mehreren Ringen zusammengesetzte Röhre aussehen. Im Innern dieser Röhre werden die Proteine unter Verbrauch von ATP in Peptidfragmente gespalten.

Transport der Peptidfragmente

Die im Cytosol generierten Peptide werden durch den TAP-Komplex in das ER transportiert. TAP ist ein Heterodimer aus den Proteinen TAP-1 und -2, die jeweils eine N-terminale Transmembrandomäne enthalten. Die Transmembranhelices bilden eine Pore in der ER-Membran, durch die die Peptide transportiert werden. Es wird vermutet, dass die Bindung der Peptide an die C-terminale Domäne eine Konformationsänderung auslöst, die zur Hydrolyse von ATP führt, durch welche dieser Transport angetrieben wird.

Dabei haben die TAP eine gewisse Selektivität bezüglich der transportierten Peptide. Während des ersten Schritts des Transports, der Bindung der Peptide, werden die zu transportierenden Fragmente anhand ihrer carboxyterminalen und drei aminoterminalen Aminosäuren ausgesucht. Obwohl diese Selektion weitgehend den Bindungsanforderungen des MHC-I-Moleküls entspricht, hat TAP durch diese Auswahl vermutlich einen gewissen Einfluss darauf, welche Epitope präsentiert werden.

Beladung des MHC-I-Moleküls

Das neu gebildete MHC-I-Protein kann mit dem TAP assoziieren und verbleibt dort, bis Peptide mit einer passenden Affinität ins ER gelangen. Der Zusammenbau eines kompletten, beladenen MHC-Klasse-I-Proteins erfordert die Beteiligung mehrerer weiterer Proteine.

Die neu synthetisierten α-Ketten binden zunächst an das Chaperonprotein Calnexin. Calnexin sorgt für die korrekte Faltung und Ausbildung von Disulfidbrücken der α-Kette und fördert ihre Bindung an β_2-Mikroglobulin. Ein weiteres Protein in dem Komplex zur Beladung des MHC-I-Proteins ist Tapasin, ein 48 kD Transmembran-Glykoprotein im ER, ohne das kein stabil beladenes MHC-I-Protein an die Zelloberfläche gelangen könnte. Tapasin stabilisiert die Bindungsgrube des unbeladenen MHC-I-Moleküls und verhindert dadurch dessen irreversible Denaturierung. Weiterhin kann Tapasin die Be- und Entladung mit Peptiden beschleunigen. Dies sorgt dafür, dass das MHC-I-Molekül mit Peptiden beladen wird, mit denen es einen ausreichend stabilen Komplex bildet, was als *peptide editing* bezeichnet wird. Zusätzlich vermittelt Tapasin die Bindung leerer MHC-Klasse-I-Moleküle an den TAP-Komplex (zusammen mit ihrem Proteinkomplex aus Calreticulin, Calnexin und der Reduktase ERp57). Dabei werden bis zu vier MHC-I/Tapasin-Komplexe an ein TAP1/2-Dimer gebunden.

Unvollständige MHC-I-Moleküle liegen an ihre Chaperonproteine gebunden vor. Sie werden im ER solange zurückgehalten, bis ein Peptid mit ausreichender Affinität gebunden hat, da die Bindung des Peptids essenziell für die Stabilität des MHC-I-Moleküls ist. Erst nach der Beladung mit dem zu prä-

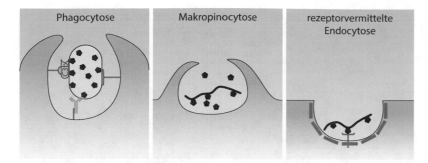

□ **Abb. 4.4 Die drei Arten der Antigenaufnahme in professionelle APC.** Exogene Antigene können über verschiedene Mechanismen in die professionellen APC aufgenommen werden. Phagocytose ermöglicht die Aufnahme von größeren Partikeln (> 1 μm). Hierbei kommt es zur Bindung durch Rezeptoren, unter anderem Fc-Rezeptoren, Komplementrezeptoren und Lektinen, die das Partikel binden und die Phagocytose auslösen. Es kommt zu Umlagerungen im Actin-Cytoskelett und dadurch zur Ausbildung von Pseudopodien, die das aufzunehmende Partikel umschließen. Die Makropinocytose erfolgt ebenfalls durch eine Umlagerung des Actin-Cytoskeletts. Hierbei werden aber keine Partikel, sondern extrazelluläre Flüssigkeit und darin gelöste Antigene aufgenommen. Dieser Prozess erfolgt konstitutiv in DC und Makrophagen und erfordert keine auslösenden Reize oder Rezeptoren. Die dritte Art der Antigenaufnahme ist die rezeptorvermittelte Endocytose, die z. B. wichtig für B-Zellen ist, bei der Antigene an Rezeptoren gebunden und durch Einstülpungen der Plasmamembran, die beispielsweise durch Anlagerung von Clathrin oder Caveolin zustande kommen, in endocytotische Vesikel aufgenommen werden

sentierenden Antigen dissoziiert das MHC-I-Molekül von den Chaperonen ab, und die fertigen MHC-I-Moleküle werden dann durch den Golgi-Apparat an die Zelloberfläche transportiert.

MHC II

MHC-Klasse-II-Moleküle sind Heterodimere aus einer α- und einer β-Kette, die beide in der MHC-Region 2 codiert sind (□ Abb. 4.3). Sie präsentieren exogene Peptidantigene an T-Helferzellen (▶ Exkurs 4.1). Ihre Bindungsgrube ist an den Seiten offen und erlaubt dadurch die Präsentation von Peptiden, die mit 10 bis 15 Aminosäuren etwas länger sind als diejenigen auf MHC-I-Molekülen. MHC-II-Moleküle werden auf professionellen APC (DC, Makrophagen, B-Zellen), nach Aktivierung auch auf T-Zellen exprimiert.

Prozessierung und Präsentation exogener Antigene

Aufnahme exogener Antigene

Der einfachste Weg, MHC-II-Moleküle mit Peptiden aus der Umgebung der APC zu beladen, wäre sicherlich die direkte Bindung von Peptiden aus der umgebenden Flüssigkeit an freie MHC-II-Moleküle auf der Zelloberfläche. Tatsächlich findet man einige wenige „unbeladene" (d. h. nur mit CLIP, *class-II-associated invariant-chain peptide*, beladene) MHC-II-Moleküle auf den Oberflächen von APC, sodass bei entsprechender Peptidkonzentration eine direkte Bindung von Peptiden an der Zelloberfläche theoretisch möglich wäre. Trotzdem ist solch eine Beladung von MHC-II-Molekülen auf der Zelloberfläche, wenn überhaupt, *in vivo* nur von sehr geringer Bedeutung. In der Regel erfolgt die Beladung von MHC-II-Molekülen im Zellinnern, nachdem die präsentierten Antigene über spezielle Mechanismen aufgenommen und verarbeitet wurden. Dabei gibt es drei Hauptwege, über die exogene Antigene ins Zellinnere gelangen können (□ Abb. 4.4):

Phagocytose bezeichnet die Internalisierung partikulärer Antigene. Sie dient der Aufnahme von Pathogenen, Liposomen, den Überresten apoptotischer Zellen und anderem partikulärem Material. Die Phagocytose erfolgt nach Bindung der Antigene an verschiedene Rezeptoren, darunter Fc- und Komplementrezeptoren und Lektine. Im Verlauf der Phagocytose kommt es zu einer Umlagerung des Actin-Cytoskeletts, bei der das zu phagocytierende Partikel durch Ausstülpungen der Plasmamembran, sogenannte Pseudopodien, umschlossen wird.

Makropinocytose funktioniert ähnlich wie die Phagocytose. Auch hier kommt es zur Umlagerung des Cytoskeletts. Es gibt allerdings zwei Unterschiede zwischen den beiden Mechanismen. Zum einen dient die Makropinocytose zur Aufnahme löslicher Antigene, hier wird extrazelluläre Flüssigkeit aufgenommen und die in ihr enthaltenen Antigene werden internalisiert. Zum anderen kann die Makropinocytose konstitutiv ablaufen, das heißt die Aufnahme von Antigenen ist nicht von der Bindung an bestimmte Rezeptoren abhängig. Somit können auch Antigene aufgenommen werden, die die APC nicht mittels spezieller Rezeptoren erkennen.

Rezeptorvermittelte Endocytose unterscheidet sich von den beiden anderen Mechanismen dadurch, dass die Bildung der Endosomen nicht auf einer Umlagerung des Actin-Cytoskeletts, sondern auf der Ausbildung von Einstülpungen der Plasmamembran durch zelluläre Proteine wie Clathrin oder Caveolin beruht. Dieser Prozess kann durch die Bindung von Liganden an eine Reihe verschiedener Rezeptoren ausgelöst werden. Unter anderem sind dies Fc-Rezeptoren, Lektine, Scavenger-Rezeptoren, Komplementrezeptoren und der B-Zell-Rezeptor.

Prozessierung exogener Antigene

Nach der Endocytose haben die Endosomen aller aufgenommenen Antigene ein gemeinsames Schicksal: Sie fusionieren mit Lysosomen, die Proteine enthalten, durch die die Antigene für die Beladung des MHC-II-Moleküls prozessiert werden. Lysosomen haben außerdem V-ATPasen. Diese Enzyme sorgen dafür, dass Protonen in die Lysosomen gepumpt werden, wodurch der Inhalt angesäuert wird. Dabei sinkt der pH-Wert in ihrem Innern

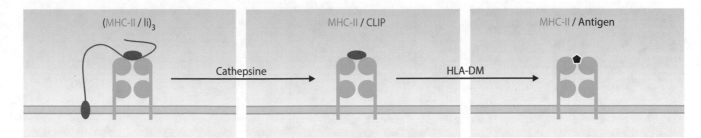

☐ **Abb. 4.5 Beladung von MHC-II-Molekülen.** Das MHC-II-Molekül liegt an die invariante Kette Ii gebunden vor. Durch Proteasen, hauptsächlich Mitglieder der Familie der Cathepsine, die auch die Proteinantigene in Peptidfragmente spalten, wird Ii teilweise abgebaut. Dabei bleibt zunächst der in der Antigenbindungsgrube enthaltene Teil der Ii als CLIP-Fragment erhalten. Chaperonproteine wie das nichtklassische HLA-DM begünstigen dann den Austausch von CLIP gegen das zu präsentierende Antigen

auf ungefähr 4,5 ab. Bei diesem pH-Wert gibt es die optimale Aktivierung von Proteasen aus der Familie der Cathepsine, die Proteinantigene in kürzere Ketten aufspalten. Diese Proteasen sind nicht besonders spezifisch und würden die Peptide daher relativ schnell komplett verdauen. Dementsprechend gibt es keinen Grund anzunehmen, dass dieser Abbau endet, sobald die Peptide die optimale Länge für die Beladung des MHC-II-Moleküls erreicht haben. Es ist daher sehr wahrscheinlich, dass größere Peptidketten zunächst an die an beiden Seiten offene Antigenbindungsgrube des MHC-II-Moleküls binden und dann die überstehenden Enden durch Proteasen entfernt werden, während das zu präsentierende Peptid durch die Bindung im MHC vor weiterem Abbau geschützt ist.

Beladung von MHC-II-Molekülen

Die MHC-II-Moleküle werden im endoplasmatischen Retikulum synthetisiert. Dabei bilden sie einen Komplex mit der invarianten Kette Ii (CD74). Ii ist ein Trimer aus drei identischen Proteinen, die jeweils ein Dimer aus einer α- und einer β-Kette vom MHC-II-Molekül binden, sodass insgesamt ein Komplex aus neun Proteinen vorliegt (☐ Abb. 4.5). Das Ii erfüllt in diesem Komplex gleich mehrere wichtige Aufgaben. Zum einen gibt es im ER zahlreiche Peptide für die Beladung von MHC-I-Molekülen. Läge das MHC-II-Molekül hier frei vor, bestünde die Gefahr mit Antigenpeptiden beladen zu werden. Dies darf nicht geschehen, da es erst zu einem späteren Zeitpunkt mit den exogenen Peptiden in Kontakt kommt. Ein Teil des Ii befindet sich in der Antigenbindungsgrube des MHC-II-Moleküls, stabilisiert das Molekül und schützt dabei vor vorzeitiger Beladung. Darüber hinaus ist das Ii auch wichtig, um den Komplex in das MHC-II-Kompartiment zu dirigieren. Das sind Vesikel, die das MHC-II-Molekül zu den antigenhaltigen Endolysosomen transportieren, wo es mit exogenen Antigenen beladen wird.

Ebenso wie die aufgenommenen extrazellulären Antigene wird auch die Ii durch Proteasen wie die asparaginspezifische Endopeptidase und Cathepsine teilweise abgebaut. In der Antigenbindungsgrube befindet sich noch ein Rest des Ii, das sogenannte CLIP(*class-II-associated invariant-chain peptide*)-Fragment. Der Austausch von CLIP gegen die Antigenpeptide erfolgt durch die Chaperonproteine HLA-DM und HLA-DO und wird durch den sauren pH-Wert innerhalb der Lysosomen begünstigt

(☐ Abb. 4.6). Wie das Tapasin beim MHC-I-Molekül, so können auch hier die Chaperone durch *peptide editing* die Auswahl der präsentierten Peptide beeinflussen. Nach Abschluss der Beladung mit Antigenen werden die MHC-II-Komplexe dann an die Zelloberfläche transportiert, wo sie die Antigene an CD4$^+$-T-Zellen präsentieren.

Kreuzpräsentation

Cytotoxische T-Zellen sind wesentlich für die Immunabwehr gegen intrazelluläre Pathogene (z. B. Viren) und Tumoren. Sie erkennen ihre Zielzellen durch die Präsentation von MHC-I/Antigen-Komplexen auf der Zelloberfläche. Um zu vermeiden, dass gesunde, unbeteiligte Zellen in der Umgebung eliminiert werden, muss weitgehend ausgeschlossen werden, dass Überreste der infizierten oder malignen Zellen in die Beladung von MHC-I-Molekülen gelangen. Die Immunreaktion ist dadurch auf Zellen begrenzt, in denen pathogene Mikroorganismen vorhanden sind oder die Tumorantigene produzieren.

Eine strikte Begrenzung von MHC-I-Molekülen auf die Präsentation endogener Antigene führt allerdings zu einem Problem: Genau wie T-Helferzellen brauchen auch naive cytotoxische T-Zellen die Aktivierung durch professionelle APC. Wenn ein Virus professionelle APC nicht infiziert (wie beispielsweise das Hepatitis-B-Virus oder Poliovirus) oder ein Tumor nicht von solch einer Zelle abstammt, würden gegen deren Antigene keine CTL aktiviert. Daher ist es notwendig, dass professionelle APC in der Lage sind, auch exogene Peptide auf MHC-I-Molekülen an naive CTL zu präsentieren. Die Fähigkeit einiger APC, Peptidfragmente von exogenen Antigenen anstatt auf MHC-II- auch auf MHC-I-Molekülen zu präsentieren und dadurch bei CTL entweder eine Aktivierung oder Toleranz gegenüber diesem Antigen hervorzurufen, wird als Kreuzpräsentation bezeichnet.

Normalerweise werden MHC-I-Moleküle im ER beladen. Hier müssten aber die wenigen aufgenommenen Peptide mit der großen Zahl endogener Peptide um die verfügbaren Bindungsstellen auf MHC-I-Molekülen konkurrieren. Es wurde gezeigt, dass sämtliche für die Beladung von MHC-I-Molekülen notwendigen Proteine durch einen bislang unbekannten Mechanismus auch in Phagosomen gelangen können, wo die exogenen Peptide

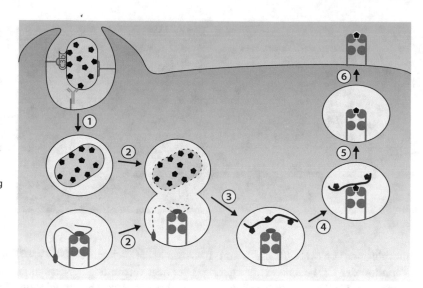

**Abb. 4.6 Prozessierung und Präsentation exoge-
ner Antigene auf MHC-II-Molekülen.** (*1*) Ein exogenes
Antigen wird in die Zelle aufgenommen und gelangt in ein
Endosom, hier gezeigt am Beispiel der Phagocytose nach
Aktivierung von Fc-Rezeptor, Komplementrezeptor und
Lektin. (*2*) Durch Verschmelzung mit dem MHC-II-Kompartiment gelangen MHC-II/Ii-Komplexe in das Endolysosom.
(*3*) Durch Ansäuern des Endolysosoms und die Einwirkung
von Proteasen werden das Antigen und Ii teilweise abgebaut. (*4*) Aufgrund der Interaktion mit Chaperonproteinen
wird der Rest der Ii (CLIP) gegen ein Antigenpeptid ausgetauscht. (*5*) Das Antigenpeptid wird auf seine endgültige
Länge von 10 bis 15 Aminosäuren geschnitten. (*6*) Das fertig
beladene MHC-II-Molekül wird zur Antigenpräsentation an
die Zelloberfläche transportiert

ohne die Konkurrenz aus dem ER auf MHC-I-Moleküle geladen werden können.

Die Wahrscheinlichkeit für Autoimmunreaktionen vermindert sich, wenn ein Antigen unabhängig voneinander von zwei Lymphocyten, wie beispielsweise einer B- und einer T-Helferzelle, erkannt werden muss, die beide eine negative Selektion durchlaufen haben. Auch CTL haben ein großes Potenzial, Schäden anzurichten, und auch hier ist die zentrale Toleranz nicht 100%ig effektiv, sodass potenziell autoreaktive naive CTL in die Zirkulation gelangen können. Im Gegensatz zu B-Zellen haben CTL keine MHC-II-Moleküle und können daher nicht direkt mit T_H-Zellen interagieren. Stattdessen wirken die kreuzpräsentierenden DC wie eine Brücke zwischen den beiden Arten von T-Zellen, denn für eine erfolgreiche Kreuzpräsentation brauchen DC zusätzlich Signale von spezifischen T_H-Zellen, unter anderem die Interaktion von CD40-Ligand (= CD154) auf T-Helferzellen mit CD40 auf den DC. Um das extrem unwahrscheinliche Zusammentreffen von drei seltenen Immunzellen zu erleichtern, die alle ein bestimmtes Antigen präsentieren, beziehungsweise erkennen, werden nach dem erfolgreichen Zusammentreffen von DC und T-Helferzelle die noch fehlenden CTL durch Chemokine gezielt herbeigelockt.

Wenn CTL ohne Beteiligung von T-Helferzellen aktiviert werden, haben sie nur eine kurze Lebenszeit und funktionieren nicht als cytotoxische Zellen. Eine immunogene Antwort erfordert, dass DC Antigene zusammen mit PAMP (*pathogen-associated molecular patterns*) oder anderen Gefahrensignalen aufnehmen. Stimulation der Toll-ähnlichen Rezeptoren TLR(*Toll-like receptor*)-3 und TLR-9 führt zu verstärkter Beladung von MHC-I-Molekülen in Endosomen und daher tritt Kreuzpräsentation verstärkt auf. Zusätzlich führen auch von virusinfizierten Zellen gebildete Typ-I-Interferone zu verstärkter Reifung von DC und verstärken die Kreuzpräsentation. Selbst-Antigene können ebenfalls kreuzpräsentiert werden. Aufgrund der fehlenden Aktivierung durch PAMP und T-Helferzellen kommt es dabei zu einer Eliminierung autoreaktiver CTL und damit zu peripherer „Kreuztoleranz". Zusätzlich zu DC können sinusoidale Endothelzellen der Leber durch Kreuz-

präsentation auf MHC-Klasse-I-Moleküle an CTL Toleranz gegen Nahrungsantigene oder kommensale Bakterien erzeugen, die über die Blutversorgung aus dem Gastrointestinaltrakt kommen.

Man sollte erwarten, dass kreuzpräsentierende DC während einer viralen Infektion von bereits aktivierten CTL getötet werden. Dies wurde auch beobachtet, es scheint allerdings die Immunreaktion nicht zu beeinträchtigen. Zum einen wird die Apoptose von DC durch einen Rezeptor aus der TNF-Rezeptor-Familie gehemmt, dessen Ligand von aktivierten T-Zellen exprimiert wird. Zum anderen sind die naiven CTL bereits nach einem Tag aktiviert und haben kurze Zeit später schon ihre vollen cytotoxischen Fähigkeiten. Auf diese Weise kann eine ausreichende Anzahl an CTL aktiviert werden, bevor es zur Abtötung der DC kommt.

CD1

Die klassische Erkennung von Antigenen basiert auf der Präsentation von Peptidantigenen durch MHC-Moleküle. Pathogene bestehen aber noch aus anderen Verbindungen, die das adaptive Immunsystem für ihre Erkennung nutzen kann. Zusätzlich zu den MHC-Molekülen gibt es auch eine Antigenpräsentation durch CD1-Moleküle, die einen weiteren Weg der T-Zellaktivierung darstellt.

Die CD1-Familie der MHC-Klasse-I-ähnlichen Glykoproteine (beim Menschen: CD1a, CD1b, CD1c, CD1d und CD1e) präsentieren sowohl eigene als auch fremde Lipidantigene an darauf restringierte T-Zellen. Dabei werden die Proteine CD1a, CD1b und CD1c zur Gruppe 1 zusammengefasst, von der sich CD1d in der Art der Zielzellen unterscheidet. CD1e wird nicht an der Oberfläche exprimiert, sondern hat vermutlich eine Funktion bei der Antigenprozessierung.

Die für die CD1-Proteine codierenden Gene befinden sich nicht wie die Gene für MHC-I- und -II-Moleküle im MHC-Cluster, sondern in einem Gencluster auf Chromosom 1 (Maus: Chromosom 3). Im Gegensatz zu den charakteristischen Poly-

4

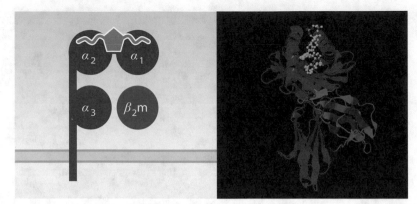

◻ **Abb. 4.7 Aufbau von CD1.** Die Struktur von CD1 erinnert stark an die des MHC-I-Moleküls. Es ist ebenfalls aus einem in der Plasmamembran verankerten Protein mit drei Domänen (*rot*) und einem daran assoziierten β_2-Mikroglobulin (*blau*) aufgebaut. Die Bindung des Antigens (*grau*) erfolgt ebenfalls durch die Domänen 1 und 2. Die Bindungsgrube ist allerdings tiefer als beim MHC-I-Molekül und enthält hydrophobe Aminosäuren, sodass Lipide gebunden werden können. Die Strukturinformation für die *rechte Abbildung* stammt aus der RCSB Protein Data Bank (PDB-ID 2H26)

morphismen von MHC-Klasse-I- und -II-Genen ist die allelische Variation der CD1-Gene extrem gering. Dies liegt vermutlich daran, dass die Biosynthese von Lipiden ein mehrstufiger, durch Enzyme vermittelter Prozess ist. Daher sind die Lipide der durch CD1 gebundenen Antigene wesentlich weniger variabel als Proteine, und folglich ist der Bedarf an Polymorphismen, um auf Veränderungen der präsentierten Antigene vorbereitet zu sein, bei der CD1-Antigenbindungsstelle deutlich geringer als bei Bindungsstellen der MHC-Moleküle.

CD1d-restringierte T-Zellen sind an der Immunantwort gegen Infektionen mit Bakterien, Parasiten, Viren und Pilzen beteiligt, töten infizierte Zellen, haben mikrobizide Effekte und sind beteiligt an Antitumorimmunität und der Regulation des Gleichgewichts von Toleranz und Autoimmunität.

Aufbau von CD1

Die CD1-Proteine sind in Sequenz und der Domänenstruktur den MHC-I-Molekülen ähnlich. Beide sind Heterodimere, bestehend aus einer schweren Kette mit drei extrazellulären Domänen α_1, α_2 und α_3, die nichtkovalent mit β_2-Mikroglobulin assoziiert sind. Die α_1- und α_2-Domänen bilden dabei die Antigenbindungsstelle, die über die immunglobulinähnliche α_3-Domäne in der Membran verankert ist (◻ Abb. 4.7).

Trotz der Ähnlichkeit im Aufbau bestehen Unterschiede zwischen CD1- und MHC-I-Molekülen, insbesondere hinsichtlich deren Antigenbindungsstellen. Die Struktur der CD1-Moleküle erlaubt die Einbettung von Kohlenwasserstoffketten verschiedener Lipidantigene in die hydrophoben Kanäle der Antigenbindungsstelle im Innern des CD1-Moleküls. Der TCR erkennt die oben herausragenden polaren Kopfgruppen zusammen mit den Oberflächenmerkmalen des CD1, ähnlich wie bei der Peptiderkennung bei den MHC-Molekülen.

CD1 exprimierende Zellen

CD1-Moleküle werden vorwiegend auf professionellen APC präsentiert, insbesondere auf DC. Sie folgen dabei aber nicht den Expressionsmustern des MHC-II-Moleküls während der Reifung dieser Zellen. Während innerhalb von Stunden nach Aktivierung MHC-II-Moleküle in großer Menge an die Zelloberfläche gebracht werden, zeigt die Oberflächenexpression von CD1a–d im Verlauf der DC-Reifung nur geringe Veränderungen.

Beladung und Präsentation von CD1

Neu synthetisierte CD1-Moleküle assoziieren im ER mit β_2-Mikroglobulin und mit den Chaperonen Calnexin, Calreticulin und ERp57. Dort werden sie auch mit Selbst-Lipiden beladen, was vermutlich für ihre Stabilität erforderlich ist. Die fertigen CD1-Moleküle wandern zunächst über den Golgi-Apparat auf die Plasmamembran. Von dort werden sie wieder internalisiert und nehmen in endosomalen und lysosomalen Kompartimenten andere Selbst- oder Fremd-Lipide auf, um danach an die Oberfläche zurückzukehren und diese Lipide an T-Zellen zu präsentieren. Im Gegensatz zu den MHC-Molekülen sind CD1-Moleküle allerdings auch in der Lage, auf der Zelloberfläche Lipidantigene aus der Umgebung direkt zu binden.

Die Fremd-Lipide stammen aus phagocytierten Mikroorganismen, wie bei den MHC-Molekülen, oder aus aufgenommenen Lipoproteinpartikeln. Dabei handelt es sich vorwiegend um eine Reihe verschiedener Lipide aus der Zellwand von Mykobakterien, z. B. dem *Mycobacterium tuberculosis*, und es wurde gezeigt, dass antigenspezifische, CD1b-restringierte T-Zellen mit *M. tuberculosis* infizierte Makrophagen CD1b-abhängig töten.

Zielzellen von CD1

CD1-restringierte T-Zellen können CD4$^+$, CD8$^+$ oder DN (CD4$^-$- und CD8$^-$-doppelt negativ) sein und sind genau wie MHC-restringierte T-Zellen in der Lage, alle Arten von T-Zellantworten auszulösen (◻ Tab. 4.1). Sie können als Effektorzellen durch Perforin und Granzyme (▶ Kap. 3) infizierte Zellen lysieren oder direkt antimikrobiell wirken. Als Helferzellen interagieren sie mit verschiedenen anderen Zellarten und haben dadurch einen Einfluss auf angeborene und adaptive Immunität.

CD1a-, b- und c-restringierte T-Zellen verhalten sich nach der Erkennung von mikrobiellen Lipiden vergleichbar den MHC-restringierten T-Zellen nach Erkennung von mikrobiellen Peptiden, die in ▶ Kap. 5 genauer beschrieben wird. Es kommt zur klonalen Expansion und Bildung von Gedächtniszellen. Auch die Primärstruktur der TCR, die CD1a–c erkennen, unterscheidet sich nicht von den TCRs, die peptidbeladene MHC-I- oder -II-Moleküle wahrnehmen.

Im Gegensatz dazu agieren die CD1d-restringierten Lymphocyten wie Zellen des angeborenen Immunsystems. Zahlreiche CD1d-restringierte T-Zellen exprimieren CD161, ein

◻ Tab. 4.1 Vergleich von MHC und CD1

	MHC I	MHC II	CD1
Aufbau	$\alpha_{1\text{-}2\text{-}3}$; β_2M	$\alpha_{1\text{-}2}$; $\beta_{1\text{-}2}$	$\alpha_{1\text{-}2\text{-}3}$; β_2M
Präsentierte Antigene	Peptide	Peptide	Lipide, hydrophobe Peptide
Exprimiert auf	Kernhaltigen Zellen	Professionellen APC	Professionellen APC
Zielzellen	CD8$^+$-T-Zellen	CD4$^+$-T-Zellen	CD8$^+$-, CD4$^+$-, DN-, NKT-Zellen
Chromosom	6 (MHC-I)	6 (MHC-II)	1
Polygenie	HLA-A, -B, -C	HLA-DR, -DQ, -DP	CD1a, b, c, d
Polymorphie	Hoch	Hoch	Sehr gering

DN, doppelt negativ (= T-Zellen ohne CD4 und CD8); β_2M, β_2-Mikroglobulin

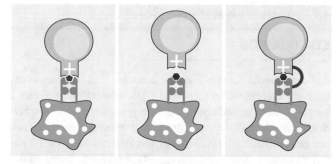

◻ Abb. 4.8 Verbindung des TCR mit einem MHC-II-Molekül durch ein Superantigen. *Linke Seite*: Wird auf dem MHC-II-Molekül der APC das zum TCR der T-Zelle passende Antigen präsentiert, kommt es zur Bindung zwischen beiden Zellen. *Mitte*: Wenn das Antigen nicht zur Spezifität des TCR passt, kommt es normalerweise nicht zu einer Interaktion zwischen T-Zelle und APC. *Rechte Seite*: Obwohl kein passendes Antigen präsentiert wird, kann eine Verbindung zwischen T-Zelle und APC zustande kommen, wenn TCR und MHC-II-Molekül durch ein Superantigen (*rot*) verbunden werden, das außerhalb der Antigenbindungsstelle mit hoher Affinität bindet

Oberflächenmolekül von NK-Zellen, und werden daher den NKT-Zellen zugeordnet. Eine außergewöhnliche Eigenschaft eines Teils der CD1d-restringierten T-Zellen ist ihre invariante TCRα-Kette. TCR werden im Verlauf der T-Zell-Reifung aus mehreren Komponenten zusammengesetzt, für die es jeweils zahlreiche unterschiedliche Gensegmente gibt (eine Darstellung der molekularen Vorgänge bei der Entstehung der TCR-Diversität findet sich im ▶ Kap. 6). CD1d-restringierte T-Zellen haben einen invarianten TCR, dessen α-Kette beim Menschen ausschließlich aus den V$_\alpha$24- und J$_\alpha$1-Gensegmenten zusammengesetzt ist, und dessen β-Kette in den meisten Fällen vom Typ V$_\beta$11 ist.

Im Gegensatz zu Gruppe-1-CD1- und MHC-restringierten T-Zellen können TCRα-invariante, CD1d-restringierte T-Zellen innerhalb von Minuten große Mengen von Cytokinen (IFN-γ, IL-4, IL-2, IL-5, IL-10, IL-13, GM-CSF und TNF-α) freisetzen. Einmal aktiviert, stimulieren diese NKT-Zellen DC, Makrophagen und NK-Zellen, rekrutieren Neutrophile und beeinflussen die adaptive Reaktion von T- und B-Zellen. Zusätzlich zur Cytokinproduktion können CD1d-restringierte T-Zellen auch cytotoxisch wirken, indem sie Zielzellen durch Perforin und Granzyme lysieren und durch Expression von membrangebundenen Mitgliedern der TNF-Familie Apoptose auslösen. Diese schnelle Effektorfunktion, ausgelöst durch einen invarianten Rezeptor, erinnert eher an eine angeborene als an eine adaptive Immunreaktion.

Superantigene

Auch wenn der Name es vermuten lässt, handelt es sich bei den Superantigenen nicht um Antigene im eigentlichen Sinn, die von antigenpräsentierenden Zellen über MHC- oder CD1-Moleküle präsentiert werden. Es sind vielmehr mikrobielle Toxine, die ohne Aufnahme in eine APC und daher ohne Prozessierung außerhalb der Antigenbindungsstelle an MHC-II-Moleküle auf der

Oberfläche der APC binden (◻ Abb. 4.8). Gleichzeitig binden sie auch auf der T-Zelle an die variable Region der β-Kette (Vβ) des TCR. Dabei kommt es zu einem Kontakt von MHC-II-Molekül und TCR, auch wenn das präsentierte Antigen gar nicht durch die T-Zelle erkannt wird.

Die antigenunspezifische Bindung an T-Zellen ist für jedes Superantigen spezifisch für bestimmte Vβ-Typen, wodurch es zu einer oligoklonalen Aktivierung von 4–20 % aller T-Lymphocyten, je nach Häufigkeit der gebundenen Vβ-Typen, kommt. Konventionelle Antigene reagieren dagegen nur mit ca. 0,001–0,0001 % aller T-Zellen. Aufgrund der superantigenvermittelten Aktivierung einer großen Zahl von APC und T-Zellen schütten diese im Rahmen eines sogenannten **Cytokinsturms** massiv Cytokine wie TNF-α, IL-1, -2, -6 und IFN-γ aus. Die Aktivierung der T-Zellen durch Superantigene führt nach der überschießenden Reaktion zunächst zu einem Refraktärzustand und zu anschließendem **aktivierungsinduziertem Zelltod** (AICD, *activation-induced cell death*) der T-Zellen über FAS/FAS-Ligand-Wechselwirkungen.

Durch ihren Einfluss auf das Immunsystem lösen Superantigene Fieber und Schock aus und sind wichtige Pathogenitätsfaktoren für die Bakterien *Staphylococcus aureus* (produzieren Staphylokokken-Enterotoxine und das *toxic shock syndrome toxin*, TSST) und *Streptococcus pyogenes* (produzieren Streptokokken-Pyrogene, Exotoxine), die auf Haut, Nase und oberen Atemwegen des Menschen vorkommen können. Darüber hinaus gibt es auch einige Viren, die Superantigene produzieren können, wie das *mouse mammary tumour virus* (MMTV). Es kommt zwar durch Superantigene zu einer Aktivierung der Immunreaktion, aber diese irregeleitete Überaktivierung und eine massive Deletion von T-Zellen verhindern eine effektive Immunantwort gegen den Erreger und erhöhen dadurch seine Chancen, nicht eliminiert zu werden.

4

4.2   Weitere beteiligte Moleküle

CD4 und CD8

Auf der Oberfläche von T-Zellen befinden sich unter anderem auch die Corezeptoren CD4 und CD8. Wie schon in ▶ Kap. 2 besprochen, kann auf reifen T-Zellen jeweils nur eines der beiden Moleküle vorkommen, und es legt dadurch fest, ob es sich um eine T-Helferzelle (CD4) oder um eine cytotoxische T-Zelle (CD8) handelt. Die Corezeptoren CD4 und CD8 binden an das MHC-Molekül und verstärken dadurch die Interaktion zwischen TCR und MHC-Molekül. Dabei kann das MHC-I-Molekül nur durch CD8 gebunden werden, wohingegen das MHC-II-Molekül nur an CD4 bindet. Aufgrund dieser Wechselwirkung werden durch MHC-II-Moleküle nur Antigene an T-Helferzellen und durch MHC-I-Moleküle ausschließlich Antigene an cytotoxische T-Zellen präsentiert. Diese Festlegung wird als **MHC-Restriktion** bezeichnet.

Die Rolle costimulierender Moleküle

Es reicht nicht, einer naiven T-Zelle ein Antigen zu präsentieren, um sie zu aktivieren. DC nehmen konstant körpereigene Moleküle auf, die dann ebenfalls den T-Zellen präsentiert werden können. Da die negative Selektion im Thymus nicht vollständig vor der Bildung potenziell autoreaktiver T-Zellen schützt, würden die T-Zellen dann die körpereigenen Strukturen ebenfalls als fremd erkennen und es kann zu einer Autoimmunreaktion kommen. Daher bedarf es eines Gefahrensignals, durch das die APC der naiven T-Zelle eindeutig mitteilt, dass es sich bei dem präsentierten Antigen um ein Fremd-Antigen handelt.

Dafür gibt es weitere, costimulierende Oberflächenmoleküle auf APC, die als zweites Signal der T-Zelle signalisieren, dass es sich wirklich um ein Antigen handelt, gegen das eine Immunreaktion erforderlich ist. Nur wenn dieses zweite Signal anzeigt, dass das Antigen von einem Pathogen stammt, wird die T-Zelle aktiviert. Im Gegensatz dazu führt eine Präsentation von Antigenen ohne costimulierende Moleküle zur Anergie (fehlende Reaktion) der T-Zellen, was als **periphere Toleranz** bezeichnet wird.

Ohne zusätzliche Aktivierung haben APC keine oder zumindest nur wenige costimulierende Moleküle auf ihrer Oberfläche. Erst beim Kontakt mit **PRR** (*pattern recognition receptors*), die die Präsenz von Pathogenen anzeigen, werden APC dazu angeregt, costimulierende Moleküle auf ihrer Oberfläche zu präsentieren. Die wichtigsten sind B7.1 (CD80) und B7.2 (CD86). Sie interagieren auf der T-Zelle mit CD28. Ebenso wie der TCR löst auch die Bindung von CD28 an einen seiner Liganden intrazelluläre Signalwege aus. Nur wenn Signale von beiden Rezeptoren kommen, wird die T-Zelle ordnungsgemäß aktiviert, andernfalls wird sie anerg. Nach Aktivierung können T-Zellen das mit CD28 verwandte CTLA-4 (*cytotoxic T-lymphocyte associated antigen 4* = CD152) bilden. Es bindet ebenfalls an B7 und zwar mit höherer Affinität als CD28, leitet aber inhibitorische Signale in die Zelle weiter und kann dadurch die Stimulation durch die APC beenden.

Aktivierte T-Helferzellen können noch weitere Moleküle auf ihrer Oberfläche exprimieren. Der CD40-Ligand (CD40L = CD154) bindet an CD40 auf einigen APC, was auf Makrophagen zu einer Verstärkung der Aktivierung durch T_H1-Zellen führt. Bei B-Zellen ist die Interaktion zwischen CD40 und CD40L ein wichtiger Bestandteil der Aktivierung durch T-Helferzellen. Eine Störung im CD40-Signalsystem führt zum **Hyper-IgM-Syndrom**, bei dem es aufgrund mangelnder T-Zell-Hilfe nicht mehr zum **Immunglobulinklassenwechsel** kommt.

Diese komplizierten Mechanismen der Wechselwirkung zwischen Zellen während der Antigenpräsentation haben einen Sinn: Wenn man bedenkt, welches hohe Potenzial Autoantikörper oder autoreaktive T-Zellen haben, um bei einer fehlgeleiteten Aktivierung dem eigenen Körper Schaden zuzufügen, bietet das Zusammenspiel mehrerer Zellen eine Reihe von Schutzmechanismen, die dafür sorgen, dass zum einen eine hocheffektive und spezifische Immunantwort gewährleistet ist, aber auch mehrere Sicherheitsmechanismen existieren, die verhindern, dass die Immunreaktion sich gegen nichtpathogene, körpereigene Strukturen richtet. Die Antigenpräsentation erfordert jeweils eine Interaktion zwischen mindestens zwei Zelltypen, die unabhängig voneinander ein Antigen erkennen und als gefährlich einschätzen. Sollte eine der Zellen das Antigen nicht als gefährlich einstufen, kommt es zu keiner Aktivierung oder in vielen Fällen sogar zur Inaktivierung der potenziell autoreaktiven Zelle und damit zur Bildung peripherer Toleranz.

4.3   Professionelle antigenpräsentierende Zellen

Die Fähigkeit zur Antigenpräsentation ist weit verbreitet. Alle kernhaltigen Zellen und Thrombocyten können endogene Peptide über MHC-I-Moleküle auf ihrer Oberfläche präsentieren, damit sie von cytotoxischen T-Zellen auf eine mögliche Virusinfektion überprüft werden können. Darüber hinaus gibt es noch einige Zelltypen, die Antigene an T-Zellen präsentieren, um sie zu aktivieren oder von ihnen aktiviert zu werden, was wesentlich für die Steuerung der adaptiven Immunantwort ist. Diese Zellen werden als professionelle antigenpräsentierende Zellen bezeichnet. Dazu zählen DC, Makrophagen und B-Zellen.

Unter bestimmten Bedingungen können auch einige andere Zellen nennenswerte Mengen von MHC-II-Molekülen und manchmal auch von costimulierenden Molekülen exprimieren und an T-Zellen präsentieren. Dies sind beispielsweise einige Tumor-, Endothel- oder Epithelzellen. Trotzdem werden diese Zellen nicht zu den professionellen APC gezählt und im Folgenden nicht weiter erwähnt.

Dendritische Zellen und Makrophagen

Dendritische Zellen sind der Sammelbegriff für eine Gruppe von Zellen mit ähnlicher Funktion, die sich aber aus unterschiedlichen Vorläufern entwickeln. Zu ihnen gehören die konventionellen DC (cDC), die plasmacytoiden DC (pDC) und die Langerhans-Zellen der Epidermis. Die primäre Funktion von DC ist die Präsentation von Antigenen an T-Zellen. Sie sind in den meisten peripheren Geweben zu finden, insbesondere an den Grenzflächen zur Umwelt, wie der Haut und den Schleimhäuten. Dort machen die DC rund 1–2 % der Gesamtzellzahl aus. Im Normalzustand nehmen DC ständig Antigene aus ihrer Umgebung auf, ohne dabei zwischen Selbst und Fremd zu unterscheiden. Ihre primäre Funktion ist die Präsentation dieser Antigene an naive T-Zellen. Aufgrund ihrer besonderen Bedeutung für die Aktivierung der adaptiven Immunantwort werden die DCs in ► Abschn. 5.1 im Detail beschrieben.

Follikuläre dendritische Zellen sind, trotz ihres Namens, keine DC im eigentlichen Sinne und gehören auch nicht zu den professionellen antigenpräsentierenden Zellen. Weder entstammen sie der hämatopoetischen Entwicklungslinie, noch sind sie in der Lage, Antigene aufzunehmen, zu prozessieren und auf MHC-II-Molekülen an T-Zellen zu präsentieren. Vielmehr versorgen sie B-Zellen in den Keimzentren sekundärer lymphatischer Organe mit Antigenen, indem sie an ihrer Oberfläche Antigen/Antikörperkomplexe über Fcγ-Rezeptoren festhalten (► Kap. 5).

Makrophagen zeichnen sich durch ihre außergewöhnliche Endocytosefähigkeit aus. Sie können bei der Phagocytose größerer Partikel bei einem einzigen Vorgang bis zu 50 % ihrer Oberfläche internalisieren. Innerhalb einer Stunde kann durch Recycling internalisierter Plasmamembran eine Oberfläche aufgenommen werden, die doppelt so groß ist wie die der ganzen Zelle. Makrophagen haben die Fähigkeit, die so aufgenommenen Antigene zu präsentieren, sind dabei aber weniger effektiv als DC. Dafür sind die Lysosomen von Makrophagen besser geeignet als die der DC, um aufgenommene Pathogene zu töten und abzubauen. Ihre Aufgabe *in vivo* liegt vermutlich vorwiegend bei der Aufnahme und Abtötung von Mikroorganismen, während die Antigenpräsentation einen geringeren Stellenwert hat.

Die Antigenpräsentation durch Makrophagen dient vermutlich zwei Zielen. Zum einen gibt es Erreger, die sich intrazellulär in Makrophagen vermehren (z. B. Mycobakterien) und für deren Eliminierung die Makrophagen auf die IFN-γ-vermittelte Hilfe

von T$_H$1-Zellen angewiesen sind. Zum anderen wird angenommen, dass Makrophagen auch T-Zellen aktivieren. Im Vergleich mit DC wandern Makrophagen nur in deutlich geringerem Umfang in sekundäre lymphatische Organe, um dort Antigene an naive T-Zellen zu präsentieren. In Experimenten mit Mäusen wurde festgestellt, dass ein Fehlen von Makrophagen die Einleitung der adaptiven Immunantwort nicht nachhaltig stört. DC sind für diese Vorgänge allerdings essenziell, was zeigt, dass zumindest die Hauptmenge der Antigenpräsentation zur Aktivierung naiver T-Zellen durch DC wahrgenommen wird. *In vitro*-Studien haben aber gezeigt, dass Makrophagen T-Zellen aktivieren können, was möglicherweise an Infektionsherden oder bei chronisch-entzündlichen Prozessen relevant ist.

B-Zellen

B-Zellen sind die dritte große Gruppe der professionellen APC. Im Gegensatz zu DC präsentieren sie Antigene aber nicht mit dem Ziel der Aktivierung von T-Zellen, sondern um T-Zell-Hilfe bei der Produktion von Antikörpern zu bekommen. Wenn es zu einer Erkennung des Antigens kommt, kann die T-Helferzelle durch costimulierende Moleküle und Cytokine die B-Zelle aktivieren und ihr obendrein signalisieren, dass sie einen Immunglobulinklassenwechsel durchführen soll (► Kap. 5).

Das **Hapten-Carrier-Prinzip** besagt, dass das **Hapten** (die chemische Struktur, die vom BCR erkannt wird, alleine aber keine Immunreaktion auslöst) an einen **Protein-Carrier** (der Epitope enthält, die von T-Helferzellen erkannt werden) gebunden vorliegen muss, damit es zur T-Zell-Hilfe kommen kann. Dafür ist es wichtig, dass das zu erkennende Hapten an ein ausreichend großes Protein gebunden ist, dessen Fragmente auf MHC-II-Molekülen präsentiert werden können, da das Hapten alleine zu klein ist, um eine Beteiligung von T-Zellen auszulösen. Es ist dabei nicht notwendig, dass die T-Helferzelle das gleiche **Epitop** (die Stelle des Antigens, die vom BCR oder TCR erkannt wird) erkennt wie die B-Zelle. Dieses Prinzip ist, unter anderem, von Bedeutung bei der Bildung von Antikörpern gegen die Blutgruppenantigene (► Exkurs 4.2).

4

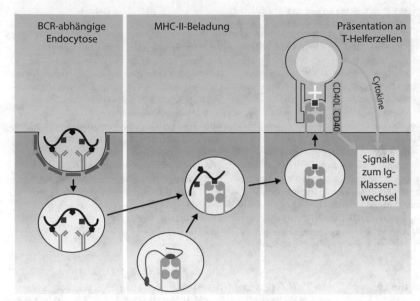

BCR-abhängige Endocytose

MHC-II-Beladung

Präsentation an T-Helferzellen

CD40L CD40

Cytokine

Signale zum Ig-Klassenwechsel

◙ **Abb. 4.9 Antigenpräsentation mittels einer B-Zelle an eine T-Helferzelle.** Die B-Zelle bindet durch ihren membranständigen B-Zell-Rezeptor ein Antigen, das daraufhin aufgenommen und dessen Proteinanteil (sofern vorhanden) prozessiert und auf MHC-II-Molekülen präsentiert wird. Nach Transport an die Zelloberfläche kann es zur Erkennung durch eine T-Helferzelle kommen, die daraufhin durch costimulierende Oberflächenmoleküle (hauptsächlich CD40L) und Cytokinsekretion die B-Zelle zur Produktion von Antikörpern und zum Immunglobulinklassenwechsel aktiviert. Die von BCR und TCR erkannten Epitope stimmen dabei in der Regel nicht überein.

Medizinisch macht man sich das Hapten-Carrier-Prinzip bei den sogenannten Konjugatimpfstoffen zu Nutze. Polysaccharide, beispielsweise aus der Hülle von Pneumokokken, können nicht über MHC-II-Moleküle präsentiert werden, da es sich nicht um Peptidantigene, sondern um Kohlenhydrate handelt. Daher kommt es bei einer Impfung mit diesen Stoffen nicht zu einer Immunantwort mit T-Zell-Hilfe. Man kann Impfstoffe herstellen, bei denen diese Polysaccharide an Protein-Carrier gebunden (= konjugiert) werden, vorzugsweise an solche Carrier, gegen die bereits T-Helferzellen aufgrund früherer Impfungen vorhanden sind (z. B. Diphterie- oder Tetanus-Toxoid). Dies führt durch T-Zell-Hilfe zu stärkerer und lang anhaltender Immunisierung gegen die Polysaccharide, bei der nicht nur IgM, sondern auch IgG gebildet wird. Es ist dabei unerheblich, dass die T-Helferzellen eigentlich gegen Proteine eines anderen Erregers gerichtet waren.

B-Zellen unterscheiden sich von DC und Makrophagen hinsichtlich der Möglichkeiten, die sie haben, um Antigene aufzunehmen. Das Ziel ihrer Antigenpräsentation ist eine Bestätigung, dass gegen das an ihren BCR bindende Antigen Antikörper gebildet werden sollen. Dazu passend ist der einzige Weg, über den B-Zellen effizient Antigene aufnehmen, der, dass sie gebunden an ihren BCR internalisiert werden (◙ Abb. 4.9). So sind die von B-Zellen auf MHC-II-Molekülen präsentierten Antigene immer in Verbindung mit einem Epitop aufgenommen worden, gegen das der BCR gerichtet ist. Im Gegensatz zu den anderen APC nehmen B-Zellen die zu präsentierenden Antigene nicht durch Phagocytose auf und haben nicht die Fähigkeit zur Aktivierung naiver T-Zellen durch Kreuzpräsentation.

Literatur

Barral DC, Brenner MB (2007) CD1 antigen presentation: how it works. Nat Rev Immunol 7:929–941

Guermonprez P, Valladeau J, Zitvogel L, Théry C, Amigorena S (2002) Antigen presentation and T cell stimulation by dendritic cells. Annu Rev Immunol 20:621–667

Kumanovics A, Takada T, Fischer Lindahl K (2003) Genomic Organization of the Mammalian MHC. Annu Rev Immunol 21:629–657

Kurts C, Robinson BWS, Knolle PA (2010) Cross-Priming in Health and Disease. Nat Rev Immunol 10:403–414

Trombetta ES, Mellman I (2005) Cell biology of antigen processing *in vitro* and *in vivo*. Annu Rev Immunol 23:975–1028

Die Immunantwort durch Lymphocyten

Andrea Kruse

© Springer-Verlag GmbH Deutschland 2015
L. Rink, A. Kruse, H. Haase, *Immunologie für Einsteiger*, https://doi.org/10.1007/978-3-662-44843-4_5

In den vorherigen Kapiteln haben wir erfahren, dass viele Krankheitserreger vom angeborenen Immunsystem vernichtet werden, sobald sie unseren Körper befallen. Wir merken nichts von der Infektion und erkranken nicht. Einigen Pathogenen gelingt es jedoch, die Abwehrmechanismen der angeborenen Abwehr zu überwinden. Um mit diesen Pathogenen fertig zu werden, muss das spezifische Immunsystem eingreifen. Wir haben auch erfahren, dass nicht überall im Körper eine adaptive Primärantwort ausgelöst werden kann. Infektionserreger, die an jeder beliebigen Stelle in den Körper eindringen können, werden deshalb in das nächste periphere lymphatische Gewebe transportiert, das die Infektionsstelle drainiert. Das Gleiche gilt für ihre Stoffwechselprodukte sowie auch für im Körper entstehende Tumorzellen (► Kap. 2). In diese Antigensammelstellen wandern naive T- und B-Lymphocyten aus dem Blut ein und suchen nach Antigenen. Nur hier werden primäre Immunantworten ausgelöst. In diesem Kapitel wollen wir betrachten, wie eine primäre Immunantwort induziert wird, welche Immunzellen daran beteiligt sind und wie letztendlich die entstehenden Effektorzellen die Infektion im Gewebe bekämpfen.

5.1 Dendritische Zellen: Bindeglieder zwischen angeborener und adaptiver Immunantwort

Die professionellen antigenpräsentierenden Zellen (APC) sind das entscheidende Bindeglied zwischen angeborener und adaptiver Immunantwort. Die potentesten unter ihnen sind die dendritischen Zellen (DC), auf die wir uns hier beschränken wollen (weitere Informationen zu Makrophagen ► Kap. 2–4). DC sind unabkömmlich für die Auslösung einer adaptiven Immunantwort. Von ihnen gibt es mindestens zwei Hauptgruppen, die konventionellen und die plasmacytoiden dendritischen Zellen. Beide Gruppen entstehen im Knochenmark aus einer hämatopoetischen Stammzelle, schlagen jedoch unterschiedliche Entwicklungswege ein:

- Die konventionellen dendritischen Zellen entwickeln sich in der myeloiden Reihe (sie werden deswegen auch als myeloide dendritische Zellen bezeichnet; mDC). Es lassen sich mehrere myeloide Subpopulationen unterscheiden, wie die Langerhans-Zellen der Haut und verschiedene interstitielle dendritische Zellen.
- Die plasmacytoiden dendritischen Zellen (pDC), die ihren Namen ihrem plasmazellähnlichen Aussehen verdanken, entstehen dagegen in der lymphatischen Reihe. Auch bei ihnen gibt es Hinweise auf phänotypisch und funktionell verschiedene Untergruppen.

Nach Freisetzung aus dem Knochenmark zirkulieren mDC und pDC als sogenannte *precursor-DC* im Blut. Als Antwort auf chemotaktische Signale wandern sie als unreife DC in die peripheren Gewebe ein, wobei der Nachweis von Homing-Molekülen (zum Beispiel $\alpha_4{:}\beta_7$-Integrin) auf der Oberfläche dendritischer Subpopulationen auf unterschiedliche Gewebepräferenzen hindeutet. Man vermutet, dass pDC zusätzlich auch über das Blut in die peripheren Lymphknoten rekrutiert werden.

Im Gewebe werden die unreifen DC ortsansässig. Der Grund dafür sind die von ihnen exprimierten Chemokinrezeptoren CCR1, CCR5, CCR6. Durch Interaktion mit den vor Ort produzierten Chemokinen werden die dendritischen Zellen im Gewebe festgehalten. Die unreifen DC der peripheren Gewebe tragen auf der Oberfläche nur wenige MHC-Klasse-I- und MHC-Klasse-II-Moleküle und nur wenige costimulierende Moleküle und können deswegen hier keine naiven T-Zellen aktivieren. Sie sind darauf spezialisiert, bei einer Infektion möglichst viele Antigene aufzunehmen. pDC zeigen in dieser Hinsicht eine wesentlich geringere Aktivität als myeloide DC, ebenso eine geringere Expression von MHC-Klasse-II-Molekülen und von costimulierenden Molekülen. Ihre Aufgabe besteht vielmehr in der Freisetzung großer Mengen Interferon-α, besonders als Antwort auf Virusinfektionen. Dabei spielen die von ihnen intrazellulär exprimierten Toll-ähnlichen Rezeptoren, TLR-7 und TLR-9, eine wesentliche Rolle; sie erkennen Bestandteile von Mikroorganismen, vor allem von Viren. Das Festhalten und die Weitergabe von Mikroorganismen an die intrazellulären TLR scheint über Siglec-H zu erfolgen, ein typischer Marker der pDC. Einige markante Unterschiede zwischen pDC und mDC sind in ◘ Tab. 5.1 aufgeführt. Im Folgenden wollen wir uns auf die Beschreibung der myeloiden DC beschränken.

Bei myeloiden DC erfolgt die Aufnahme von Antigenen durch Makropinocytose, rezeptorvermittelte Phagocytose oder durch die Infektion mit Viren. Bei der Makropinocytose werden größere Mengen an extrazellulärer Flüssigkeit und die darin gelösten Antigene (Toxine, Viren) von Plasmaausläufern umschlossen und ins Innere der Zellen aufgenommen. Bei der rezeptorvermittelten Phagocytose erkennen die Rezeptoren pathogenassoziierte molekulare Muster (PAMP) auf Krankheitserregern. Zu diesen Rezeptoren (*pattern recognition receptor*; PRR) gehören zum Beispiel der Mannoserezeptor und DEC 205, die eine große Zahl an Viren und Bakterien erkennen, Scavenger-Rezeptoren, die Lipoproteine zu binden vermögen und an der Phagocytose apopototischer Zellen beteiligt sind, und TLR. Im Gegensatz zu den Mannose- und Scavenger-Rezeptoren erfolgt über die TLR keine rezeptorvermittelte Phagocytose. Über die TLR wird die Produktion und Expression von löslichen Mediatoren und costimulierenden Molekülen eingeleitet (► Kap. 4). Außerdem verstärken die TLR auch die Prozessierung von Antigenen.

Die rezeptorvermittelte Aufnahme von Mikroorganismen aus der extrazellulären Flüssigkeit und ihr Einschluss in Endosomen mit anschließender Prozessierung ermöglicht es den dendritischen Zellen, Pathogenbestandteile über MHC-Klasse-II-Moleküle den CD4+-T-Helferzellen zu präsentieren (exogener oder endosomaler Weg). Außerdem können dendritische Zellen von Viren infiziert werden, die Zelloberflächenmoleküle als Eintrittsrezeptoren verwenden. Sie gelangen ins Cytoplasma und nutzen den Syntheseapparat der Zelle, um sich zu vermehren. Die synthetisierten viralen Proteine werden über die im Cytoplasma lokalisierten Proteasomen prozessiert und die entstehenden Peptide werden im endoplasmatischen Reticulum in MHC-Klasse-I-Moleküle eingebaut. Sie werden den cytotoxischen CD8+-T-Zellen präsentiert (endogener Weg). Außerdem sind nur dendritische Zellen zur Kreuzpräsentation befähigt

◙ **Tab. 5.1** Unterschiede zwischen plasmacytoiden (pDC) und myeloiden (mDC) dendritischen Zellen

	pDC	mDC
Oberflächenmoleküle	MHC-Klasse-I- und -II-Moleküle (geringer) costimulierende Moleküle (geringer) CD4 Siglec-H (*sialic acid binding Ig-like lectin H*) kein CD11c kein CD1 kein CD11b kein CD14	MHC-Klasse-I- und -II-Moleküle costimulierende Moleküle CD4 kein Siglec-H CD11c CD1 CD11b CD14$^{+/-}$ je nach Subpopulation
Toll-ähnliche Rezeptoren	TLR-1, TLR-6, TLR-7, TLR-9, TLR-10	TLR-1,TLR-2, TLR-3, TLR-4, TLR-5, TLR-6, TLR-7, TLR-8, TLR-10
Cytokine	Typ-1-Interferone, IL-6, IL-10, TNF-α; nur wenig IL-12; TGF-β möglicherweise bei Subpopulation	IL-12; IL-6, IL-10, TNF-α, TGF-β
rezeptorvermittelte Phagocytose, Makropinocytose im Gewebe	schwach	stark

◙ **Tab. 5.2** Wege der Antigenpräsentation durch dendritische Zellen

MHC-Klasse-I-Weg	MHC-Klasse-II-Weg	Kreuzpräsentation	CD1
endogener Weg Viren befallen DC und vermehren sich in ihnen. Virale Proteine werden in den Proteasomen prozessiert und auf MHC-Klasse-I-Molekülen präsentiert	exogener oder endosomaler Weg Antigene werden aus der extrazellulären Umgebung aufgenommen und in Endosomen prozessiert und auf MHC-Klasse-II-Molekülen präsentiert	exogen aufgenommene Antigene werden auf MHC-Klasse-I-Molekülen präsentiert	Präsentation von Glykolipiden, Phospholipiden und Lipopeptidantigenen mikrobiellen Ursprungs des exogenen und endogenen Weges
Aktivierung von cytotoxischen CD8$^+$-T-Zellen	Aktivierung von CD4$^+$-T-Helferzellen	Aktivierung von cytotoxischen CD8$^+$-T-Zellen	Aktivierung von CD1-restringierten α:β-T-Zellen, NKT-Zellen, γ:δ-T-Zellen

(*cross presentation*), bei der auch von außen aufgenommene Antigene auf MHC-Klasse-I-Molekülen dargeboten werden. Dies gilt vor allem für Viren, die nicht in der Lage sind, DC zu infizieren. Glykolipid-, Phospholipid- und Lipopeptidantigene des exogenen und endogenen Weges werden über CD1-Moleküle (► Abschn. 4.1) dargeboten. Durch diese unterschiedlichen Mechanismen der Antigenaufnahme und Präsentation (◙ Tab. 5.2) können dendritische Zellen Antigene von praktisch allen Krankheitserregern (Viren, Bakterien, Pilze, Parasiten), die den Körper befallen, präsentieren. Neben der Antigenaufnahme und der Aktivierung über TLR werden DC zusätzlich über Fc-Rezeptoren, die Antikörper als Bestandteil von Immunkomplexen binden, über Komplementrezeptoren (CR3, CR4), Rezeptoren der Hitzeschockproteine Hsp70 und gp96 und Cytokine in Alarmbereitschaft versetzt. Diese im Gewebe erzeugten Alarmsignale entscheiden darüber, ob, und wenn ja, welche, adaptive Immunantwort ausgelöst wird.

Nach der Aktivierung reifen die DC aus. Die im Gewebe aktivierten dendritischen Zellen verändern ihren Phänotyp, ihr Verhalten und ihre Funktion. Es setzt jetzt ein Differenzierungsprozess ein, bei dem zunächst durch verstärkte Makropinocytose vorübergehend mehr Antigene aufgenommen werden, woraufhin dann die Phagocytoseaktivität vermindert wird. Die bereits aufgenommenen Antigene werden prozessiert und in MHC-Klasse-I- beziehungsweise MHC-Klasse-II-Moleküle eingebaut. Diese erscheinen zusammen mit den costimulieren-

den Molekülen CD80 (B7.1-Molekül) und CD86 (B7.2-Molekül) auf der Oberfläche der dendritischen Zelle, die sich nun in eine professionell antigenpräsentierende Zelle umgewandelt hat (◙ Abb. 5.1). Außerdem werden die Chemokinrezeptoren CCR1, CCR5 und CCR6, die für den Verbleib der DC im Gewebe verantwortlich waren, herunterreguliert. Stattdessen erscheint der Chemokinrezeptor CCR7 auf der Oberfläche der aktivierten DC. CCR7 bindet die Chemokine CCL19 und CCL21, die von den Endothelzellen der fingerförmigen, im Gewebe offen endenden Lymphkapillaren, von den Stromazellen und reifen DC der lymphatischen Organe produziert werden. Mithilfe dieser Chemokinrezeptor-Liganden-Interaktion können die DC das Gewebe verlassen und im Strom der Lymphe über afferente Lymphgefäße in die Lymphknoten wandern. Auf ihrem Weg treiben die Chemokine den Differenzierungsprozess der dendritischen Zellen voran. Es erscheinen immer mehr MHC-Moleküle und costimulierende Moleküle auf ihrer Oberfläche. Im Lymphknoten ergießt sich die Lymphe in den Randsinus (► Kap. 2). Von hier wandern die dendritischen Zellen aktiv dem Chemokingradienten folgend in die T-Zell-Zone. Die DC haben während der Reifung ihre Fähigkeit zur Phagocytose und Makropinocytose verloren, präsentieren große Mengen an MHC-Peptid-Komplexen, B7-Molekülen (CD80, CD86) und Adhäsionsmolekülen wie ICAM-1, LFA-3 und DC-SIGN. Die dendritischen Zellen sind jetzt in der Lage, naive T-Zellen zu aktivieren, ein Vorgang, der als *licensing* bezeichnet wird. Außerdem produzieren sie jetzt

5

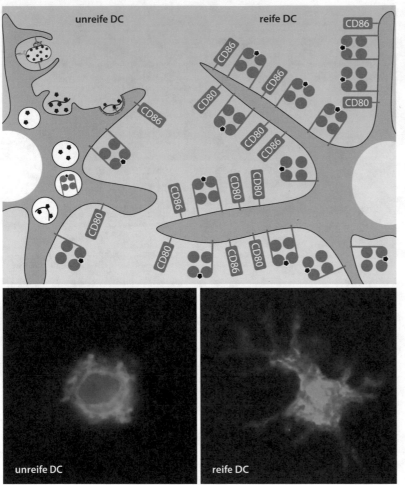

■ **Abb. 5.1 Vergleich unreifer und reifer DC.** Im unreifen Zustand nehmen DC Antigene aus ihrer Umgebung durch Phagocytose, Makropinocytose und rezeptorvermittelte Endocytose auf. Zu diesem Zeitpunkt werden die meisten dieser Antigene im Zellinneren in Vesikeln gespeichert, und es findet nur eine geringe Präsentation von MHC-Molekülen und costimulierenden Molekülen auf der Zelloberfläche statt. Nach vollständiger Aktivierung durch Gefahrensignale wird die Produktion, Beladung und Präsentation von MHC-I- und -II-Molekülen sowie von CD80 und CD86 gesteigert, sodass die DC alle Voraussetzungen für eine effektive Stimulation naiver T-Zellen erfüllt. Die fluoreszenzmikros-kopischen Aufnahmen zeigen DC aus einer *in vitro*-Kultur. Die in grün dargestellte Färbung des MHC-II-Moleküls zeigt die Morphologie der Zelle, die in blau dargestellte DNA den Zellkern. Auf der linken Seite sieht man eine naive DC, rechts nach Aktivierung mit einem Gefahrensignal (Lipopolysaccharid). Die reife Zelle hat deutlich ausgepräg-tere Dendriten, durch die die Interaktion mit den T-Zellen erleichtert wird. (Fluoreszenzbilder zur Verfügung gestellt von Dr. Julia Ober-Blöbaum und Prof. Dr. Björn Clausen.)

selbst Chemokine wie CCL18, das naive T-Zellen direkt zu ih-nen lockt.

Es muss betont werden, dass DCs in verschiedenen Reifungs-stadien in die Lymphknoten gelangen können und auch einige unreife dendritische Zellsubpopulationen kontinuierlich in die peripheren lymphatischen Gewebe wandern, um dem adapti-ven Immunsystem einen Status-quo-Bericht aus dem Gewebe zu überbringen. Liegt keine Infektion oder Entzündungsreak-tion vor, exprimieren sie jedoch nur sehr wenig MHC-Moleküle, CD80 und CD86 auf ihrer Oberfläche und lösen keine Immun-reaktionen aus. Man geht davon aus, dass diese unreifen DCs Selbst-Antigene präsentieren und bei den mit ihnen interagie-renden T-Zellen Toleranz auslösen.

5.2   Eine primäre Immunantwort wird in den peripheren lymphatischen Organen ausgelöst

Die Wanderung der naiven Lymphocyten

Im Gegensatz zu den dendritischen Zellen gelangen naive Lym-phocyten nur über das Blut in die peripheren lymphatischen Organe. Sie können routinemäßig den Blutstrom nur über be-stimmte Bereiche verlassen, die postkapillären Venolen (HEV; *high endothelial venules*; ▶ Kap. 2). Die einzelnen Schritte beim Verlassen des Blutstroms – die Extravasation – und die Eigen-schaften der daran beteiligten Adhäsionsmoleküle und Che-mokine werden detailliert in ▶ Kap. 7 besprochen. Wichtig ist, dass das koordinierte Zusammenspiel von Adhäsionsmolekülen und Chemokinen entscheidet, welche Zellen in das periphere lymphatische Gewebe einwandern dürfen und welche nicht. Auch unterliegen die T- und B-Zellen der Schleimhaut, die eine besondere Untergruppe der Lymphocyten darstellen, anderen Homing-Mechanismen als jene der peripheren Lymphknoten. Eine kurze Zusammenfassung gibt ■ Tab. 5.3.

Nachdem die naiven T- und B-Zellen die Blutbahn verlas-sen haben, wandern sie innerhalb des peripheren lymphatischen Gewebes in ihre speziellen Zonen (▶ Kap. 2). Die Migration der B-Zellen wird durch die Wechselwirkung des Chemokinrezep-tors CXCR5 mit seinem Liganden CXCL13 beeinflusst. CXCL13 wird unter anderem von follikulär dendritischen Zellen der Lymphfollikel gebildet. T-Zellen werden sowohl durch Wech-selwirkung zwischen CCR7 und den Chemokinen CCL19 und CCL21 als auch durch das Chemokin CCL18 (Rezeptoren CCR6 und CCR8) in die T-Zell-Zone gelockt.

◘ Tab. 5.3 Costimulierende Moleküle und ihre Bedeutung bei der Auslösung einer primären T-Helferzell-Antwort

T-Zelle	dendritische Zelle	Wirkung
CD28	CD80, CD86 (B7.1, B7.2)	aktivierend; IL-2-Produktion und Proliferation CD4$^+$- und CD8$^+$-T-Zellen
CD40L	CD40	aktivierend; stimuliert DC dazu, weitere B7-Moleküle zu exprimieren. Dadurch wird Proliferation der T-Zelle verstärkt; aktiviert B-Zellen; Ausbildung von Gedächtniszellen
OX40 (CD134)	OX40L (CD252)	aktivierend; Polarisierung der T-Zell-Differenzierung
ICOS (*inducible costimulatory molecule*); erscheint erst 1–2 Tage nach Antigenkontakt auf den aktivierten T-Zellen	LICOS	aktivierend; reguliert die Bildung von polarisierenden Cytokinen wie IL-10
CD27	CD70	aktivierend; bedeutend für die Anfangsphase der T-Zell-Aktivierung; spielt auch eine bedeutende Rolle bei der B-Zell-Aktivierung und Immunglobulinsynthese
LFA-1 ICAM-1	ICAM-1 LFA-1	aktivierend; initialer Kontakt, Bildung der immunologischen Synapse; Polarisierung der T-Zell-Differenzierung
CTLA-4 (*cytotoxic T-lymphocyte-associated antigen* 4; CD152)	CD80, CD86 (B7.1, B7.2)	Hemmung; inhibiert die Proliferation der aktivierten T-Zelle
PD-1 (*programmed death*-1)	B7-H1	Hemmung der T-Zell-Proliferation und Cytokinproduktion bei CD4$^+$- und CD8$^+$-T-Zellen
BTLA (*B and T lymphocyte attenuator*)	B7-H4	Hemmung; dämpft die IL-2-Antwort, kommt nicht auf T$_H$2 Zellen vor

L: Ligand

Die T-Zell-Antwort

Trifft eine naive CD4$^+$- oder CD8$^+$-T-Zelle auf eine aktivierte dendritische Zelle, die den passenden MHC-Peptid-Komplex präsentiert, wird eine T-Zell-Antwort ausgelöst; es entstehen T-Effektorzellen, die ins Gewebe wandern, um dort in den Kampf gegen ein Pathogen einzugreifen und die Immunantwort zu koordinieren. Die Auslösung einer T-Zell-Antwort im peripheren lymphatischen Gewebe wird als **Priming** bezeichnet und umfasst mindestens drei Schritte, bei denen verschiedene Signale das Schicksal der naiven Zelle bestimmen. Wir wollen uns diesen Vorgang zunächst im Falle der CD4$^+$-T-Zellen (T-Helferzellen; T$_H$) ansehen (◘ Abb. 5.2).

Die Bildung von CD4$^+$-T-Helferzellen

CD4$^+$-T-Zellen nehmen, sobald sie die T-Zell-Zone erreicht haben, mit jeder verfügbaren dendritischen Zelle Kontakt auf. Dieser erfolgt zunächst antigenunabhängig über Adhäsionsmoleküle und ihre Liganden (◘ Abb. 5.3). Dadurch kommt es zu einer Annäherung zwischen beiden Zellen. Die T-Zelle hat so genügend Zeit, mit ihrem T-Zell-Rezeptor die MHC-Moleküle der dendritischen Zelle nach spezifischen Peptiden abzutasten. Hat die T-Zelle den MHC-Molekül-Peptid-Komplex spezifisch erkannt, bekommt sie das erste Signal (Signal 1), das die Weichen für ihren weiteren Werdegang stellt. Die Bindung des TCR an den MHC-Molekül-Peptid-Komplex und des CD4-Moleküls an konservierte Teile des MHC-Moleküls führt zu einer Konformationsänderung des Integrins LFA-1, das mit hoher Affinität an die ICAMs der dendritischen Zelle bindet. Dadurch kann

die Wechselwirkung zwischen dendritischer Zelle und T-Zelle über Tage aufrechterhalten werden. Außerdem kommt es mithilfe des Cytoskeletts bei beiden Zellen zu einer Verlagerung und Konzentration der „längeren" Adhäsionsmoleküle an den Rand der Kontaktstelle, die „kleineren" T-Zell-Rezeptoren, CD4- oder CD8-Moleküle bzw. MHC-Moleküle werden dagegen zur Mitte der Kontaktstelle verschoben. Auf diese Weise entsteht eine **immunologische Synapse**, über die sehr zielgerichtet, schnell und effektiv Informationsaustausch durch Cytokine möglich ist (◘ Abb. 5.3).

Doch die T$_H$-Zelle braucht weitere Signale, um zu proliferieren und um sich zur benötigten Effektorzelle zu differenzieren. Diese Signale (Signal 2 und 3) bekommt sie hauptsächlich von der dendritischen Zelle, mit der sie in Kontakt steht. Für Signal 2 sind die costimulierenden Moleküle verantwortlich. Die wichtigsten sind die B7-Moleküle (CD80 und CD86), die auf der Oberfläche von aktivierten dendritischen Zellen vorkommen und zusammen mit den MHC-Molekülen hochreguliert werden. Sie binden an CD28, das auf der naiven T-Zelle exprimiert wird, und induzieren (zusammen mit Signal 1) zum einen den Eintritt der T-Zelle in die G$_1$-Phase des Zellzyklus, zum anderen die Produktion von IL-2 und die Synthese von CD25, der α-Kette des IL-2-Rezeptors. Diese α-Kette verbindet sich mit den bereits von der naiven T-Zelle exprimierten β- und γ-Ketten zu einer hochaffinen Form des IL-2-Rezeptors, der bereits durch geringe Mengen des Cytokins aktiviert werden kann. Als Reaktion auf IL-2 durchläuft die CD4$^+$-T-Zelle in einem Zeitraum von mehreren Tagen zahlreiche Zellteilungen. Es entstehen so aus *einer* antigenspezifischen T-Zelle Tausende T-Zellen mit der gleichen Rezeptorspezifität

5

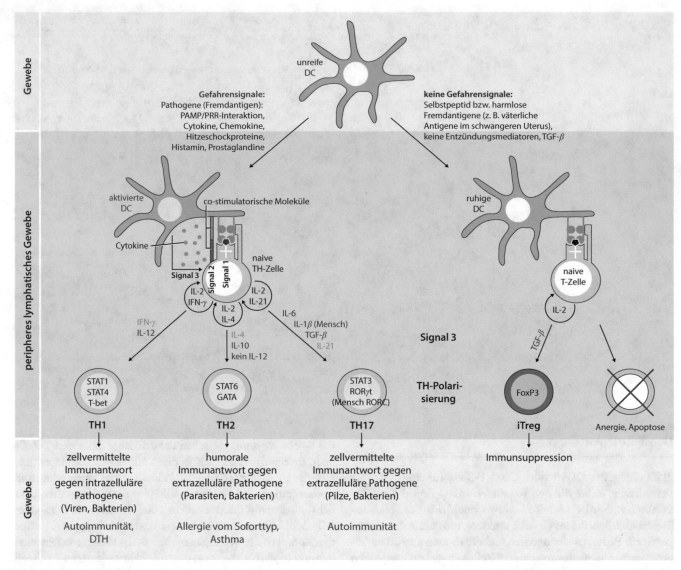

◘ **Abb. 5.2 Auslösung einer Immunantwort: die Bildung von T$_H$-Zellen.** Aktivierte dendritische Zellen (DC) verlassen das Gewebe und wandern über die Lymphgefäße in den nächsten drainierenden Lymphknoten. In der T-Zell-Zone präsentieren sie das prozessierte Antigen auf MHC-Klasse-II-Molekülen den naiven CD4$^+$-T$_H$-Zellen. Je nach Art des Antigens, der involvierten TLR, der freigesetzten Entzündungsmediatoren und anderen Komponenten des Mikromilieus induzieren die DC die Bildung unterschiedlicher T$_H$-Subtypen (T$_H$1-, T$_H$2-, T$_H$17-Zellen). Um sich differenzieren zu können, benötigt eine naive T-Zelle mindestens drei Signale: Signal 1 stellt die spezifische Erkennung des MHC-Peptid-Komplexes durch den TCR dar und führt zur Ausbildung einer immunologischen Synapse. Das Signal 2 geben die costimulierenden Moleküle, die zusammen mit Signal 1 die Proliferation der naiven T-Zellen veranlassen, die Polarisierung einleiten und die zeitliche Abstimmung der nun einsetzenden Cytokinfreisetzung durch die DC als auch durch die naiven T-Zellen beeinflussen. Die Art der sezernierten Cytokine (Signal 3) legt die proliferierenden T$_H$-Zellen auf die benötigte Subpopulation fest. Die von der DC sezernierten Cytokine sind in roter Schrift, die von der naiven T$_H$-Zelle freigesetzten Cytokine in grüner Schrift dargestellt. Dazu werden je nach Cytokinkombination unterschiedliche signalvermittelnde Proteine und Transkriptionsfaktoren in der T$_H$-Zelle aktiviert, die schließlich zur Bildung von T$_H$1-, T$_H$2- oder T$_H$17-Zellen führen. Jede Subpopulation bildet ihr charakteristisches Cytokinmuster, mit dessen Hilfe sie Immunantworten gegen intrazelluläre Erreger, extrazelluläre Bakterien, mehrzellige Parasiten oder Pilze koordiniert. Einzelne Subpopulationen sind aber auch mit Autoimmunerkrankungen (T$_H$1-, T$_H$17-Zellen) und Hypersensitivitätsreaktionen vom verzögerten Typ (DTH, *delayed-type hypersensitivity*) (T$_H$1-Zellen) assoziiert und spielen eine Rolle bei der Entstehung von Allergien vom Soforttyp und beim Asthma (T$_H$2-Zellen). Erkennung von Selbst-Peptiden oder harmlosen Fremd-Peptiden bei gleichzeitigem Fehlen von costimulierenden Signalen resultiert in Anergie, Apoptose oder der Bildung von induzierten regulatorischen T-Zellen (iT$_{reg}$). PAMP: pathogenassoziierte molekulare Muster (*pathogen-associated molecular patterns*); PRR: Mustererkennungsrezeptoren (*pattern recognition receptor*) (Verändert nach Deenick und Tangye; verändert nach DiCesare, DiMeglio und Nestle.)

(**klonale Expansion**). IL-2 wiederum verstärkt die Signale der costimulierenden Moleküle, wodurch noch mehr IL-2 gebildet wird (positive Rückkopplung). Die Aktivierung der T-Zelle durch Signal 1 und 2 bewirkt außerdem die Expression weiterer costimulierender Moleküle auf der Oberfläche der T-Zellen, zum Beispiel CD40L, OX40, CD27 oder ICOS. Diese costimulierenden Moleküle gehören entweder zur CD28- oder TNF-Familie.

Die Interaktion der costimulierenden Moleküle mit ihren Liganden auf der dendritischen Zelle fördert zum einen die Proliferation der T-Zellen, indem sie die Expression der B7-Moleküle hochregulieren (z. B. die Interaktion zwischen CD40L/CD40). Sie bewirkt aber auch die optimale und zeitlich abgestimmte Bildung von Cytokinen, die die Differenzierung in die benötigten T-Helfer-Subpopulationen vorantreiben (zum Beispiel ICOS/LICOS-,

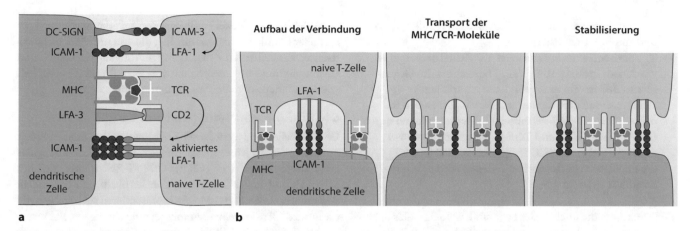

□ Abb. 5.3 Die immunologische Synapse. Der erste Kontakt zwischen DC und T$_H$-Zelle erfolgt über verschiedene Adhäsionsmoleküle wie LFA-1, LFA-3, CD2, ICAM-1, ICAM-3 und DC-SIGN (*dendritic cell-specific intercellular adhesion molecule-3-grabbing non-integrin*). Dadurch kommen sich die Zellen so nahe, dass die T-Zellen die MHC-Klasse-II-Peptid-Komplexe mit ihren TCR abtasten können. Kommt es zu einer spezifischen Erkennung, folgt eine Konformationsänderung der Integrine, wie z. B. des LFA-1, das jetzt mit hoher Affinität an seinen Liganden ICAM-1 bindet. Mithilfe des Cytoskeletts werden die Adhäsionsmoleküle an den Rand, die kürzeren MHC/TCR-Moleküle in die Mitte der Kontaktzone transportiert. Es bildet sich eine immunologische Synapse, die eine schnelle und effektive Informationsübertragung zwischen den Zellen ermöglicht. (Verändert nach Bleijs *et al.* und nach Grakoui *et al.*)

OX40/OX40L-, aber auch LFA-1/ICAM-1-Interaktionen). Es gibt aber auch costimulierende Moleküle, zum Beispiel das von der T-Zelle exprimierte CTLA-4 (CD152), die die Proliferation und Differenzierung der T-Zelle unterbinden. CTLA-4 bindet wie CD28 an die B7-Moleküle, jedoch mit wesentlich höherer Affinität. Dadurch bekommt die aktivierte T-Zelle inhibitorische Signale und wird unempfindlich gegenüber IL-2. □ Tab. 5.3 zeigt einige der von T-Zellen und dendritischen Zellen exprimierten costimulierenden Moleküle und ihre Wirkung.

Erfolgt eine Interaktion zwischen TCR und MHC-Molekül-Peptid-Komplex ohne Costimulierung, werden die nachfolgenden Signale unterbunden oder verändert. Dies ist zum Beispiel bei der Erkennung von Selbst-Peptiden der Fall und führt entweder zur Anergie oder bei hoher Konzentration von Selbst-Peptiden zur Apoptose der naiven T-Zelle (klonale Deletion). Starke und lang andauernde Interaktionen zwischen TCR und MHC mit gleichzeitig starker Costimulierung bereiten dagegen den Weg zur Bildung von äußerst wirkungsvollen Effektorzellen und Gedächtniszellen.

Um sich in die erforderliche T-Helfer-Subpopulation differenzieren zu können, müssen die proliferierenden naiven CD4⁺-T-Zellen ein drittes Signal empfangen. Signal 3 wird von der dendritischen Zelle meistens in Form von Cytokinen übermittelt. Die Art und Menge der von der DC gebildeten Cytokine hängt ab vom Subtyp der DC, der Art des Antigens, der involvierten TLR, der freigesetzten Entzündungsmediatoren und anderen Komponenten des Mikromilieus des Gewebes und des Lymphknotens sowie auch von der Art der involvierten costimulierenden Moleküle. Aber auch die proliferierende T-Zelle gibt Cytokine ab (IL-2 und IFN-γ, IL-2 und IL-4, oder IL-2 und IL-21), die autokrin wirken und ihre eigene Differenzierung in verschiedene Subpopulationen unterstützen (□ Abb. 5.2). Zunächst wollen wir uns jedoch ansehen, welche T-Helfer-Subpopulationen gebildet werden können.

Welche T$_H$-Subpopulationen gibt es?

CD4⁺-T-Zellen können sich zu vier verschiedenen Subpopulationen mit bestimmten Effektoreigenschaften differenzieren: T$_H$1-Zellen, T$_H$2-Zellen, T$_H$17-Zellen und induzierte regulatorische T-Zellen (iT$_{reg}$). Diese Subpopulationen sind im Rahmen einer Immunantwort nach den von ihnen ausgeschiedenen Cytokinen definiert worden. Die unterschiedlichen Cytokinmuster der einzelnen Subpopulation (T$_H$1, T$_H$2, T$_H$17) aktivieren jeweils bestimmte Zellen des angeborenen und adaptiven Immunsystems. Nur so können die unterschiedlichsten Pathogene vom Virus bis zum Wurm bekämpft werden. Die Cytokine der iT$_{reg}$ inhibieren dagegen Immunantworten (▶ Exkurs 5.1).

— **T$_H$1-Zellen** bilden unter anderem IFN-γ, IL-2 (wird allgemein als T$_H$1-Cytokin benannt, kann aber von verschiedenen T-Zell-Populationen gebildet werden), IL-3, Lymphotoxin und GM-CSF. Sie dienen vorwiegend der Koordination der Immunreaktion gegen Viren, intrazellulär lebenden Bakterien wie zum Beispiel Mycobakterien (Erreger der Tuberkulose und der Lepra), stimulieren aber auch B-Zellen zur Produktion von Antikörpern, vor allem IgG, gegen extrazellulär vorkommende Bakterien. Sie sind aber auch mit Autoimmunerkrankungen und Hypersensitivitätsreaktionen vom verzögerten Typ (DTH; *delayed-type hypersensitivity reaction*) assoziiert.

— **T$_H$2-Zellen** bilden IL-4, IL-5, IL-6, IL-13 und IL-10, aktivieren naive B-Zellen und bewirken einen Klassenwechsel vor allem zu IgE und IgA. Sie spielen aber auch eine wichtige Rolle bei Allergien vom Soforttyp und Asthma.

— **T$_H$17-Zellen** produzieren IL-17, IL-21, IL-22 und IL-26. Sie arbeiten mit T$_H$1- und T$_H$2-Zellen zusammen, vor allem im Kampf gegen extrazelluläre Pathogene (Bakterien, Pilze). Allerdings wurde eine Vielzahl von Autoimmunerkrankungen mit einer Überproduktion von T$_H$17-Cytokinen assoziiert (□ Abb. 5.2). Immunreaktionen werden nie von einer Subpopulation allein bestritten, je nach Art des Erregers und der Infektion kann aber die eine oder andere

Subpopulation dominieren. Das gilt auch für allergische und autoimmune Reaktionen.

- T_{reg}, die beim Priming aus naiven T-Zellen hervorgehen, werden als **induzierte T_{reg}** (iT_{reg}) bezeichnet. Im Gegensatz zu den im Thymus gebildeten natürlichen T_{reg} (nT_{reg}), stellen sie eine heterogene Gruppe von Zellen dar. Sie unterdrücken T-Zell-vermittelte Immunreaktionen durch Cytokine wie IL-10 und TGF-β (*transforming growth factor-β*). Neben den CD4$^+$-T_{reg} gibt es auch CD8$^+$-T_{reg}. Auf die Funktion regulatorischer T-Zellen wird in ► Kap. 7 detailliert eingegangen.

T-Helferzellen, die noch in der Lage sind, Cytokine aller Subpopulationen zu produzieren, werden vielfach als T_H0-Zellen bezeichnet. Lange Zeit wurde diskutiert, ob T_H0-Zellen eine eigene Population darstellen. Heute geht man davon aus, das T_H0-Zellen ein Entwicklungsstadium im Differenzierungsprozess darstellen, das zwischen der Aktivierung der naiven T-Zelle und der Differenzierung in T_H1-, T_H2- oder T_H17-Zellen anzusiedeln ist.

Wie entstehen die T_H-Subpopulationen in den peripheren lymphatischen Organen?

Wesentlich für die Differenzierung in T_H1-, T_H2-, T_H17-Zellen oder iT_{reg} sind die Art der Cytokine, die von der dendritischen Zelle an die T-Zellen weitergegeben werden, und die Cytokine, die die T-Zellen nach Aktivierung selbst freisetzen (◘ Abb. 5.2). Hohe Mengen an IFN-γ und IL-12 bewirken die Differenzierung von **T_H1-Zellen**. Die Cytokine binden dazu an ihre Rezeptoren, die auf den proliferierenden T_H0-Zellen exprimiert werden. Die Rezeptoren stehen wiederum mit bestimmten signalvermittelnden Proteinen in Verbindung. So aktiviert IFN-γ das signalvermittelnde Protein STAT1, das in der T-Zelle die Expression des Transkriptionsfaktors T-bet bewirkt. T-bet wiederum führt zur Expression einer Untereinheit des IL-12-Rezeptors und schaltet das IFN-γ-Gen in der T-Zelle an. Die Interaktion von IL-12 und seinem Rezeptor führt über die Aktivierung von STAT4 zur Differenzierung von T_H1-Zellen.

Die Polarisierung zu **T_H2-Zellen** benötigt dagegen die Anwesenheit von IL-4 und die Abwesenheit von IL-12. IL-4 vermittelt die Aktivierung von STAT6. Dieses signalvermittelnde Protein führt zur Expression des Transkriptionsfaktors GATA-3. GATA-3 schaltet Cytokingene an, die für T_H2-Zellen typisch sind. Neue Untersuchungen weisen darauf hin, dass auch geringe Mengen an IL-10 und der von T-Zellen exprimierte Notch-Rezeptor eine Rolle bei der Generierung von T_H2-Zellen spielen.

Untersuchungen in der Maus zeigen, dass die Differenzierung von **T_H17-Zellen** die Anwesenheit von IL-6 (beim Menschen zusätzlich IL-1β), IL-21 und TGF-β und die Abwesenheit von IL-4 und IL-12 benötigt. IL-6 und TGF-β sind entscheidend für die Aktivierung eines molekularen Schalters, des Transkriptionsfaktors RORγT (entspricht RORC-Variante 2 beim Menschen), der wiederum die Expression des IL-23-Rezeptors bewirkt. Lange Zeit wurde angenommen, dass IL-23 eine wichtige Rolle bei der Differenzierung von T_H17-Zellen in den peripheren lymphatischen Organen spielt. Neuere Untersuchungen zeigen aber, dass IL-23 erst später auf diese Zellen einwirkt, wenn sie schon auf ihre T-Zell-Linie festgelegt sind.

Induzierte T_{reg} entstehen als Reaktion auf erkannte Selbst-Peptide oder harmlose Fremd-Antigene, die von unreifen, nicht aktivierten dendritischen Zellen (geringe Antigenpräsentation und Costimulierung) in Anwesenheit von TGF-β und Abwesenheit von Entzündungssignalen wie IL-6 präsentiert werden.

Die Bildung von cytotoxischen CD8$^+$-T-Zellen

CD8$^+$-T-Zellen sind nicht für die Koordination der Immunantwort zuständig. Sie spielen vielmehr eine Rolle bei der Erkennung des „veränderten Selbst". Der TCR der CD8$^+$-T-Zellen interagiert mit MHC-Klasse-I-Molekülen, die auf allen kernhaltigen Körperzellen vorkommen. Diese MHC-Moleküle präsentieren stichprobenartig die intrazelluläre Proteinzusammensetzung einer Zelle. Bei Virusinfektionen oder im Fall einer Tumorzelle erscheinen also auch virale Peptide oder veränderte Eigen-Peptide auf den MHC-Molekülen. Diese werden von den CD8$^+$-T-Zellen erkannt und die infizierte Zelle oder Tumorzelle wird getötet. CD8$^+$-T-Zellen sind cytotoxische Zellen, also Killerzellen und somit sehr gefährlich für den Körper, denn geprimten Killerzellen reicht ein Signal, um zu töten. Es ist leicht vorstellbar, dass das Priming dieser Zellen stärker kontrolliert werden muss als das der CD4$^+$-T-Zellen. Zunächst kommt es auch bei der CD8$^+$-T-Zelle zu einer Kontaktaufnahme mit der dendritischen Zelle über Adhäsionsmoleküle, die es ihr ermöglichen, mit ihrem TCR die präsentierten MHC-Klasse-I-Peptid-Komplexe zu überprüfen. Kommt es zu einer spezifischen Erkennung, führt dies zur Übertragung des ersten Signals und der Ausbildung einer immunologischen Synapse.

Für das zweite Signal, das die klonale Expansion der T-Zelle zur Folge hat, bedarf es auch hier der Aktivierung durch die costimulierenden Moleküle CD80 und CD86. Eine direkte Aktivierung von CD8$^+$-T-Zellen durch die dendritische Zelle ist selten. Sie erfolgt in der Regel nur, wenn die DC selbst infiziert ist und außergewöhnlich viel CD80 und CD86 exprimiert. Gedächtniszellen werden unter diesen Umständen nicht gebildet, da CD8$^+$-T-Zellen kein CD40L tragen und es folglich nicht zu einer Hochregulation der costimulierenden Moleküle kommt. In den überwiegenden Fällen erhalten CD8$^+$-T-Zellen jedoch die Hilfe von CD4$^+$-T-Zellen, die mit derselben DC in Kontakt stehen. Sie fördern die Proliferation, Differenzierung und Generierung von CD8$^+$-T-Gedächtniszellen.

Die B-Zell-Antwort

Täglich werden viele 100 Millionen B-Zellen im Knochenmark gebildet und ins Blut abgegeben. Die neugebildeten B-Zellen sind noch unreif. Sie tragen auf ihrer Oberfläche große Mengen an IgM, aber nur wenig IgD. Um auszureifen und zu langlebigen B-Zellen zu werden, müssen sie in die peripheren lymphatischen Gewebe einwandern, um dort in die B-Zell-Zone zu gelangen (► Kap. 2). Doch nicht alle neugebildeten B-Zellen überleben die ersten Tage in der Peripherie. Ist es ihnen nicht gelungen, einen Follikel in den peripheren lymphatischen Organen aufzusuchen, gehen sie zugrunde. Man geht davon aus, dass die unreifen B-Zellen in den Follikeln wichtige Überlebenssignale in Form von löslichen Faktoren bekommen, die dort von konventionellen DC und Makrophagen produziert werden. Um Zugang zu den Folli-

---

Exkurs 5.1: Wie viele Subpopulationen von T-Helferzellen gibt es wirklich?

T-Helferzellen sind entscheidende Koordinatoren im Immunsystem, indem sie mit den anderen Immunzellen interagieren und deren Aktivität kontrollieren. Allerdings sind die Bedürfnisse des Immunsystems sehr breit – meterlange Würmer und im Zellinnern angesiedelte Viren müssen gleichermaßen angegriffen werden. Es ist daher nicht verwunderlich, dass T-Helferzellen ihrerseits eine heterogene Population darstellen. So wurden in der Vergangenheit verschiedene stabile Untertypen definiert, die durch die Synthese jeweils spezifischer Produkte charakterisiert sind. Zu diesen gehören v. a. die Cytokine, aber auch andere Produkte, wie etwa das cytolytisch wirksame Perforin. Entscheidend für die Definition eines Untertyps ist jeweils das Vorhandensein spezifischer Transkriptionsfaktoren, also derjenigen Proteine, die an die Promotoren von Genen binden und die Gentranskription vermitteln. Aus der Produktion jeweils unterschiedlicher Cytokine in den Untertypen ergibt sich also die Aktivität jeweils unterschiedlicher Transkriptionsfaktoren. Insbesondere ist jeder Untertyp durch einen ganz spezifischen „Master"-Regulationsfaktor charakterisiert. Eine weitere Voraussetzung für die Definition eines stabilen Untertyps sind epigenetische Veränderungen am Chromatin: Die Genloci für jeweils „erlaubte" Cytokine bleiben stabil geöffnet, während diejenigen für „verbotene" Cytokine beispielsweise durch Methylierung unzugänglich gemacht werden.

Die ersten nach diesen Kriterien beschriebenen Untertypen waren T_H1-Zellen als Produzenten von IFN-γ und TNF-α mit dem „Master"-Regulationsfaktor T-bet und T_H2-Zellen als Quelle von IL-4, IL-5 und IL-13 mit dem Faktor GATA3. Nachdem diese Untertypen zunächst *in vitro* beschrieben wurden, fand man entsprechende Cytokinmuster bald auch bei sehr unterschiedlichen Erkrankungen *in vivo*. So sind T_H1-Zellen wegen ihrer Cytokine wichtig zur Aktivierung von Makrophagen, damit diese die in ihnen vorhandenen Erreger, wie etwa Bakterien (z. B. Tuberkuloseerreger), Protozoen (z. B. Leishmanien), aber auch Viren, abtöten können. Im Gegensatz dazu benötigt man T_H2-Zellen zur Abwehr großer extrazellulärer Erreger wie Würmer, indem B-Zellen von T_H2-Zellen zur Synthese besonderer Antikörper aktiviert werden, die sich an die Würmer binden. Die Abtötung erfolgt durch ebenfalls von den T_H2-Zellen aktivierte eosinophile Granulocyten, die wiederum die Fc-Teile der an die Würmer gebundenen Antikörper erkennen.

Bald nach ihrer Erstbeschreibung wurden wichtige Prinzipien der Entstehung und Bedeutung der T-Helferzell-Untertypen deutlich. So entstehen sämtliche Untertypen aus einer gemeinsamen Vorläuferzelle. Welcher Untertyp jeweils entsteht, wird durch Produkte derjenigen antigenpräsentierenden Zelle (z. B. dendritische Zelle) beeinflusst, auf der die Vorläuferzelle ihr Antigen zum ersten Mal erkennt. Diese jeweiligen Produkte wiederum sind maßgeblich von Komponenten des Erregers abhängig. Ein weiteres wichtiges Prinzip ist, dass die Untertypen jeweils ihre eigene Vermehrung unterstützen und andere Untertypen supprimieren. Dies kann zu einem sich selbst verstärkenden Ungleichgewicht führen und in der Folge zu Erkrankungen, die durch ein Zuviel der jeweiligen Untertypen ausgelöst werden. Beispiele sind die Vermittlung von Autoimmunerkrankungen durch T_H1-Zellen und die Begünstigung von Allergie durch T_H2-Zellen. Wichtig ist weiterhin, dass ein Organismus auf eine gegebene Infektion mit der Expansion sinnvoller Untertypen reagieren kann, aber auch, genetisch bedingt, mit Untertypen, die den jeweiligen Krankheitsverlauf massiv verschlechtern können. Hierdurch erklärt sich beispielsweise der tuberkuloide (T_H1) und lepromatöse (T_H2) Verlauf bei der Lepra. Ein weiteres wesentliches Prinzip ist, dass der jeweils vorhandene T-Helferzell-Untertyp auf die anderen vorhandenen Immunzellen „abfärbt". So sezernieren andere Immunzellen sehr häufig eine der T-Helferzelle sehr vergleichbare Kombination an Cytokinen. Dieses T_H1/T_H2-Konzept wurde 1986 etabliert und hatte etwa 20 Jahre Bestand. Allerdings gab es einige Befunde, die mit diesem Konzept nicht befriedigend erklärt werden konnten. So blieb unklar, warum T_H1-Zellen einerseits beschuldigt wurden, Multiple Sklerose mitzuvermitteln, andererseits sich aber im Mausmodell ein Fehlen von IFN-γ krankheitsverstärkend und nicht etwa -mildernd auswirkt. Im Jahre 2005 führte dies zur Beschreibung eines weiteren Untertyps, der nach seinem Produkt IL-17 als T_H17-Zelle bezeichnet wird. T_H17-Zellen exprimieren den „Master"-Faktor RORγt und sind sehr wichtig bei der Abwehr extrazellulärer Bakterien und Pilze, maßgeblich vermittelt durch die Anlockung neutrophiler Granulocyten über IL-17. Der beschriebene widersprüchliche Befund bei der Pathogenese der Multiplen Sklerose wird mittlerweile dadurch erklärt, dass T_H1- und T_H17-Zellen offenbar nacheinander beide wichtig zur Auslösung der Erkrankung sind, dass T_H1-Zellen aber die Entstehung von T_H17-Zellen unterdrücken.

Das Trio aus T_H1-, T_H2- und T_H17-Zellen hat in den letzten Jahren weiter Zuwachs bekommen. So gibt es mittlerweile T_H9-, T_H22- und T_H39-Zellen sowie T_{FH}-Zellen, die nicht über ihre Cytokinproduktion, sondern über ihre Lokalisation in den Keimzentren der Lymphfollikel beschrieben wurden. Diese Inflation an Untertypen einerseits und die unterschiedliche Art der Definition andererseits führen zunehmend zu einem Problem: Wann lohnt es sich, einen neuen Untertyp zu definieren – und wann handelt es sich um unterschiedliche Zustandsformen bereits bekannter Untertypen? So produzieren etwa T_{FH}-Zellen *in situ* die Cytokine IL-4 und IL-21, die man *in vitro* T_H2- bzw. T_H17-Zellen zugeordnet hat. Andererseits können etablierte Untertypen zu unterschiedlichen Zeiten nach ihrer Aktivierung sehr unterschiedliche Cytokine sezernieren – dieser kinetische Aspekt muss also berücksichtigt werden. Dieselbe Zelle würde gegebenenfalls zu unterschiedlichen Zeiten der Analyse einer anderen Unterart zugeordnet werden. Letztlich gibt es auch immer mehr Berichte darüber, dass mehrere vermeintlich unterschiedliche Untertypen dasselbe Cytokin sezernieren können, abhängig von der Kinetik und den jeweiligen Stimulationsbedingungen. Solche Gedanken führen in der Fachwelt zurzeit zu einer gewissen Skepsis über die ausufernden Neubeschreibungen von T-Helferzell-Untertypen. Es wäre sicher gut, wenn hier die ursprünglichen Kriterien, ein spezifischer „Master"-Regulatorfaktor und eine vererbbare stabile Veränderung am Chromatin, wieder vermehrt zu Rate gezogen werden könnten.

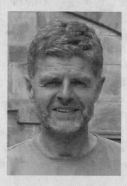

Prof. Dr. med. Michael Lohoff
Institut für Medizinische Mikrobiologie und Krankenhaushygiene
Universitätsklinikum Gießen und Marburg GmbH, Standort Marburg BMFZ

---

keln zu bekommen, müssen die unreifen B-Zellen mit ebenfalls zuwandernden B-Gedächtniszellen konkurrieren, die aufgrund anderer Chemokinrezeptoren bevorzugt werden. Man geht davon aus, dass 1–2 % der neugebildeten B-Zellen in der Peripherie nach wenigen Tagen sterben.

B-Zellen erkennen eine Vielzahl von Antigenen

B-Zellen (▶ Exkurs 5.2) können je nach Spezifität ihrer membranständigen Immunglobuline eine große Vielzahl von Antigenen erkennen. Diese gehören zu den Polysacchariden, Glykoproteinen, Lipiden, Nucleinsäuren und Proteinen und können auf

5

Exkurs 5.2: B-1-Zellen

B-1-Zellen repräsentieren beim Menschen nur 5–10 % aller B-Zellen. Sie entstehen früh in der Ontogenese, vor den konventionellen B-Zellen (B-2-Zellen) und verfügen nur über ein eingeschränktes B-Zell-Rezeptor-Repertoire. Sie kommen vor allem in der Bauchhöhle und Lungenhöhle vor. Ihre Liganden stellen von Bakterien stammende Kohlenhydrat- und Lipidantigene dar, auf Proteinantigene reagieren sie nur schwach. B-1-Zellen gehören zu den Produzenten von natürlichen Antikörpern. Sie stellen eine erste Verteidigungslinie gegen häufig auftretende Mikroorganismen dar. Möglicherweise dienen sie dabei dem Schutz der Körperhöhlen. Von den konventionellen B-Zellen unterscheiden sie sich durch die Expression von CD5, einer hohen Dichte an membranständigem IgM und wenig IgD. Bei Mäusen wurde in der Bauchhöhle auch eine Subpopulation CD5$^-$-B-1-Zellen nachgewiesen, die im Gegensatz zu den CD5$^+$-B-1-Zellen (B-1a-Zellen) als B-1b-Zellen bezeichnet werden. Beim Menschen gibt es zwei Subpopulationen an CD5-tragenden B-1-Zellen, von denen eine den B-1a-Zellen der Maus ähnelt.

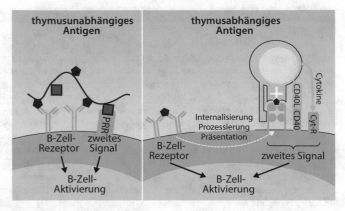

◘ **Abb. 5.4 Thymusabhängige und -unabhängige Antigene.** B-Zellen können sowohl unter Beteiligung von T-Zellen (= thymusabhängig), als auch ohne deren Hilfe (= thymusunabhängig) aktiviert werden. Ohne Beteiligung von T-Zellen gibt es kein Signal zum Immunglobulinklassenwechsel, sodass gegen thymusunabhängige Antigene immer nur IgM gebildet wird. Weiterhin gibt es auch keine somatische Hypermutation, Affinitätsreifung oder Bildung von Gedächtniszellen. *Linke Seite*: Aktivierung einer B-Zelle mit einem thymusunabhängigen Antigen. Sich wiederholende Epitope erzeugen durch Kreuzvernetzung der BCR starke Signale zur Aktivierung der B-Zelle. Das für die Aktivierung notwendige zweite Signal kommt durch PAMPs (*rot*), die mit dem Antigen assoziiert sind. *Rechte Seite*: Aktivierung einer B-Zelle mit einem thymusabhängigen Antigen. Das für die Aktivierung notwendige zweite Signal kommt in diesem Fall von einer T-Helferzelle, der das Antigen präsentiert wird

---

der Oberfläche von Bakterien, Viren und eukaryotischen Zellen vorkommen, mit anderen chemischen Strukturen assoziiert sein und/oder in löslicher Form vorliegen. Einige dieser Strukturen können B-Zellen direkt aktivieren, das heißt ohne die Hilfe von T-Zellen (◘ Abb. 5.4). Diese Antigene sind aus sich ständig wiederholenden (repetierenden) Epitopen aufgebaut. Dazu gehören komplexe Polysaccharide auf Bakterien. Diese Antigene können durch Kreuzvernetzung der BCR starke Signale erzeugen und zur Aktivierung der B-Zellen führen. Die B-Zellen differenzieren sich zu Plasmazellen und produzieren IgM. Es bilden sich aber keine Gedächtniszellen. Auch kommt es in der Regel zu keiner Keimzentrumreaktion, somatischen Hypermutation, Affinitätsreifung oder einem Klassenwechsel. Diese Antigene werden als **thymusunabhängige Antigene** (*thymus independent*; TI-Antigene) bezeichnet. Ein Beispiel für die sogenannten natürlichen Antikörper sind die gegen die Blutgruppenantigene A und B gerichteten Isoagglutinine (▶ Kap. 12).

Bei anderen Antigenen, vor allem Proteinen, benötigen B-Zellen die Hilfe von T-Zellen, um sich zu antikörperproduzierenden Plasmazellen weiterentwickeln zu können. Diese Antigene führen zur Ausbildung eines Keimzentrums, somatischer Hypermutation, Klassenwechsel und zur Ausbildung eines B-Zell-Gedächtnisses. Sie werden als **thymusabhängige Antigene** (*thymus dependent*; TD-Antigene) bezeichnet. Die Reaktion auf diese Antigene nennt man T-Zell-abhängige B-Zell-Antwort. Sie wird in den folgenden Abschnitten näher beschrieben.

Zellen der B-Zell-Zone

In der B-Zell-Zone sind die B-Zellen in sogenannte B-Zell-Follikel organisiert, die unstimuliert als Primärfollikel bezeichnet werden. Findet in den Follikeln eine Auseinandersetzung mit Antigenen statt, wandeln sie sich zu Sekundärfollikeln mit Keimzentrum um. Neben den B-Zellen kommen noch andere Zellen in den Follikeln vor, wie die follikulär dendritischen Zellen (fDC), Makrophagen und wenige konventionelle dendritische Zellen hämatopoetischen Ursprungs. fDC gehören nicht zu den Immunzellen und stammen nicht aus dem Knochenmark. Sie sind wahrscheinlich mesenchymalen Ursprungs und tragen lange, stark verzweigte dendritische Fortsätze. Mit benachbarten

Zellen sind sie über Desmosomen und Gap-Junction-Proteine verbunden. fDC betreiben keine Phagocytose und exprimieren keine MHC-Klasse-II-Moleküle. Dennoch sind sie essenziell für die Entwicklung, Aktivierung, Differenzierung, Proliferation und das Überleben der B-Zellen. fDC fangen Antigene in Form von Immunkomplexen ein, also Antigen-Antikörper-, Antigen-Komplement- oder Antigen-Antikörper-Komplement-Komplexe, die über Fc-Rezeptoren oder Komplement-Rezeptoren (CR1, CR2) gebunden und unprozessiert auf ihrer Oberfläche präsentiert werden. Außerdem produzieren sie das Chemokin CXCL13, das B-Zellen in die B-Zell-Zone lockt. Dendritische Zellen und Makrophagen geben wichtige Überlebenssignale für sowohl unreife B-Zellen als auch für B-Zellen, die sich zu Plasmazellen differenzieren. Eines dieser Überlebenssignale ist der B-Zell-aktivierende Faktor (*B cell activating factor of the TNF family*, BAFF). Dieses Cytokin bindet an den auf unreifen B-Zellen exprimierten BAFF-Rezeptor. Dieser Rezeptor wird bei der Differenzierung der B-Zelle nach Antigenkontakt hochgefahren. BAFF- oder BAFF-Rezeptor-defiziente Mäuse zeigen eine gestörte B-Zell-Entwicklung. Ihnen fehlen reife follikuläre B-Vorläuferzellen und Marginalzonen-B-Zellen. B-1-Zellen und im Knochenmark reifende B-Zellen sind nicht betroffen. Makrophagen sind auch an der Beseitigung von apoptotischen B-Zellen beteiligt.

Wo treffen B-Zellen auf ihr Antigen?

B-Zellen, die durch den Körper wandern, können mit ihren membranständigen Immunglobulinen (B-Zell-Rezeptoren, BCR) Antigene im Blut binden oder sie treffen in den peripheren lymphatischen Organen auf freie Antigene, die mit der Lymphe herbeitransportiert wurden. Weiter ist das Erkennen von Antige-

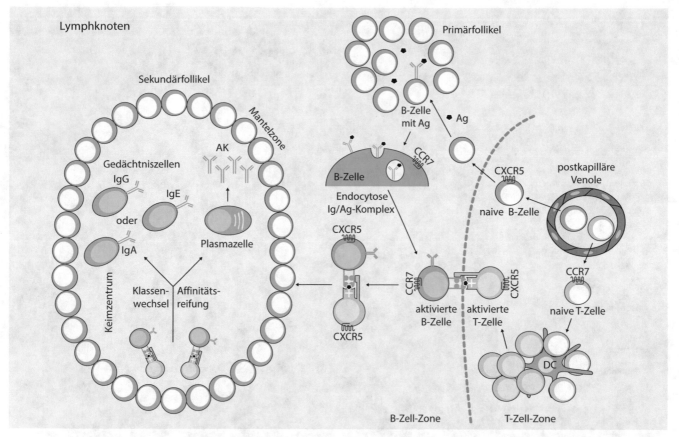

Abb. 5.5 B-Zellen differenzieren sich in peripheren lymphatischen Organen mithilfe von T$_H$-Zellen zu Plasmazellen. B-Zellen treffen im Blut oder in den peripheren lymphatischen Organen auf Antigene (Ag) und binden sie spezifisch über ihre membranständigen Immunglobuline (BCR). Um sich in Plasmazellen differenzieren zu können, braucht der größte Teil der B-Zellen die Hilfe von T$_H$-Zellen, die durch das gleiche Antigen aktiviert wurden (gekoppelte Erkennung). Um miteinander interagieren zu können, treffen sich antigenaktivierte B-Zellen und T-Zellen an der Grenze von T- und B-Zell-Zone. Um dorthin zu gelangen, ändern beide Zellarten die Chemokinrezeptoren auf ihrer Oberfläche. B-Zellen sind auch APC und präsentieren den T$_H$-Zellen das prozessierte Antigen auf MHC-Klasse-II-Molekülen. Die T-Zelle wird dazu aktiviert, die B-Zellen mithilfe costimulierender Moleküle und Cytokine in die Proliferation und Differenzierung zu treiben. Der größte Teil der aktivierten B-Zellen und die mit ihnen assoziierten T$_H$-Zellen wandern in die B-Zell-Follikel ein und bilden ein Keimzentrum: Der Follikel wird zum Sekundärfollikel. Mit Unterstützung der assoziierten T$_H$-Zellen kommt es im Verlauf der B-Zell-Differenzierung zur somatischen Hypermutation und Affinitätsreifung der BCR. Im fortgeschrittenen Verlauf einer Primärreaktion können B-Zellen einen Klassenwechsel vollziehen, der nur die konstante Region der schweren Kette des Antikörpers, niemals die Antigenbindungsstelle betrifft. Schließlich bilden sich antikörperproduzierende Plasmazellen und langlebige Gedächtniszellen

nen möglich, die als Immunkomplexe an der Oberfläche von fDC fixiert sind. Bewirkt die Bindung eines Antigens eine Quervernetzung der membranständigen Immunglobuline, kommt es zur rezeptorvermittelten Endocytose des Antigens. Im Innern der B-Zelle wird es verdaut, prozessiert und auf MHC-Klasse-II-Molekülen auf der Oberfläche der B-Zelle präsentiert. B-Zellen gehören zu den professionellen antigenpräsentierenden Zellen. Um sich zu einer antikörperproduzierenden Plasmazelle differenzieren zu können, benötigt der größte Teil der B-Zellen noch weitere Signale. Diese bekommen sie von T$_H$-Zellen, die durch das gleiche Antigen aktiviert wurden (**gekoppelte Erkennung**) (siehe Hapten-Carrier-Prinzip ▶ Kap. 4). Die erkannten Epitope brauchen nicht die gleichen zu sein, sie müssen nur vom gleichen Antigen, zum Beispiel vom gleichen Bakterium, stammen. Die gekoppelte Erkennung ist ein Mechanismus der peripheren Toleranz, mit dessen Hilfe autoimmune Reaktionen in Schach gehalten werden (▶ Kap. 9).

Doch wie kommen antigenaktivierte T- und B-Zellen zusammen, sie befinden sich doch innerhalb der lymphatischen

Organe in räumlich getrennten Zonen? Antigenspezifische Aktivierung führt sowohl bei T$_H$-Zellen als auch bei B-Zellen zu einer Veränderung der exprimierten Chemokinrezeptoren (■ Abb. 5.5). Aktivierte T-Zellen regulieren den Chemokinrezeptor CCR7 herunter. Stattdessen erscheint ein Chemokinrezeptor auf ihrer Oberfläche, der für naive B-Zellen charakteristisch ist: CXCR5. Mit ihm folgen die aktivierten T$_H$-Zellen dem chemotaktischen Gradienten von CXCL13, dessen Konzentration in der B-Zell-Zone am höchsten ist. Ähnliches gilt für aktivierte B-Zellen. Sie regulieren CXCR5 herunter und exprimieren das für naive T$_H$-Zellen charakteristische CCR7. Sie können jetzt den entsprechenden Chemokingradienten (CCL19; CCL21) in Richtung T-Zell-Zone folgen. Am Rande der B- und T-Zell-Zone treffen sich T- und B-Lymphocyt und interagieren miteinander (■ Abb. 5.5). Auch hier erfolgt die Kontaktaufnahme über Adhäsionsmoleküle, und es kommt zur Ausbildung einer immunologischen Synapse. Die Bindung des T-Zell-Rezeptors an den MHC-Klasse-II-Peptidantigen-Komplex der B-Zelle vermittelt wichtige Signale. Die T$_H$-Zelle wird angeregt, die B-Zellen über

◻ Tab. 5.4 Eigenschaften der verschiedenen Antikörperklassen

Eigenschaften	IgA$_1$	IgA$_2$	IgD	IgE	IgG$_1$	IgG$_2$	IgG$_3$	IgG$_4$	IgM
schwere Kette	α1	α2	δ	ε	γ1	γ2	γ3	γ4	μ
Anzahl der konstanten Domänen der schweren Kette	3	3	3	4	3	3	3	3	4
Halbwertszeit im Serum (Tage)	6	6	3	2	21	20	7	21	10
Serumspiegel (Mittelwert mg/ml) bei Erwachsenen	3,0	0,5	0,03	5×10^{-5}	9	3	1	0,5	1,5
Komplementaktivierung – klassischer Weg – alternativer Weg	– +	– –	– –	– –	+ –	– –	++ –	– –	+++ –
Bindung an Phagocyten	+	+	–	+	+	–	+	–/+	–
hochaffine Bindung an Mastzellen und basophile Granulocyten	–	–	–	+++	+	–	+	–	–
Bindung an NK-Zellen	–	–	–	–	+++	–	++	–	
Opsonisierung	+	+	–	–	+++	+	++	+	(+)
Neutralisierung	++	++	–	–	++	++	++	++	+
plazentagängig	–	–	–	–	+++	+	++	(+)	–
Reaktivität mit Protein A von *Staphylococcus aureus*	–	–	–	–	+	+	–/+	+	–

Von –/+ nach +++: Zunahme der Stärke der Funktion
–: negativ

costimulierende Moleküle und sezernierte Cytokine in die Proliferation und Differenzierung zu treiben. Eines der wichtigsten costimulierenden Moleküle ist der von T-Zellen exprimierte CD40L. Eine Bindung von CD40L an CD40, das auf B-Zellen konstitutiv exprimiert wird, veranlasst die B-Zelle in den Zellzyklus einzutreten und verstärkt CD80 und CD86 zu exprimieren. Diese Moleküle fördern wiederum die Differenzierung der T$_H$-Zellen, ein Prozess, der durch die Interaktion der costimulierenden Moleküle 4-1BB (auf der T-Zelle) mit 4-1BBL (auf der B-Zelle) verstärkt wird. Von der T$_H$-Zelle sezernierte Cytokine unterstützen die Signale der costimulierenden Moleküle und führen zu klonaler Expansion der aktivierten B-Zelle und zur deren Differenzierung zu Plasmazellen.

Der Weg zur Plasmazelle: Hypermutation, Affinitätsreifung und Isotypwechsel

Einige der aktivierten, proliferienden B-Zellen und die mit ihnen interagierenden aktivierten T-Zellen bilden zunächst einen Primärfocus und die B-Zellen produzieren als sogenannte Plasmablasten schützende Antikörper (Immunglobuline; Ig) der Klasse IgM, die nach einigen Tagen im Serum nachweisbar sind (**Serokonversion**). Das erste Immunglobulin, das bei einer primären Immunantwort gebildet wird, ist immer IgM. Es ist auch das charakteristische Immunglobulin der primären Immunantwort (▶ Kap. 8). Erst später im Verlauf der Immunreaktion können IgG und andere Antikörperklassen hinzukommen. Die B-Zellen des Primärfocus folgen schließlich anderen aktivierten B-Zellen

und den mit ihnen in Kontakt stehenden T-Zellen in die Primärfollikel der B-Zell-Zone. Voraussetzung für die Migration in die Follikel ist wahrscheinlich ein erneuter Wechsel der Chemokinrezeptoren auf der Oberfläche der B-Zellen. In den Follikeln vermehren sich die aktivierten B-Zellen mit Unterstützung der sie begleitenden T-Zellen und bilden ein Keimzentrum. Die sie umgebenden ruhenden naiven B-Zellen werden an den Rand des Follikels gedrängt und bilden die sogenannte Mantelzone. Der Primärfollikel wird zum Sekundärfollikel (◻ Abb. 5.5). Die proliferierenden B-Zellen teilen sich ungefähr zwei- bis dreimal am Tag, sodass innerhalb von einer Woche Tausende von B-Zellen entstehen. Man unterscheidet zwei Zonen an proliferierenden B-Zellen innerhalb des Keimzentrums. Außen gelegen befinden sich rasch teilende B-Zellen, die Centroblasten, die wenige Immunglobuline auf ihrer Oberfläche tragen. Da diese Zone aufgrund der großen Mengen an B-Zellen im histologischen Bild dunkel erscheint, wird sie als dunkle Zone bezeichnet. Innen befindet sich die helle Zone, in der Centrocyten lokalisiert sind. Diese B-Zellen teilen sich weniger häufig, tragen dafür aber wieder mehr membranständige Immunglobuline. Während der häufigen Teilungen kommt es in Centroblasten und Centrocyten zu einem Prozess, der als **somatische Hypermutation** bezeichnet wird (▶ Kap. 6). Dabei kommt es im Bereich der hypervariablen Region der rekombinierten Immunglobulingene zu einer überdurchschnittlich hohen Zahl an Punktmutationen. Die Folgen sind für die B-Zelle unterschiedlich. Einige Mutationen beeinflussen die Spezifität des BCR für sein Antigen nicht. Andere verändern den BCR so, dass er das ursprüngliche Antigen schlechter oder gar nicht mehr binden kann. Manchmal ruft eine Mutation auch eine höhere Affinität zum Antigen hervor. Außerdem können Immunglobuline entstehen, die gegen Selbst gerichtet sind (Autoantikörper). Deshalb wird nach jeder Zellteilung der BCR der B-Zelle erneut überprüft. Dazu interagieren die B-Zellen mit den auf den fDC dargebotenen Antigenen oder mit freien Antigenen vor Ort. B-Zellen, die mit ihrem BCR das Antigen nicht mehr erkennen oder mit nur geringer Affinität binden, sterben durch Apoptose und werden schließlich von Makrophagen beseitigt. Solche Zellen, die über einen hochaffinen BCR verfügen, werden positiv selektiert, das heißt, sie erhalten Überlebenssignale. Diese stammen zum einen vom Antigen, das die membranständigen Immunglobuline quervernetzt, zum anderen von costimulierenden Molekülen (CD40L/CD40-Interaktion) der assoziierten T-Zellen. Durch diesen Vorgang, der als **Affinitätsreifung** bezeichnet wird, kommt es bei erfolgreich selektierten B-Zellen zu einer ständigen Verbesserung der Spezifität der BCR (▶ Kap. 6). Bei autoreaktiven BCR können die T-Zellen die von den B-Zellen präsentierten Selbst-Peptidfragmente nicht erkennen und geben keine Überlebenssignale.

Mithilfe der T-Zellen reifen die selektierten B-Zellen entweder zu Gedächtniszellen oder zu Plasmazellen. Die Signale, die entscheiden, welche Richtung eingeschlagen wird, sind noch nicht bekannt. Plasmazellen unterscheiden sich deutlich von B-Zellen. Sie teilen sich nicht mehr, tragen kaum noch membranständige Immunglobuline und exprimieren keine MHC-Klasse-II-Moleküle mehr. Sie können also nicht mehr mit T-Helferzellen interagieren. Ihre Hauptaufgabe ist die Ausschüttung großer Mengen löslicher Immunglobuline.

Im fortgeschrittenen Verlauf einer Primärreaktion, wenn die T-Zell-Hilfe voll ausgebildet ist, können B-Zellen einen sogenannten Klassenwechsel oder Isotypwechsel vollziehen. Er betrifft nur die konstante Region der schweren Kette des Antikörpers, niemals die variablen Regionen (Antigenbindungsstelle). Statt IgM erscheint jetzt IgG, IgA oder IgE auf der B-Zell-Oberfläche. Dieser Klassenwechsel ist nur mit Unterstützung von CD4⁺-T$_H$-Zellen und der von ihnen sezernierten Cytokine möglich. Den Anstoß zum Klassenwechsel gibt die T-Helferzelle über die CD40L/CD40-Interaktion. Je nachdem, welche T$_H$-Subpopulation (T$_H$1, T$_H$2) mit den B-Zellen assoziiert ist, werden unterschiedliche Cytokine ausgeschüttet (▶ Abschn. 5.3, T$_H$1-, T$_H$2-Zellen). Sie entscheiden, zu welcher Immunglobulinklasse der Wechsel erfolgen soll. Nach dem Isotypwechsel differenzieren sich Plasmazellen, die IgG, IgA oder IgE produzieren. Die verschiedenen Immunglobulinklassen haben die gleiche Antigenspezifität, aber unterschiedliche Effektorfunktionen (▶ Tab. 5.4). Während alle Immunglobuline als Monomer auf der Oberfläche der B-Zellen erscheinen, liegen IgM und IgA in löslicher Form als Pentamer (teilweise Hexamer) beziehungsweise als Dimer vor.

B-Zell-Rezeptor-Komplex und Aufbau der Immunglobuline

Immunglobuline oder Antikörper sind Glykoproteine, die spezifisch Strukturen auf Antigenen erkennen und viele Effektorfunktionen im Immunsystem ausüben (▶ Tab. 5.4). Sie kommen auf der Oberfläche von B-Zellen vor und stellen dort den anti-

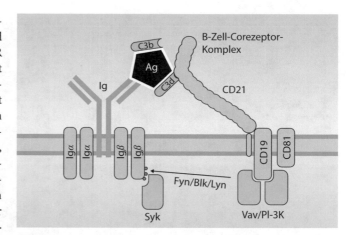

◻ Abb. 5.6 B-Zell-Rezeptor- und B-Zell-Corezeptor-Komplex. Die Quervernetzung der B-Zell-Rezeptoren durch ein Antigen (Ag) führt zur Aggregation der BCR-Komplexe auf der Oberfläche der B-Zelle und löst die Aktivierung der Tyrosinkinasen Lyn, Fyn, Blk aus. Sie phosphorylieren die ITAMs in den Igα- und Igβ-Ketten des BCR-Komplexes, an die jetzt die Tyrosinkinase Syk binden kann. Syk aktiviert jetzt weitere Zielproteine der intrazellulären Signalkaskade. Der B-Zell-Rezeptor wird durch den B-Zell-Corezeptor-Komplex (CD19, CD21, CD81) unterstützt, der nach Bindung seines Liganden das antigenabhängige Signal des BCR verstärkt. Antigene werden oft von Komplementkomponenten markiert. Wenn der BCR ein solches Antigen spezifisch erkennt, bindet die Komplementkomponente C3d an CD21. BCR und Corezeptor-Komplex kommen eng zusammen, und die cytoplasmatische Domäne von CD19 wird phosphoryliert. Sie interagiert mit Tyrosinkinasen der Src-Familie und zahlreichen wichtigen Signalproteinen wie Vav und PI-3-Kinase. Ig: membranständiges Immunglobulin (B-Zell-Rezeptor). (Verändert nach Roitt, Brostoff und Male.)

genspezifischen Teil des BCR-Komplexes dar. Von den Plasmazellen werden sie ohne Transmembrankomponente in löslicher Form ausgeschieden. Bevor wir auf die Struktur der Antikörper eingehen, wollen wir den Aufbau des BCR-Komplexes und des B-Zell-Corezeptor-Komplexes betrachten.

B-Zell-Rezeptor-Komplex und B-Zell-Corezeptor-Komplex

B-Zellen besitzen antigenspezifische **B-Zell-Rezeptor-Komplexe** (BCR) (◻ Abb. 5.6). Da deren membranständige Immunglobuline selbst kaum intrazelluläre Domänen aufweisen, erfolgt die Signalübertragung ins Zellinnere über die assoziierten invarianten Ketten Igα und Igβ. Diese tragen in ihrem intrazellulären Bereich ITAM-Sequenzen. Die Quervernetzung der membranständigen Immunglobuline durch ein Antigen führt zur Aggregation der BCR-Komplexe und zur Aktivierung der rezeptorassoziierten Proteintyrosinkinasen der Src-Familie (Fyn, Blk und Lyn). Diese phosphorylieren jetzt Tyrosinreste in den ITAM-Sequenzen der assoziierten Ketten. An die phosphorylierten ITAM-Sequenzen des Igβ bindet die cytosolische Tyrosinkinase Syk, die dann aktiviert wird. Aktiviertes Syk phosphoryliert weitere Proteine, unter anderem das Adapterprotein BLNK. BLNK aktiviert zusammen mit der Kinase btk die Phospholipase PLCγ2. Diese generiert Botenstoffe, die die intrazelluläre Signalübertragung weiterführen.

Außer dem BCR exprimieren B-Zellen noch den **B-Zell-Corezeptor-Komplex** (◻ Abb. 5.6), der aus den Zelloberflächenmolekülen CD19, CD21 (Komplementrezeptor-2; CR2) und CD81 besteht. Er verstärkt nach Bindung seines Liganden das

5

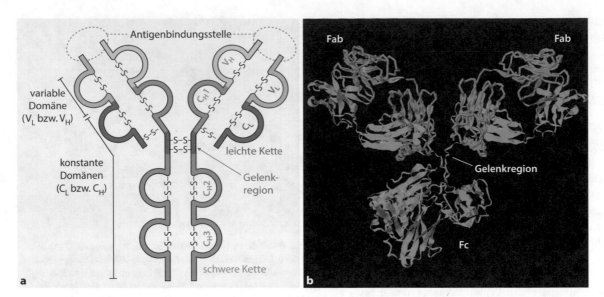

◘ Abb. 5.7 Grundaufbau eines Antikörpers (IgG). a Schematische Struktur des humanen IgG1. Antikörper haben eine Y-förmige Gestalt. Sie bestehen aus zwei identischen schweren Ketten (*heavy chains* ; H) und zwei identischen leichten Ketten (*light chains*; L), die über Disulfidbrücken (S–S) miteinander verbunden sind. Die leichten Ketten setzen sich aus einer variablen (V_L) und einer konstanten (C_L) Domäne zusammen. Die schweren Ketten bestehen aus einer variablen Domäne (V_H) und beim IgG aus drei konstanten (C_H) Domänen. Eine Domäne umfasst 110 bis 115 Aminosäuren und bildet über eine Disulfidbrücke eine Schleife. Die V-Regionen der schweren und leichten Kette bilden die Antigenbindungsstelle: In dieser befinden sich die hypervariablen Regionen, die für die Bindung des Antigens verantwortlich sind, und konservierte Bereiche, die *framework regions*. Der Fc-Teil bildet den Stamm des Y und vermittelt die Funktion des Antikörpers. So bewirkt bei IgG die Domäne C_H2 die Aktivierung des Komplementsystems, C_H3 dagegen die Bindung an die Fc-Rezeptoren der Makrophagen. (Verändert nach Roitt, Brostoff und Male.) **b** Bänderdarstellung eines intakten monoklonalen IgG_1-Antikörpers (Röntgenstrukturanalyse). Quelle: RCSB Protein Data Bank (http://www.pdb.org) (PDB-ID 1IGY, Harris *et al.*)

antigenabhängige Signal des BCR. Wir wollen diesen Prozess näher betrachten. Viele Antigene, vor allem Bakterien, aktivieren das Komplementsystem. Komplementkomponenten lagern sich auf der Antigenoberfläche an und opsonisieren das Antigen. Eine dieser Komplementkomponenten ist CD3d, das an CD21 bindet. Erkennt der BCR spezifisch das mit der Komplementkomponente C3d beladene Antigen, bindet das Antigen an den BCR und C3d an CD21 des Corezeptor-Komplexes. Dadurch lagern sich der BCR-Komplex und der Corezeptor-Komplex zusammen und vernetzen. Die mit dem BCR assoziierten Tyrosinkinasen können jetzt auch den cytoplasmatischen Anteil des CD19-Moleküls phosphorylieren. Das phosphorylierte CD19 bindet nun ebenfalls Tyrosinkinasen der Src-Familien und verstärkt das antigenabhängige Signal des BCR, interagiert aber auch mit zahlreichen Signalproteinen wie Vav und der PI-3-Kinase und setzt zusätzliche Signalwege in Gang. Die Rolle von CD81 innerhalb des Corezeptor-Komplexes ist noch nicht vollständig geklärt.

Struktur der Immunglobuline (Antikörper)

Die Struktur der Antikörper wurde Anfang der 60er-Jahre des vorherigen Jahrhunderts von Gerald M. Edelman und Rodney R. Porter aufgeklärt, die 1972 dafür den Nobelpreis für Medizin erhielten. Antikörper haben eine Y-förmige Gestalt. Sie bestehen aus zwei identischen schweren Ketten (*heavy chains*; H) und zwei identischen leichten Ketten (*light chains*, L), die über Disulfidbrücken kovalent miteinander verbunden sind (◘ Abb. 5.7). Die leichten Ketten bestehen aus einer variablen Domäne (V_L) und einer konstanten Domäne (C_L). Beim Menschen kommen zwei Typen von leichten Immunglobulinketten vor: κ und λ. Die

schweren Ketten bestehen je nach Antikörperklasse aus je einer variablen (V_H) und drei konstanten Domänen (C_H1, C_H2, C_H3) bei IgG, IgA und IgD oder vier konstanten Domänen (C_H1, C_H2, C_H3, C_H4) bei IgM und IgE. Jede Domäne ist aus etwa 110–115 Aminosäuren aufgebaut, der sogenannten Immunglobulindomäne, die ebenfalls über Disulfidbrücken stabilisiert wird. Es gibt beim Menschen fünf verschiedene Typen von schweren Ketten, die als μ- (IgM), δ- (IgD), γ- (IgG), α- (IgA) oder ε- (IgE) Ketten bezeichnet werden.

Die variablen Regionen der Arme des Y, die sich jeweils aus der schweren und leichten Kette zusammensetzen, bilden an ihren Enden die Antigenbindungsstellen. Sie sind spezifisch für jedes Immunglobulinmolekül und stellen den **Idiotyp** dar. Wie ist die Antigenbindungsstelle aufgebaut? Innerhalb jeder variablen Region befinden sich drei **hypervariable Regionen** (HV1, HV2, HV3) und vier konservierte Bereiche, die als *framework regions* (**FR1–4**) bezeichnet werden. In den hypervariablen Regionen variiert die Zusammensetzung der Aminosäuren extrem stark. Die hypervariablen Regionen liegen in der dreidimensionalen Form des Antikörpers innerhalb einer variablen Region dicht beieinander und sind für die Bindung an Teile des Antigens (◘ Exkurs 5.3), die sogenannten **Epitope** oder Antigendeterminanten, verantwortlich. Da die hypervariablen Regionen zu den Bindungsstrukturen des Antigens komplementär sind, werden sie auch als **CDR** (*complementarity determining regions*) bezeichnet. Das daraus entstehende Abbild des Epitops wird auch **Paratop** genannt. Die *framework regions* bilden das Füllwerk zwischen den CDR. Detaillierte Auskünfte zur Antikörpergenetik siehe ▶ Kap. 6.

Die Kraft, mit der ein Antikörper ein Epitop bindet, bezeichnet man als **Antikörperaffinität**. Die gesamte Bindungsstärke, die

⬛ Tab. 5.5 Immunglobuline und Fc-Rezeptoren

Zellen	Rezeptor	IgA$_1$	IgA$_2$	sIgA	IgD	IgE	IgG$_1$	IgG$_2$	IgG$_3$	IgG$_4$	IgM
Mastzellen, Basophile, aktivierte Eosinophile	FcεRI Wirkung: Degranulierung	–	–	–	–	+++	–	–	–	–	–
Makrophagen, DC, aktivierte Neutrophile, aktivierte Eosinophile	FcγRI (CD64) Wirkung: Phagocytose, Aktivierung, Degranulierung	–	–	–	–	–	++	(+)	++	+	–
Makrophagen, Neutrophile, Eosinophile, Thrombocyten, Langerhans-Zellen	FcγRIIA (CD32) Wirkung: Phagocytose Degranulierung	–	–	–	–	–	+++	+	+	(+)	–
B-Zellen Mastzellen	FcγRII-B1 (CD32) Wirkung: hemmt Zell-Aktivierung	–	–	–	–	–	++	(+)	++	+	–
Makrophagen, Neutrophile, Eosinophile	FcγRII-B2 (CD32) Wirkung: Aufnahme, hemmt Zell-Aktivierung	–	–	–	–	–	++	(+)	++	+	–
NK-Zellen, Makrophagen, Neutrophile, Eosinophile, Mastzellen	FcγRIII (CD16) Wirkung: Signal zum Töten	–	–	–	–	–	++		++		–
Makrophagen, Neutrophile, Eosinophile	FcαRI (CD89) Wirkung: Aufnahme, Signal zum Töten	++	++	–	–	–	–	–	–	–	–
Makrophagen, B-Zellen	Fcα/μP Wirkung: Aufnahme	+	+	–	–	–	–	–	–	–	+++

–: keine Bindung; von (+) nach +++: Zunahme der Bindungsaffinität zwischen Fc-Rezeptor und Fc-Teil des Antikörpers

ein multivalenter Antikörper mit einem multivalenten (mehrere Bindungsstellen) Antigen eingehen kann, heißt **Avidität**. Die Gesamtbindungsstärke ist dabei größer als die Summe der Einzelbindungen. Auch winzige Antigene, die über nur eine einzige Bindungsstelle (monovalent) verfügen, sogenannte **Haptene**, können von Antikörpern gebunden werden. Sie lösen aber keine Immunantwort aus. Um Antikörper gegen das Hapten zu generieren, muss es an einen Carrier, zum Beispiel ein größeres Protein, gebunden werden (Hapten-Carrier-Prinzip). Erkennt ein Antikörper auf unterschiedlichen Antigenen identische oder strukturell ähnliche Epitope, kann es zu einer **Kreuzreaktion** kommen. Die Bindung zwischen Antigendeterminante und Antikörper ist nicht kovalent und ist daher reversibel. Sie erfolgt über Van-der-Waals-Kräfte, hydrophobe Wechselwirkungen, elektrostatische Kräfte und Wasserstoffbrücken.

Der Stamm des Y stellt den sogenannte **Fc-Teil (*fragment crystallizable*)** dar. Er ist für die Funktion des Antikörpers zuständig. Je nach Antikörperklasse aktiviert er das Komplementsystem, vermittelt die Phagocytose oder aktiviert die Degranulierung von NK-Zellen, Granulocyten und Mastzellen (⬛ Tab. 5.4 und 5.5; ▶ Exkurs 5.4).

Immunglobulinklassen

Antikörper werden in fünf verschiedene Klassen unterteilt, je nach der Art des konstanten Teils ihrer schweren Kette. Einige Klassen werden nochmals in Untergruppen gegliedert. Die Immunglobulinklassen, die auch als **Isotypen** bezeichnet werden, sind IgM, IgD, IgG, IgE, IgA. Sie unterscheiden sich hinsichtlich ihrer Struktur und Aufgabe im Immunsystem (⬛ Abb. 5.9; ⬛ Tab. 5.4) und sollen im Einzelnen kurz vorgestellt werden.

IgM

IgM ist das Immunglobulin, das bei einer primären Immunantwort zuerst gebildet wird und eine akute Infektion anzeigt. In seiner sezernierten Form stellt es ein Pentamer (teilweise Hexamer) dar, in dem sich fünf IgM-Moleküle zusammenlagern und durch eine J(*joining*)-Kette stabilisiert werden, die auch von der B-Zelle produziert wird. IgM hat keine Gelenkregion, stattdessen eine zusätzliche konstante Domäne. Jede der fünf Untereinheiten erkennt das gleiche Epitop, bindet es aber nur mit geringer Affinität, da in der frühen Phase der Immunantwort die somatische Hypermutation und Affinitätsreifung aufgrund einer fehlenden oder nicht voll ausgebildeten T-Zell-Hilfe noch nicht oder kaum stattgefunden hat. Aufgrund der Multivalenz (zehn Bindungsstellen pro Pentamer) ist die Bindungsavidität (Gesamtbindungsstärke) jedoch hoch. IgM interagiert mit sich wiederholenden Epitopen, vor allem Polysaccharidstrukturen, die auf der Oberfläche von Mikroorganismen exprimiert werden. Dadurch kann es zum Beispiel mehrere Bakterien gleichzeitig binden. Die dabei entstehenden großen Immunkomplexe

5

Exkurs 5.3: Antigen-Antikörper-Reaktion, Präzipitation, Heidelberger-Kurve

Antigene tragen in der Regel mehrere verschiedene Epitope auf ihrer Oberfläche, von denen jedes in zahlreichen Kopien vorkommt. Antikörper besitzen zwei oder mehr Bindungsstellen. Sie sind damit bivalent oder multivalent. Mischt man nun in einer Lösung Antigen und darauf spezifisch reagierende Antikörper in ausreichender Menge, bilden sich Vernetzungen zwischen den Antigenmolekülen und Antikörpermolekülen, die als sichtbare Antigen-Antikörper-Komplexe (Immunkomplexe) ausfallen. Je nach Größe des Antigens spricht man von einer Präzipitation (Ausfällung freier, löslicher Teilchen) oder von Agglutination (Ausfällung korpuskulärer Teilchen). Die Größe der sich bildenden Aggregate hängt von den Bindungsstellen (Valenzen) des Antikörpers und des Antigens und vom Mengenverhältnis Antigen zu Antikörper ab. Die zugrunde liegenden Mechanismen dieser Reaktion lassen sich wie folgt ermitteln: Gibt man in

eine wässrige Lösung oder in Serum mit einem konstanten Antikörpergehalt zunehmende Mengen an Antigen, bilden sich schließlich Präzipitate, die nach Gewinnung durch Zentrifugation Rückschlüsse auf die Menge des ausgefällten Antikörpers zulassen. Trägt man die Menge des gefällten Antikörpers gegen die Menge des eingesetzten Antigens auf, so erhält man eine Kurve (**Heidelberger-Kurve**), bei der sich drei Bereiche unterscheiden lassen (◘ Abb. 5.8):
Bei Zugabe kleiner Mengen des Antigens herrscht ein **Antikörperüberschuss**. Unter diesen Umständen werden auf jedem Antigenmolekül alle Determinanten von den Antikörpern besetzt, schließlich bilden sich Quervernetzungen zu anderen Antigenmolekülen aus. Es bilden sich Komplexe, die präzipitieren. Im Überstand findet man freie Antikörper, aber keine freien Antigene. Mit steigender Konzentration des zugefügten Antigens, entstehen

immer größere Vernetzungen aus Antigen- und Antikörpermolekülen. Die Menge der ausgefällten Immunkomplexe nimmt zu. Der Höhepunkt wird in der sogenannten Äquivalenzzone oder **Gleichgewichtszone** erreicht (Scheitel der Kurve). Alle Antikörper und alle Antigene sind an der Präzipitatbildung beteiligt. Es kommt zur Bildung sehr großer Antigen-Antikörper-Komplexe. Im Überstand sind keine freien Antigene, Antikörper oder lösliche Immunkomplexe zu finden. Im rechten Teil der Kurve liegt ein **Antigenüberschuss** vor. Es bilden sich nur kleine Immunkomplexe, die löslich bleiben. Im Überstand findet man freies Antigen und lösliche Komplexe, aber keine freien Antikörper. Diese Wechselwirkung zwischen Antigen und Antikörper war lange Zeit Grundlage zur quantitativen Bestimmung der Antikörperkonzentration im Serum, dient aber auch dem Verständnis der Immunkomplexbildung im Körper.

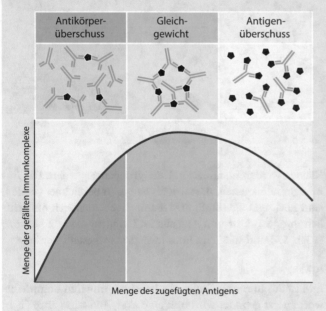

◘ Abb. 5.8 Bildung von Immunkomplexen in Abhängigkeit von der Menge des zugefügten Antigens bei konstanter Antikörperkonzentration. Da Antikörper mindestens bivalent sind und Antigene in der Regel über mehrere Epitope verfügen, an die die Antikörper binden können, kommt es bei Mischung ausreichender Mengen von Antigen und Antikörper zur Quervernetzung zwischen den Antigen- und Antikörpermolekülen: Es bilden sich Präzipitate. Gibt man steigende Antigenkonzentrationen zu einer Lösung mit konstanter Antikörperkonzentration und trägt die Menge der gefällten Immunkomplexe gegen die zugegebene Menge an Antigen auf, bekommt man eine charakteristische Kurve, die Heidelberger-Kurve, die sich in drei Bereiche unterteilen lässt: Antikörperüberschuss (an jedes Antigenmolekül binden mehrere Antikörper, schließlich kommt es zu Quervernetzungen), Gleichgewichtszone (große Immunkomplexe, alle Antigen- und Antikörpermoleküle sind an der Präzipitatbildung beteiligt) und Antigenüberschuss (es bilden sich nur kleine Immunkomplexe, die löslich bleiben). (Verändert nach Murphy, Travers und Walport.)

---

aktivieren sehr gut den klassischen Weg des Komplementsystems. Bereits *ein* IgM-Molekül kann die Aktivierung des Komplementsystems anstoßen (► Kap. 3). IgM wird als Monomer auf der Oberfläche von naiven B-Zellen exprimiert und fungiert dort als BCR. Die natürlichen Antikörper im Blut, die gegen die Blutgruppenantigene A und B gerichtet sind, gehören zur Klasse IgM.

IgD

IgD befindet sich zusammen mit IgM auf der Oberfläche naiver B-Zellen, kommt als Monomer in sehr geringen Mengen auch in der sezernierten Form im Blut vor (unter 1 % der gesamten Immunglobuline im Serum). Seine genaue Funktion ist nicht bekannt, zumal es keinen Rezeptor für IgD gibt, ihm wird aber eine Rolle bei der B-Zell-Reifung zugeschrieben.

IgG

IgG wird erst in der Spätphase einer Primärantwort gebildet und ist das typische Immunglobulin der Sekundärantwort (wiederholter Kontakt mit dem gleichen Antigen) mit einer langen Halbwertszeit (21 Tage, Ausnahme IgG_3 mit 7 Tagen). Mit ungefähr 75 % bildet es den Hauptimmunglobulinanteil im Serum. Der Nachweis von IgG im Serum weist auf eine überstandene Infektion oder eine Impfung hin. IgG ist ein Monomer mit Gelenkregion und besteht aus drei konstanten Domänen. Es kommt auch in der extrazellulären Flüssigkeit vor. Die Affinität, mit der IgG-Antikörper ihre Antigene binden, ist höher als bei IgM, die Avidität dagegen geringer. IgG-Antikörper aktivieren ebenfalls den klassischen Komplementweg, doch bedarf es mindestens zweier IgG-Moleküle auf der Antigenoberfläche, um die Komplementkaskade in Gang zu setzen. Beim Menschen existieren

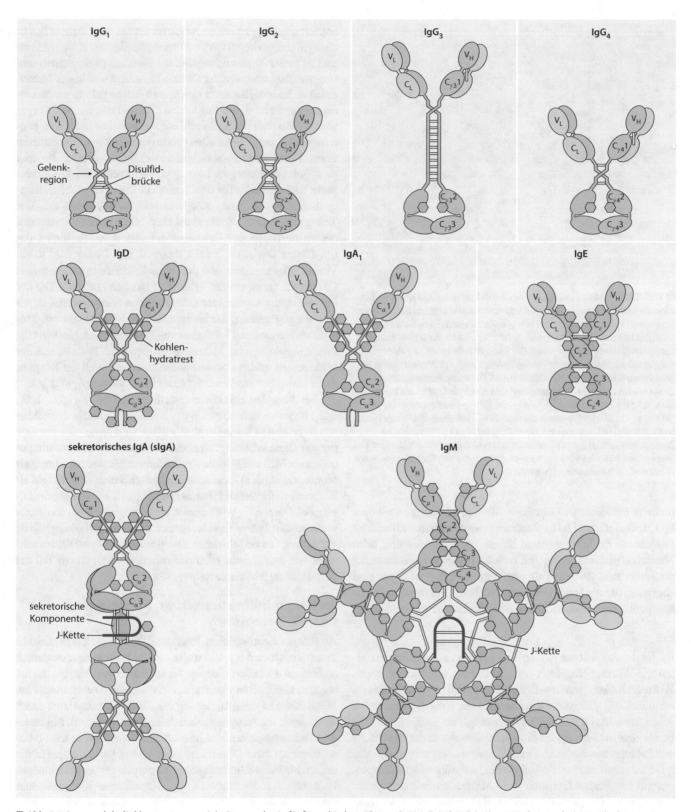

◘ **Abb. 5.9 Immunglobulinklassen.** Immunglobuline werden in fünf verschiedene Klassen (IgM, IgD, IgG, IgE, IgA) unterteilt, je nach der Art des konstanten Teils ihrer schweren Kette. Die schweren Ketten werden je nach Immunglobulinklasse (Isotyp) als μ- (IgM), δ- (IgD), γ- (IgG), α- (IgA) oder ε-Ketten (IgE) bezeichnet. Einige Isotypen sind in Unterklassen gegliedert. So gibt es beim Menschen vier IgG-Unterklassen (IgG$_1$, IgG$_2$, IgG$_3$ und IgG$_4$) und zwei IgA-Unterklassen (IgA$_1$ und IgA$_2$). IgA$_2$ ist nicht im Bild dargestellt. Die schweren Ketten der verschiedenen Isotypen unterscheiden sich hinsichtlich der Glykosylierung, der Anzahl und Lage der die Ketten verbindenden Disulfidbrücken und dem Fehlen oder Vorhandensein einer Gelenkregion. IgM und IgE haben keine Gelenkregion, stattdessen eine zusätzliche konstante Domäne in jeder schweren Kette (CH$_4$). IgG$_3$ hat durch die sehr lange Gelenkregion eine kürzere Halbwertszeit, ist aber sehr flexibel. Neutralisierende Antikörper (z. B. gegen Toxine) sind häufig von diesem Typ. (Verändert nach Roitt, Brostoff und Male.)

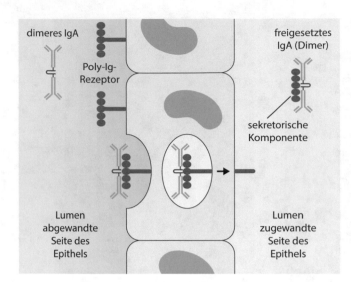

dimeres IgA

Poly-Ig-Rezeptor

freigesetztes IgA (Dimer)

sekretorische Komponente

Lumen abgewandte Seite des Epithels

Lumen zugewandte Seite des Epithels

◼ **Abb. 5.10 Transport des IgA-Dimers durch Epithelien.** IgA ist der vorherrschende Schleimhautantikörper. Auf Schleimhäuten lokalisierte Plasmazellen sezernieren IgA als Dimer. Um auf sein spezifisches Antigen treffen zu können, muss das Dimer durch die Epithelien auf die Oberfläche der Schleimhaut transportiert werden (Transcytose). Der Transport erfolgt mithilfe eines Poly-Immunglobulinrezeptors (Poly-Ig-Rezeptor), der auf der dem Lumen abgewandten Seite der Epithelien lokalisiert ist. Der Komplex aus Rezeptor und Dimer wird in ein Vesikel aufgenommen und durch die Epithelzelle transportiert. Auf der luminalen Oberfläche wird der Poly-Ig-Rezeptor durch Enzyme gespalten. Ein Teil des Rezeptors, die sogenannte **sekretorische Komponente**, bleibt mit dem freigesetzten IgA-Molekül verbunden. Die sekretorische Komponente schützt IgA vor Proteasen, trägt aber auch Kohlenhydrate, die an Bestandteile im Schleim binden und IgA dadurch auf den Epithelien fixieren. (Verändert nach Roitt, Brostoff und Male.)

mehrere Subklassen, die auch als Allotypen bezeichnet werden: IgG_1, IgG_2, IgG_3 und IgG_4, die überlappende bis unterschiedliche Funktionen im Immunsystem haben. IgG-Moleküle sind beim Menschen plazentagängig und verleihen dem Neugeborenen für die ersten Lebenswochen eine Immunität. IgG-Antikörper sind aber auch für die Folgen verantwortlich, die bei der Rhesus-Inkompatibilität zwischen Mutter und Kind auftreten (▶ Kap. 7).

IgE

IgE ist der Antikörper, der im Kampf gegen mehrzellige Parasiten wie Würmer eingesetzt wird. In Industrieländern, in denen Wurmerkrankungen nur selten oder gar nicht mehr vorkommen, vermittelt IgE allergische Reaktionen vom Soforttyp. Außer bei Allergikern ist die Konzentration von IgE im Serum gering. Es ist das einzige Immunglobulin, das im Gewebe an der Oberfläche von Zellen gebunden wird, ohne als Immunkomplex vorzuliegen. IgE bindet mit seinem Fc-Teil an die hochaffinen IgE-Rezeptoren auf basophilen Granulocyten, Mastzellen und aktivierten eosinophilen Granulocyten. Führt die Bindung eines Antigens zur Quervernetzung der zellgebundenen Antikörper, kommt es zur Degranulierung der Zellen. Wie IgM hat auch IgE statt einer Gelenkregion eine zusätzliche konstante Domäne.

IgA

Sezerniertes IgA kann in zwei Formen vorkommen, als Monomer oder als Dimer. In Spuren vorkommende Tri- oder Tetramere sind fehlgebildete Komplexe. Die monomere Form des IgA

kommt in geringer Konzentration im Serum vor. Dimeres IgA ist dagegen das vorherrschende Immunglobulin der Körpersekrete und ist in der Tränenflüssigkeit, im Speichel, in Bronchial- und Urogenitalsekreten, auf der Darmschleimhaut und in der Muttermilch zu finden. Hier stellt es einen effektiven Schutz vor Mikroorganismen und deren Produkten (Toxine) dar, die den Körper vorwiegend über die Schleimhäute befallen. Die in Schleimhäuten lokalisierten Plasmazellen produzieren IgA in seiner dimeren Form. Dabei handelt es sich um zwei IgA-Moleküle, die über eine J(*joining*)-Kette (wie beim IgM) verbunden sind. Die dimere Form ist notwendig für den Transport durch die Schleimhautepithelien zur inneren Körperoberfläche (◼ Abb. 5.10). Der Transport erfolgt mithilfe eines Poly-Immunglobulinrezeptors, der an der Basis der Epithelien lokalisiert ist. Er bindet das IgA-Dimer. Der Komplex aus Rezeptor und Dimer wird in ein Vesikel aufgenommen und durch die Epithelzelle auf die innere Oberfläche transportiert. Hier wird der extrazelluläre Teil des Rezeptors, die sogenannte **sekretorische Komponente**, durch Enzyme abgespalten. Sie bleibt mit dem freigesetzten IgA-Molekül verbunden und schützt es vor Proteasen. IgA blockiert die Wechselwirkung von Mikroorganismen und Toxinen mit der Schleimhaut und verhindert dadurch einen Befall der Körpers. Beim Menschen sind zwei Subklassen bekannt: IgA_1 und IgA_2.

Bei komplementaktivierenden Antikörpern (IgM, IgG_3, IgG_1) befinden sich oberhalb des Kreuzungspunktes der beiden schweren Ketten keine Disulfidbrücken und keine oder nur eine geringe Glykosylierung. Grundsätzlich können alle Immunglobuline als BCR auf B-Zellen vorkommen. Sie werden immer als Monomere auf der Oberfläche exprimiert. Sezerniert tritt IgM als Pentamer (teilweise als Hexamer) und IgA als Monomer oder Dimer auf. Die fünf IgM-Moleküle beziehungsweise die als Dimer vorliegenden IgA-Moleküle werden durch eine J(*joining*)-Kette stabilisiert. Die sekretorische Komponente des IgA-Dimers wird nicht von den Plasmazellen sezerniert, sondern ist ein Teil des Poly-Immunglobulinrezeptors.

Immunglobuline vermitteln ihre Wirkung über Fc-Rezeptoren

Antikörper neutralisieren Viren und Toxine und opsonisieren Bakterien. Doch das reicht nicht, um die Pathogene unschädlich zu machen. Es bedarf weiterer Abwehrmechanismen, um die Erreger zu eliminieren und aus der Zirkulation zu entfernen. Eine Möglichkeit ist die Aktivierung des Komplementsystems durch Antikörper, die Antigene gebunden haben (▶ Kap. 3). Ein anderer Mechanismus umfasst Immunzellen, die sogenannte Fc-Rezeptoren auf ihrer Oberfläche exprimieren (◼ Tab. 5.5). Für die unterschiedlichen Immunglobulinisotypen gibt es verschiedene Fc-Rezeptoren. Sie binden Antigen-Antikörper-Komplexe über die Fc-Teile der Antikörper. Da Immunkomplexe viele Antikörper enthalten, interagieren mehrere Antikörper mit mehreren Fc-Rezeptoren auf einer Immunzelle. Dies führt zu einer Quervernetzung der Fc-Rezeptoren, was die Aktivierung der Immunzelle bewirkt. Eine Ausnahme bildet IgE, das ohne vorherige Antigenbindung mit dem Fcε-Rezeptor interagiert. Darauf beruht die Allergie vom Soforttyp: Das Allergen interagiert mit IgE-Antikörpern, die bereits über Fcε-Rezeptoren auf der Oberfläche der Mastzelle gebunden sind. Die Mastzellen degranulieren, sobald

Im Labor kann das Immunglobulinmolekül durch Enzyme gespalten werden (◼ Abb. 5.11). Eines dieser Enzyme ist **Papain**, das in der Natur in der grünen Schale der Papayafrucht vorkommt. Das Enzym, eine Protease, wird benutzt, um Immunglobuline in Fragmente zu zerlegen. Es spaltet das Molekül oberhalb der Disulfidbrücke der Gelenkregion. Dabei entstehen drei Fragmente: Zwei Fragmente entsprechen den Armen des Y-Moleküls und enthalten jeweils eine Antigenbindungs-

stelle (variable Region). Das sind die beiden **Fab-Fragmente** (*fragment antigen binding*). Das dritte Fragment ist der **Fc-Teil** (*fragment crystallizable*) und enthält die konstanten Regionen. Ein weiteres proteinspaltendes Enzym ist **Pepsin**, ein Verdauungsenzym, das auch im Magen des Menschen vorkommt. Es spaltet das Immunglobulin unterhalb der Disulfidbrücke der Gelenkregion. Das Ergebnis sind ein zusammenhängendes **F(ab')₂-Fragment** und mehrere kleine Fc-Fragmentstücke. Mithilfe

dieser Enzyme wurden die Struktur und die Funktion von einzelnen Antikörperfragmenten untersucht. Mittlerweile kann man auch gentechnisch Antikörperfragmente herstellen, sogenannte **Fv-Fragmente** (*fragment variable*). Sie stellen die kleinste Einheit eines Immunglobulins dar und bestehen aus einer mit einem Peptid stabilisierten Antigenbindungsstelle. Man hofft, Fv-Fragmente, gekoppelt an Medikamente, gegen Tumore einsetzen zu können.

◼ **Abb. 5.11 Enzymatische Spaltung von humanem IgG₁.** Die Protease Papain spaltet das Immunglobulin IgG₁ oberhalb der Disulfidbrücke der Gelenkregion in drei Fragmente: zwei Fab-Fragmente und ein Fc-Fragment. Fab hat nur eine Bindungsstelle und kann deshalb nur noch blockieren, die übrigen Antikörperfunktionen aber nicht mehr wahrnehmen. Die Protease Pepsin spaltet das Immunglobulin unterhalb der Disulfidbrücke der Gelenkregion in ein F(ab')₂-Fragment und mehrere kleine Fc-Fragmentstücke. Das größte unter ihnen nennt man pFc'-Fragment. F(ab')₂ hat zwei Bindungsstellen. Es kann deshalb kreuzvernetzen bzw. präzipitieren und agglutinieren. Gentechnisch hergestellte Fv-Fragmente bestehen nur aus einer stabilisierten Antigenbindungsstelle. (Verändert nach Roitt, Brostoff und Male.)

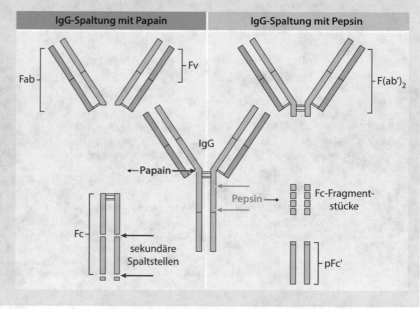

das Allergen die IgE-Antikörper quervernetzt. Für IgD gibt es keine Fc-Rezeptoren. Über die Bindung an ihre Fc-Rezeptoren vermitteln die Antikörper ihre Effektorfunktionen wie Degranulierung von Mastzellen, NK-Zellen, eosinophilen, basophilen und (bei nicht phagocytierbaren Erregern) neutrophilen Granulocyten, Phagocytose von Immunkomplexen und intrazelluläre Abtötung der Erreger durch neutrophile Granulocyten, Makrophagen und dendritische Zellen und Aktivierung oder Hemmung von Immunzellen.

5.3 Effektorzellen der adaptiven Immunantwort bekämpfen Pathogene im Gewebe

Die Rekrutierung von Effektorlymphocyten ins Gewebe

Adaptive Immunantworten werden bei einer Primärinfektion nur in den peripheren lymphatischen Organen ausgelöst. Bekämpft werden die Erreger aber am Ort der Infektion. Die gebildeten Effektorzellen verlassen das lymphatische Gewebe über die efferenten Lymphgefäße, gelangen über den Ductus thoracicus ins Blut und wandern von dort an den Infektionsort. Dies ist

möglich, weil die Effektorzellen im Verlauf ihrer Differenzierung das Expressionsmuster der Adhäsionsmoleküle und Chemokinrezeptoren auf ihrer Oberfläche ändern. Sie können jetzt, geleitet durch die entzündungsspezifische Expression von vaskulären Adhäsionsmolekülen und Chemokinen, dorthin gelangen, wo sie gebraucht werden. Die Veränderungen des Endothels der lokalen Blutgefäße in Entzündungsgebieten beruhen auf den von Granulocyten, Makrophagen und anderen Immunzellen freigesetzten Cytokinen und Chemokinen. Wie reguliert das Homing der Effektorlymphocyten abläuft, zeigt ◼ Tab. 5.6, wo aus Gründen der Übersicht nur die Veränderungen der Adhäsionsmoleküle auf der Oberfläche von Effektorlymphocyten im Vergleich zu naiven Lymphocyten dargestellt sind. Die molekularen Mechanismen der Extravasation sind in ▶ Kap. 7 beschrieben.

Die Abwehr von Bakterien und Viren

T-Helferzellen

Zuerst erscheinen T_H-17-Zellen im infizierten Gewebe, denn sie sind die ersten T-Effektorzellen, die im Rahmen einer primären Immunantwort generiert werden. Sie sezernieren hohe Mengen an IL-17, IL-21, IL-22 und IL-26. IL-17 und IL-21 regen Epithelzellen, Bindegewebszellen und Immunzellen an, wei-

5

◘ Tab. 5.6 Das Homing von naiven und Effektorlymphocyten

Lymphocyt	Zielgewebe	Adhäsionsmoleküle auf den Endothelzellen der HEV	Liganden auf der Oberfläche der Lymphocyten Kontakt – Rollen – Bindung – Diapedese		
naive B- und T-Zellen der Mucosa	**Peyer-Plaques**	MAdCAM-1-CHO MAdCAM-1 ICAMs	L-Selektin	$\alpha_4{:}\beta_7$	LFA-1
Effektorlymphocyten Gedächtniszellen	Lamina propria der Schleimhaut	MAdCAM-1 ICAMs	$\alpha_4{:}\beta_7$		LFA-1
naive B- und T-Zellen	**periphere Lymphknoten**	PNAd ICAMs	L-Selektin		LFA-1
Effektorlymphocyten Gedächtniszellen	Haut .	E-Selektin VCAM-1 ICAMs	CLA	$\alpha_4{:}\beta_1$	LFA-1

CHO: Kohlenhydratrest

Naive T- und B-Zellen (fette Schrift), die in die peripheren Lymphknoten wandern, exprimieren sehr stark das Adhäsionsmolekül L-Selektin auf ihrer Oberfläche. Sie sind dadurch in der Lage, mit ihrem Liganden, dem peripheren Lymphknoten-Addressin (*peripheral lymph node addressin*; PNAd), zu interagieren. PNAd wird als vaskuläres Addressin auf den HEV der peripheren Lymphknoten exprimiert. Die naiven Lymphocyten rollen über die Gefäßwand und werden langsamer. Sie können jetzt durch Chemokine, die auf der Oberfläche der HEV immobilisiert vorliegen, aktiviert werden. Dies führt zu einer Konformationsänderung des Integrins LFA-1 auf der Oberfläche der Lymphocyten, die jetzt an ICAMs binden. Naive Lymphocyten (fette Schrift), die in die lymphatischen Gewebe der Dünndarm-Mucosa (Peyer-Plaques) wandern, exprimieren auf ihrer Oberfläche L-Selektin nur schwach. Sie binden über L-Selektin an Zuckerketten, die das vaskuläre Addressin MAdCAM-1 modifizieren. Diese Interaktion leitet das Rollen ein. Abgebremst werden die naiven Lymphocyten durch das Integrin $\alpha_4{:}\beta_7$, das direkt an MAdCAM-1 auf den Endothelzellen bindet. Nach Aktivierung durch Chemokine kommt es auch hier zu einer aktivierungsabhängigen Bindung an das Endothel, die über $\alpha_4{:}\beta_7$-Integrin/MAdCAM-1- und LFA-1/ICAM-1-Interaktionen erfolgt. Die naiven Lymphocyten können jetzt zwischen den Endothelzellen in das unterliegende Gewebe wandern. Effektorzellen (magere Schrift) haben ein anderes Expressionsmuster an Adhäsionsmolekülen und Chemokinrezeptoren. Effektorlymphocyten, die nach Antigenkontakt in den Lymphknoten entstanden sind, verlieren L-Selektin und exprimieren stattdessen das cutane lymphocytenassoziierte Antigen (*cutane lymphocyte antigen*; CLA) und $\alpha_4{:}\beta_1$-Integrin. Diese Adhäsionsmoleküle interagieren mit vaskulärem E-Selektin und VCAM-1, die im Rahmen von Entzündungen auf Endothelzellen der Haut exprimiert werden. Dadurch sind die Zellen in der Lage, in die infizierte Haut einzuwandern. Effektorzellen, die in den Peyer-Plaques generiert wurden, exprimieren kein L-Selektin mehr, regulieren aber $\alpha_4{:}\beta_7$-Integrin hoch. $\alpha_4{:}\beta_7$-Integrin interagiert mit MAdCAM-1 der Lamina propria und ermöglicht es den Zellen, direkt in die infizierte Schleimhaut einzuwandern. (Verändert nach Butcher *et al.*)

tere Chemokine, Cytokine und Wachstumsfaktoren abzugeben. Diese steigern die Produktion von Leukocyten des angeborenen Immunsystems im Knochenmark und rekrutieren sie zum Entzündungsort. IL-22 und IL-26 wirken ausschließlich auf Gewebezellen, vor allem der äußeren Körperbarriere (Haut, Niere, Verdauungs- und Respirationstrakt). Vor allem IL-22 fördert die Abwehr von Mikroorganismen, den Schutz vor Gewebezerstörung, die Reorganisation des Gewebes und die Enddifferenzierung von Keratinocyten (◘ Abb. 5.12).

Den T_H17-Zellen folgen im weiteren Verlauf der Immunreaktion die anderen T-Effektor-Subpopulationen und noch etwas später die Plasmazellen. Wenn es sich um Infektionen mit Viren, intrazellulär lebenden Bakterien oder Einzellern handelt, sind es vornehmlich T_H1-Zellen, cytotoxische T-Zellen und IgG-produzierende Plasmazellen. Bei Infektionen mit großen Parasiten wie zum Beispiel Würmern oder bei allergischen Reaktionen dominieren T_H2-Zellen und Plasmazellen, die einen Isotypwechsel zu IgG, IgA, vor allem aber zu IgE durchlaufen haben. Einige T-Effektorzellen verbleiben im lymphatischen Gewebe, um die B-Zell-Differenzierung voranzutreiben. Dies gilt auch für einige der Plasmazellen, die in den peripheren lymphatischen Organen Antikörper sezernieren, die dann über die efferente Lymphe ins Blut gelangen. Eine Subpopulation von Plasmazellen wandert ins Knochenmark, wo sie sich unter dem Einfluss des Mikromilieus des Knochenmarks zu langlebigen Plasmazellen differenzieren.

Im Gewebe suchen die T-Helfer-Effektorzellen ihre Zielzellen, die antigenpräsentierenden Zellen (APC), auf. Dies erfolgt mithilfe von lokalen entzündungsspezifischen Chemokinen. Der erste Kontakt mit den APC erfolgt wieder über Adhäsionsmoleküle, von denen die Effektorzellen jedoch wesentlich mehr exprimieren als naive T-Zellen. Das ermöglicht ihnen auch mit Zellen zu interagieren, die arm an kontaktaufnehmenden Molekülen sind. Nach Erkennung des präsentierten Antigens auf den APC kommt es zur Ausbildung einer immunologischen Synapse und zur Freisetzung von Cytokinen. Weitere Signale werden nicht mehr benötigt. Cytokine sind die Waffen der T-Helferzellen. Mit ihrer Hilfe steuern und koordinieren sie die Immunantwort. Cytokine wirken unmittelbar dort, wo sie gebildet werden, und aktivieren andere Immunzellen. Sie wirken aber auch über weite Entfernungen, sogar bis ins Knochenmark und steigern dort den Nachschub an Leukocyten.

T_H1-Zellen sezernieren eine Reihe von Cytokinen, die für die Koordination der zellvermittelten Immunantwort essenziell sind, wie IFN-γ, IL-2, IL-3, TNF-α und GM-CSF. Das wichtigste Cytokin ist IFN-γ. Es steigert zusammen mit IL-2 oder in Synergismus mit TNF-α die Cytoxizität von CD8+-T-Zellen und NK-Zellen und veranlasst diese Leukocyten, selbst Cytokine wie IFN-γ, TNF-α und im Fall der CD8+-Zellen auch IL-17 abzugeben. IFN-γ führt zu einer verstärkten Expression von MHC-Klasse-I-Molekülen auf virusinfizierten Zellen und fördert somit ihre Abtötung durch cytotoxische T-Zellen. IFN-γ steigert die Expression von costimulierenden Molekülen auf Makrophagen und dendritischen Zellen, die von intrazellulär lebenden Bakterien und anderen Parasiten befallen sind. Dadurch gelangen Signale effektiver in die Zelle, die wiederum eine vermehrte Abtötung der intrazellulären Parasiten veranlassen (▶ Kap. 3). Außerdem löst IFN-γ die Expression von MHC-Klasse-II-Molekülen auch auf nichtprofessionell antigenpräsentierenden Zellen aus, z. B. Endothelzellen. IL-2 aktiviert Lymphocyten und steigert die Vermehrung und Cytokinproduktion von Immunzellen. TNF-α induziert in infizierten Zellen oder Tumorzellen Apoptose. Freigesetzte Wachstumsfaktoren wie IL-3 und GM-CSF, aber auch das Cytokin IL-17 verstärken die Produktion, Rekrutierung und Aktivierung von Phagocyten.

Die von den Plasmazellen freigesetzten IgG-Antikörper markieren und opsonisieren Bakterien, die durch die Ausbildung von Schleimhüllen oder Kapseln schwer zugänglich sind. Sie neutralisieren Gifte und freie Viren in der extrazellulären Flüssigkeit und verhindern dadurch einen Befall von gesunden Zellen. Über Fc-Rezeptoren auf Phagocyten können diese „tafelfertigen" Immunkomplexe aus Antikörper und Antigenen phagocytiert werden. Mehrere IgG-Antikörper auf der Oberfläche von Bakterien aktivieren den klassischen Komplementweg und verstärken die Opsonisierung der Bakterien durch Ablagerungen von Komplementkomponenten. Dies ist wichtig für Immunkomplexe, die nur wenig IgG-Moleküle enthalten und deswegen nicht über Fc-Rezeptoren phagocytiert werden können (◘ Tab. 5.5; ◘ Abb. 5.13).

Cytotoxische T-Zellen töten ihre Zielzellen, indem sie den programmierten Zelltod auslösen

Cytotoxische CD8⁺-T-Zellen töten virusinfizierte Zellen und Tumorzellen, in dem sie in ihnen den programmierten Zelltod (Apoptose) induzieren (◘ Abb. 5.13). Die Abtötung erfolgt dabei in mehreren Schritten. Der erste Schritt ist die Kontaktaufnahme durch Adhäsionsmoleküle. Dadurch kommen sich die Zellen nahe und die T-Zellen können mit ihrem TCR überprüfen, ob sie das vom MHC-Klasse-I-Molekül dargebotene Peptid erkennen. Erfolgt eine Bindung, bildet sich eine immunologische Synapse aus. Es werden jetzt von der cytotoxischen T-Zelle cytotoxische Granula freigesetzt, die zielgerichtet und schnell auf die infizierte Zelle einwirken. Die immunologische Synapse zwischen den cytotoxischen T-Zellen und ihren Zielzellen ist von großer Bedeutung, da die freigesetzten hochtoxischen Proteine in den infizierten Zielzellen Apoptose auslösen sollen, gesundes Gewebe aber nicht treffen dürfen. Die Granula enthalten ein Gemisch von Perforin, Granzymen und Granulysin. Der Mechanismus, über den diese Proteine Apoptose erzeugen, gleicht dem der NK-Zellen und wird detailliert in ▶ Kap. 3 beschrieben. Ein weiterer Mechanismus der cytotoxischen T-Zellen, um in den Zielzellen Apoptose einzuleiten, erfolgt über die Interaktion von FasL auf der T-Zelle und Fas auf der Zielzelle. Cytotoxische T-Zellen gehen bei dem Angriff selbst nicht zugrunde. Vielmehr lösen sie nach getaner Arbeit ihren Kontakt zur Zielzelle, wenden sich benachbarten Zellen zu und überprüfen diese auf Präsentation von Fremd-Antigenen. Das ist sinnvoll, da bei einer Virusinfektion oder einem Tumor meist mehrere Zellen eines Zellverbandes betroffen sind.

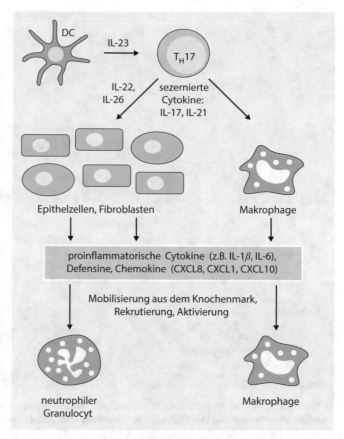

◘ **Abb. 5.12 T_H17-Zellen: Abwehr extrazellulärer Bakterien und Pilze.** T_H17-Zellen sind die ersten T-Effektorzellen, die in einer primären Immunantwort gebildet werden und am Infektionsort erscheinen. Angeregt durch IL-23, das von DC vor Ort gebildet wird, produzieren sie große Mengen an IL-17 und IL-21, die wiederum Epithelzellen, Bindegewebszellen und Immunzellen anregen, weitere Chemokine, Cytokine und Wachstumsfaktoren abzugeben. Diese steigern die Produktion, Rekrutierung und Aktivierung von Phagocyten, vor allem von Granulocyten. IL-22 und IL-26 wirken ausschließlich auf Gewebezellen, sind antimikrobiell und dienen der Reorganisation des Gewebes nach Verletzungen und Infektionen

Die Abwehr von mehrzelligen Parasiten

T_H2-Zellen beherrschen Immunreaktionen gegen mehrzellige Parasiten, wie Würmer (Helminthen) (◘ Abb. 5.14). Diese Pathogene sind zu groß, um phagocytiert zu werden. Sie können nur zerstört werden, wenn ihre äußere Körperwand durch toxische Produkte von degranulierenden Mastzellen, eosinophilen und basophilen Granulocyten beschädigt wird. Die wichtigsten, von T_H2-Zellen freigesetzten Cytokine sind IL-3, IL-4, IL-5, IL-6, IL-9, IL-10, IL-13 und GM-CSF. IL-3, IL-5 und GM-CSF wirken im Knochenmark auf Vorläuferzellen von eosinophilen und basophilen Zellen ein und erhöhen deren Produktion. IL-10 fördert die Vermehrung und Differenzierung von B-Zellen, IL-13 und IL-4 bewirken in B-Zellen den Klassenwechsel zu IgE oder IgA. Sezerniertes IgE oder IgE-produzierende Plasmazellen gelangen über Lymphe und Blut ins Gewebe. Das dort freigesetzte IgE bindet an hochaffine Rezeptoren auf Mastzellen, Basophilen und aktivierten Eosinophilen. Durch die spezifische Bindung an große Parasiten kommt es zur Quervernetzung der rezeptorgebundenen IgE-Moleküle und zur Freisetzung der intrazellulären

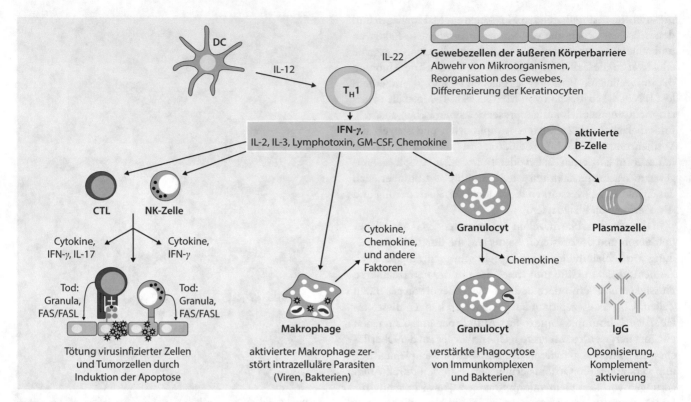

◘ Abb. 5.13 T_H1-Zellen: Koordination der zellvermittelten Immunantwort gegen intrazelluläre Pathogene. T_H1-Zellen steuern die Immunantwort gegen intrazellulär lebende Viren und Bakterien, z. B. *Mycobacterium tuberculosis*. Das wichtigste von ihnen freigesetzte Cytokin ist IFN-γ. Es regt zusammen mit anderen von der T_H1-Zelle gebildeten Cytokinen CD8⁺-T-Zellen (CTL) und NK-Zellen zur gesteigerten Cytotoxizität und Cytokinproduktion an, ermöglicht Makrophagen die Abtötung von intrazellulären Bakterien, verstärkt bei Granulocyten die Phagocytose von Immunkomplexen und aktiviert antigenspezifische B-Zellen zum Klassenwechsel nach IgG

Granula. IgA gelangt mithilfe von Transportproteinen durch die Epithelzellen auf die Oberfläche der Mucosa und verhindert durch die Bindung der Erreger deren Zutritt in den Körper. IL-4 fördert aber auch die Generierung weiterer T_H2-Zellen in den peripheren lymphatischen Organen. IL-9 und IL-13 aktivieren die Epithelzellen der Schleimhäute zur Chemokinproduktion und zur vermehrten Schleimproduktion. Die Chemokine locken weitere T_H2-Zellen und Eosinophile an. Auch Mastzellen, eosinophile und basophile Granulocyten setzen Cytokine und Wachstumsfaktoren frei, die den Effekt verstärken. Sie führen auch zu einer weiteren Aktivierung der T_H2-Zellen.

Die Subpopulationen der T-Helferzellen beeinflussen sich gegenseitig

Immunreaktionen sind komplex und die daran beteiligten Immunzellen und deren Produkte beeinflussen sich und verstärken die Polarisierung der Immunantwort. So blockieren die T_H1- und T_H2-Cytokine die Bildung von T_H17-Zellen. T_H2-Zellen unterdrücken über IL-4 und IL-10 die T_H1-Antwort, während IFN-γ die T_H2-Antwort supprimiert. IL-21 und IL-6 (beim Menschen zusätzlich IL-1β), die zusammen mit TGF-β für die Differenzierung von T_H-17-Zellen verantwortlich sind, hemmen die Bildung von iT_reg (▶ Kap. 7). Chemokine unterstützen diesen Prozess. Werden Makrophagen durch IFN-γ aktiviert, produzieren sie ein anderes Chemokinmuster, als wenn sie durch IL-4 stimuliert

werden. Die verschiedenen Chemokine wirken jeweils auf andere Immunzellen und verstärken entweder die T_H1-vermittelte oder T_H2-vermittelte Immunantwort. Auch Hormone modulieren Immunreaktionen, worauf in ▶ Kap. 15 genauer eingegangen wird.

5.4   Die Beendigung der Immunreaktion

Fast alle Infektionen werden schließlich vom adaptiven Immunsystem beseitigt. Nach Beendigung der Infektion gehen die meisten pathogenspezifischen Effektorzellen zugrunde. Wie dies im Einzelnen geschieht und welche Mechanismen dabei ablaufen, ist bis jetzt weitgehend unbekannt. Es hat sich jedoch gezeigt, dass fehlende Überlebenssignale eine wichtige Rolle spielen. Sind alle Pathogene eliminiert, bekommen die Effektorzellen des angeborenen und adaptiven Immunsystems keine Reize mehr. Die Cytokin- und Chemokinproduktion wird eingestellt. Eine zentrale Rolle in diesem Prozess spielen die sogenannten SOCS-Proteine (*suppressors of cytokine signaling*), die cytokininduzierte Signaltransduktionswege blockieren. Es werden keine neuen Effektorzellen mehr gebildet, rekrutiert und aktiviert. Effektorlymphocyten exprimieren im Verlauf einer Immunreaktion vermehrt das inhibitorische Molekül CTLA-4, wodurch ihre Vermehrung und Cytokinfreisetzung gestoppt, zumindest aber herunterreguliert wird. Finden T-Effektorzellen am Ende einer Immunantwort keine MHC-Molekül-Peptid-Komplexe mehr, an die sie binden können, treten sie aufgrund ausbleibender Signale in die Apop-

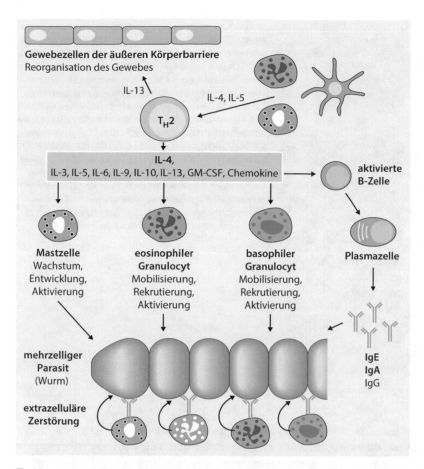

□ Abb. 5.14 T$_H$2-Zellen: Koordination der humoralen Immunantwort gegen mehrzellige Parasiten. T$_H$2-Zellen koordinieren die Immunantwort gegen Würmer. In den Industrieländern spielen sie eine maßgebliche Rolle bei der Auslösung der Allergie vom Soforttyp. Die wichtigsten, von T$_H$2-Zellen ausgeschütteten Cytokine sind IL-4, IL-5 und IL-13. IL-4, IL-5, IL-10 und IL-13 bewirken in antigenaktivierten B-Zellen den Klassenwechsel zu IgE oder IgA. IL-4 fördert die Bildung weiterer T$_H$2-Zellen. Die Cytokine IL-3 und IL-5 steigern die Produktion, Rekrutierung und Aktivierung von eosinophilen und basophilen Granulocyten. IL-9 aktiviert Epithelzellen zur vermehrten Schleimproduktion und Mastzellen zur Freisetzung von Histaminen und anderen Entzündungsmediatoren. IL-13 ist wichtig für die Reorganisation des Gewebes. Die mehrzelligen Parasiten werden zerstört, wenn Mastzellen, eosinophile und basophile Granulocyten über IgE-Antikörper – die gebunden an Fcε-Rezeptoren auf ihrer Oberfläche vorkommen – an Epitope auf der Körperhülle des Parasiten binden und degranulieren. Auch Granulocyten und NK-Zellen können degranulieren und den Vorgang unterstützen, wenn sie mit ihren Fcγ-Rezeptoren an IgG-Antikörper binden, die (im Gegensatz zu IgE!) den Parasiten opsonisieren

tose ein. Cytotoxische T-Zellen, die sowohl den Todesrezeptor Fas (CD95) als auch seinen Liganden FasL auf ihrer Oberfläche tragen, interagieren aufgrund mangelnder Zielzellen immer öfter miteinander und töten sich gegenseitig durch Auslösen des programmierten Zelltods. Apoptotische Zellen werden aufgrund ihrer veränderten Zellmembran (Strukturen der Innenseite wie Phosphatidylserin gelangen nach außen) schließlich von Makrophagen und anderen Phagocyten erkannt und beseitigt. Makrophagen, γ:δ-T-Zellen, T$_H$2-Zellen, Fibroblasten, Epithel- und Endothelzellen beginnen dann mit den Aufbauarbeiten. Sie bilden eine Reihe von Wachstumsfaktoren, die der Gewebebildung und der Wundheilung dienen. Dazu gehören GM-CSF, TGF-β (*transforming growth factor*), FGF (*fibroblast-growth factor*), IL-10, IL-13, VEGF (*vascular endothelial growth factor*), PDGF (*platelet-derived growth factor*). Es kommt zur Neubildung von Blutgefäßen, die das Gewebe im Bereich der Wunden durchbluten und mit Sauerstoff und Nährstoffen versorgen. Fibroblasten vor Ort werden stimuliert, vermehren sich und füllen den Wunddefekt aus. Gleichzeitig erfolgt der Abbau des Fibrinnetzes (Fibrinolyse). TGF-β und IL-13 fördern die Fibroblastenmigration,

Proliferation und die Kollagensynthese durch die Fibroblasten. Von den Wundrändern aus bauen sich Kollagenfasern entlang des gebildeten Fibrinnetzes auf und bilden neues Bindegewebe. Für uns ist die Infektion damit abgeschlossen. Die Wunden sind verheilt. Doch unser Immunsystem hat eine weitere faszinierende Eigenschaft, es kann den Erreger beziehungsweise dessen Gifte in Erinnerung behalten.

5.5 Das immunologische Gedächtnis und die sekundäre Immunantwort

Neben der Bildung von Effektorlymphocyten werden bei jeder spezifischen Immunreaktion auch **Gedächtniszellen** (*memory cells*) gebildet. B-Gedächtniszellen liegen ungefähr vier Wochen nach Auslösung einer primären Immunreaktion in ihrer maximalen Konzentration vor und ihre Zahl bleibt über Jahre relativ konstant. T-Gedächtniszellen treten etwas früher auf, ihre Zahl ist zunächst sehr hoch, sinkt in den ersten sechs Monaten nach Infektion wieder etwas ab und bleibt dann konstant. Ob sich die

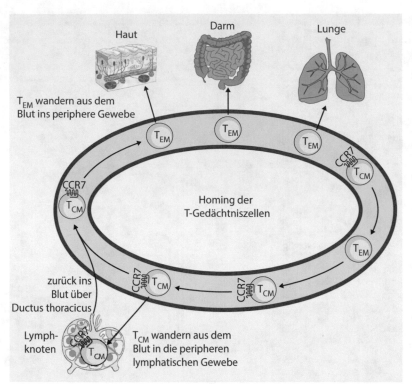

Haut   Darm   Lunge

T_{EM} wandern aus dem
Blut ins periphere Gewebe

T_{EM} T_{EM} T_{EM}

CCR7 T_{CM}

CCR7 T_{CM}

Homing der
T-Gedächtniszellen

T_{EM}

zurück ins
Blut über
Ductus thoracicus

CCR7 T_{CM} CCR7 T_{CM}

Lymph-
knoten T_{CM}

T_{CM} wandern aus dem
Blut in die peripheren
lymphatischen Gewebe

Abb. 5.15 Wanderung der T-Gedächtniszellen. *Effector memory* T-Zellen (T_{EM}) exprimieren kein CCR7 und kein L-Selektin. Sie können nicht in die sekundären lymphatischen Organe einwandern. Stattdessen tragen sie andere Homing-Moleküle und Chemokinrezeptoren, die es ihnen ermöglichen, zwischen Blut und Gewebe zu patrouillieren. Sie leiten bei erneuter Infektion mit dem gleichen Antigen eine Immunantwort vor Ort ein, die schneller anläuft als die Primärreaktion. *Central memory* T-Zellen (T_{CM}) exprimieren auf ihrer Oberfläche CCR7 und L-Selektin und patrouillieren zwischen Blut und den peripheren lymphatischen Organen (z. B. Lymphknoten). Bei erneutem Kontakt mit dem gleichen Antigen differenzieren sie sich schnell zu Effektorlymphocyten und regulieren die costimulierenden Moleküle und die Cytokinproduktion hoch. Sie sorgen dafür, dass die Sekundärreaktion stärker ausfällt als die Primärreaktion

Gedächtniszellen zusammen mit den Effektorzellen während einer primären Immunantwort bilden oder ob einige von ihnen aus Effektorzellen hervorgehen, die der Apoptose entgangen sind, wird diskutiert. Gedächtniszellen reagieren bei wiederholtem Kontakt mit dem gleichen Erreger schneller und mit höherer Qualität, sodass die Erkrankung kein zweites Mal ausbricht oder sehr viel schwächer abläuft. Diese Immunantworten werden als sekundäre Immunantworten bezeichnet. Auf den Gedächtniszellen beruht unsere Immunität, die manchmal ein Leben lang anhält. Die Fähigkeit unseres Immunsystems, ein Gedächtnis für Antigene zu entwickeln, macht man sich bei Impfungen zunutze (▶ Kap. 8). Welche Eigenschaft haben Gedächtniszellen und wo werden **sekundäre Immunreaktionen** ausgelöst? Dazu wollen wir die B- und T-Gedächtniszellen getrennt betrachten.

Das Gedächtnis der B-Zellen

Es gibt zwei Arten des immunologischen Schutzes durch B-Zellen:

— Zum einen existieren Plasmazellen, die unter anderem im Knochenmark Überlebenssignale erhalten und dadurch sehr langlebig sind. Sie produzieren ständig hochaffine Antikörper, die ins Blut und in die Gewebe gelangen. Diese sorgen für einen dauerhaften spezifischen Antikörpertiter im Blut gegen den Krankheitserreger beziehungsweise Impfstoff. Bei einer erneuten Infektion mit einem aus der Sicht des Immunsystems bekannten Erreger, wird dieser sofort von den vorhandenen Antikörpern neutralisiert und opsonisiert und durch das angeborene Immunsystem eliminiert. In der Regel ist damit die Infektion beendet.

— Zum anderen gibt es B-Gedächtniszellen. Sie unterscheiden sich von naiven B-Zellen durch die Isotypklassen des von ihnen exprimierten BCR. Während naive B-Zellen membranständiges IgM und IgD als BCR tragen, befinden sich auf der Oberfläche der Gedächtniszellen IgG, IgA oder IgE, je nachdem, ob und wenn ja, welcher Klassenwechsel bei der Primärantwort stattgefunden hat. Es gibt auch einzelne Berichte über IgM-tragende Gedächtniszellen. Der größte Teil der B-Gedächtniszellen exprimiert jedoch IgG. Da in den Körper eingedrungene Erreger immer in die lymphatischen Gewebe transportiert werden, lösen sie hier bei wiederholtem Kontakt eine Sekundärantwort aus. Diese erfolgt wesentlich schneller und effektiver als die Primärantwort, da die B-Gedächtniszellen schon vorbereitet („geprimt") sind. Sie exprimieren vermehrt MHC-Klasse-II-Moleküle, wodurch die Antigenpräsentation gesteigert wird, und vermehrt costimulierende Moleküle (CD80, CD86). Dies erleichtert die Interaktion mit Gedächtnis-T-Helferzellen und ermöglicht dadurch eine schnelle Antikörperfreisetzung. Da bei den meisten B-Gedächtniszellen die Immunglobulinklasse zu IgG gewechselt hat, werden sofort die hochaffinen IgG-Antikörper gebildet. Ebenfalls nachweisbar sind IgE und IgA, aber nur sehr geringe Mengen an IgM. Die aus den Gedächtniszellen hervorgegangenen Plasmazellen sowie die von ihnen sezernierten Antikörper gelangen über die efferente Lymphe ins Blut und von dort in die Gewebe. Jeder weitere Kontakt mit dem gleichen Erreger führt zu einer Verstärkung der Reaktion (▶ Kap. 8). B-Gedächtniszellen sind langlebiger als Plasmazellen, sodass noch Gedächtniszellen vorhanden sein können, wenn keine spezifischen Antikörper mehr nachweisbar sind.

Das Gedächtnis der T-Zellen

Innerhalb der Population der CD4$^+$- und CD8$^+$-T-Gedächtnis-zellen gibt es verschiedene Untergruppen, die anhand der von ihnen exprimierten Chemokinrezeptoren und Homing-Moleküle sowie anhand der sezernierten Cytokine unterschieden werden können (◻ Abb. 5.15).

Zum einen gibt es die *effector memory*-Zellen (T$_{EM}$). Sie exprimieren kein CCR7 und kein L-Selektin und können somit nicht in die sekundären lymphatischen Organe einwandern. Stattdessen tragen sie andere Homing-Moleküle (zum Beispiel $\alpha_4{:}\beta_1$-Integrin) und Chemokinrezeptoren für entzündungsspezifische Chemokine auf ihrer Oberfläche. T$_{EM}$ patrouillieren zwischen Blut und Gewebe. Kommt es zu einer erneuten Infektion mit dem gleichen Antigen, können sie sofort vor Ort reagieren und eine Immunantwort einleiten, die sie durch die Ausschüttung von Cytokinen (IFN-γ, IL-4 und IL-5) steuern. T$_{EM}$ sind dafür verantwortlich, dass die Sekundärreaktion schneller anläuft als die Primärreaktion anlief.

Die andere Untergruppe sind die *central memory*-T-Zellen (T$_{CM}$). Sie exprimieren auf ihrer Oberfläche CCR7 und L-Selektin und sezernieren IL-2, aber kein IFN-γ oder IL-4. Sie patrouillieren zwischen Blut und peripheren lymphatischen Geweben, um zu überprüfen, ob der Erreger erneut in den Körper gelangt ist. Sie reagieren im peripheren lymphatischen Gewebe wesentlich empfindlicher auf präsentierte Antigene als naive T-Zellen, proliferieren und differenzieren sich schnell zu Effektorlymphocyten, indem sie die costimulierenden Moleküle und die Cytokinproduktion hochregulieren. Diese Zellen wandern jetzt in die Gewebe ein, wo sie T$_H$1- oder T$_H$2-Hilfe leisten. Eine Subpopulation der T$_{CM}$ exprimiert anstatt CCR7 den Chemokinrezeptor CXCR5. Sie tragen große Mengen an CD40L auf ihrer Oberfläche und leisten den B-Gedächtniszellen in den Sekundärfollikeln T-Zell-Hilfe. Die Aktivierung von CD8$^+$-T-Gedächtniszellen bedarf, wie schon ihre Bildung, der Hilfe von CD4$^+$-T-Gedächtniszellen. Die T$_{CM}$ sind dafür verantwortlich, dass die Sekundärreaktion stärker ausfällt als die Primärreaktion.

Immunologische Sekundärantworten setzen sofort bei wiederholtem Erregerkontakt ein, da Gedächtniszellen, insbesondere die T$_{EM}$, sofort in das infizierte Gewebe einwandern und eine Immunantwort auslösen. In den peripheren lymphatischen Organen werden durch das Wirken der T$_{CM}$ zügig cytotoxische T-Zellen und hochaffine antikörperproduzierende Plasmazellen bereitgestellt. Die Erforschung und genaue Kenntnis der Mechanismen, die dem immunologischen Gedächtnis zugrunde liegen, sind von essenzieller Bedeutung für die Entwicklung neuer Impfstoffe zum Beispiel gegen HIV (▶ Kap. 8).

Literatur

Butcher EC, Picker LJ (1996) Lymphocyte homing and homeostasis. Science 272:60–66

Bleijs DA, Geijtenbeek TBH, Figdor CG, van Kooyk Y (2001) DC-SIGN and LFA-1: a battle for ligand. Trends Immunol 22:457–463

Curotto de Lafaille MA, Lafaille JJ (2009) Natural and adaptive foxp3$^+$ regulatory T cells: more of the same or a division of labor? Immunity 30(5):626–635

Di Cesare A, Di Meglio P, Nestle FO (2009) The IL23/Th17 axis in the immunopathogenesis of psoriasis. J Invest Dermatol 129:1339–1350

Deenick EK, Tangye SG (2007) Autoimmunity: IL-21: a new player in Th17-cell differentiation. Immunol Cell Biol 85:503–505

Dübel S, Rohrbach P, Schmiedl A (2004) Werkzeuge gegen Krebs, Infektionen und Autoimmunerkrankungen? Rekombinante Antikörper. Biol Unserer Zeit 6:372–379

Grakoui A, Bromley SK, Sumen C, Davis MM, Shaw AS, Allen PM, Dustin ML (1999) The immunological synapse: A molecular machine controlling T cell activation. Science 285:221–227

Greenhalgh CJ, Hilton DJ (2001) Negative regulation of cytokine signaling. J Leukoc Biol 70:348–356

Harrington LE, Hatton RD, Mangan PR et al (2005) Interleukin 17-producing CD4$^+$ effector T cells develop via a lineage distinct from the T helper type 1 and 2 lineages. Nature Immunol 6:1123–1132

Hasan U, Chaffois C, Gaillard C, Saulnier V, Merck E, Tancredi S, Guiet C, Brière F, Vlach J, Lebecque S, Trinchieri G, Bates EE (2005) Human TLR10 is a functional receptor, expressed by B cells and plasmacytoid dendritic cells, which activates gene transcription through MyD88. J Immunol 174:2942–2950

Laouar A, Manocha M, Haridas V, Manjunath N (2008) Concurrent generation of effector and central memory CD8 T cells during vaccinia virus infection. PLoS ONE 3(12):e4089

Murphy K, Travers P, Walport M (2009) Janeway Immunologie, 7. Aufl. Spektrum Akademischer Verlag, Heidelberg

Nurieva R, Yang XO, Martinez G, Zhang Y, Panopoulos AD, Ma L et al (2007) Essential autocrine regulation by IL-21 in the generation of inflammatory T cells. Nature 448:480–483

Roitt I, Brostoff I, Male D (2001) Immunology, 6. Aufl. Mosby, London

Okada R, Kondo T, Matsuki F, Takata H, Takiguchi M (2008) Phenotypical classification of human CD4$^+$ T cell subsets and their differentiation. Int Immunol 20:1189–1199

Sallustro F, Langencamp A, Geginat J, Lanzavecchia A (2000) Functional subsets of memory T cells identified by CCR7 expression. Curr Top Microbiol Immunol 251:167–171

Veldhoen M, Hocking RJ, Atkins CJ, Locksley RM, Stockinger B (2006) TGF-beta in the context of an inflammatory cytokine milieu supports de novo differentiation of IL-17 producing T cells. Immunity 24:179–189

Abbildung 5.7: RCSB Protein Data Bank (http://www.pdb.org) (PDB-ID 1IGY) Harris LJ, Skaletsky E, McPherson A (1998) Crystallographic structure of an intact IgG$_1$ monoclonal antibody. J Mol Bio 275: 861–872

Molekulare Immunologie

Hajo Haase

© Springer-Verlag GmbH Deutschland 2015
L. Rink, A. Kruse, H. Haase, *Immunologie für Einsteiger*, https://doi.org/10.1007/978-3-662-44843-4_6

In diesem Kapitel wollen wir die molekularen Grundlagen der Signalweiterleitung in Leukocyten und die genetische Grundlage der Vielfalt von Antikörpern und T-Zell-Rezeptoren besprechen.

6.1   Signaltransduktion in Immunzellen

Grundprinzipien der Signaltransduktion

Die Zellen des Immunsystems kommunizieren untereinander durch verschiedene Mechanismen. Dazu gehören Cytokinsignale, Antigenpräsentation und Wechselwirkungen zwischen ihren Oberflächenmolekülen. Zusätzlich sind einige Zellen in der Lage, Pathogenbestandteile direkt zu erkennen. Ständig treffen viele Reize auf der Zelloberfläche ein, und die Zelle muss sie wahrnehmen, gegeneinander abwägen und am Ende eine Reaktion zeigen, die der Gesamtsituation angemessen ist. Damit die Zelle ihr Verhalten anpassen kann, müssen all diese Reize aufgenommen und im Inneren verarbeitet werden. Dies ist die Aufgabe der Signaltransduktion. Dafür greift das Immunsystem auf molekulare Mechanismen zurück, die auch für die Steuerung bei allen anderen Zellen des Körpers verwendet werden. Eine umfassende Diskussion der Signaltransduktion würde den Rahmen dieses Buches bei Weitem sprengen, daher sollen im Folgenden nur einige Grundprinzipien eingeführt werden und danach am Beispiel eines wichtigen Signalsystems, dem T-Zell-Rezeptor, ausgewählte Mechanismen der Signaltransduktion verdeutlicht werden. In ▶ Kap. 7 wird darüber hinaus kurz auf die Signalübertragung durch Cytokinrezeptoren eingegangen.

Die Wahrnehmung extrazellulärer Nachrichten erfolgt durch Rezeptorproteine oder kurz **Rezeptoren**. Diese befinden sich meistens auf der Plasmamembran. An ihren extrazellulären Teil binden die durch sie wahrgenommenen Botenstoffe, die sogenannten **Liganden**. Die Bindung führt zu Veränderungen im intrazellulären Teil des Rezeptors. Im Zellinnern wird das Signal weitergegeben, wobei es zur Aktivierung von Kaskaden nacheinander aktivierter Signalproteine kommt.

Eine Möglichkeit, Informationen innerhalb einer Zelle zu transportieren, sind sekundäre Botenstoffe oder auch **Second Messenger** (◘ Abb. 6.1). Dies sind relativ kleine Moleküle, die in der Zelle nach Stimulation eines Rezeptors gebildet oder freigesetzt werden. Durch die Veränderung ihrer Konzentration wird eine biologische Information übertragen. Dabei kann es sich um so einfache Strukturen wie Ca^{2+}- und Zn^{2+}-Ionen handeln, die aus membranumschlossenen Kompartimenten im Zellinnern freigesetzt werden oder von außen in die Zelle einströmen. Es gibt aber auch 3′,-5′-cyclisches Adenosinmonophosphat (cAMP), das durch eine enzymatische Reaktion aus dem Energieträger ATP gebildet wird, oder Signale, die durch Inositolphosphate oder Stickstoffmonoxid transportiert werden.

Ein weit verbreiteter Mechanismus ist die **Phosphorylierung**. Dies ist die reversible kovalente Bindung von Phosphatgruppen an Tyrosin-, Serin- oder Threoninseitenketten in Proteinen. Sie führt zu einer Veränderung in den Eigenschaften des phosphorylierten Proteins. Die Phosphorylierung erfolgt durch die Übertragung einer Phosphatgruppe vom ATP auf die −OH-Gruppen der drei Aminosäuren. Die Enzyme, die diesen Vorgang kata-

lysieren, werden **Kinasen** genannt. Interessanterweise werden viele Kinasen selbst durch eine oder mehrere Phosphorylierungen in ihrer Aktivität reguliert, sodass sich ganze Kaskaden von Kinasen bilden, die sich nacheinander phosphorylieren und dadurch Signale weiterleiten. Um die Signale zu beenden, gibt es eine andere Gruppe von Enzymen, die **Proteinphosphatasen**. Sie spalten die Phosphatgruppe wieder ab und versetzen das Protein in seinen Ausgangszustand. Während Kinasen meistens eine hohe Substratspezifität haben, d. h. nur sehr klar definierte Zielsequenzen phosphorylieren, ist die Substratspezifität der Proteinphosphatasen weniger eng, und sie können eine größere Zahl unterschiedlicher Proteine dephosphorylieren. Zusätzlich gibt es meist mehrere Proteinphosphatasen, die das gleiche Substrat haben und sich gegenseitig ersetzen können. Anfangs ist man deshalb davon ausgegangen, dass Phosphorylierungssignale einzig durch Kinasen übermittelt würden und die Proteinphosphatasen einfach nur dazu da wären, das Signal der Kinasen nach einer gewissen Zeit automatisch wieder abzuschalten. Allerdings ist die katalytische Phosphataseaktivität in der Zelle tausendfach höher als die der Kinasen, sodass ohne eine Regulation der Phosphataseaktivität die Phosphorylierungssignale sehr schnell beendet wären. Es gibt zahlreiche Möglichkeiten, die Aktivität von Phosphatasen zu regulieren. Sie können durch Andocken an Bindungsmotive in bestimmten Regionen der Zelle angereichert werden, entweder um sie gezielt in die Nähe ihrer Substrate zu bringen oder sie davon fernzuhalten. Ihre Aktivität kann, wie die der Kinasen, durch Phosphorylierung reguliert werden. Außerdem können die Proteintyrosinphosphatasen durch die Bindung des Second Messengers Zink inhibiert werden und haben ein katalytisch aktives Cystein, das durch Oxidation des Schwefelatoms reversibel inaktiviert werden kann. Während man früher allgemein von „oxidativem Stress" gesprochen hat, bedeutete dieser Begriff, dass jede Form von reaktiven Sauerstoffspezies eine unerwünschte Belastung für die Zellen darstellt. Heute weiß man, dass reaktive Sauerstoffspezies kontrolliert in der Zelle freigesetzt werden, wo sie an der Signaltransduktion beteiligt sind.

Neben der Phosphorylierung gibt es auch noch andere Regulationsmechanismen, wie die **Ubiquitinierung**. Hierbei wird das 76 Aminosäuren große Protein Ubiquitin kovalent über eine seiner Lysinseitenketten an das Zielprotein gebunden, häufig in Form von Polyubiquitinketten, also mehreren miteinander verknüpften Ubiquitinen. Dieser Mechanismus ist zum einen wichtig bei der Kennzeichnung von Proteinen, die durch das Proteasom abgebaut werden sollen, wobei auch die Peptidantigene zur Präsentation auf MHC-I-Molekülen entstehen (▶ Kap. 4). Hierbei werden zur Verknüpfung meist die Lysine 11 und 48 verwendet. Im Gegensatz dazu dienen über Lysin 63 verbundene Polyubiquitine als Steuerungselemente in Signalwegen, wie dem, der zur Aktivierung des Transkriptionsfaktors NFκB (*nuclear factor kappa-light-chain-enhancer of activated B cells*) führt.

Ein wichtiges Prinzip ist die **Signalverstärkung**. Wenn ein einzelner Ligand an seinen Rezeptor bindet, kann dies zur Freisetzung vieler identischer Second Messenger führen. Ist eine Kinase einmal aktiviert, kann sie nicht nur ein Zielprotein phosphorylieren, sondern den Vorgang mehrmals hintereinander wiederholen. Dadurch wird das Signal auf jeder Stufe nicht nur linear, sondern exponentiell verstärkt. Es kann darüber hinaus auch mehrere Zielproteine für eine Kinase geben, sodass die Signalwege sich verzweigen.

Wie eingangs erwähnt, treffen üblicherweise mehrere Signale gleichzeitig auf der Zelloberfläche ein. Dann ist es notwendig, dass die ausgelösten Wege untereinander in Wechselwirkung treten, es kommt zum sogenannten **Cross-Talk**. Dadurch entsteht eine einheitliche Reaktion der Zelle, die entweder allen eintreffenden Signalen gerecht wird oder die Signale gegeneinander abwägt und einigen Priorität einräumt. Daher kann es sein, dass ein Signalweg einen anderen abschaltet, sodass trotz hoher extrazellulärer Konzentration eines Liganden kein Signal mehr im Zellkern ankommt. Zum Beispiel sorgt die Aktivierung einer naiven T-Helferzelle durch das T_H2-Cytokin IL-4 dafür, dass die β-Kette des Rezeptors für das T_H1-Cytokin IL-12 und das zugehörige Signalprotein STAT4 herunterreguliert werden, sodass die Zelle keine zu T_H1 polarisierenden IL-12-Signale mehr wahrnehmen kann.

Nachdem eine Reihe von wichtigen Mechanismen in der Signaltransduktion aufgeklärt waren, begann man festzustellen, dass nicht nur die Bildung von Second Messengern oder Proteinen und deren Phosphorylierung für Signale ausschlaggebend war, sondern auch deren Aufenthaltsort innerhalb der Zelle. Erst die Ausbildung von Komplexen aus mehreren miteinander interagierenden Proteinen ermöglicht es, dass sie ihre Signale untereinander weitergeben können. In der Plasmamembran existieren Bereiche, die *lipid rafts* genannt werden. In diesen Mikrodomänen von geringer Membranfluidität, die wie Flöße in der Membran schwimmen, können sich Signalproteine anreichern und befinden sich dadurch in ausreichender Zahl nahe beieinander, um zusammen Signale auszulösen.

Intrazellulär gibt es eine Reihe von Proteinen, deren Funktion es ist, als Gerüst zu wirken und interagierende Proteine zusammenzubringen. Außerdem wurden in den Kinasen der Src Familie sogenannte SH2-Domänen (Src-homologe Domäne 2) beschrieben, die nur an bestimmte Peptidsequenzen in Proteinen binden, wenn ein darin enthaltener Tyrosinrest phosphoryliert ist. Dadurch werden die Proteine mit SH2-Domänen in der Nähe von Phosphorylierungssignalen festgehalten. Heutzutage weiß man, dass diese Domänen neben den Src-Kinasen auch in zahlreichen anderen Signalproteinen vorkommen.

In vielen Fällen führen die auf der Zelloberfläche eintreffenden Signale zu einer Veränderung der Genexpression, indem sie auf **Transkriptionsfaktoren** einwirken. Diese Proteine binden an die DNA im Bereich des Promotors, einem Abschnitt, der die Expression eines Gens reguliert und am 5′-Ende des Bereichs liegt, der in die Boten-RNA (mRNA, *Messenger*-RNA) umgeschrieben wird. Dabei wirken sie entweder aktivierend oder inaktivierend auf die Genexpression. Die Regulation der Aktivität von Transkriptionsfaktoren erfolgt durch ihre eigene Genexpression, durch Phosphorylierung, Oxidation, Bindung von Zinkionen oder die Interaktion mit anderen Proteinen. Manche Transkriptionsfaktoren können selbst als Rezeptoren wirken, wie die Rezeptoren für Steroidhormone, indem ihre Liganden in die Zellen eindringen und einen Transkriptionsfaktor durch Bindung direkt aktivieren.

Die Verarbeitung von Signalen endet keineswegs in dem Moment, in dem die Transkription eines bestimmten Gens gestartet wurde. Eine Reihe von posttranskriptionalen Mechanismen ist

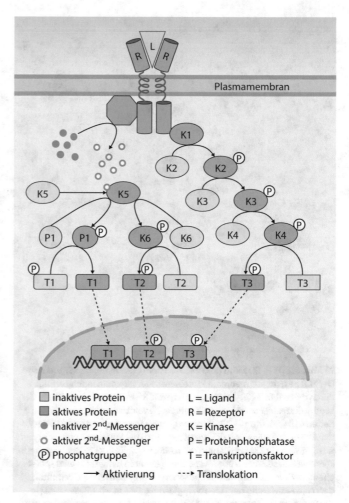

□ Abb. 6.1 Allgemeines Schema der intrazellulären Signalweiterleitung. Nach Bindung eines Liganden an seinen Rezeptor auf der Zelloberfläche leitet dieser die Information über seinen intrazellulären Teil weiter, was zur Aktivierung mehrerer Signalkaskaden führt. Hierbei werden Second Messenger gebildet und Kinasen oder Phosphatasen von Second Messengern oder durch Phosphorylierung in ihrer Aktivität reguliert. Am Ende kommt es zur Regulation von Transkriptionsfaktoren, durch deren Bindung an die Promotorregionen von Zielgenen deren Expression verändert wird. Es existiert noch eine Reihe weiterer Regulationsmechanismen, die hier nicht berücksichtigt sind

wesentlich daran beteiligt, zu steuern, wie lange eine mRNA stabil bleibt, mit welcher Häufigkeit sie in Proteine umgeschrieben wird und wie Vorläuferproteine in die biologisch wirksamen Formen umgewandelt werden. In den letzten Jahren ist die **RNA-Interferenz** ins Zentrum der Aufmerksamkeit gerückt. Hierbei wird in der genomischen DNA codierte Information in RNA umgeschrieben, die als microRNA an Komplementärsequenzen in mRNA binden, die nicht in Protein umgeschrieben werden (die sogenannten 3′-untranslatierten Regionen). MicroRNA führen dabei den RISC(*RNA-induced silencing complex*)-Proteinkomplex an diese mRNA, der sie daraufhin abbaut. Ungefähr 700 microRNA wurden bereits im menschlichen Genom entdeckt und mehr als 100 davon werden in Zellen des Immunsystems exprimiert.

Die immunologische Bedeutung von microRNA und RISC ist übrigens nicht auf die Signaltransduktion von Immunzellen beschränkt. Zahlreiche Viren speichern ihre genetische Information in Form von RNA. In Pflanzen und Insekten ist der Abbau viraler RNA durch microRNA/RISC ein wesentlicher Verteidi-

6

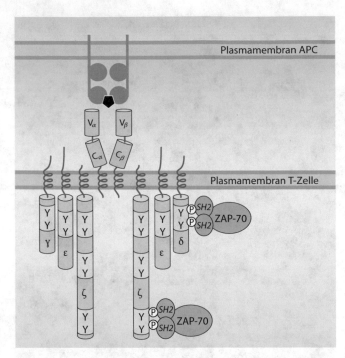

Plasmamembran APC

V_α V_β

C_α C_β

Plasmamembran T-Zelle

ZAP-70

ZAP-70

◘ **Abb. 6.2 TCR, CD3 und das Auslösen der TCR-abhängigen Signalwege.**
Der TCR besteht aus mehreren Proteinen. Die Antigenerkennung erfolgt
durch die α- und β-Kette des eigentlichen TCR – diese sind aber nicht in der
Lage, intrazellulär Signale auszulösen. Dies erfolgt durch die zusätzlichen
Ketten CD3γ, -δ, -ε und -ζ. Zusammengenommen enthalten sie 10 ITAM-Motive, die nach Aktivierung des Rezeptors durch die Kinase Lck phosphoryliert
werden. Nach Phosphorylierung der ITAM an jeweils zwei Tyrosinseitenketten
kann die Kinase ZAP-70 über SH2-Domänen daran binden. Sie wird später
ebenfalls durch die Lck mittels Phosphorylierung aktiviert und vermittelt
dann die Aktivierung der TCR-abhängigen Signale. In γ:δ-T-Zellen besteht
der Rezeptor nicht aus α- und β-Ketten, sondern aus den ihnen funktionell
entsprechenden γ- und δ-Ketten

gungsmechanismus gegen virale Infektionen. In Säugetieren wird
die antivirale Verteidigung allerdings hauptsächlich durch das Interferonsystem vermittelt, und eine Beteiligung von microRNA/
RISC gilt allgemein als nicht nachgewiesen.

Wahrnehmung von präsentierten Antigenen: der T-Zell-Rezeptor

Der T-Zell-Rezeptor (TCR, *T cell receptor*) erkennt die auf
MHC-Molekülen präsentierten Antigene. Er ist aber selbst nicht
in der Lage, intrazelluläre Signale auszulösen. Dafür braucht er
eine Gruppe von Proteinen, die zusammen als CD3 bezeichnet
werden. Der TCR ist in Wirklichkeit ein Komplex aus den beiden
eigentlichen Proteinketten des TCR, zusammen mit jeweils einer
γ- und δ- sowie zwei ε- und zwei ζ-Ketten des CD3 (◘ Abb. 6.2).
CD3 ist unerlässlich für einen funktionierenden TCR, daher findet man es auf T-Zellen und Thymocyten. Da es auf anderen
Immunzellen nicht vorkommt, wird CD3 als Leitmarker für diese
Zellen verwendet.

Die intrazellulären Teile der CD3-Proteine enthalten
ITAM(*immunoreceptor tyrosine-based activation motif*)-Sequen-
zen (… **Y**XX[L/I]X$_{6-9}$**Y**XX[L/I] …). In denen befinden sich jeweils zwei Tyrosinreste, die nach Aktivierung des TCR-Rezeptor-

komplexes von der Kinase Lck phosphoryliert werden. Danach
dienen sie als Andockstationen für die Kinase ZAP-70, die zwei
SH2-Domänen enthält.

ITAM sind keine Besonderheit des TCR, sie sind auch an der
Signaltransduktion des B-Zell-Rezeptors (BCR), von verschiedenen Fc-Rezeptoren und mehreren aktivierenden Rezeptoren
auf NK-Zellen beteiligt. Ähnlich zu den ITAM gibt es auch noch
ITIM(*immunoreceptor tyrosine-based inhibitory motif*)-Sequen-
zen, die beispielsweise in den inhibierenden Rezeptoren von
NK-Zellen vorkommen. Sie wirken den aktivierenden Signalen
durch die Bindung von Proteintyrosinphosphatasen entgegen.

Durch die ZAP-70 werden, wie in ◘ Abb. 6.3 dargestellt, Signalwege ausgelöst, die die TCR-abhängige Genexpression verursachen. Dabei aktivieren mitogenaktivierte Proteinkinasen den
Transkriptionsfaktor AP-1, und die Proteinkinase C aktiviert den
NFκB. Darüber hinaus werden Calciumsignale erzeugt, die die
Phosphatase Calcineurin aktivieren. Calcineurin dephosphoryliert den Transkriptionsfaktor NFAT (*nuclear factor of activated T cells*), der dadurch aktiviert wird und in den Kern wandert.
Der Wirkmechanismus einiger Immunsuppressiva (beispielsweise Cyclosporin A und Tacrolimus), die zur Verhinderung von
Transplantatabstoßungen eingesetzt werden, beruht auf einer In-
teraktion mit diesem Signalweg (▶ Kap. 17).

Die Abbildung beinhaltet nur einige zentrale Second Messenger und Proteine. Man weiß, dass weit über 100 Komponenten
an der TCR-Signaltransduktion beteiligt sind; aus Gründen der
Übersichtlichkeit wurde auf die Darstellung der meisten davon
verzichtet.

Der TCR arbeitet nicht alleine. Die Aktivierung einer T-Zelle
erfordert noch eine Reihe von weiteren Signalen. Dafür befindet
sich der TCR zusammen mit anderen an seinen Signalen beteiligten Proteinen in den bereits erwähnten *lipid rafts*. Hier werden
die miteinander interagierenden Proteine nahe zusammengehal-
ten, um effektiv interagieren zu können. Eine Auflösung der *lipid
rafts* verhindert die Aktivierung der TCR-Signaltransduktion.

Je nachdem, ob es sich um eine T-Helferzelle oder eine cytotoxische T-Zelle handelt, tragen sie die Corezeptoren CD4 beziehungsweise CD8. Deren Bindung an das jeweilige MHC verstärkt
die Interaktion mit dem TCR, aber darüber hinaus binden sie,
abhängig vom Second Messenger Zink, auch noch die Kinase Lck.
In dem Moment, wo CD4 oder CD8 durch ihre extrazelluläre Interaktion mit dem MHC in die Nähe des TCR gebracht werden,
bringen sie dadurch intrazellulär genau die Kinase in die unmittel-
bare Nachbarschaft des TCR, die die ITAM-Motive phosphoryliert
und dadurch die TCR-vermittelte Signaltransduktion startet.

CD45 ist bekannt als Pan-Leukocytenmarker, das heißt, es
wird auf der Oberfläche aller Leukocyten gefunden. Die Funktion von CD45 liegt in der Signaltransduktion. Der intrazelluläre
Teil von CD45 ist eine Proteintyrosinphosphatase und dephosphoryliert Tyrosinseitenketten in Proteinen. Beim TCR-Signaling
spielt die CD45 eine wichtige Rolle, denn sie dephosphoryliert
Phosphotyrosine der Lck. Die Lck inaktiviert sich selbst, wenn
ihre SH2-Domäne an das phosphorylierte Tyrosin 505 bindet und
die Kinase dadurch zusammengeklappt in einer inaktiven Konformation vorliegt. Erst die Dephosphorylierung durch CD45
versetzt die Lck in einen Zustand, in dem sie aktiviert werden
kann, um die ITAMs an CD3 zu phosphorylieren (◘ Abb. 6.4).

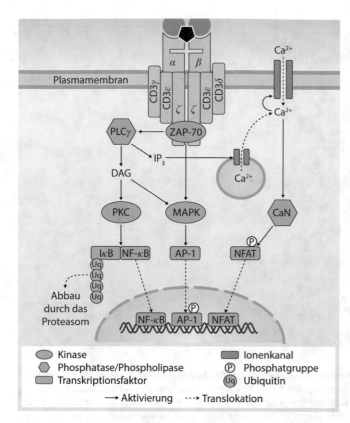

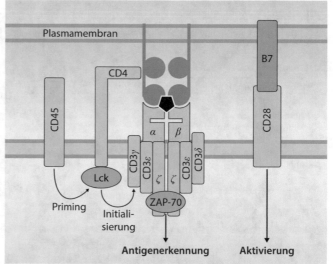

◻ Abb. 6.4 Kooperation zwischen T-Zell-Rezeptor und anderen Rezeptoren. Der Kontakt des TCR mit einem passenden Antigen auf einem MHC-Komplex ist alleine nicht ausreichend, um eine naive T-Zelle zu aktivieren. Zusätzlich bedarf es der Mitwirkung anderer Rezeptoren. Besonders wichtig sind die Corezeptoren CD4 (oder CD8), an deren intrazellulärer Domäne die Kinase Lck gebunden ist, die durch Phosphorylierung von ITAM-Sequenzen die Signalübertragung durch TCR/CD3 initiiert. Da die an einem bestimmten Tyrosinrest phosphorylierte Lck in einer inaktiven Konformation vorliegt, erfordert ihre Beteiligung an der Signaltransduktion, dass die Proteintyrosinphosphatase CD45 sie durch Dephosphorylierung in einen aktivierbaren Zustand versetzt (*priming*). Die Signale des TCR würden alleine noch nicht für eine Aktivierung ausreichen, und die T-Zelle würde anerg, wenn ausschließlich die Signale des TCR in ihrem Inneren eintreffen, durch die mitgeteilt wird, dass ein passendes Antigen erkannt wurde. Daher ist zusätzlich noch die Aktivierung von CD28 durch Kontakt mit B7-Molekülen auf der APC notwendig, durch die bestätigt wird, dass es sich um ein gefährliches Antigen handelt

◻ Abb. 6.3 Stark vereinfachte Darstellung der TCR-Signaltransduktion. Zur Weiterleitung seiner Signale verwendet der TCR-Komplex eine Reihe von Signalwegen. ZAP-70 aktiviert die Phospholipase C (PLC), die Phospholipide in die Second Messenger Inositol-1,4,5-trisphosphat (IP_3) und Diacylglycerin (DAG) spaltet. Durch IP_3 kommt es zur Aktivierung von Calciumsignalen (Ca^{2+}) und dadurch der Phosphatase Calcineurin (CaN), die durch Dephosphorylierung den Transkriptionsfaktor NFAT aktiviert. DAG aktiviert die Proteinkinase C (PKC), die den Abbau des Inhibitorproteins IκB und dadurch die Wanderung des Transkriptionsfaktors NFκB in den Kern auslöst. Weiterhin aktivieren von ZAP-70 ausgehende Signale mitogenaktivierte Proteinkinasen (MAPK) und diese wiederum den Transkriptionsfaktor AP-1

6.2 Immungenetik

Es galt lange Zeit als sicher, dass alle Zellen eines Körpers das komplette Genom enthalten, das sich höchstens in einigen spontanen Mutationen unterscheidet. Außerdem wurde angenommen, dass ein Gen jeweils die Information für genau ein Protein codiert. Dies bedeutete ein Problem:

In ► Kap. 2 wurde bereits beschrieben, dass es eine große Vielfalt der B- und T-Zell-Rezeptoren gibt, jeweils mit Milliarden verschiedener Antigenspezifitäten. All diese verschiedenen Rezeptoren im Genom zu codieren und jeweils nur einen davon zu verwenden, würde weit mehr Information darstellen, als die wenigen Zehntausend Gene, die darin gespeichert sind. Allerdings zeigt die klonale Expansion, dass die Spezifitäten der Antigenbindungsstellen von TCR und BCR an Tochterzellen vererbt werden können. In den 1970er-Jahren zeigte Susumu Tonegawa, der dafür 1987 den Nobelpreis erhielt, dass es bei der Bildung von Antikörpern durch B-Zellen zu Umlagerungen der DNA kommt. Die Gene für einzelne Segmente, aus denen die variable Region des BCR zusammengesetzt wird, lagen in reifen B-Zellen dichter zusammen als zuvor. Dieser Prozess der **somatischen Rekombination** tritt nur in T- und B-Zellen auf und trägt dazu bei, dass aus relativ wenigen Genen eine fast unbegrenzte Anzahl von Rezeptoren entstehen kann.

Auf naiven T-Zellen wird die Isoform CD45RA exprimiert, die aufgrund der Größe ihrer extrazellulären Domäne nur schlecht mit dem TCR-Signalkomplex in Kontakt kommt. Durch alternatives Spleißen (*splicing*) ist die extrazelluläre Domäne der CD45R0, der auf T-Gedächtniszellen exprimierten Form, deutlich kleiner. Dadurch hat die CD45 besseren Zugang zum TCR-Komplex, sodass dessen Signale in diesen Zellen besser weitergeleitet werden.

Ein weiterer wichtiger Mitspieler bei der Aktivierung von T-Zellen ist das **CD28**. Es bindet an die costimulierenden B7-Proteine auf der Oberfläche der APC, mit denen die APC signalisieren, dass das präsentierte Antigen von einem Pathogen stammt und die Interaktion zu einer Aktivierung der T-Zelle führen soll. Durch CD28 werden in der T-Zelle zusätzliche Signalkaskaden ausgelöst. In erster Linie ist das der Phosphatidylinositol-3-Kinase/AKT-Weg, der zur Aktivierung des Transkriptionsfaktors NFκB beiträgt. Eine alleinige Aktivierung der Signale des TCR führt zur Anergie der naiven T-Zelle. Nur wenn zusätzlich auch über CD28 signalisiert wird, kommt es zur Aktivierung der naiven T-Zelle, während einer Gedächtniszelle auch das einzelne TCR-Signal ausreicht.

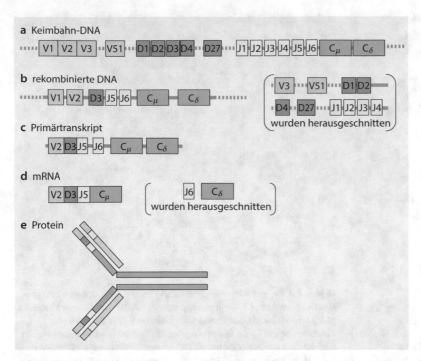

a Keimbahn-DNA

b rekombinierte DNA

wurden herausgeschnitten

c Primärtranskript

d mRNA

wurden herausgeschnitten

e Protein

▣ **Abb. 6.5 Rekombination der schweren Kette des Immunglobulins aus verschiedenen Gensegmenten.** Für die schweren Ketten eines Antikörpers gibt es in der Keimbahn-DNA jeweils 51 V(*variable*)-, 27 **D**(*diversity*)- und 6 J(*joining*)-Segmente, aus denen die variable Region zusammengesetzt werden kann. Daneben befinden sich Segmente für die konstanten Regionen, aus denen die verschiedenen Antikörperklassen gebildet werden. Um eine einsatzfähige DNA für einen Antikörper herzustellen, wird zunächst ein beliebiges D- mit einem J-Segment kombiniert, gefolgt von der Verknüpfung eines V-Segments mit DJ. Die jeweils zwischen den ausgewählten Segmenten liegenden Teile der DNA werden herausgeschnitten und gehen verloren. Die so rekombinierte DNA wird in RNA umgeschrieben, wobei zunächst ein Primärtranskript entsteht, in dem noch die nicht herausgeschnittenen J-Segmente und die Segmente für die schweren Ketten μ und δ enthalten sind. Durch RNA-Splicing werden dann die überzähligen J-Segmente und eine der beiden schweren Ketten entfernt (hier dargestellt für die Bildung eines Antikörpers der Klasse IgM). Aus der so gebildeten mRNA kann dann das Protein für die schweren Ketten angefertigt werden. Die leichten Ketten werden nach dem gleichen Prinzip zusammengesetzt. Da hier keine D-Segmente vorhanden sind, gibt es allerdings ausschließlich eine VJ-Rekombination

Somatische Rekombination bei der Bildung von Antigenrezeptoren

In Säugetieren gibt es sieben Genloci, in denen Proteine für die spezifische Antigenerkennung codiert sind. Für den TCR sind dies jeweils eine für die α-, β-, γ- und δ-Kette. Bei Immunglobulinen ist es ein Locus für die schwere Kette (IgH) und zwei für die leichten Ketten κ und λ. Sie setzen sich zusammen aus hintereinander aufgereihten Segmenten für verschiedene Teile der Rezeptoren: *variable* (**V**), *diversity* (**D**, existiert nur bei der schweren Kette vom Ig und TCRβ und -δ) und *joining* (**J**), gefolgt von der konstanten Region (**C**). Im Verlauf der V(D)J-Rekombination wird das Gen für die jeweilige variable Region des Rezeptors aus jeweils einem Segment für jeden V(D)J-Teil zusammengesetzt. Dies verläuft bei T- und B-Zellen nach einem sehr ähnlichen Verfahren. Daher soll im Folgenden nur die Entstehung der Immunglobuline im Detail beschrieben werden.

B-Zellen beginnen immer mit der Umlagerung der schweren Kette (▶ Kap. 2). Im Verlauf dieser in ▣ Abb. 6.5 dargestellten Rekombination zur schweren Kette kommt es zunächst zur DJ-Rekombination. Das bedeutet, dass ein zufällig ausgewähltes D-Segment mit einem beliebigen J-Segment verbunden wird, wobei die dazwischen liegenden D- und J-Segmente aus der DNA herausgeschnitten werden. Diese „überflüssige" DNA gehört nicht mehr zur genomischen DNA und geht verloren. Bei der darauf folgenden VDJ-Rekombination wird ein zufällig

gewähltes V-Segment mit dem zuvor kombinierten DJ verbunden, und die dazwischen liegenden V- und D-Segmente werden entfernt. In dem auf diese Weise in der DNA einer B-Zelle codierten Antikörper können sich immer noch mehrere J-Ketten befinden. Diese werden nachher auf RNA-Ebene durch Spleißen entfernt. Beim Ablesen der RNA werden zwei Segmente für den konstanten Teil der schweren Kette des Antikörpers verwendet: die Segmente Cμ und Cδ. Erst beim Zuschneiden der RNA wird ein Segment entfernt, und es entsteht mRNA, die entweder für IgM oder IgD codiert. Daher können B-Zellen anfänglich beide Antikörperklassen bilden.

Die Steuerung der Rekombination erfolgt durch Sequenzen, die sich neben jedem codierenden Segment befinden, den RSS (*recombination signal sequence*). Die RSS schließen sich an die codierende Sequenz an und bestehen aus einem Heptamer CACAGTG, einer als Spacer bezeichneten Region, die entweder aus 12 oder 23 ($\pm$ 1) bp (Basenpaaren) besteht, und einem Nonamer ACAAAAACC. Ein wichtiges Prinzip hierbei ist, dass eine Rekombination immer nur zwischen Segmenten erfolgen kann, wenn eines einen 12-bp- und das andere einen 23-bp-Spacer hat. Da im IgH-Genlocus neben den V- und J-Segmenten jeweils 23-bp-Spacer und an beiden Seiten der D-Segmente 12-bp-Spacer liegen, sind immer nur VD- und DJ-Kombinationen möglich, eine VJ-Rekombination aber nicht (▣ Abb. 6.6).

Die gleichen RSS gibt es auch bei den Leichtketten κ und λ und den verschiedenen Ketten des TCR (▣ Abb. 6.7). Bei den β-

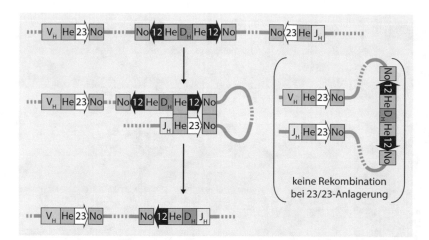

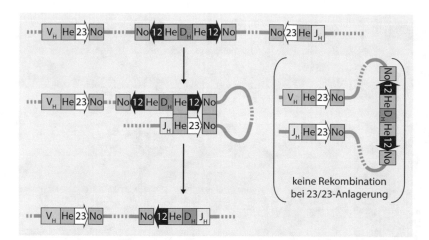

◘ Abb. 6.6 Rekombination der schweren Kette. Der Ablauf der Rekombination ist hier dargestellt am Beispiel der DJ-Rekombination der schweren Kette. Die darauf folgende VDJ-Rekombination und die VJ-Rekombinationen der leichten Ketten laufen nach dem gleichen Prinzip ab. Dabei lagern sich die neben den zu kombinierenden Segmenten liegenden RSS (*recombination signal sequence*) nur so aneinander, dass Paarungen aus einem 12-bp-Spacer (schwarz) und einem 23-bp-Spacer (weiß) entstehen. Wichtig hierfür sind Kontakte zwischen den Heptamer(He)- und Nonamer(No)-Sequenzen. Eine Anlagerung von zwei 23-bp-Spacern, wie sie bei der Kombination eines V- mit einem J-Segment auftreten würde, kann nicht stattfinden. So ist gewährleistet, dass immer nur die Kombination VDJ entstehen kann. Dies führt zur Bildung einer Verbindung der codierenden D- und J-Segmente in der genomischen DNA. Die hier dargestellte Variante, dass beide codierenden Sequenzen die gleiche Leserichtung haben, ist die häufigste. Es gibt allerdings auch Fälle, in denen die Richtungen entgegengesetzt verlaufen, sodass leicht abweichende Rekombinationsschleifen auftreten, um die richtige Orientierung der codierenden Sequenzen zu gewährleisten

Chromosom	Rezeptorkette	Anordnung der RSS			
14	IgH	V_H He 23 No	No 12 He D_H He 12 No	No 23 He J_H	
2	Igκ	V_κ He 12 No		No 23 He J_κ	
22	Igλ	V_λ He 23 No		No 12 He J_λ	
14	TCRα:δ	$V_{\alpha/\delta}$ He 23 No	No 12 He D_δ He 23 No	No 12 He J_δ	No 12 He J_α
7	TCRβ	V_β He 23 No	No 12 He D_β He 23 No	No 12 He J_β	
7	TCRγ	V_γ He 23 No		No 12 He J_γ	

◘ Abb. 6.7 RSS der verschiedenen Segmente von Antigenrezeptoren. Neben jedem Segment, aus dem variable Regionen von BCR oder TCR zusammengesetzt sein können, befindet sich entweder eine RSS mit einem 12-bp-Spacer (schwarz) oder einem 23-bp-Spacer (weiß). Da eine Rekombination nur beim Zusammentreffen zweier RSS mit unterschiedlichen Spacern erfolgen kann, wird dadurch festgelegt, Segmente welcher Abschnitte miteinander kombiniert werden können

und δ-Segmenten des TCR sind die RSS neben den D-Segmenten so angeordnet, dass theoretisch auch eine VJ-Rekombination möglich wäre, hier gibt es aber zusätzliche Mechanismen, um sicherzustellen, dass immer nur eine VDJ-Rekombination erfolgt.

Bei der Rekombination des TCR werden die herausgeschnittenen Segmente zu ringförmiger DNA zusammengefügt, den sogenannten TREC (*TCR rearrangement excision circles*). TREC werden im Verlauf der Zellteilung nicht vervielfältigt und demzufolge nur auf eine der beiden Tochterzellen übertragen. Sie sind daher ein Maß für den Anteil einer T-Zellpopulation, der im Thymus neu entstanden ist, und können verwendet werden, um beispielsweise den altersbedingten Rückgang der Thymusaktivität zu messen.

RAG(*recombination activating gene*)-1 und **RAG-2** sind die beiden einzigen für Lymphocyten spezifischen Proteine, die für die V(D)J-Rekombination gebraucht werden. Sie sorgen für die korrekte 12/23 Paarung der RSS und verursachen den notwendigen Doppelstrangbruch der DNA zwischen der codieren-

den Sequenz und dem Heptamer des RSS. Alle weiteren Prozesse, in denen die DNA wieder zusammengesetzt wird, erfolgt durch Proteine, die auch normalerweise für die Reparatur von DNA-Schäden eingesetzt werden. Die Bedeutung der RAG-Proteine ist nicht zu unterschätzen. Ein Funktionsverlust führt dazu, dass keine Antigenrezeptoren gebildet werden können, daher auch keine reifen T- und B-Zellen vorkommen; das Resultat ist ein schwerer Immundefekt (SCID, ► Kap. 16).

Wie in ◘ Abb. 6.8 dargestellt, ergibt sich aus der Kombination der verschiedenen Gensegmente eine Zahl von über zweieinhalb Millionen verschiedener Antikörper. Eine vergleichbar hohe Anzahl an möglichen Kombinationen gibt es auch für den TCR (◘ Tab. 6.1). Dabei ist auffällig, dass die Variationen vorwiegend bei den α:β-TCR auftreten, wohingegen der γ:δ-TCR nur wenig mehr als 2000 Kombinationen erlaubt und damit vergleichsweise wenig variiert.

Bei den in ◘ Tab. 6.1 angegebenen Zahlen handelt es sich um die ungefähre Anzahl verwendbarer Gensegmente zur Herstel-

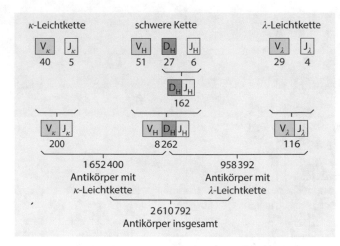

Abb. 6.8 Anzahl der möglichen V(D)J-Kombinationen bei Antikörpern.
Ausgehend von den in ☐ Tab. 6.1 angegebenen Anzahlen der im Genom
codierten V-, D- und J-Segmente der κ- und λ-Leichtketten sowie der schweren Kette kann man die bei jedem Rekombinationsschritt maximal mögliche
Anzahl an Kombinationen berechnen. Zusammengenommen ergeben sich
mehr als 2,5 Millionen möglicher Kombinationen, die in einem fertigen
Antikörper auftreten können

☐ **Tab. 6.1** Anzahl der VDJ-Gensegmente und ihrer möglichen Kombinationen in BCR und TCR

	IgH	Igκ	Igμ	TCRα	TCRβ	TCRγ	TCRδ
V	51	40	29	70	52	12	4
D	27	–	–	–	2	–	3
J	6	5	4	61	13	5	3
Mögliche Rezeptoren	~2,6×10^6			~5,8×10^6		2160	

Die in dieser Tabelle verwendeten Zahlen sind die ungefähre Anzahl
funktioneller Segmente im humanen Genom. Die Gesamtzahl an
Segmenten im Genom ist deutlich höher als hier angegeben, aber
viele davon sind Pseudogene und führen nicht zu einem funktionellen Antigenrezeptor.

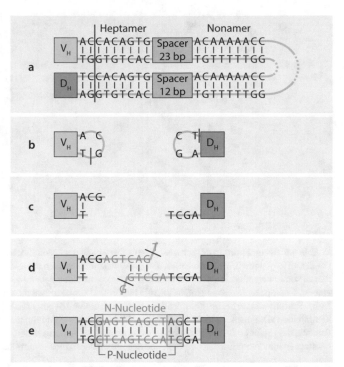

☐ **Abb. 6.9 Einfügen von P- und N-Nucleotiden.** Im Verlauf der Verbindung
der codierenden V(D)J-Sequenzen werden zusätzliche Nucleotide eingefügt. Im ersten Schritt (**a**) kommt es zu einer Anlagerung von RSS mit 12-
und 23-bp-Spacern und einer Spaltung zwischen codierender Sequenz und
Heptamer durch RAG-1/-2. Der Schnitt ist im Bild durch einen roten Strich gekennzeichnet, muss aber nicht immer genau am Übergang der codierenden
Sequenz zum Heptamer erfolgen. **b)** Ebenfalls durch RAG-1/-2 kommt es zur
Ausbildung von haarnadelförmigen (*hairpin*) Strukturen an den Enden der
codierenden Sequenzen. Diese *hairpin*-Strukturen werden kurz darauf durch
eine Endonuclease geöffnet (Schnittstellen angedeutet durch rote Striche).
c) Der Schnitt erfolgt wenige Basen vom Scheitelpunkt entfernt, sodass einige Basen der ursprünglichen Sequenz an einer Seite überstehen. **d)** An den
Enden ergänzt die TdT (Terminale Desoxyribonucleotidyl-Transferase) zufällig
weitere Nucleotide (grün dargestellt). Es kommt zur Anlagerung der losen
Enden durch zufällig entstandene komplementäre Sequenzen. Sollten dabei
an den Enden nicht komplementäre Nucleotide vorhanden sein, werden sie
abgespalten (gekennzeichnet durch rote Striche). **e)** Fehlende Nucleotide
werden aufgefüllt, sodass zwei durchgängige, komplementäre DNA-Stränge
entstehen. Dieser aufgefüllte Strang enthält jetzt zwei Arten von Nucleoiden,
die nicht in der ursprünglichen genomischen Sequenz vorhanden waren. Die
P(palindromisch)-Nucleotide (blau) entstanden aus den unsymmetrischen
Schnitten der *hairpin*-Strukturen, und die N(nicht codiert)-Nucleotide (grün)
sind die zufälligen Ergänzungen der TdT

lung der jeweiligen Antigenrezeptoren. Zusätzlich gibt es eine
große Menge von Pseudogenen, bei deren Verwendung kein
funktionierender Antigenrezeptor zustande kommt. Insgesamt
sind beispielsweise im humanen IgH-Locus 123 V-Segmente
codiert, die sich über 2000–3000 kpb erstrecken. Auch die weit
entfernten V-Segmente werden nicht seltener eingesetzt als die
nahe an den D-Segmenten liegenden, und der Abstand zwischen
den RSS scheint keinen Einfluss darauf zu haben, wie häufig
ein V-Segment in der Rekombination Verwendung findet.

Die VDJ-Rekombination alleine reicht noch nicht aus, um die
Zahl aller möglichen Antikörper zu erklären. Es können nicht
nur Milliarden verschiedener Antigene erkannt werden, es gibt
gegen diese Antigene auch noch mehrere mögliche variable Regionen. Beispielsweise können zwei Antikörper exakt dasselbe
Antigen erkennen, es aber aufgrund unterschiedlicher variabler Regionen mit unterschiedlicher Affinität binden. Die Größe
des gesamten möglichen Antikörperrepertoires dürfte nach
Schätzungen bei mehr als einhundert Milliarden liegen, auch

wenn nicht genug B-Zellen im Körper vorhanden sind, damit
alle möglichen Varianten auch wirklich vorkommen könnten.
Das tatsächliche Repertoire dürfte also wenige Milliarden unterschiedlicher Antikörper beinhalten.

Das bedeutet, dass es noch weitere Mechanismen geben
muss, durch die zusätzliche Vielfalt in die Antigenrezeptoren
eingebracht wird. Dies erfolgt dadurch, dass bei den Verbindungen der codierenden V(D)J-Segmente zusätzliche Nucleotide
eingefügt werden (☐ Abb. 6.9). In einem ersten Schritt werden
durch den RAG-1/-2-Komplex Doppelstrangbrüche zwischen
der codierenden Sequenz und der RSS eingefügt. Dieser Schnitt
erfolgt nicht immer direkt neben dem Heptamer, sodass einige
Basenpaare mehr oder weniger übrig bleiben können. Die Enden der codierenden Sequenz werden zu einer *hairpin*(= Haar-

Exkurs 6.1: Produktion monoklonaler Antikörper durch B-Zell-Hybridome

Die Möglichkeit, dem Immunsystem gezielt Antikörper mit einer bestimmten Spezifität zuzuführen, bietet ein großes therapeutisches Potenzial, da auf diese Weise eine antikörpervermittelte Immunreaktion gegen eine beliebige Zielstruktur gerichtet werden kann. Dafür ist es notwendig, den entsprechenden Antikörper in nahezu unbegrenzter Menge herzustellen. Die Lebensdauer von B-Zellen in Kultur ist allerdings sehr begrenzt. Dies führt dazu, dass gut charakterisierte monoklonale Antikörper, also identische Antikörper, die von einem einzelnen B-Zell-Klon produziert werden, nicht ohne Weiteres produziert werden können.

1975 publizierten Georges Köhler und César Milstein eine Technik, mit der es möglich war, unsterbliche Zellen zu generieren, die monoklonale Antikörper mit einer gewünschten Spezifität produzieren (◧ Abb. 6.10). Im Jahr 1984 erhielten sie dafür, zusammen mit Nils Jerne, den Nobelpreis. Um die sogenannten Hybridomzellen herzustellen, muss man zunächst Mäuse gegen das gewünschte Antigen immunisieren. Nach Entnahme der Milz werden daraus B-Zellen gewonnen. Diese

B-Zellen werden dann mit immortalisierten (unsterblichen) Myelomzellen fusioniert, um so Hybridomzellen zu erzeugen, die weiterhin Antikörper produzieren und sich in vitro unbegrenzt vermehren lassen. Dazu wird ein eleganter Mechanismus verwendet, um die große Anzahl der Zellen, bei denen keine Fusion stattgefunden hat, zu eliminieren: Die Zellen werden nach der Fusion in HAT(Hypoxanthin, Aminopterin, Thymidin)-Medium kultiviert. Aminopterin inhibiert die Dihydrofolat-Reduktase, die für die Synthese von ATP, GTP und TTP notwendig ist. Es gibt aber alternative Wege, durch die Zellen ATP und GTP produzieren können. Aus dem zugegebenen Thymidin kann TTP gebildet werden. Die Synthese von GTP und ATP ist aus Hypoxanthin unter Beteiligung der HGPRT (Hypoxanthin-Guanin-Phosphoribosyl-Transferase) möglich. Der Myelomzell-Linie fehlt allerdings HGPRT, sodass die Zellen an GTP-Mangel sterben. Bei einer Fusion zur Hybridomzelle steuert die B-Zelle HGPRT bei und die Myelomzelle ihre Unsterblichkeit. Nur Zellen mit der Kombination aus beiden sind über längere Zeit im HAT-Medium lebensfähig,

da die B-Zellen eine limitierte Lebensspanne haben. Im Anschluss daran kann aus den so gewonnenen Hybridomzellen ein Klon ausgewählt werden, der einen Antikörper der gewünschten Spezifität produziert. Auf diese Weise hergestellte monoklonale Antikörper stammen aus der Maus und sind nur von geringem therapeutischem Nutzen. Sie werden vom Körper als fremd erkannt, und es kommt zur Bildung von HAMA (Humanen anti-Maus-Antikörpern). Ein entsprechendes Verfahren, um menschliche B-Zellen zu immortalisieren, existiert nicht. Daher wurden verschiedene Ansätze entwickelt, um vom menschlichen Immunsystem tolerierte Antikörper herzustellen. Dazu gehören die Immortalisierung menschlicher B-Zellen durch das Epstein-Barr-Virus, der Austausch der nicht antigenspezifischen Regionen gegen die entsprechenden humanen Teile durch molekularbiologische Methoden oder der Einsatz von B-Zellen aus transgenen Mäusen, bei denen die Genloci für die leichten und schweren Antikörperketten durch die entsprechenden menschlichen Gegenstücke ersetzt wurden.

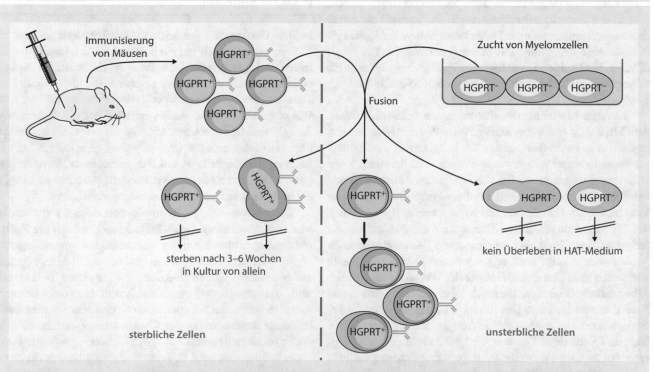

◧ **Abb. 6.10 Herstellung von B-Zell-Hybridomen.** Zunächst werden nach Immunisierung einer Maus aus deren Milz B-Zellen gewonnen. Diese werden mit HGPRT-negativen Myelomzellen fusioniert, wobei es zu zufälligen Kombinationen aller vorhandenen Zelltypen kommen kann und auch manche Zellen nicht fusionieren. Nach Kultur in HAT-Medium überleben nur Hybridomzellen, da sie die immortalisierten Eigenschaften der Myelomzelle und zusätzlich die HGPRT der B-Zelle besitzen. Im Anschluss an den hier dargestellten Vorgang müssen noch einzelne Hybrid-Klone identifiziert werden, die die gewünschte Antigenspezifität aufweisen, da in der Mäusemilz trotz vorhergehender Immunisierung auch B-Zellen gegen zahlreiche andere Antigene vorhanden sind

◻ Abb. 6.11 Verschiedene Segmente für den konstanten Teil der schweren Kette codieren für unterschiedliche Antikörperklassen. Im menschlichen Genom liegen die C-Segmente für die verschiedenen Antikörperklassen im IgH-Locus nebeneinander aufgereiht vor. Aufgrund der Position von C_μ und C_δ neben den rekombinierten VDJ-Segmenten wird in B-Zellen zunächst nur IgM und IgD gebildet. Damit andere C-Segmente verwendet werden können, ist ein Rekombinationsvorgang notwendig, für den die S-Regionen gebraucht werden. Zwischen C_μ und C_δ gibt es keine S-Region, sodass diese immer gemeinsam abgelesen oder entfernt werden

nadel)-Struktur verbunden. Das Chromosom ist zu diesem Zeitpunkt in zwei Teile geteilt, die jeweils mit einem *hairpin* enden. Dieser *hairpin* wird kurz darauf von einer Endonuclease wieder gespalten, allerdings meist einige Basen neben dem Punkt, an dem der RAG-1/-2-Komplex die Stränge verbunden hatte. An die Enden werden dann von der TdT (Terminale Desoxyribonucleotidyl-Transferase) nach dem Zufallsprinzip weitere Nucleotide angebracht. Im Folgenden kommt es zur Zusammenlagerung zufällig komplementärer Sequenzen von beiden Teilen des Chromosoms. An den Enden eventuell überstehende nicht komplementäre Basen können durch eine Exonuclease entfernt werden, und die fehlenden Basen der noch inkompletten Stränge werden aufgefüllt. Danach ist die genomische DNA wieder durchgängig und enthält eine Reihe neuer Nucleotide, die in der Keimbahn-DNA nicht enthalten waren.

Der Schnitt neben dem Scheitelpunkt der *hairpin*-Struktur führt dazu, dass einige Basenpaare, die komplementär waren, jetzt in der Sequenz nebeneinander liegen, sodass eine palindromische Sequenz entsteht. Daher werden diese Nucleotide als **P-Nucleotide** bezeichnet. Die Sequenz der von der TdT angebrachten Nucleotide war vor Beginn der Rekombination nicht im Genom codiert, daher werden diese als **N-Nucleotide** (*non-coding*) bezeichnet.

Alle drei Mechanismen, das ungenaue Schneiden neben dem Heptamer sowie das Einfügen der P- und N-Nucleotide, geschehen unkontrolliert, und es gibt keine Garantie dafür, dass die Veränderungen im Leseraster bleiben, d. h., dass immer nur Dreierpaare eingefügt werden, die einer neuen Aminosäure entsprächen. Daher sollten zwei Drittel der Verbindungen zu einer Verschiebung des Leserasters und zu einem vorzeitigen Abbruch der Proteinsynthese führen. Damit wäre die Rekombination fehlgeschlagen. Es ist aber möglich, die VJ-Rekombination zu wiederholen, solange noch ungeschnittene V- und J-Segmente vorhanden sind. Erst danach müsste der Vorgang beim anderen Allel wiederholt werden. Dennoch lohnt sich das relativ hohe Risiko, keinen funktionellen Rezeptor zu erzeugen, da im Erfolgsfall die neuen Nucleotide die Antigenbindung beeinflussen können. Durch diese Prozesse wird die Anzahl der möglichen variablen Regionen vervielfacht, und erst dadurch wird die hohe Zahl an unterschiedlichen Antigenbindungsstellen von TCR und BCR möglich.

Die Rekombination kann jeweils auf beiden Allelen der schweren und leichten Ketten stattfinden, aber eine B-Zelle kann immer nur einen bestimmten BCR produzieren. Sobald eine erfolgreiche Rekombination durchgeführt wurde, ist der Prozess für diesen Genlocus beendet und das entsprechende andere Allel wird stillgelegt. Dies wird als **alleler Ausschluss** bezeichnet. Es kommt also zu einem Wettlauf der Allele um die Fertigstellung der Rekombination.

Der RAG-1/-2-Proteinkomplex und die RSS werden für alle Genumlagerungen in TCR- und BCR-tragenden Zellen verwendet. Trotzdem kommt es nur zu einem bestimmten Zeitpunkt zur Rekombination an jeweils einer genau festgelegten Stelle. Es kommt in Prä-B-Zellen zu keinen Umlagerungen in den TCR-Genen. Woran erkennt der RAG-1/-2-Komplex, welches Gen umgelagert werden muss und welche nicht? Eine Rekombination kann nicht an einer beliebigen Stelle der DNA erfolgen, da die Chromatinstruktur zu unzugänglich für diesen Vorgang ist. Erst nachdem die Zugänglichkeit jeweils nur in bestimmten Zellen und auf genau definierten Stufen des Entwicklungsprozesses gegeben ist, kann es zu einer somatischen Rekombination kommen.

Isotypwechsel von Immunglobulinen (Klassenwechsel)

In den Genloci für die leichten Antikörperketten und die TCR-Ketten ist jeweils nur ein Segment für den konstanten Teil enthalten. Im Gegensatz dazu gibt es bei der schweren Antikörperkette mehrere verschiedene Segmente, die für die konstanten Teile der jeweiligen Antikörperklassen codieren (◻ Abb. 6.11). Wie oben beschrieben, werden zunächst nur die Gensegmente für IgM und IgD abgelesen, sodass auch nur diese beiden Antikörperklassen gebildet werden. Damit eine reife B-Zelle im Rahmen des bereits in ▶ Kap. 5 beschriebenen Isotypwechsels (*class switch*) auch die anderen Isotypen produzieren kann, ist ein weiterer Rekombinationsprozess notwendig.

Die Klassenwechsel-Rekombination erfolgt zwischen bestimmten Abschnitten, den S(*switch*)-Regionen, die am 5′-Ende vor den Segmenten für die verschiedenen konstanten Regionen liegen. Die S-Regionen bestehen aus kurzen (20–80 bp) Sequenzen mit hohem Guanosin-Anteil, die insgesamt 1–12 kb lang sind. Wie in ◻ Abb. 6.12 dargestellt, kommt es zu einer Rekombination zwischen den S-Regionen vor C_μ und dem Segment für die konstante Region, zu der der Klassenwechsel stattfindet, wobei der dazwischen liegende Teil der DNA herausgeschnitten wird. Da es vor dem Segment C_δ keine S-Region gibt, werden immer mindestens C_μ und C_δ herausgeschnitten, und ein Klassenwechsel zu IgD ist nicht möglich. Selbstverständlich kann auch nicht wieder zu einer Antikörperklasse zurückgewechselt werden, die bereits herausgeschnitten wurde, da der Vorgang irreversibel ist. Es ist aber möglich, weitere Wechsel zu noch vorhandenen C-Segmenten zu machen. In dem Beispiel in ◻ Abb. 6.12 wäre noch ein weiterer Klassenwechsel von IgE zu IgA möglich, wenn das C_ε durch Rekombination entfernt würde.

Der erste Schritt bei der Klassenwechsel-Rekombination erfordert das Enzym AID (*activation-induced cytidine deaminase*).

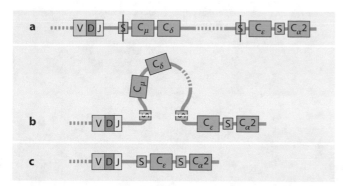

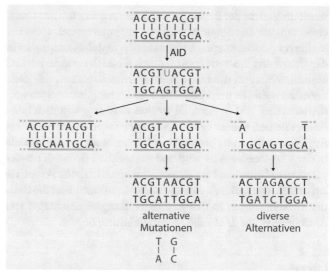

■ **Abb. 6.12 Somatische Rekombination beim Immunglobulinklassen-wechsel.** Dargestellt ist der Klassenwechsel von IgM/D zu IgE. **a)** Zunächst kommt es in den S(*switch*)-Regionen von C_μ und C_ε zu Doppelstrangbrüchen (*dargestellt durch rote Striche*). **b)** Beim Zusammenfügen der Enden wird der am 5'-Ende gelegene Teil der zu C_μ gehörenden S-Region mit dem 3'-Teil der C_ε-S-Region verbunden. Dabei gehen die dazwischen liegenden Regionen unwiederbringlich verloren. **c)** Übrig bleibt der IgH-Genlocus mit der vorher bereits vorhandenen VDJ-Sequenz (der Antikörper behält seine Spezifität) neben C_ε, sodass ab jetzt Antikörper der Klasse IgE produziert werden. Die vor C_ε liegende S-Region ist weiterhin funktional, sodass theoretisch noch ein weiterer Klassenwechsel erfolgen kann

■ **Abb. 6.13 Mechanismus der somatischen Hypermutation.** Im ersten Schritt kommt es zur Desaminierung eines Cytidins zu Uracil (*grün*) durch die AID. Im zweiten Schritt können durch drei verschiedene Mechanismen Mutationen (*rot*) auftreten. Wie auf der *linken Seite* dargestellt, kann bei der DNA-Replikation eine U/A-Paarung auftreten, sodass es in einem der Tochter-stränge zu einer C→T-Mutation kommt. Der mittlere Weg beginnt, wie beim Klassenwechsel, mit der Entfernung des Uracils. An dieser Stelle kann anstelle der fehlenden Base eine beliebige neue Base eingebaut werden. Auf der *rechten Seite* kommt es nach Erkennung der U/G-Fehlpaarung zunächst zur Entfernung mehrerer Basen. Diese werden dann mit einer hohen Ungenauig-keit ersetzt, sodass mehrere Mutationen auftreten. In allen drei Fällen zeigen die zellulären Reparaturmechanismen eine ungewöhnlich hohe Fehlerrate, verglichen mit der Präzision, mit der DNA-Schäden normalerweise repariert werden

Sie wandelt Cytidine in den S-Regionen durch Desaminierung in Uracil um. Der Immunglobulinklassenwechsel findet vorwiegend in den Keimzentren der sekundären lymphatischen Organe statt. Dort muss eine B-Zelle für eine Klassenwechsel-Rekombination mindestens zwei Teilungszyklen durchlaufen. Währenddessen kommt es durch Stimulation des IL-4-Rezeptors und CD40 zur Aktivierung der Transkriptionsfaktoren STAT6 und NFκB, die die Bildung von AID-mRNA induzieren.

Das Uracil wird dann durch den Basenaustausch-Reparatur-mechanismus der DNA entfernt, was zunächst zu einem Einzel-strangbruch führt. Liegen zwei davon dicht genug beieinander, wird daraus ein Doppelstrangbruch. Die an den Enden überste-henden Einzelstrangenden werden aufgefüllt oder abgeschnitten und die S-Regionen so neu zusammengefügt, dass eine rekombi-nierte DNA entsteht, bei der sich die VDJ-Region neben einem neuen C-Segment befindet.

Den Anstoß zum Klassenwechsel gibt die T-Helferzelle durch CD40L. Zusätzlich dazu schüttet sie Cytokine aus, die steuern, zu welcher Antikörperklasse der Wechsel erfolgen soll. Das Sub-strat für AID ist einzelsträngige DNA und die AID wird durch die RNA-Polymerase II gebunden, sodass die Desaminierung an Stellen mit Transkriptionsaktivität erfolgt. In 5'-Position zu den S-Regionen befinden sich Promotoren, die durch Cytokine angesteuerte Elemente beinhalten. So erzeugt Kontakt mit den steuernden Cytokinen Transkriptionsaktivität in der S-Region neben dem Segment, zu dem der Klassenwechsel erfolgen soll. Dabei wird sterile RNA gebildet, die nicht für Proteine codiert. Stattdessen dient der Vorgang ausschließlich dazu, die richtige Position für den Angriff der AID zu öffnen.

Somatische Hypermutation

Zusätzlich zu der oben beschriebenen somatischen Rekombina-tion, die in B- und T-Zellen zur Entstehung der unterschiedli-chen Antigenrezeptoren beiträgt, gibt es ausschließlich in B-Zel-len noch einen weiteren Mechanismus, um die variablen Teile der Antikörper zu verändern: die somatische Hypermutation. Im Verlauf der B-Zell-Proliferation in den Keimzentren kommt es nicht nur zum Immunglobulinklassenwechsel. Gleichzeitig tritt auch eine hohe Rate an Mutationen in der variablen Region der schweren Kette auf. Dabei handelt es sich in der Regel um Ver-änderungen einzelner Basen, die 100–200 bp nach dem Trans-kriptionsstart auftreten und sich über eine Länge von 1,5–2 kbp erstrecken, sodass sie die VDJ-Region betreffen, nicht aber den Promotor oder die C-Region. Im Vergleich zur normalen Muta-tionsrate von ungefähr einer Mutation auf 10^9 bp pro Zellteilung verändert sich in diesem Bereich eine Base von 10^5–10^3 bp, was einer 10.000- bis 1.000.000-fachen Verstärkung entspricht.

Die somatische Hypermutation wird durch den gleichen Me-chanismus ausgelöst wie der Klassenwechsel: eine durch AID ka-talysierte Desaminierung eines Cytidins zu Uracil. In der Folge kommt es nicht zur Ausbildung eines Doppelstrangbruches, sondern zum Einbau neuer Basen durch zelluläre Reparaturme-chanismen für DNA-Schäden (■ Abb. 6.13). Entweder wird bei der nächsten Replikation das U als ein A abgelesen, woraufhin im Komplementärstrang ein T eingebaut wird. Alternativ wird die U:G-Fehlpaarung erkannt, das fehlerhafte Nucleotid entfernt und durch ein neues ersetzt. Dabei wird das auf dem entgegen-gesetzten Strang gelegene Guanin nicht berücksichtigt, sodass zufällig eine der vier Basen an dieser Stelle eingebaut wird. Gleich mehrere Mutationen können in die Sequenz eingebracht werden, wenn im Verlauf der Reparatur ein längeres Stück um das Uracil entfernt wird. Die Sequenz wird nur ungenau ersetzt, sodass es in diesem Abschnitt auch zu Mutationen in den Basenpaaren in der Umgebung des ursprünglich durch die AID-veränderten C:G kommt. Während die DNA-Reparaturmechanismen der Zelle normalerweise die ursprüngliche Sequenz möglichst getreu wiederherstellen, tritt in der VDJ-Region eine ungewöhnlich hohe Fehlerrate auf, sodass es zu Hypermutationen in der variablen Region kommt. Es ist bislang ungeklärt, warum die AID gerade in der VDJ-Region aktiv wird und aus welchen Gründen die Reparaturmechanismen hier eine so ungewöhnlich hohe Fehlerrate aufweisen. Die dadurch entstehenden Mutationen sind die Basis der Veränderungen in den Antigenbindungseigenschaften von Antikörpern, auf denen die **Affinitätsreifung** beruht.

Literatur

Gellert M (2002) V(D)J Recombination: RAG Proteins, Repair Factors, and Regulation. Annu Rev Biochem 71:191–132

Haase H, Rink L (2009) Functional significance of zinc-related signaling pathways in immune cells. Annu Rev Nutr 29:133–152

Hoffbrand AV, Catovsky D, Tuddenham EGD (Hrsg) (2005) Postgraduate Haematology, 5. Aufl. Blackwell Publishing Ltd., Hoboken, NJ

Hozumi N, Tonegawa S (1976) Evidence for somatic rearrangement of immunoglobulin genes coding for variable and constant regions. Proc Natl Acad Sci USA 73(10):3628–3632

Köhler G, Milstein C (1975) Continuous cultures of fused cells secreting antibody of predefined specificity. Nature 256:495–497

Krauss G (2008) Biochemistry of Signal Transduction and Regulation, 4. Aufl. Wiley-VCH, Weinheim

O'Connell RM, Rao DS, Chaudhuri AA, Baltimore D (2010) Physiological and pathological roles for microRNAs in the immune system. Nat Rev Immunol 10(2):111–122

Peled JU et al (2008) The Biochemistry of Somatic Hypermutation. Annu Rev Immunol 26:481–511

Stavenezer J, Guikema JEJ, Schrader CE (2008) Mechanism and Regulation of Class Switch Recombination. Annu Rev Immunol 26:261–292

Steinitz M (2009) Three decades of human monoclonal antibodies: Past, present and future developments. Human Antibodies 18:1–10

Die Regulation des Immunsystems und immunprivilegierte Organe

Hajo Haase, Andrea Kruse, Lothar Rink

© Springer-Verlag GmbH Deutschland 2015
L. Rink, A. Kruse, H. Haase, *Immunologie für Einsteiger*, https://doi.org/10.1007/978-3-662-44843-4_7

7.1　Cytokine

Nur durch das Zusammenwirken mehrerer Zelltypen ist eine effektive Immunantwort möglich. Um diese zu koordinieren, gibt es eine Reihe von Mechanismen zur Kommunikation zwischen Immunzellen, unter anderem eine Vielzahl von immunmodulierenden Signalmolekülen, die Cytokine. Eine offiziell anerkannte Definition der Cytokine gibt es nicht. Von den Peptidhormonen kann man sie aufgrund ihrer Größe und der Tatsache, dass sie nicht nur von speziell dafür existierenden Zellen gebildet werden, abgrenzen. Die Cytokine lassen sich daher wie folgt beschreiben:

Cytokine sind Proteine, die von verschiedenen Zellen (d. h. keinen spezialisierten Drüsenzellen) produziert werden können und über spezifische Rezeptoren auf der Zellmembran Signale von oder auf Zellen des Immunsystems übertragen.

Die meisten Cytokine wurden zunächst aufgrund ihrer Funktion in den Überständen aktivierter Zellen identifiziert und waren lange unter verschiedenen Bezeichnungen bekannt, bis man sie aufreinigte und genauer untersuchte. Man erkannte, dass es sich bei den in verschiedenen Labors untersuchten Faktoren häufig um das gleiche Protein handelte. Beispielsweise gibt es mehr als vierzig verschiedene Namen für Interleukin(IL)-1, die aber heute kaum noch gebräuchlich sind.

In ◘ Tab. 7.1 befindet sich eine Zusammenstellung der Eigenschaften einer Reihe von Cytokinen. Diese Aufstellung ließe sich noch deutlich erweitern, und die wichtigsten der zahlreichen Funktionen der Cytokine sind an den entsprechenden Stellen in diesem Buch eingehender beschrieben.

Aufgrund der immensen strukturellen und funktionellen Unterschiede ist eine Klassifizierung der Cytokine schwierig. Begriffe wie Lymphokine oder Monokine, für Cytokine, die von Lymphocyten, beziehungsweise Monocyten produziert werden, leiten eine Einteilung von den produzierenden Zellen ab, die aber nicht strikt gilt. Ein anderer Ansatz verwendet die Bezeichnung Interleukine. Ein Cytokin darf als Interleukin bezeichnet werden, wenn das Protein kloniert, exprimiert, gereinigt und sequenziert wurde. Zusätzlich muss nachgewiesen sein, dass es ein natürliches Produkt von Zellen des Immunsystems ist und es im Immunsystem seine Hauptfunktion hat. Bisher sind nach dieser Definition die Interleukine 1 bis 38 identifiziert worden. Cytokine können aber auch nach ihrer Funktion in Gruppen eingeteilt werden. Proinflammatorische Cytokine wie IL-1, IL-6 und Tumornekrosefaktor(TNF)-α sind beispielsweise wichtige Entzündungsmediatoren. Im Folgenden sind die strukturellen Ähnlichkeiten der Cytokine und ihrer entsprechenden Rezeptoren für eine Einteilung herangezogen worden.

Hämatopoetische Rezeptoren der Klasse 1 und zugehörige Cytokine

Die Klasse-1-Rezeptoren werden aufgrund ihres ähnlichen Aufbaus und aufgrund der Mechanismen, mit denen die Signale von der Oberfläche ins Zellinnere weitergeleitet werden, zusammengefasst. Dennoch gibt es zum Teil erhebliche Unterschiede zwischen einzelnen Untergruppen, die in den folgenden Abschnitten kurz vorgestellt werden.

Die Signaltransduktion durch die Rezeptoren für die IL-2-Familie ist prototypisch für die einer großen Zahl von Cytokinrezeptoren (◘ Abb. 7.1): Die Rezeptoren selbst verfügen über keine eigene Kinaseaktivität und sind stattdessen auf die Bindung von Janus-Kinasen (JAK) angewiesen. Diese phosphorylieren sich gegenseitig an Tyrosinresten, aber auch Tyrosine des Rezeptors und eine Gruppe von Transkriptionsfaktoren, die sogenannten STAT(*signal transducers and activators of transcription*)-Proteine, die als Dimere in den Kern wandern und einen Großteil der cytokinvermittelten Genexpression regulieren. Darüber hinaus werden aber auch noch weitere Signalwege, wie MAP-Kinasen und die PI-3-Kinase, aktiviert.

Es gibt vier JAK- und sieben STAT-Proteine. Je nach Rezeptor werden ein oder mehrere unterschiedliche Vertreter der beiden Gruppen für die Signaltransduktion verwendet. Das Cytokinsignal kann durch die Internalisierung und den Abbau der Rezeptoren in Endosomen beendet werden. Darüber hinaus werden im Verlauf der Aktivierung der Zellen auch SOCS(*suppressor of cytokine signaling*)-Proteine induziert, die an die JAK binden können und sie dadurch inaktivieren. Auf diese Weise lösen die Cytokinrezeptoren eine negative Rückkopplung (*feedback*) aus, die nach einiger Zeit zur Beendigung der Signale führt.

Rezeptoren aus drei Untereinheiten

Neben dem IL-2 gehören zu dieser Gruppe noch IL-4, -7, -9, -15 und -21. Allen gemeinsam ist die Interaktion mit Rezeptoren, die aus drei Untereinheiten aufgebaut sind. Dabei ist die α-Untereinheit jeweils spezifisch für die Ligandenbindung, während die β- und γ-Untereinheiten für die Signaltransduktion verantwortlich sind. Die γ-Untereinheit (= CD132) ist in allen Rezeptoren dieser Familie identisch und wird daher auch als gemeinsame γ-Kette (*common γ chain*) bezeichnet.

IL-2 ist das wesentliche Cytokin für die Proliferation von T-Zellen, und die α-Untereinheit seines Rezeptors wird auf aktivierten T-Zellen hochreguliert, damit sie IL-2-vermittelte Proliferationssignale empfangen können. Diese Untereinheit ist auch als CD25 bekannt und wird häufig als Marker für die Aktivierung von T-Zellen verwendet.

Rezeptoren aus zwei Untereinheiten

IL-3, IL-6 und einige weitere Cytokine werden ähnlich wie die in ◘ Abb. 7.1 dargestellten von Zellen erkannt, der zugehörige Rezeptor besteht dabei aber nur aus zwei verschiedenen Untereinheiten. IL-3, IL-5 und GM-CSF werden jeweils durch eine Kombination aus einer für das jeweilige Cytokin spezifischen α-Kette sowie der gemeinsamen β-Kette gp140 (Glykoprotein von 140 kDa) gebunden. Ganz ähnlich werden IL-6, IL-11, IL-12, IL-23, IL-27 und G-CSF durch eine spezifische α-Kette und die β-Kette gp130 von Zellen wahrgenommen.

Rezeptoren aus einer Untereinheit

Als letzte Gruppe gibt es auch einige Klasse-1-Rezeptoren, bei denen nur eine Kette für die Erkennung und Signalweiterleitung verantwortlich ist. Dazu gehören die Rezeptoren für Erythropoietin, Thrombopoietin, Prolactin und G-CSF. Sie bilden nach Bindung des spezifischen Liganden Homodimere aus, die die üblichen JAK/STAT-Signalwege aktivieren.

☐ Tab. 7.1 Übersicht ausgewählter Cytokine

Cytokin	Größe[a]	Ursprung/Expression[b]	Wirkung[b]	Medizinische Anwendung
EPO	166	Niere	Differenzierung und Reifung von Erythrocyten	Anämie
G-CSF	207	Mo, Ma, PMN	Hämatopoese von Gra	Neutropenie
M-CSF	256–554	Mo, Ec, Gra, F	Entwicklung von Mo und Ma	
GM-CSF	127	T, Ma	Wachstum von Gra- und Mo-Vorläuferzellen	
IFN-α	156–172	pDC, Mo, Ma	Antiviral	Virale Hepatitis (chronisch), verschiedene Leukämien
IFN-β	166	pDC, F, Ep	Antiviral	Multiple Sklerose, schwere Viruserkrankungen
IFN-γ	146 (ho)	T_H1, NK, CTL	Fördert T_H1 und zelluläre Immunität, aktiviert Ma	Septische Granulomatose
IL-1	159 IL-1α 153 IL-1β	Mo, Ma, Ec, F, T, B, NK, …	Fördert Entzündung und Akutphase, stimuliert T_H und B, u.v.m.	
IL-1Ra	152	Mo, Ma, PMN, F, Ep, …	Hemmt IL-1 durch Blockade des IL-1-Rezeptors	Rheumatoide Arthritis
IL-2	133	T	T-Proliferation	Metastasierendes Nierenzellkarzinom
IL-3	133	T, N, MC, Ec, Mo	Wachstumsfaktor in der Hämatopoese	
IL-4	129	T_H2	Fördert T_H2 und humorale Immunität	
IL-5	115	T	Wachstumsfaktor für Eosinophile	
IL-6	185	Mo, F, Ec, T, B, Ma, Gra	Entzündung B-Differenzierung CTL-Differenzierung	
IL-7	152	KMS; Thymus	Hämatopoese von T und B	
IL-8	72	Mo, Ma, F, Ec	Chemotaxis	
IL-9	144	TH	Produktion von IgG, IgM und IgE durch B	
IL-10	160 (ho)	T, Mo, MC	Antiinflammatorisch, hemmt die T_H1-Antwort	
IL-11	179	KMS	Hämatopoese	
IL-12	306 IL-12p40 197 IL-12p35 (he: p35/p40; ho: p40)	B, T	Aktivierung von T_H1	
IL-13	111	T_H2	Antiinflammatorisch, Aktivierung von B	
IL-14	483	T	Proliferation von B	
IL-15	114	Muskel, Plazenta	Proliferation von T, MC, Reifung von NK	
IL-16	121	CTL	Chemotaxis von T_H, DC, Mo, Ma	
IL-17A IL-17F	155 (ho) 153 (ho)	T_H17	Inflammatorisch, Mobilisierung von PMN	
IL-18	193	Mo, Ma, DC, Ep, Ec	Inflammatorisch, fördert T_H1	
IL-19	159	Mo, Ep	Antiinflammatorisch, fördert T_H2	
IL-20	176	Mo, Ep, DC	Unbekannt	
IL-21	131	T_H17, NKT	Reguliert Ig-Produktion und Induktion von T_H17	

[a] Die Größe der Cytokine ist angegeben (soweit bekannt) als Anzahl der Aminosäuren des aktiven humanen Proteins, bei Multimeren jeweils bezogen auf ein Monomer (ho: Homodimer; he: Heterodimer).

[b] B: B-Zellen; DC: dendritische Zellen; Ec: Endothelzellen; Ep: Epithelzellen; F: Fibroblasten; Gra: Granulocyten; KMS: Knochemarkstroma; MC: Mastzellen; Ma: Makrophagen; Mo: Monocyten; NK: natürliche Killerzellen; pDC: plasmacytoide dendritische Zellen; PMN: neutrophile Granulocyten; T: T-Zellen; T_H: T-Helferzellen; T_{reg}: regulatorische T-Zellen

▣ Tab. 7.1 (*Fortsetzung*) Übersicht ausgewählter Cytokine

Cytokin	Größe[a]	Ursprung/Expression[b]	Wirkung[b]	Medizinische Anwendung
IL-22	179	T	Inflammatorisch	
IL-23	170 IL-23p19 306 IL12-p40 (he)	M, DC	Fördert T_H17	
IL-24	206	Mo, Ep, T_H2	Antibakteriell, Antitumor?	
IL-25	Murines Homolog zu IL-17E			
IL-26	171 (ho?)	T	Antiviral?	
IL-27	243 IL-27p28 228 EBI-3(he)	DC, Ma, Ec	stimuliert T_H1	
IL-28A (IFN-λ2)	200	Mononucl. Leukocyten	Antiviral (schwach)	
IL-28B (IFN-λ3)	200	Mononucl. Leukocyten	Antiviral (schwach)	
IL-29 (IFN-λ1)	200	Mononucl. Leukocyten	Antiviral (schwach)	
IL-30	= IL-27p28			
IL-31	141	T_H2	Inflammatorisch	
IL-32	Mehrere Spleißvarianten	T, NK	Induziert inflammatorische Cytokine in Mo, Apoptose in T	
IL-33	270	F, Ep	Inflammatorisch, aktiviert T_H2	
IL-34	242	Milz, Haut, Hirn	Fördert myeloide Differenzierung	
IL-35	228 EBI-3 197 IL-12p35 (he)	T_{reg}	Antiinflammatorisch, fördert T_{reg}, hemmt T_H17	
IL-36	3 Familienmitglieder (α, β, γ) mit Spleißvarianten	Mo, Ma, DC, T, B, Ep, F	Inflammatorisch, fördert T_H1 und T_H17	
IL-36Ra	155	Mo, B, DC	Antiinflammatorisch	
IL-37	5 Spleißvarianten	NK, Mo, B	Antiinflammatorisch	
IL-38	152	Ep, B	Antiinflammatorisch	
SCF	248	F	Hämatopoese	
TGF-β	112 (ho)	Thrombocyten, T, NK, DC,	Inhibiert Wachstum und Aktivität von Leukocyten, induziert T_{reg}	
TNF-α	157 (Trimer)	Ma, Mo, T, NK	Inflammatorisch, Akutphase	
TPO	353	Leber, KMS	Stimuliert Megakaryocyten zur Bildung von Thrombocyten	

[a] Die Größe der Cytokine ist angegeben (soweit bekannt) als Anzahl der Aminosäuren des aktiven humanen Proteins, bei Multimeren jeweils bezogen auf ein Monomer (ho: Homodimer; he: Heterodimer).
[b] B: B-Zellen; DC: dendritische Zellen; Ec: Endothelzellen; Ep: Epithelzellen; F: Fibroblasten; Gra: Granulocyten; KMS: Knochemarkstroma; MC: Mastzellen; Ma: Makrophagen; Mo: Monocyten; NK: natürliche Killerzellen; pDC: plasmacytoide dendritische Zellen; PMN: neutrophile Granulocyten; T: T-Zellen; T_H: T-Helferzellen; T_{reg}: regulatorische T-Zellen

Hämatopoetische Rezeptoren der Klasse 2 und zugehörige Cytokine

Die Rezeptoren der Klasse 2 sind Multimere aus verschiedenen Untereinheiten, die zu einer eigenen Gruppe zusammengefasst werden, da sie nur wenig Ähnlichkeiten zum Aufbau der Klasse-1-Rezeptoren haben. Dennoch signalisieren auch sie über JAK- und STAT-Proteine. Zu dieser Gruppe gehören die Interleukine IL-10, -19, -20, -22, -24, -26 und die im nächsten Abschnitt behandelten Interferone.

Interferonrezeptoren und Interferone

Die Interferone (IFN) wurden entdeckt als Proteine, die infolge einer Virusinfektion die Infektion mit anderen Viren hemmen. Von diesem Phänomen der „viralen Interferenz" leitet sich auch ihr Name ab. Inzwischen weiß man, dass sie darüber hinaus eine Rolle in der Tumorabwehr, bei der Bekämpfung von bestimmten bakteriellen Erregern und als Immunregulatoren für Zellen des angeborenen und adaptiven Immunsystems haben.

Typ-1-Interferone

Die Familie der Typ-1-Interferone besteht aus mehreren Subtypen von IFN-α, aus IFN-β und aus einer Reihe weniger bedeutender Vertreter wie IFN-δ, -ε, -κ, -τ, und -ω. IFN-α und -β wirken über einen gemeinsamen Rezeptor, bestehend aus einer α- und einer β-Untereinheit, durch den sie die Expression von mehreren Hundert Genen beeinflussen können.

Nahezu alle Zellen können Interferone vom Typ 1 als Antwort auf eine virale Infektion produzieren. Dabei sind die Mengen, die von plasmacytoiden dendritischen Zellen produziert werden, besonders groß, insbesondere in der Frühphase einer Infektion, was auch ihren Namen „natürliche interferonproduzierende Zellen" begründet.

Die antivirale Wirkung von IFN-α und -β beruht auf mehreren Mechanismen:

a) ihrer Fähigkeit, die Proteinexpression von Zellen und damit die virale Replikation zu vermindern. Dabei wird die IFN-induzierte Proteinkinase aktiviert, die durch Phosphorylierung des Translationsapparates die Translation von mRNA inhibiert.

b) dem Abbau viraler Nucleinsäuren. Die 2′-5′-Oligoadenylat-Synthetase wird durch IFN induziert. Sie bildet in Anwesenheit von doppelsträngiger RNA Oligoadenylate, die eine RNA-abbauende Ribonuclease aktivieren.

c) einer verbesserten Erkennung infizierter Zellen. Typ-1-Interferone steigern die Expression von MHC-I-Molekülen, über die virale Antigene an cytotoxische T-Zellen präsentiert werden.

d) der erleichterten Eliminierung virusinfizierter Zellen. Es kommt nach Kontakt mit Typ-1-Interferonen zu einer erhöhten Neigung zur Apoptose, was die Abtötung durch NK-Zellen und cytotoxische T-Zellen erleichtert.

e) der Aktivierung von Immunzellen. Von plasmacytoiden DC produziertes IFN ist essenziell für die NK-Zell-vermittelte Tötung virusinfizierter Zellen.

Klinische Bedeutung haben die Typ-1-Interferone bei der Therapie von chronischen Viruserkrankungen wie Hepatitis B und C,

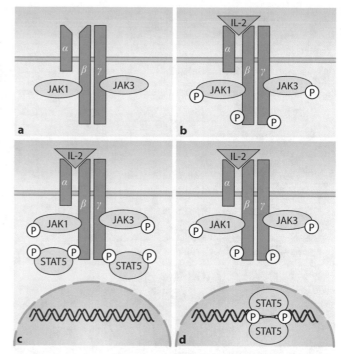

◘ Abb. 7.1 Schematische Darstellung der Signalweiterleitung von hämatopoetischen Rezeptoren der Klasse 1 am Beispiel des IL-2-Rezeptors. a) In Abwesenheit des Liganden IL-2 liegt der Rezeptor auf der Plasmamembran in seiner inaktiven Form vor. Hier gezeigt ist der hochaffine Rezeptor, der niedrigaffine Rezeptor besteht nur aus β- und γ-Kette. **b)** Nach Bindung des zugehörigen Cytokins phosphorylieren Januskinasen (JAK) sich gegenseitig sowie den Rezeptor. **c)** An die Phosphorylierungsstellen des Rezeptors binden STAT-Proteine, die in der Folge ebenfalls durch die JAK phosphoryliert werden. **d)** Phosphorylierte STAT-Proteine bilden Dimere, die in den Zellkern wandern und dort als Transkriptionsfaktoren wirken

aber auch bei bestimmten Krebserkrankungen. Die Wirkung gegen maligne Zellen beruht auf einer Aktivierung von NK-Zellen sowie auf antiproliferativen und proapoptotischen Effekten und einer negativen Wirkung auf die sogenannte Angiogenese, die Bildung von Blutgefäßen zur Versorgung des Tumors. Darüber hinaus wird bei Multipler Sklerose Interferon-β als immunmodulierende Therapie gegeben, wobei der Wirkmechanismus hier noch nicht vollständig aufgeklärt ist. Als wirkungsvolle Immunregulatoren sind die Interferone aber nicht frei von Nebenwirkungen. Im Rahmen einer Interferontherapie kann es zu autoimmunen Erkrankungen wie Thyreoiditis, Lupus erythematodes und Typ-1-Diabetes kommen, was eine Rolle der Interferone in der Entstehung dieser Erkrankungen andeutet.

Typ-2-Interferon

IFN-γ ist der einzige Vertreter der Typ-2-Interferone. Es unterscheidet sich von den Typ-1-Interferonen in seiner Sequenz, der Tatsache, dass es *in vivo* als Homodimer vorliegt, dem Rezeptor, an den es bindet, und durch sein Wirkungsspektrum. Im Gegensatz zu den Typ-1-Interferonen ist IFN-γ nur für die Immunantwort gegen eine begrenzte Anzahl von Viren hilfreich. Es ist hingegen essenziell für die Immunität gegen in Makrophagen vorkommende Bakterien, Pilze und Parasiten.

IFN-γ wird von NK-Zellen und T-Zellen produziert und polarisiert das T_H1/T_H2-Gleichgewicht in Richtung T_H1. Es

Tab. 7.2 Chemokinrezeptoren und zugehörige Chemokine	
CXC-Rezeptoren	
Rezeptor	**Liganden**
CXCR1 (CD181)	CXCL6, -7, -8
CXCR2 (CD182)	CXCL1, -2, -3, -5, -6, -7, -8
CXCR3 (CD183)	CXCL4, -9, -10, -11
CXCR4 (CD184) (siehe ▶ Exkurs 7.1)	CXCL12
CXCR5 (CD185)	CXCL13
CXCR6 (CD186)	CXCL16
CXCR7	CXCL12
CC Rezeptoren	
Rezeptor	**Liganden**
CCR1 (CD191)	CCL3, -5, -7, -13, -14, -15, -16, -23
CCR2 (CD192)	CCL2, -7, -8, -13, -16
CCR3 (CD193)	CCL5, -7, -8, -11, -13, -15, -16, -24, -26, -28
CCR4 (CD194)	CCL17, -22
CCR5 (CD195)	CCL3, -4, -5, -8, -11, -14, -16
CCR6 (CD196)	CCL20, -18
CCR7 (CD197)	CCL19, -21
CCR8 (CD198)	CCL1, -18
CCR9 (CD199)	CCL25
CCR10	CCL27, 2–8
XC- und CX$_3$C-Rezeptoren	
Rezeptor	**Liganden**
CX3CR1	CXC3L1
XCR1	XCL1, XCL2
Pseudorezeptoren	
Rezeptor	**Liganden**
CCX-CKR	CCL19, -21, -25
D6	CCL2, -3L1,-4, -5,- 7, -8, -11, -13, -14, -17, -22
DARC (CD234)	CCL2, -7, -8, -11, -13, -14, -16, -17CXCL1, -5, -6, -7, -8, -9, -11, -13

Die Chemokinrezeptoren gehören zur Gruppe der Sieben-Transmembran-Rezeptoren, das heißt, sie bestehen aus sieben helikalen, die Membran durchspannenden Regionen, die durch Peptidschleifen außerhalb der Membran verbunden sind (◘ Abb. 7.2). Es gibt ungefähr 20 verschiedene Chemokinrezeptoren, die alle durch heterotrimere G-Proteine signalisieren. Zusätzlich gibt es auch Pseudorezeptoren, die Chemokine binden und dadurch aus dem Verkehr ziehen, aber keine Signale weiterleiten.

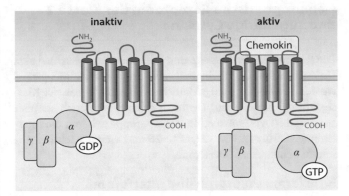

◘ **Abb. 7.2 Chemokinrezeptoren.** Chemokinrezeptoren bestehen aus sieben Transmembrandomänen und übertragen ihre Signale ins Zellinnere durch heterotrimere G-Proteine. In Abwesenheit des Chemokins liegen die G-Proteine im inaktiven, Guanosindiphosphat(GDP)-bindenden Zustand vor. Durch Interaktion des Chemokins mit seinem Rezeptor kommt es zum Austausch von GDP gegen Guanosintriphosphat (GTP), gefolgt vom Zerfall des G-Protein-Komplexes in die α- und die βγ-Untereinheit. Beide Untereinheiten sind dann in der Lage, nachgeschaltete zelluläre Signalwege zu aktivieren

Typ-3-Interferone

In den letzten Jahren wurde eine weitere Gruppe von antiviral wirksamen Cytokinen entdeckt, die als IFN-λ1 (IL-29), -λ2 (IL-28A) und -λ3 (IL-28B) bezeichnet werden. Sie sind den Typ-1-Interferonen in Sequenz, Funktion und induzierenden Agenzien ähnlich, werden aber durch einen eigenen Rezeptor detektiert, der sich aus einem spezifischen IFN-λ-Rezeptorprotein und der β-Kette des IL-10-Rezeptors zusammensetzt, die auch an der Erkennung von IL-10, IL-22 und IL-26 beteiligt ist.

Cytokinrezeptoren der Immunglobulinsuperfamilie

Zu der Gruppe von Cytokinrezeptoren, die Immunglobulindomänen enthalten, gehören unter anderem die Rezeptoren für IL-1, IL-18 und IL-33. IL-1 besteht dabei aus mehreren Formen, die wichtigsten sind die beiden aktivierenden Liganden IL-1α und -β und der antagonistische Ligand IL-1Ra (Ra = Rezeptorantagonist), der zwar auch an die IL-1-Rezeptoren binden kann, aber dabei kein Signal auslöst und sie für die aktivierenden Formen des IL-1 blockiert.

IL-1 kann durch zwei Rezeptoren auf der Zelloberfläche gebunden werden, wobei eine hohe Ähnlichkeit zwischen der Signalübertragung des IL-1-Rezeptors vom Typ 1 und den Toll-ähnlichen Rezeptoren besteht. Beide verwenden MyD88 und TRIF-abhängige Signalwege. Der IL-1β-Rezeptor vom Typ 2 bindet zwar IL-1, löst aber keine intrazellulären Signale aus und dient vermutlich dazu, die Konzentration an IL-1 zu vermindern. Dieser Rezeptor wird auch von der Zelloberfläche abgespalten und kann im Plasma IL-1 binden, bevor es den aktivierenden Rezeptor erreicht.

Im Gegensatz zu den meisten anderen Cytokinen werden die der IL-1-Familie nicht vom Golgi-Apparat über sekretorische Vesikel aus den Zellen freigesetzt. IL-1α hat hauptsächlich auto- oder parakrine Wirkungen und bleibt vorwiegend an der produzierenden Zelle gebunden, während die Hauptmenge an

ist ein charakteristisches T$_H$1-Cytokin, es vermittelt die durch T$_H$1-Zellen ausgelöste Aktivierung von Makrophagen zur Abtötung intrazellulärer Erreger, insbesondere von Mycobakterien sowie die Aktivierung von B-Zellen zum Immunglobulinklassenwechsel.

sezerniertem IL-1 aus der β-Form besteht. Die 31-kDa-Form des IL-1β ist biologisch nicht aktiv und muss durch proteolytische Spaltung in die aktive 17-kDa-Form überführt werden. Dies ist die Aufgabe einer Gruppe von cytoplasmatischen Proteinkomplexen, die als Inflammasome bezeichnet werden. Sie aktivieren die Caspase-1, die auch als ICE (*interleukin-1 converting enzyme*) bekannt ist, die dann IL-1, aber auch IL-18 und IL-33 spaltet.

Tumornekrosefaktor-Rezeptoren

Die Familie der TNF-Rezeptoren erkennt TNF-α und die Lymphotoxine. Charakteristisch ist, dass diese Cytokine, genau wie ihre fünf Rezeptoren, als Trimere vorkommen. Dabei gibt es nicht nur Homotrimere, sondern auch Komplexe aus verschiedenen Untereinheiten, sodass sich ein Netzwerk aus Liganden- und Rezeptorkombinationen ergibt, das sowohl an der Regulation der Entwicklung von Lymphgeweben als auch an entzündlichen Prozessen beteiligt ist. Die Liganden werden zunächst in membrangebundener Form auf der Zelloberfläche präsentiert, können aber auch, wie beispielsweise beim TNF-α, durch Proteasen abgespalten und dadurch in die Umgebung freigesetzt werden.

Die durch die Rezeptoren der TNF-Familie ausgelösten Signale unterscheiden sich von denen der JAK/STAT-abhängigen Klasse-1- und -2-Cytokinrezeptoren. Zum einen werden die Signale durch Todesdomänen des Rezeptors weitergeleitet, was zur Aktivierung von Caspasen und zur Apoptose führt, und zum anderen wird die Aktivierung des Transkriptionsfaktors NFκB ausgelöst. Zusammen können diese Signale sowohl Zelltod, als auch Überleben und Differenzierung auslösen.

7.2 Chemokine

Immunzellen sind ständig im Körper unterwegs. Dabei ist es wichtig, dass sie in ausreichender Anzahl an ihre Zielorte gelangen, beispielsweise in die Lymphknoten oder zum Ort einer Infektion. Eine Navigationshilfe, an der sich die Zellen dabei orientieren, sind Chemokine, 8–14 kDa große Proteine, die in Geweben eine zielgerichtete Wanderbewegung von Immunzellen induzieren; diese Wanderbewegung wird auch als Chemotaxis bezeichnet. Die Zellen bewegen sich dabei entlang eines Konzentrationsgradienten zum Ort der höchsten Chemokinkonzentration. Hierbei nehmen die Zellen eine polarisierte Gestalt an, in der sie sich durch Umlagerungen des Actin-Cytoskeletts in Richtung eines Pseudopodiums bewegen, das auf die höchste Chemokinkonzentration ausgerichtet wird.

Für die Chemokine wurde gegen Ende der 1990er-Jahre eine systematische Nomenklatur vorgeschlagen, die inzwischen die vorher üblichen und zum Teil redundanten Bezeichnungen ersetzt. Chemokine werden aufgrund ihrer Aminosäuresequenz in zwei größere Familien eingeteilt, die aber keine Aussage bezüglich ihrer Funktion erlauben (◨ Tab. 7.2). Ausschlaggebend sind dabei zwei Cysteine im N-terminalen-Teil. Befindet sich zwischen den beiden Cysteinen noch eine weitere Aminosäure, handelt es sich um CXC-Chemokine, die manchmal auch als α-Chemokine bezeichnet werden. Liegen die beiden Cysteine direkt nebeneinan-

Exkurs 7.1: CXCR4/CCR5 und HIV

Chemokinrezeptoren sind an einer Reihe von Krankheitsbildern beteiligt; unter anderem der HIV-Infektion. HI-Viren binden an CD4 auf Makrophagen und T-Helferzellen. Damit es zu einer Fusion zwischen zellulärer und viraler Membran kommt, brauchen sie aber auch den Kontakt mit CCR5 (Makrophagen, T-Zellen) oder CXCR4 (T-Zellen) als Corezeptoren. Eine bei ungefähr einem Prozent der kaukasischen Bevölkerung natürlich vorkommende Deletionsmutante des CCR5, bei der 32 Basenpaare im Gen fehlen (CCR5Δ32), sorgt dafür, dass das CCR5-Protein nicht an die Zelloberfläche gelangt. Personen, die homozygot den veränderten CCR5 haben, sind fast vollständig resistent gegen eine Infektion mit monocytotropem HIV-1, da die in der Frühphase der Infektion wichtige Aufnahme des Virus in Makrophagen nicht stattfinden kann.

der, bezeichnet man die Proteine als CC- oder β-Chemokine. Der jeweilige Name der einzelnen Chemokine setzt sich zusammen aus der Familienbezeichnung, einem „L" für Ligand und einer Nummer. Damit wird der achte Ligand aus der Gruppe der CXC-Chemokine als CXCL8 bezeichnet. Hier wird deutlich, dass die Trennung zwischen den verschiedenen Untergruppen der Cytokine nicht absolut anwendbar ist. CXCL8 wurde vor der Einführung einer einheitlichen Nomenklatur für Chemokine als IL-8 bezeichnet, und dieser Name ist auch heute noch weit verbreitet. Zusätzlich zu den beiden Hauptgruppen gibt es noch drei verwandte Proteine, die ebenfalls zu den Chemokinen gezählt werden. Dies sind die γ-Chemokine XCL1 und XCL2, denen eines der namensgebenden Cysteine fehlt, und das δ-Chemokin CX3CL1, bei dem die Cysteine durch drei andere Aminosäuren getrennt sind.

Die Benennung der Chemokinrezeptoren erfolgt in Anlehnung an die der Chemokine und setzt sich zusammen aus der Bezeichnung der Chemokinfamilie, die ein Rezeptor erkennt, dem Buchstaben „R" für Rezeptor und einer Nummer, beispielsweise CXCR1.

Bei vielen anderen Cytokinen besteht eine enge Zuordnung zwischen Liganden und Rezeptoren, das heißt, für die meisten Cytokine gibt es nur einen (oder wenige) Rezeptoren, die dann relativ spezifisch auf dieses eine Cytokin (oder zumindest wenige, verwandte Cytokine) reagieren. Die Chemokine bilden eine Ausnahme. Hier ist es die Regel, dass sowohl mehrere verschiedene Chemokine einen Rezeptor aktivieren als auch einzelne Chemokine an eine Reihe von verschiedenen Rezeptoren binden (◨ Tab. 7.2). Daher steht die Nummer eines Rezeptors in den meisten Fällen in keiner Beziehung zur Nummer der von ihm gebundenen Chemokine. Es gibt aber auch Chemokinrezeptoren, die ein oder maximal zwei Liganden binden. Sie sind in die Prozesse des Homings involviert.

Chemokine können aufgrund ihrer Funktion in zwei große Gruppen unterteilt werden: konstitutive (oder homöostatische) Chemokine und induzierbare (oder inflammatorische) Chemokine. Konstitutive Chemokine werden in wenigen Geweben ständig produziert und weisen den Weg bei der Wanderung zwischen verschiedenen Organsystemen des Körpers. Damit im Lymphknoten eine aktivierte dendritische Zelle einer naiven T-Zelle Antigen präsentieren kann, müssen sich beide Zellen am selben Ort befinden (◨ Abb. 7.3). Beide exprimieren dafür CCR7 und werden durch CCL19 und CCL21 zum Lymphknoten als dem

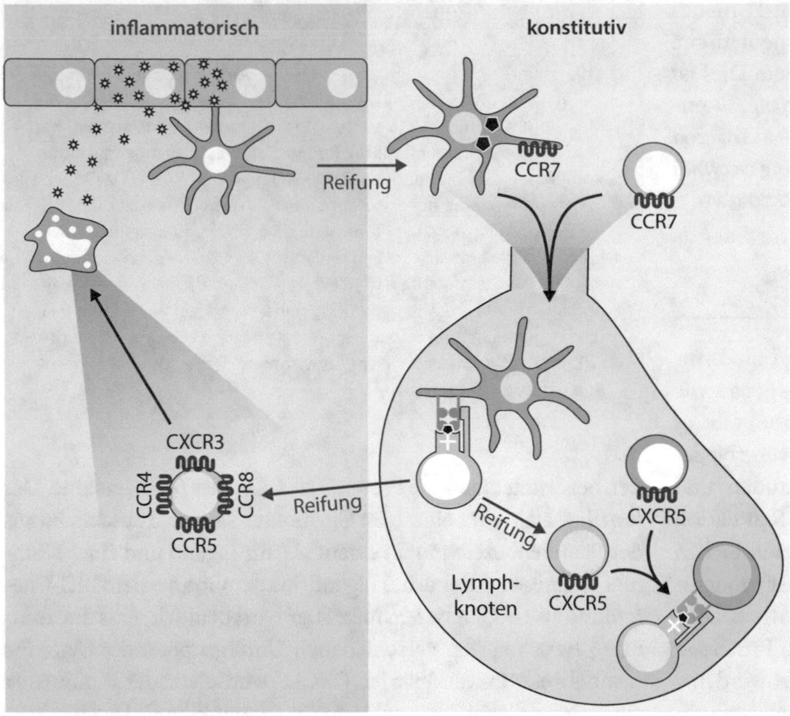

Abb. 7.3 Die Navigation von Immunzellen im Körper erfolgt durch Gradienten konstitutiver und induzierbarer Chemokine. Eine dendritische Zelle nimmt in einer infizierten Region Antigene auf, reift und wird über CCR7 durch die Lymphbahnen in einen Lymphknoten geführt. Naive T-Helferzellen aus dem Blut werden ebenfalls über CCR7 in die Lymphknoten gelockt. Nach der Aktivierung der T-Zelle kommt es zur Expression anderer Chemokinrezeptoren, die ihr erlauben, sich in Richtung von B-Zell-Follikeln oder zum Infektionsherd zu bewegen

Ort ihrer Interaktion geleitet. Wenn sich im Verlauf der Reifung einer Zelle die Region ändert, in die diese Zelle wandern muss, wechseln dabei auch die Chemokinrezeptoren auf ihrer Oberfläche. Beispielsweise reduziert eine T-Helferzelle nach ihrer Aktivierung die Expression von CCR7 und steigert die von CXCR5, was ihr erlaubt, zu den B-Zell-Follikeln zu wandern. Alternativ können die aktivierten T-Helferzellen auch über Rezeptoren wie CXCR3 im Gewebe zum Entzündungsherd geführt werden, um vor Ort als Effektorzelle zu wirken.

Dies ist nur ein einzelnes, vereinfachtes Beispiel. Die Chemotaxis der Immunzellen wird kontrolliert durch ein komplexes Zusammenspiel von insgesamt über 50 Chemokinen und ihrer Rezeptoren. Darüber hinaus gibt es auch Ausnahmen von der oben gegebenen Definition, dass die Wanderung immer in Richtung der höchsten Chemokinkonzentration zu erfolgen hat. Neu gebildete T-Zellen bewegen sich von CXCL12 weg, und werden so dazu gebracht, aus dem Thymus auszuwandern.

Induzierbare Chemokine werden im Rahmen einer Entzündungsreaktion gebildet, um Leukocyten an den Ort einer Infektion zu rekrutieren. Im Gegensatz zu den konstitutiven Chemokinen existieren diese Gradienten nur für begrenzte Zeit. Ausgelöst wird die Bildung von induzierbaren Chemokinen durch eine Reihe von inflammatorischen Cytokinen wie IL-1, IL-6, TNF, IFN-γ, aber auch durch pathogenassoziierte molekulare Strukturen (PAMP, *pathogen-associated molecular patterns*) oder ein Trauma. Neben der Induktion kann die Aktivität von Chemokinen auch durch Prozessierung reguliert werden, bei der durch Peptidasen wie die Dipeptidyl-Peptidase IV (CD26) oder Matrix-Metallo-Proteinasen einige Aminosäuren am N-terminalen Ende abgespalten werden. Diese Region ist besonders wichtig für die Interaktion mit den jeweiligen Rezeptoren, und die Spaltung führt in den meisten Fällen zu einem Liganden, der immer noch an den Rezeptor bindet, ihn aber nicht mehr aktiviert.

Konzentrationsgradienten entstehen durch Diffusion und sind anfällig gegenüber Strömungen der sie umgebenden Flüssigkeit. Spätestens wenn der Chemokingradient ein Blutgefäß erreicht, würden die Chemokine weggespült, und die Zelle hätte keinen Hinweis, an welcher Stelle sie ins Gewebe auswandern muss, um zum Entzündungsort zu gelangen. Chemokine binden daher an Glucosaminoglykane auf der Oberfläche von Endothelzellen und von Zellen im Gewebe, wodurch die Chemokine immobilisiert sind und der Konzentrationsgradient länger aufrechterhalten werden kann.

7.3   Adhäsion und Navigation

Adhäsionsmoleküle

Adhäsive Wechselwirkungen zwischen Zellen oder zwischen Zellen und der extrazellulären Matrix (außerhalb der Zellen gelegene Strukturbestandteile eines Gewebes) sind an einer Vielzahl von physiologischen Prozessen beteiligt. Dazu gehören:

- Kontaktaufnahme und Erkennung von Zellen,
- Differenzierung und Proliferation von Zellen,
- Reifungsprozesse zum Beispiel bei der Wundheilung,
- die Zusammenlagerung von Blutplättchen,
- das kontrollierte Verlassen des Blutgefäßsystems durch Leukocyten (**Extravasation**),
- die Wanderung von Leukocyten in bestimmte Gewebe (**Homing;** Heimfinden),
- Signaltransduktionsprozesse, aber auch
- die Implantation der befruchteten Eizelle im Uterus,
- die Ausbildung der Plazenta und andere embryonale Entwicklungsprozesse.

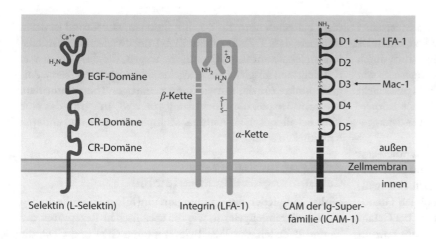

Abb. 7.4 Schematische Darstellung der Selektine, Integrine und Zelladhäsionsmoleküle (CAMs) der Ig-Superfamilie. Selektine bestehen aus einer N-terminalen C-Typ-Lektin-Domäne, einer angrenzenden EGF(*epidermal growth factor*)-homologen Einheit, einer variablen Zahl von Domänen, die Verwandtschaft zu Komplementregulationsproteinen (CR-Proteinen) aufweisen, einem transmembranen und einem cytoplasmatischen Segment (dargestellt ist L-Selektin). Die Anzahl der CR-Domänen bedingt die Größe und Flexibilität der Selektine und ist artspezifisch. So besitzt L-Selektin beim Menschen und bei der Maus zwei solcher Elemente, E-Selektin sechs und P-Selektin beim Menschen neun, bei der Maus aber nur acht. Wahrscheinlich sind Selektine zur Signaltransduktion befähigt. Zurzeit geht man davon aus, dass die Signale, die von den Selektin-Ligand-Bindungen hervorgerufen werden, gemeinsam mit anderen Aktivierungssignalen (Chemokine, Entzündungsmediatoren) in den Extravasationprozess involviert sind. Integrine wie zum Beispiel LFA-1 sind aus einer α- und einer β-Untereinheit aufgebaute heterodimere Glykoproteine. Sie besitzen die Fähigkeit, auf intrazelluläre Signale mit schnellen und dramatischen Veränderungen in ihrer adhäsiven Funktion zu reagieren. Neben dem extrazellulären Anteil besitzen Integrinketten einen transmembranen und intrazellulären Anteil. Die intrazelluläre Domäne der Ketten interagiert mit den cytosolischen Cytoskelett-Proteinen Actin und Talin. Bindungspartner der Integrine sind CAMs der Ig-Superfamilie. Sie sind aus einer variablen Zahl von Ig-ähnlichen Domänen aufgebaut, die jeweils 70–110 Aminosäuren umfassen. Sie besitzen einen transmembranen Anteil und eine in die Signaltransduktion involvierte intrazelluläre Domäne. ICAM-1 zum Beispiel bindet mit seiner ersten Domäne (D1) an LFA-1, mit seiner dritten Domäne (D3) kann es mit Mac-1 interagieren. Es wird von Rhinoviren als Rezeptor benutzt. S-S: Disulfidbrücken. Glykosylierungen wurden aufgrund einer besseren Übersicht nicht dargestellt

Zelluläre Adhäsionsmechanismen sind auch in die Pathogenese verschiedener Entzündungsprozesse, Tumorinvasion und Metastasierung involviert. Die Moleküle, die diese Vorgänge maßgeblich koordinieren, sind die Zelladhäsionsmoleküle (*cell adhesion molecules; CAM*), hier kurz als Adhäsionsmoleküle bezeichnet. Sie werden in vier große Familien unterteilt:

- Selektine,
- Integrine,
- Adhäsionsmoleküle der Immunglobulin(Ig)-Superfamilie und
- Cadherine.

In diesem Kapitel werden wir zwei der wichtigsten Funktionen der Adhäsionsmoleküle bei der Regulation von Immunantworten detailliert betrachten: die Extravasation und die Navigation von Leukocyten zu ihren Bestimmungsorten. Zuvor wollen wir die Mitglieder der einzelnen Familien kurz vorstellen.

Selektine

Sie sind die kleinste Familie der Adhäsionsmoleküle. Sie bestehen aus drei Mitgliedern: Leukocyten-Selektin (L-Selektin; CD62L), Plättchen-Selektin (P-Selektin; CD62P) und Endothel-Selektin (E-Selektin; CD62E). Ihre Bedeutung liegt in der Navigation der Leukocyten innerhalb des Blutgefäßsystems. Sie sind für den ersten Kontakt zwischen Leukocyten und Blutgefäßwand verantwortlich und leiten das Rollen der Leukocyten über die Gefäßwand ein. Selektine sind Glykoproteine mit einer N-terminalen lektinähnlichen Domäne (dargestellt für L-Selektin, Abb. 7.4). Mithilfe dieser Domäne, die sich bei den einzelnen Selektinen unterscheidet, erkennen sie verschiedene bis überlappende Gruppen von Kohlenhydrat-Liganden auf vorbeiziehenden Leukocyten oder auf Endothelzellen. Die Zuckerketten unterscheiden sich in ihrer Struktur, weisen aber auch gemeinsame Elemente auf, wie z. B. Sialyl-Lewis^x (sLe^x) oder sLe^x-ähnliche Strukturen. So erkennen P- und E-Selektin zum Beispiel dieses Oligosaccharid auf neutrophilen Granulocyten. Das auf Leukocyten exprimierte L-Selektin wiederum bindet an sLe^x-Gruppen auf vaskulären Adressen wie dem peripheren Lymphknoten-Adressin (*peripheral lymph node addressin*; PNAd). PNAd kommt auf den Venolen mit hohem Endothel (*high endothelial venules*; HEV) der peripheren Lymphknoten vor. Wichtig ist, dass viele Moleküle, die an der spezifischen Wanderung von Leukocyten beteiligt sind, durch diese selektinbindenden Kohlenhydrat-Liganden modifiziert sind.

Selektine sind also nicht nur Moleküle, die Blutzellen einfangen und ihnen den Kontakt zu der Wand der Blutgefäße vermitteln. Sie stellen auch wichtige Adressen auf den Endothelzellen beziehungsweise „Visitenkarten" auf den Leukocyten dar. Selektine spielen auch eine wichtige Rolle bei der Implantation, also bei der Einnistung der befruchteten Eizelle in die Uterusschleimhaut. Hier ermöglichen sie die Kontaktaufnahme und das Rollen der Blastocyste über die Uteruswand.

L-Selektin (CD62L) kommt in unterschiedlichem Ausmaß auf zirkulierenden Leukocyten vor. Es spielt eine entscheidende Rolle bei der Wanderung der naiven Lymphocyten in die peripheren Lymphknoten und auch in das organisierte lymphatische Gewebe der Schleimhäute.

P-Selektin wird auf aktivierten Endothelzellen und Blutplättchen ausgeprägt. Die Aktivierung dieser Zellen erfolgt im Verletzungs- oder Entzündungsfall zum Beispiel durch das in die Blutgerinnung involvierte Thrombin, das von Mastzellen freigesetzte Histamin, das Komplementspaltprodukt C5a oder Cytokine wie Tumornekrosefaktor-α (TNF-α), aber auch durch Bakterienbestandteile selbst. P-Selektin erscheint innerhalb von Minuten auf der Oberfläche der aktivierten Zellen. Es muss nicht erst gebildet werden, sondern ist in den Weibel-Palade-Körperchen der Endothelzellen und in den Granula der Plättchen gespeichert. P-Selektin ist ein Notfallmolekül.

Im Gegensatz zu P-Selektin muss **E-Selektin** synthetisiert werden. Es erscheint innerhalb von zwei Stunden auf der Oberfläche der Endothelzellen. P- und E-Selektin spielen eine maßgebliche Rolle bei der Rekrutierung von neutrophilen Granulocyten. Diese Zellen können mithilfe der Selektine bei Gefahr augenblicklich das Blutgefäßsystem verlassen und zum Entzündungsort vordringen. Zusätzlich spielt E-Selektin eine wichtige Rolle für die Rekrutierung von Monocyten als auch für die spezifische Wanderung von aktivierten T-Zellen in die Haut bei Entzündungsprozessen.

Integrine

Integrine sind Glykoproteine auf Zelloberflächen, die aus zwei unterschiedlichen, miteinander assoziierten Ketten (α- und β-Kette) aufgebaut sind (◘ Abb. 7.4). An der Bindung des Liganden sind beide Untereinheiten beteiligt. Integrine vermitteln Adhäsionen mit anderen Zellen oder mit Proteinen der extrazellulären Matrix. Beim Menschen sind 18 α-Untereinheiten und acht β-Untereinheiten bekannt, die sich zu 24 Integrinen kombinieren lassen. Die Bedeutung der Integrine liegt zum einen in ihrer Mannigfaltigkeit. Integrine sind aber auch in der Lage, auf intrazelluläre Signale mit schnellen und dramatischen Veränderungen in ihrer adhäsiven Funktion zu reagieren. Dabei kommt es zu einer Konformationsänderung der Integrine, die ihre Affinität zum Bindungspartner dramatisch erhöht.

Die an der Extravasation beteiligten Integrine sind die α_4-Integrine (α_4:β_7-Integrin, α_4:β_1-Integrin) und die β_2-Integrine (αLβ_2 (*leukocyte function associated antigen*, LFA-1); αMβ_2 (CD11b oder Mac-1)). α_4-Integrine sind vor allem in spezifische Leukocyten-Endothelzell-Interaktionen involviert. Sie kontrollieren die Wanderung der Leukocyten zu ihren Zielgeweben. Sie können auch den initialen Kontakt von Immunzellen mit dem Endothel von Venolen vermitteln. β_2-Integrine sind erst in spätere aktivierungsabhängige Adhäsionsprozesse involviert. Die Bindungspartner der α_4- bzw. β_2-Integrine sind Adhäsionsmoleküle, die zur Immunglobulinsuperfamilie gehören, wie das *mucosal addressin cell adhesion molecule-1* (MAdCAM-1), das *vascular cell adhesion molecule-1* (VCAM-1) und die *intercellular adhesion molecules* (ICAMs).

Die Bedeutung der Integrine als Schlüsselmoleküle der Extravasation wurde im Zusammenhang mit Erkrankungen wie dem Leukocytenadhäsionsdefekt-1 (LAD-1 entdeckt). Diese Patienten leiden unter schweren, immer wiederkehrenden Infektionen. Ihre Leukocyten tragen aufgrund eines genetischen Defekts keine funktionelle β_2-Integrin-Untereinheit (CD18) und damit kein funktionelles LFA-1 und CD11b. Dadurch ist die Auswanderung von Leukocyten ins Gewebe stark eingeschränkt. Obwohl LFA-1 auch bei Interaktionen zwischen naiven T-Zellen und antigenpräsentierenden Zellen eine Rolle spielt, haben diese Patienten normale T-Zellfunktionen. Der Grund ist darin zu sehen, dass T-Zellen außer LFA-1 noch viele andere Adhäsionsmoleküle auf ihrer Oberfläche tragen, die das Fehlen von β_2-Integrinen ausgleichen. Integrine sind auch interessante Angriffspunkte für die Entwicklung neuartiger Therapieformen, wie zum Beispiel die Blockierung von α_4:β_1-Integrin, das eine Rolle bei allergischem Asthma, Multipler Sklerose und anderen Krankheiten spielt.

Adhäsionsmoleküle der Immunglobulinsuperfamilie

Einige Mitglieder der Immunglobulin(Ig)superfamilie haben wir schon kennengelernt, wie die spezifischen Rezeptoren der T- und B-Zellen, die T-Zell-Corezeptoren CD4 und CD8, die B-Zell-Corezeptorkomponente CD19 und die Domänen der MHC-Moleküle. Sie sind aus einer variablen Zahl von Ig-ähnlichen Domänen aufgebaut, die jeweils 70–110 Aminosäuren umfassen. Zu dieser Superfamilie gehören auch verschiedene Zelloberflächenproteine, die an Zelladhäsionsprozessen beteiligt sind. Das sind zum Beispiel die Bindungspartner der an der Extravasation beteiligten Integrine wie MAdCAM-1, VCAM-1, ICAM-1 und ICAM-2. MAdCAM-1 wird auf den HEV der Schleimhäute und von den postkapillären Venolen der *Lamina propria* (Bindegewebsschicht unterhalb des Schleimhautepithels) des Darmes exprimiert. Dort ist es für das Homing von α_4:β_7-Integrin tragenden Lymphocyten verantwortlich. VCAM-1 kommt im Rahmen von Entzündungsprozessen auf Endothelzellen außerhalb der Schleimhäute vor. Dort unterstützt es die Adhäsion von Lymphocyten, Monocyten und Granulocyten über α_4:β_1- als auch aktiviertem α_4:β_7-Integrin. ICAM-1 und ICAM-2 werden als konstitutive Rezeptoren für β_2-Integrine auf vielen Endothelzellen exprimiert, deren Expression bei Entzündungsprozessen stark hochreguliert wird.

Integrine und Adhäsionsmoleküle der Immunglobulinsuperfamilie spielen auch eine große Rolle bei der Interaktion von Immunzellen

Bestimmte Leukocytenintegrine und Adhäsionsmoleküle der Immunglobulinsuperfamilie sind auch für die Wechselwirkung zwischen verschiedenen Immunzellen essenziell. LFA-1 ist zum Beispiel für die Interaktion zwischen dendritischen und naiven T-Zellen als auch für die Adhäsion von Effektor-T-Zellen an ihre Zielzellen verantwortlich. Es bindet an die interzellulären Adhäsionsmoleküle ICAM-1 und ICAM-2, die unter anderem auf antigenpräsentierenden Zellen vorkommen. ICAM-3 wird dagegen von naiven T-Zellen exprimiert und vermittelt die Interaktion mit dendritischen Zellen über LFA-1 und DC-SIGN. Ebenfalls zur Immunglobulinsuperfamilie gehören das Adhäsionsmolekül CD2, das auf T-Zellen ausgeprägt wird, und sein Ligand LFA-3 auf den dendritischen Zellen.

Cadherine

Die Cadherine sind calciumabhängige Adhäsionsmoleküle, die homotypische molekulare Interaktionen vermitteln und die Verbindung von gleichartigen Zellen unterstützen. Dies spielt zum Beispiel eine Rolle zur Erhaltung der Integrität von epithelialen

Oberflächen. Die Expression und Funktion des in Epithelien vorkommenden E-Cadherins geht zum Beispiel in Karzinomen verloren. Dadurch können die Tumorzellen invasiv werden. Cadherine spielen auch in der Embryogenese eine Rolle. Außerdem scheinen sie die Bindung von Epithelzellen an intraepitheliale Leukocyten über $\alpha_4{:}\beta_7$-Integrin zu vermitteln. Integrin-Cadherin-Interaktionen spielen somit eine Rolle bei der Lokalisation von Lymphocyten im Gewebe.

Unser körpereigenes Navigationssystem

Wir haben in den vorherigen Abschnitten viel über die Adhäsionsmoleküle und Chemokine und ihre Eigenschaften erfahren. Nun wollen wir anhand der Extravasation und des Homings ihre Bedeutung im Körper als Navigationssystem kennenlernen.

Lymphocyten sind viel unterwegs. Sie wandern ständig durch den Körper. Naive Lymphocyten zirkulieren im Blut, gehen auf der Suche nach Antigen in die peripheren lymphatischen Organe, verlassen sie durch die abführenden Lymphgefäße und gelangen schließlich oberhalb des Herzens über den in den linken Venenwinkel mündenden Ductus thoracicus (Milchbrustgang) wieder zurück ins Blut. Sind sie im lymphatischen Gewebe auf ihr spezifisches Antigen gestoßen, differenzieren sie sich noch hier zu Effektorzellen, die sich dann sofort in das entzündete Gewebe begeben, um vor Ort die Infektion zu bekämpfen. Gedächtniszellen patrouillieren je nach Typ zwischen Blut und lymphatischen Gewebe oder zwischen Blut und ehemaliger Eintrittsstelle des Erregers (es ist wahrscheinlich, dass bei einer Reinfektion der Erreger über gleichartiges Gewebe wieder in den Körper gelangt). Auch andere Leukocyten gelangen nach ihrer Bildung aus dem Knochenmark ins Blut, verlassen es schnell wieder und wandern in bestimmte Gewebe ein. Dies erfolgt wie im Falle der Granulocyten hauptsächlich bei Gefahr, andere Immunzellen wie Monocyten, Mastzellen, NK-Zellen und dendritische Zellen suchen die Gewebe in gewissem Umfang auch routinemäßig auf, um hier auszureifen und als Wachposten bei möglichen Infektionen sofort eine Immunantwort einleiten zu können. Diesen Prozess bezeichnet man als **Homing**. Bei Gefahr wird dieser Prozess dramatisch hochgefahren, sodass innerhalb kürzester Zeit Immunzellen in die infizierten Gewebe gelangen können. Doch auch im Gewebe sind Leukocyten in Bewegung und wandern in bestimmte Mikrokompartimente, um ihren Aufgaben nachzukommen.

Wie schafft es der Körper, seine verschiedenen funktionellen Lymphocytentypen zu lenken? Wann weiß ein Leukocyt, wann und wo er die Blutbahn zu verlassen hat, um eine Entzündung zu bekämpfen? Die Antwort lautet: Der Körper verfügt über ein Navigationssystem, das die Lymphocyten und auch die anderen Immunzellen zu ihren jeweiligen Bestimmungsorten leitet. Zum einen verlassen Leukocyten den Blutstrom vorwiegend in ganz bestimmten Bereichen, den postkapillären Venolen. Das sind kleine Venenabschnitte, die an die Kapillaren angrenzen. Sie haben genau den richtigen Durchmesser, damit aus dem Blutstrom austretende Leukocyten nicht den Gasaustausch mit dem Gewebe behindern. Routinemäßig geschieht das hauptsächlich in den lymphatischen Geweben, denn dort müssen die Lympho-

cyten regelmäßig nach Antigenen suchen. Alle anderen kleinen Gefäße sind zurückhaltender. Sie lassen Lymphocyten und andere weiße Blutkörperchen, von Ausnahmen abgesehen, erst bei Gefahr durchtreten.

Leukocyten sind beim Verlassen des Blutstroms extremen physikalischen Bedingungen ausgesetzt. Das fließende Blut schwemmt schnell Zellen weg, die die Gefäßwand berühren. Deswegen benötigen Immunzellen Adhäsionsmoleküle, die stabile Brücken mit ihren Partnern, den vaskulären Adhäsionsmolekülen, auf der Gefäßwand bilden. Wie wir schon erfahren haben, dienen diese nicht nur als Anker, sondern auch als gewebespezifische Adressen, die die benötigten Typen von Immunzellen zur richtigen Zeit am richtigen Ort aus dem Blutstrom entlassen. Dieser Prozess, die sogenannte Extravasation, ist ein kritischer Punkt innerhalb des Immunsystems. Er kontrolliert die Einwanderung von spezialisierten Lymphocytenuntergruppen aber auch von Zellen des angeborenen Immunsystems in ganz bestimmte Gewebe und beeinflusst dadurch maßgeblich die Art der Immunantwort. Falsche Zellen am falschen Ort können zu Immunreaktionen führen, die körpereigene Gewebe schädigen. Die Spezifität der Leukocytenwanderung zu und innerhalb von Geweben und Organen wird maßgeblich durch Zelladhäsionsmoleküle und die gewebespezifische oder entzündungsspezifische Bildung von chemischen Lockstoffen, den Chemokinen, bestimmt.

Extravasation – ein Prozess in mehreren Schritten

Für die Extravasation der Leukocyten sind vor allem die ersten drei Familien der Adhäsionsmoleküle von Bedeutung: die Selektine, Integrine und die Mitglieder der Immunglobulinsuperfamilie. Sie ermöglichen es den Leukocyten, den Blutstrom zu verlassen und in ein Gewebe einzuwandern. Dieser Prozess kann in vier aufeinanderfolgende Schritte unterteilt werden:

1. die Kontaktaufnahme der Leukocyten mit der Innenauskleidung der Blutgefäße, dem Endothel, und das Rollen der Leukocyten über die Blutgefäßwand,
2. eine schnelle Aktivierung der Immunzellen durch Entzündungsmediatoren und/oder Chemokine,
3. die aktivierungsabhängige stabile Haftung der Leukocyten an das Endothel und
4. die Durchwanderung der Blutgefäßwand, die Diapedese.

Aufgrund der Reibung des Blutes an der Gefäßwand, bewegt sich die Blutsäule in verschiedenen Schichten unterschiedlich schnell. Die geringste Geschwindigkeit befindet sich am Rand und die höchste Geschwindigkeit in der Mitte des Blutstroms. Leukocyten werden im Blutstrom mit einer nicht zu unterschätzenden Geschwindigkeit mitgerissen. Würde man zum Beispiel die Geschwindigkeit eines Leukocyten in der Mitte einer Venole mit der eines Kleinwagens auf der Autobahn vergleichen, würde das Auto mit einer Geschwindigkeit von 300 bis 400 km/h auf der linken Spur rasen.

Bestimmte Bedingungen ermöglichen es den Leukocyten jedoch, mit dem Endothel der Blutgefäße in Kontakt zu kommen. Im Bereich der postkapillären Venolen erweitert sich das Gefäßbett beträchtlich und führt zu einer Verlangsamung der

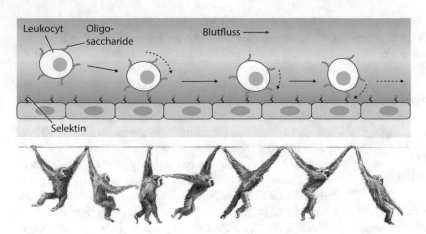

◻ **Abb. 7.5 Selektine, die wichtigsten Initiatoren der Extravasation.** Selektine binden mit ihrer lektinähnlichen Domäne verschiedene bis überlappende Gruppen von Kohlenhydratliganden auf vorbeiziehenden Leukocyten oder auf Endothelzellen. Sie binden schnell und mit großer Zugfestigkeit. Doch unter dem Druck des fließenden Blutes lösen sich die Bindungen zwischen den Selektinen und ihren Liganden stromaufwärts der Leukocyten, stromabwärts werden sie aber sofort wieder neu geknüpft. Diese permanente Dissoziation und Assoziation der Bindungen setzen ein sogenanntes Rollen der Leukocyten über die Gefäßwand in Gang. Dieses Gleichgewicht zwischen Festhalten und Loslassen der Bindungspartner kann man sich gut vorstellen, wenn man einen Gibbon beim Klettern betrachtet, der mit einer Hand nach dem nächsten Ast greift, danach die zweite Hand löst, um nach dem nächsten Ast zu greifen und so weiter. (Verändert nach Murphy, Travers und Walport, Gibbons: ▶ dieKLEINERT.de/Enno Kleinert.)

Blutströmung. Dadurch verringern sich die Scherkräfte zwischen den Erythrocyten, die jetzt zur Aggregation neigen (Geldrollenbildung). Diese schweren Zellaggregate bewegen sich nun in der Mitte des Blutstroms und drängen die kleineren Leukocyten in den langsamer fließenden Randstrom, in die Nähe des Endothels der Gefäßwand.

Damit eine Kontaktaufnahme zwischen Leukocyten und Endothel möglich wird, werden Adhäsionsmoleküle benötigt, die darauf spezialisiert sind, schnell und mit großer Zugfestigkeit zuzupacken. Die wichtigsten Initiatoren der Adhäsion sind die drei Selektine. Man nennt sie auch primäre Adhäsionsmoleküle. Sie binden schnell und mit großer Zugfestigkeit, doch diese Bindungen sind nicht von Dauer. Eine Anheftung der Zellen an die Gefäßwand erfolgt nicht. Unter dem Druck des fließenden Blutes lösen sich die Bindungen zwischen den Selektinen und ihren Liganden stromaufwärts der Leukocyten, stromabwärts werden sie aber sofort wieder neu geknüpft. Diese permanente Dissoziation und Assoziation der Bindungen setzen ein sogenanntes Rollen der Leukocyten über die Gefäßwand in Gang (◻ Abb. 7.5). Um das Rollen abzubremsen und zu stoppen, müssen die Zellen zusätzliche Adhäsionsmoleküle in Anspruch nehmen. Diese sogenannten sekundären Adhäsionsmoleküle gehören alle zur Integrinfamilie. Es handelt sich um die α_4- und β_2-Integrine. Während β_2-Integrine (zusammen mit den α_4-Integrinen) in späte Adhäsionsprozesse involviert sind, können die α_4-Integrine auch der Kontaktaufnahme dienen. Dies ist der Fall, wenn keine Selektine ausgeprägt sind. Während die Selektine konstitutiv aktiv sind, müssen Integrine erst aktiviert werden, um an ihre Liganden auf den Endothelzellen der Blutgefäße binden zu können. Dies ist wichtig, weil es sonst zu gefährlichen unspezifischen Adhäsionen innerhalb der Blutgefäße kommen könnte. Das Rollen bringt die Leukocyten in Kontakt mit den Endothelzellen, sodass sie nun zugänglich für die Aktivierung durch Chemokine und Entzündungsmediatoren sind. Diese lösen eine schnelle Konformationsänderung der Integrine aus (***inside-out-signaling***). Jetzt haben die Integrine eine erhöhte Affinität zu ihren Liganden auf den Endothelzellen. Diese erhöhte Affinität vermittelt eine aktivierungsabhängige Bindung der Leukocyten an die Oberfläche des Endothels. Die Bindung der Integrine an Adhäsionsmoleküle der Ig-Superfamilie setzt ebenfalls Signaltransduktionsprozesse in Gang (***outside-in-signaling***). Unter Einbezug des Cytoskeletts verändern die Leukocyten nun ihre Gestalt und breiten sich auf der Innenwand der Blutgefäße aus. Es folgt der finale Schritt der Extravasation: die Diapedese. Bei diesem Prozess wandern die Leukocyten durch das Endothel in das darunterliegende Gewebe und von dort in bestimmte Bereiche, wo sie ihre Funktion ausüben. Diese Schritte werden ebenfalls durch Adhäsionsmoleküle und Chemokine ermöglicht (◻ Abb. 7.6).

Immunzellen und ihre Bestimmungsorte

Worin liegt nun die Spezifität des Homings? Woher weiß eine Zelle, wo sie die Blutbahn verlassen muss? Die unterschiedliche Expression von Adhäsionsmolekülen auf Endothelzellen entspricht einer Adresse mit einer Postleitzahl, die aus drei Ziffern besteht, die unterschiedlich kombiniert werden können. Die einzelnen Leukocytensubpopulationen, wie naive Lymphocyten, Effektorzellen, Gedächtniszellen, T-Vorläuferzellen, aber auch Zellen des angeborenen Immunsystems, haben den jeweiligen Schlüssel dazu. Manche tragen ihn ständig, andere erhalten oder ändern ihn bei Differenzierungs- und Entzündungsprozessen. Das Gleiche gilt für die Adressen der Blutgefäße. Die erste Ziffer der Adresse ist der initiale Kontakt, der über drei verschiedene Selektine und ihre Partner und/oder über die α_4-Integrine und ihre vaskulären Liganden VCAM-1 und MAdCAM-1 erfolgen kann. Die zweite Zahl sind gewebespezifische oder entzündungsspezifische Chemokine und andere Aktivierungsmediatoren. Die dritte Ziffer stellen wiederum die Integrine und ihre Liganden dar. In ◻ Abb. 7.6 ist das Homing von naiven Lymphocyten und zentralen T-Gedächtniszellen unter der Kontrolle von Adhäsionsmolekülen und Chemokinen dargestellt.

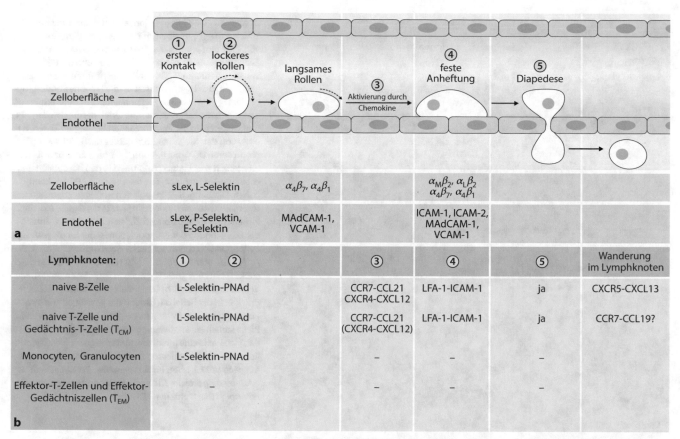

◻ Abb. 7.6 Der Prozess der Extravasation und die Spezifität des Homings in die peripheren Lymphknoten. a) Das Verlassen des Blutstroms (Extravasation) ist ein maßgeblicher Vorgang innerhalb des Immunsystems. Hier wird festgelegt, welche Zellen an einen Entzündungsort oder in ein lymphatisches Gewebe einwandern dürfen und welche nicht. Deswegen wird die Extravasation auf Molekülebene kontrolliert. Adhäsionsmoleküle stellen den ersten Kontakt zwischen Leukocyt und Innenwand des Blutgefäßes her, führen zum Abrollen der Zellen und schließlich zur Ansammlung auf der Gefäßwand. Chemokine oder Entzündungsmediatoren aktivieren die Zellen über Rezeptoren und veranlassen eine stabile Bindung, eine Voraussetzung für den anschließenden Durchtritt der Zelle durch die Gefäßwand in das darunterliegende Gewebe (Diapedese). Je nach Gewebe oder Entzündung werden unterschiedliche Adhäsionsmoleküle oder Chemokine von den Endothelzellen exprimiert (*grau unterlegt*). Auch die Immunzellen unterscheiden sich in der Expression von Liganden (*hellrot unterlegt*), die an die vaskulären Adhäsionsmoleküle zu binden vermögen. **b)** Naive B-Zellen, naive T-Zellen als auch zentrale T-Gedächtniszellen (T_CM) sind durch eine hohe Expression von L-Selektin charakterisiert. Außerdem tragen sie noch das β_2-Integrin LFA-1 und Chemokinrezeptoren. α_4-Integrine kommen auf ihrer Oberfläche nicht vor. Der Ligand von L-Selektin ist PNAd, das auf den Endothelien (HEV) der peripheren Lymphknoten vorkommt. Es fängt naive L-Selektin tragende Lymphocyten und zentrale T-Gedächtniszellen ein. Die L-Selektin/PNAd-Interaktion veranlasst das Rollen der Leukocyten auf der Blutgefäßwand. Die Oberfläche der HEV präsentiert die Chemokine CCL21 und in einem geringen Umfang CCL19 und CXCL12. CCL21 wird von den HEV der Lymphknoten konstitutiv gebildet. CCL19 stammt von Zellen innerhalb des Lymphknotens. Beide binden an den Chemokinrezeptor CCR7, der auf der Oberfläche der Lymphocyten exprimiert wird. Diese Bindung führt zu einer Konformationsänderung des Integrins LFA-1 ($\alpha_L\beta_2$) auf den Leukocyten. Dieses β_2-Integrin kann nun an ICAM-1 binden, das auf den HEV exprimiert wird. Bei B-Zellen kann die Aktivierung von LFA-1 auch über die Stimulation des Chemokinrezeptors CXCR4 durch das Chemokin CXCL12 erfolgen. Es folgen Diapedese und die Wanderung der Lymphocyten in ihre speziellen Zonen innerhalb des Lymphknotens. Die Migration der B-Zellen wird durch die Wechselwirkung des Chemokinrezeptors CXCR5 und seinem Liganden CXCL13 beeinflusst. T-Zellen werden möglicherweise durch CCL19 und andere Chemokine in die T-Zell-Zone gelockt. Myeloide Zellen können nicht über die HEV in die Lymphknoten eintreten. Sie exprimieren zwar L-Selektin und LFA-1, aber kein CCR7 oder CXCR4. Diese Zellen können zwar Kontakt aufnehmen und rollen, aber keine Bindung mit dem Endothel eingehen. Aktivierte T-Effektorzellen und Effektor-Gedächtniszellen (T_EM) wiederum tragen kein L-Selektin. Ihnen sind die Kontaktaufnahme und das Rollen verwehrt. (a: verändert nach v. Andrian und Mackay; b: verändert nach Campbell und Butcher.)

7.4 Regulatorische T-Zellen (T_reg)

Wofür brauchen wir regulatorische T-Zellen?

Das Immunsystem hat ein großes autoaggressives Potenzial, da alle Abwehrsysteme auch den Körper selbst angreifen können. Deshalb muss das Immunsystem stark kontrolliert werden. Autoreaktive Zellen müssen still gestellt oder unterdrückt und die Immunreaktion auch wieder abgeschaltet werden. Dies ist notwendig, da eine anhaltende Entzündungsreaktion mit den Begleiterscheinungen auch schlecht für den Körper ist. Das Abtöten

und Stillstellen von autoreaktiven Zellen im Thymus und Knochenmark wurde bereits im Kapitel Hämatopoese besprochen. Diesen Teil nennt man **zentrale Toleranz**. Dem gegenüber steht die **periphere Toleranz**, die zum einen entstehen kann, wenn naive Lymphocyten nur ihr antigenspezifisches 1. Signal erhalten (► Kap. 5), aber weitere Signale, die die Differenzierung einleiten, ausbleiben. Ein weiterer Mechanismus der peripheren Toleranz ist die Unterdrückung der Immunreaktion durch regulatorische T-Zellen. In den übrigen Kapiteln wird oftmals der Oberbegriff T_reg für regulatorische T-Zellen verwendet, tatsächlich gibt es aber verschiedene T_reg-Typen, die hier kurz vorgestellt werden sollen.

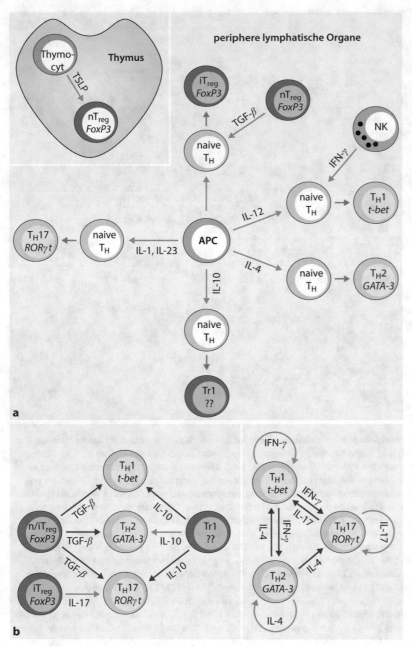

□ Abb. 7.7 T-Zell-Regulation. a) Natürliche regulatorische T-Zellen (nT$_{reg}$) entstehen im Thymus unter dem Einfluss von TSLP und produzieren TGF-β, mit dem sie die anderen Zellpopulationen unterdrücken können und die Bildung von induzierbaren iT$_{reg}$ in der Peripherie fördern. Ebenfalls außerhalb des Thymus entstehen die Tr1, eine Sondergruppe der iT$_{reg}$, die kein FoxP3 exprimieren. Zur Differenzierung benötigen die Zellen spezifische Cytokine, die von den APC und weiteren an der Immunreaktion beteiligten Zellen, z. B. IFN-γ von den NK-Zellen, kommen. Je nach Aktivierung produzieren DC dabei IL-1 und IL-23 oder IL-12 bzw. IL-10. Interleukin-4 ist bereits präformiert in den basophilen und eosinophilen Granulocyten, die ebenfalls APC-Funktion haben. Die übrigen Zellpopulationen stehen ebenfalls in einem Wechselspiel, indem sie jeweils die eigene Aktivität fördern und die der übrigen Zellen unterdrücken. Unter der Bezeichnung der Zellpopulation ist der für die jeweilige Zellpopulation charakteristische Transkriptionsfaktor (z. B. FoxP3) *kursiv* angegeben. Es gibt Hinweise dafür, dass durch starke Gefahrensignale iT$_{reg}$ auch in T$_H$17-Zellen umgewandelt werden können. **b)** Die T$_H$-Zellpopulationen unterdrücken in der Regel die Bildung der jeweiligen anderen Populationen und fördern ihre eigene Entstehung. Grüne Pfeile stellen eine Aktivierung über die jeweiligen Cytokine dar, rote Pfeile eine Inhibition. Einfache graue Pfeile symbolisieren die Differenzierung zum jeweiligen Subtyp. FoxP3: *forkhead box P3*, t-bet: *T-Box expressed in T cells*, GATA-3: *GATA-binding protein-3*, RORγt: *retinoic acid-related orphan receptor γt* (bei Menschen RORC)

Neben der wichtigen Funktion der T$_{reg}$ sollte man aber bedenken, dass auch die übrigen Populationen der T$_H$-Zellen sich gegenseitig regulieren (□ Abb. 7.7).

Historisch hat man schon früh erkannt, dass es regulatorische Zellen im Immunsystem gibt. 1970 wurde erstmals von Suppressorzellen gesprochen, die später als CD8$^+$-T-Zellen definiert wurden, weshalb im klinischen Alltag häufig noch von einem Quotienten von Helfer/Suppressorzellen gesprochen wird, wenn man das Verhältnis von CD4$^+$/CD8$^+$-T-Zellen meint. Das Konzept der Suppressorzellen wurde in den späten 1980er-Jahren wieder verworfen, denn die CD8$^+$-T-Zellen haben mehrheitlich eine cytotoxische Funktion. Mitte der 1990er-Jahre wurden T$_{reg}$ definiert als T$_H$-Zellen, die andere T$_H$-Zellen in ihrer Funktion unterdrücken können.

Die Subpopulationen von regulatorischen T-Zellen

Ob T$_{reg}$ wirklich eine eigene Subpopulation sind oder eigentlich nur spezifische Funktionszustände von T$_H$-Zellen darstellen, ist in der Literatur noch heftig umstritten. Auch ist die Anzahl der T$_{reg}$-Subpopulationen noch nicht genau geklärt. Das Problem ist, dass T$_{reg}$ schwierig anhand von eindeutigen Markern zu definieren sind. Auch der Reaktionstyp von T$_{reg}$ ist nicht eindeutig. Während die meisten T$_{reg}$ antigenspezifisch die Immunantwort unterdrücken, können die T$_{reg}$ auch über ihre Cytokine antigenunabhängig die Immunantwort supprimieren. Die wichtigsten Subpopulationen sind die natürlichen FoxP3$^+$ (nT$_{reg}$) und die induzierbaren (iT$_{reg}$) regulatorischen T-Zellen. Bei den iT$_{reg}$ unterscheidet man Tr1-Zellen (regulatorische T-Zellen Typ 1) und T$_H$3-Zellen, wobei der Name T$_H$3-Zellen umstritten ist, da die Abgrenzung von nT$_{reg}$ anhand von Markern sehr schwierig ist, weshalb hier nur von iT$_{reg}$ gesprochen wird. FoxP3 (*forkhead box P3*) ist ein Transkriptionsfaktor, der stark in den T$_{reg}$ (außer Tr1) exprimiert wird und deshalb heute als einer der wichtigsten Marker für T$_{reg}$ gilt. Die nT$_{reg}$ entstehen direkt im Thymus, nach neuesten Erkenntnissen wahrscheinlich in den Hassal'schen Körperchen unter dem Einfluss von TSLP (*thymic stromal-derived lymphopoietin*), und haben eine hohe Affinität zu ihrem Antigen (◘ Abb. 7.7). Die iT$_{reg}$ entstehen im Verlauf einer Immunreaktion, wo wahrscheinlich auch die Aufgabenteilung dieser beiden Populationen liegt. Die nT$_{reg}$ sorgen mehrheitlich für die Selbst-Toleranz, während die iT$_{reg}$ mehrheitlich die Immunreaktion regulieren. FoxP3 ist aber nicht exklusiv für T$_{reg}$, und nicht alle T$_{reg}$-Subpopulationen exprimieren diesen Transkriptionsfaktor. Neben FoxP3 gibt es weitere Marker für T$_{reg}$, die mehr oder weniger spezifisch für diese Zellpopulation sind. Die wichtigsten Marker sind die hohe Expression von CD25 (CD25hi), CTLA-4 (*cytotoxic T lymphocyte-associated antigen 4*), GITR (*glucocorticoid-induced tumor necrosis factor receptor family related gene*) und LAG-3 (*lymphocyte activation gene-3*) sowie die niedrige Expression von CD127 (IL-7-Rezeptor-α-Kette) gegenüber anderen T-Zellen. Die Tr1-Zellen unterscheiden sich wesentlich von den nT$_{reg}$ und den übrigen iT$_{reg}$, da sie kein FoxP3 und kein oder nur wenig CD25 exprimieren und vor allem unter dem Einfluss von IL-10 entstehen. Bei all diesen Unterschieden ist den T$_{reg}$ gemeinsam, dass sie selbst kein IL-2 produzieren, aber von diesem als Überlebensfaktor abhängig sind.

Die Funktionen der regulatorischen T-Zellen

Die T$_{reg}$ haben wichtige Funktionen, auf die in den jeweiligen funktionellen Kapiteln näher eingegangen wird. Ursprünglich entdeckte man die T$_{reg}$ als Zellen, die die natürliche Selbst-Toleranz aufrechterhalten. Dies sind vor allem die nT$_{reg}$ und diese sind antigenspezifisch. Die Selbst-Toleranz entsteht also durch die Elimination von autoreaktiven Zellen und durch die antigenspezifische Unterdrückung autoreaktiver Zellen durch nT$_{reg}$ ähnlicher Spezifität, d. h. mit Spezifität für das gleiche Antigen, aber nicht für das gleiche Epitop. Vergleichbar unterdrücken die iT$_{reg}$ die Entstehung von Allergien, indem sie durch ihre Suppression die Reaktionsschwelle gegen Antigene ohne Gefahrensignale hochhalten. Dies wird dadurch erreicht, dass die T$_{reg}$ bei Stimulation über Rezeptoren der angeborenen Immunität (z. B. TLR) aufgrund der Gefahrensignale umschalten und IL-17 produzieren und damit eine Immunantwort zulassen (◘ Abb. 7.7). Klinisch sieht man die Rolle in Autoimmunität und Allergie am XLAAD (*X-linked autoimmunity-allergic dysregulation syndrome*), bei dem FoxP3 defekt ist und deshalb früh fatale autoimmune und allergische Reaktionen auftreten. Besonders wichtig ist die Induktion der Toleranz durch T$_{reg}$ in der Ernährung, d. h. wir müssen gegen alle Antigene unserer Nahrung tolerant werden, um uns ohne Risiko ausgewogen zu ernähren. Diese Toleranz wird vor allem über T$_{reg}$ in der Leber und dem MALT des Mundraumes induziert, man spricht von **oraler Toleranz**. Diesen natürlichen Toleranzinduktionsweg nutzt man bei der Desensibilisierung gegen Allergene, bei der

diese sublingual (unter die Zunge) appliziert werden. Solch ein Schwellenwert muss aber nicht nur für die definitiv harmlosen Antigene aus der Nahrung eingerichtet werden, sondern auch für andere schwache Antigene, z. B. für die Antigene von kommensalen Bakterien, die ja toleriert werden sollen, da sie zur natürlichen Immunabwehr beitragen. Dieser Schwellenwert ist auch für die Unterdrückung von Reaktionen auf kreuzreaktive Antigene wichtig. Dies nutzen Erreger beim **molekularen Mimikry** aus, welches bei der Autoimmunität näher besprochen wird. Letztlich findet eine ähnliche Form der Toleranzbildung auch in der Induktion der fetomaternalen Toleranz statt, um eine intakte Schwangerschaft zu gewährleisten.

Komplizierter wird die Funktion in der Immunregulation, wo eine Immunantwort zunächst gewünscht ist. Der Balanceakt der T$_{reg}$ besteht dabei darin, die Immunreaktion gegen einen Erreger zuzulassen, aber gleichzeitig die überschießende Reaktion zu unterdrücken, die eine Immunpathologie nach sich ziehen würde, d. h., das Immunsystem würde mehr Gewebe zerstören als retten. Man kann dies experimentell nachvollziehen und kennt die Bedeutung der T$_{reg}$, aber die molekularen Mechanismen sind noch nicht alle verstanden. Gut zu verstehen ist der Eingriff der T$_{reg}$ in die Entscheidung des Reaktionstyps der Immunantwort bei T-Zellen, d. h. die Entscheidung zu T$_H$1-, T$_H$2- oder T$_H$17-Immunreaktionen, und B-Zellen, d. h., den Immunglobulinklassenwechsel. Hier können die T$_{reg}$ über die von ihnen produzierten Cytokine nicht nur die Immunreaktion unterdrücken, sondern auch in eine entsprechende Richtung lenken. So unterdrückt z. B. TGF-β die Produktion von IgG, fördert aber die Produktion von IgA. Ein Beispiel für die T-Zellen wurde mit der Umschaltung von T$_{reg}$ auf IL-17-Produktion bereits oben gegeben.

Extrem wichtig für ein intaktes Immunsystem ist die Abschaltung der Immunreaktion, wenn der Erreger eliminiert ist, da eine chronische Entzündungsreaktion langfristig den Körper stark schädigt. Die Abschaltung der Zellaktivierung ist deshalb ein automatisches Programm, das bereits bei der Aktivierung der Zellen mit induziert wird. In der Spätphase der Immunreaktion kann man deshalb die T$_{reg}$ nicht mehr anhand aller oben genannten Marker von aktivierten T-Zellen unterscheiden. Alle T-Zellen regulieren nach Stimulation schnell den hochaffinen IL-2-Rezeptor (CD25) herauf, sodass die Abgrenzung zu den T$_{reg}$ schwierig wird. Durch stärkere Expression von CD25 konkurrieren die aktivierten T-Zellen mit den T$_{reg}$ um IL-2 als Wachstumsfaktor, was den Schwellenwert für die Aktivierung bedingt. Im selbstregulierenden Programm wird dann ca. 2–3 Tage nach der Aktivierung in den T-Zellen CTLA-4 hochreguliert, womit eine erneute Stimulation unterdrückt wird. Damit nutzen die normalen T-Zellen wiederum einen Marker, den die T$_{reg}$ konstitutiv exprimieren. Dementsprechend wirken in der Abschaltung der Immunregulation autoregulatorische Mechanismen in den Effektor-T-Zellen und T$_{reg}$ zusammen.

Bei allen drei oben beschriebenen Szenarien ist es die Regel, dass die T$_{reg}$ in einem gemeinsamen Verbund mit den APC und den Effektor-T-Zellen interagieren. Die T$_{reg}$ und die APC, vor allem DC, beeinflussen sich also gegenseitig; dies geschieht z. B. über cAMP (cyclisches Adenosinmonophosphat) der T$_{reg}$ zur Inhibition der DC und proinflammatorische Cytokine der DC zur Inhibition der T$_{reg}$. In diesem Wechselspiel entscheidet

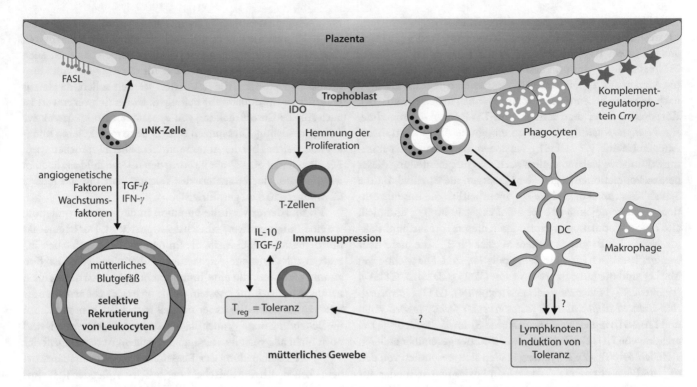

◨ **Abb. 7.8 Die Plazenta als immunologische Barriere zwischen Mutter und Fetus.** Bei normal verlaufenden Schwangerschaften entwickelt sich der semial-
logene (genetische Eigenschaften von der Mutter und vom Vater) Fetus, ohne eine Abstoßungsreaktion durch das mütterliche Immunsystem hervorzurufen.
Eine besondere Rolle spielt der fetale Trophoblast, der eine Grenzschicht zwischen Fetus und mütterlichem Immunsystem darstellt. Diese Barrierefunktion erklärt jedoch nicht das Ausbleiben einer Abstoßungsreaktion gegen die fetalen Plazentazellen selbst. Vielmehr haben sich mütterliche und fetale Mechanismen
gebildet, die das fremde Gewebe während der Dauer der Schwangerschaft tolerieren. Dazu gehören Kontrolle der Leukocyteneinwanderung; Vorbereitung
des mütterlichen Gewebes und der lokalen Blutgefäße auf die einwandernden Plazentazellen als auch deren Kontrolle durch uterine NK-Zellen. Des Weiteren
sind die Induktion von Toleranz und Immunsuppression durch dendritische Zellen und regulatorische T-Zellen wichtige Mechanismen. Trophoblastenzellen
exprimieren IDO, Fas-Ligand und Crry, um mütterliche T-Zellen beziehungsweise Komplementkomponenten zu unterdrücken. Crry: *complement receptor-1-re-
lated protein y*; IDO: Indolamin-2,3-Dioxygenase; uNK: uterine NK-Zelle

sich aufgrund der Stärke der Stimulation der APC, ob der dritte
Partner, die Effektor-T-Zelle, aktiviert wird.

7.5   Ausnahmen bestätigen die Regel –
immunprivilegierte Organe

Wir begeben uns jetzt in Bereiche des Körpers, die aus immunologischer Sicht mehr als ungewöhnlich sind. In diesen Bereichen lösen selbst Transplantate von genetisch unterschiedlichen
Spendern der gleichen Art (allogene Transplantate) keine Immunreaktion und somit auch keine Abstoßungsreaktion aus. Sie
werden über einen längeren Zeitraum, manchmal auch unbegrenzt, toleriert.

Mittlerweile kennt man mehrere sogenannte immunprivilegierte Regionen im Körper. Neben Auge und Gebärmutter mit
Plazenta und Fetus gehören Gehirn, Hoden (Testes), Eierstock
(Ovar) und Haarfollikel, beim Hamster auch die Backentasche
dazu. Aber warum dürfen hier keine Immunreaktionen im klassischen Sinn ablaufen? Die Antwort des Körpers auf Krankheitserreger beinhaltet drastische Maßnahmen, in deren Verlauf es
notgedrungen zu Entzündung und Verletzung des beteiligten
Gewebes kommt. Komplementkomponenten lysieren Bakterien
und aktivieren zusammen mit Cytokinen Immunzellen, Phagocyten fressen den Erreger oder attackieren ihn mithilfe toxischer

Granula, Chemokine locken weitere Leukocyten an, cytotoxische
Killerzellen töten virusinfizierte Zellen und Tumorzellen. Antikörper markieren Mikroorganismen und Parasiten, um ihre Vernichtung zu erleichtern oder führen nach Bindung des Antigens
zur Degranulierung von Mastzellen und anderen Immunzellen.

Die meisten Gewebe des Körpers können das verkraften,
ohne bleibende Schäden davonzutragen. Die immunologisch
privilegierten Regionen dagegen nicht. Sie enthalten äußerst
empfindliche Gewebe, die nicht erneuerbar sind, deren Zellen
sich nicht mehr teilen können oder hochgradig differenziert sind,
wie die Netzhaut des Auges, die Keimzellen und das ungeborene
Kind. Zellverluste in diesen Bereichen sind nicht kompensierbar
und hätten nicht nur für die Funktion dieser Bereiche fatale Folgen, sondern langfristig auch für das Überleben des Organismus
oder der Art. In diesen Regionen sind deshalb die Immunreaktionen sehr stark limitiert oder im Vergleich zu anderen Organen
so verändert, dass sie das Gewebe nicht schädigen.

Doch wie schützen sich immunologisch privilegierte Regionen vor dem eigenen Immunsystem? Sie sind in der Regel von
Barrieren umgeben, den sogenannten Blut-Gewebe-Schranken,
die sie vom Rest des Körpers trennen. So wird zum Beispiel das
Gehirn durch die Blut-Hirn-Schranke und das Auge durch die
Blut-Okular-Schranke geschützt. Dendritische Zellen, die Antigene aus den immunologisch privilegierten Regionen in das für
diesen Bereich zuständige lymphatische Gewebe transportieren

(beim Auge die Milz), induzieren Toleranz. Dies geschieht möglicherweise über die Generierung von regulatorischen T-Zellen. Zudem ist die Expression von klassischen MHC-Molekülen in diesen Geweben verringert. Auch hohe Konzentrationen von immunsuppressiven Cytokinen limitieren aggressive Immunreaktionen. Ein weiterer Schutzmechanismus ist die Ausprägung des Fas-Liganden auf der Oberfläche von Gewebezellen an strategisch günstigen Stellen. Dieses Molekül treibt aktivierte Lymphocyten, die in das Gewebe eindringen, in die Apoptose. Nicht alle diese Mechanismen haben in allen immunologisch privilegierten Regionen den gleichen Stellenwert, manche fehlen in bestimmten Bereichen und einige Funktionen werden wissenschaftlich noch diskutiert.

Die Plazenta als Grenze zwischen zwei genetisch unterschiedlichen Individuen

Wie eingangs erwähnt, ist das langfristige Überleben von allogenen Transplantaten ein Kennzeichen von immunologisch privilegierten Orten. Doch Transplantate sind künstliche Produkte der Medizin. Das einzige „natürliche Transplantat", das wir kennen, ist der Fetus und die Plazenta. Denn im mütterlichen Uterus ist das kindliche Gewebe fremd, hat es doch 50 % seiner genetischen Anlagen vom Vater geerbt. Während der Fetus selbst durch die Plazentaschranke vor den Immunzellen der Mutter abgeschirmt wird, erklärt das nicht das Ausbleiben einer Abstoßungsreaktion gegen die fetalen Plazentazellen, die sogenannten Trophoblastenzellen. Diese müssen, um ein funktionierendes Versorgungsorgan aufbauen zu können, tief in das Gewebe und die Blutgefäße der mütterlichen Gebärmutter eindringen. Dabei kommen sie in direkten Kontakt mit zellulären und löslichen Komponenten der mütterlichen Immunabwehr. Wie Plazenta und mütterliches Immunsystem sich gegenseitig zum Wohl des Kindes beeinflussen, beschäftigt die Forschung seit den 1950er-Jahren. Die damals durchgeführten Forschungen des britischen Transplantationspioniers Sir Peter Medawar bilden den Grundstein, auf den sich alle neueren Forschungen zu diesem Thema aufbauen. Mittlerweile weiß man, dass viele verschiedene Faktoren für das Gelingen der Schwangerschaft zusammenarbeiten (◘ Abb. 7.8). Sehen wir uns zunächst an, was das mütterliche Immunsystem zu bieten hat, um eine Immuntoleranz an der mütterlich/fetalen Grenzschicht zu etablieren und somit das fremde Gewebe für neun Monate als „Selbst" zu behandeln.

Das mütterliche Immunsystem

Das erfolgreiche Zusammenleben von fetalen Trophoblastenzellen und mütterlichen Immunzellen macht den schwangeren Uterus einzigartig unter all den anderen Organen und Geweben. Es ist also selbstverständlich, dass nicht jede Immunzelle Zutritt zu diesem besonderen Ort erlangt und auch nicht erlangen darf. Potenziell gefährliche T- und B-Zellen sind zumindest zu Beginn der Plazentaentwicklung nicht erwünscht. Es werden vielmehr Spezialeinheiten von mütterlichen Immunzellen benötigt, die auf der einen Seite Toleranz gegen das fetale Gewebe erzeugen,

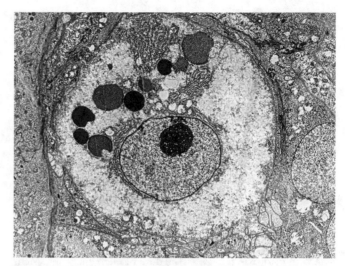

◘ Abb. 7.9 **Uterine natürliche Killerzelle**. Die dargestellte transelektronenmikroskopische Aufnahme einer uterinen natürlichen Killerzelle (uNK-Zelle) stammt aus der Gebärmutter einer trächtigen Maus. Doch auch beim Menschen sind uNK-Zellen die vorherrschende Leukocytenpopulation im schwangeren Uterus. Sie sind vier- bis fünfmal größer als die NK-Zellen des Blutes oder anderer Gewebe. Sie enthalten in ihrem Inneren große Granula (erkennbar als große schwarze Flecken im Cytoplasma), gefüllt mit Enzymen. Im schwangeren Uterus stellen sie eine der wichtigsten Zellpopulationen dar. Sie helfen beim Umbau der mütterlichen uterinen Blutgefäße, bereiten das mütterliche uterine Gewebe auf die Plazenta vor, kontrollieren die Einwanderungstiefe der Trophoblastenzellen, beeinflussen Reifung und Aktivität der dendritischen Zellen und wehren Krankheitserreger ab

gleichzeitig aber aus der Außenwelt kommende Krankheitserreger in Schach halten. Ganz nebenbei müssen sie das mütterliche Gewebe der Gebärmutter auf die sich bildende Plazenta vorbereiten, den fetalen Trophoblastenzellen Zugang zum Versorgungssystem der Mutter ermöglichen, gleichzeitig aber deren übermäßige Expansion verhindern.

Untersuchungen in der Maus zeigen, dass die Zusammensetzung der mütterlichen Immunzellen an der mütterlich/fetalen Grenzfläche schon in den uterinen Blutgefäßen entschieden wird. Nur Leukocyten, die den Code der vaskulären Adressen kennen, werden eingelassen. Im schwangeren Uterus unterstützen Chemokine die Wanderung der mütterlichen Leukocyten an ihren Bestimmungsort. Produziert werden die chemischen Lockstoffe von mütterlichen Bindegewebszellen, den Immunzellen selbst, aber auch von den fetalen Trophoblastzellen.

Was sind das für Immunzellen, die Zutritt zum schwangeren Uterus bekommen? Im Grunde alle Immunzellen, die die lokalen Immunreaktionen zum Vorteil des Embryos regulieren und alles tun, damit er kontrolliert wachsen und gedeihen kann. Die meisten von ihnen gehören zum angeborenen Immunsystem, das in diesem außergewöhnlichen Organ eine sehr dominante Rolle spielt. Eine der ungewöhnlichsten Zellpopulationen sind die uterinen natürlichen Killerzellen (◘ Abb. 7.9). Sie kommen sowohl bei der Maus als auch beim Menschen vor und haben bei beiden Spezies viele übereinstimmende Merkmale und Funktionen. Während der frühen Phase der Schwangerschaft stellen sie die vorherrschende Zellpopulation dar. Ziemlich überraschend zeigte sich, dass diese extrem großen Zellen – sie sind vier- bis fünfmal größer als NK-Zellen im Blut – für die Etablierung einer erfolgreichen Schwangerschaft unerlässlich sind. Durch die Produktion von Cytokinen, vor allem von Interferon-γ, Wachstumsfaktoren für Gefäße (angiogenetische Faktoren) und Chemokinen tragen sie entscheidend zur Erweiterung und zum Umbau bestehender uteriner Gefäße bei, ermöglichen die Besiedlung der uterinen Spiralarterien durch Trophoblastzellen und führen zu Veränderungen der Bindegewebszellen des schwangeren Uterus. Beim Menschen sind sie auch an der Ausreifung der fetalen Trophoblastenzellen beteiligt und kontrollieren deren Ausbreitung im mütterlichen Gewebe. Zusätzlich spielen sie eine Schlüsselrolle bei der Abwehr von Krankheitserregern, die während der Schwangerschaft in den Uterus gelangen. Dennoch darf man nicht vergessen, dass sie Killerzellen sind, die ein tödliches Arsenal in ihrem Inneren tragen. Doch die fetalen Plazentazellen verfügen über Verteidigungsmechanismen, mit deren Hilfe sie sich dem cytotoxischen Potenzial dieser Zellen entziehen. Mehr noch, die Trophoblastenzellen nutzen spezielle Rezeptoren auf der Oberfläche der uterinen NK-Zellen, um ihre eigene Ausbreitung und somit die Plazentabildung zu regulieren.

Aber wie wird eine natürliche Killerzelle zur uterinen natürlichen Killerzelle, die den Gegebenheiten im schwangeren Uterus so einzigartig angepasst ist? Dabei spielt eine weitere wichtige Zellpopulation des mütterlichen Immunsystems eine wichtige Rolle: die dendritischen Zellen. Zumindest eine Untergruppe von ihnen schafft zusammen mit Bindegewebszellen genau dasjenige Mikromilieu, das die uterinen NK-Zellen für ihre Reifung und die Entwicklung ihrer speziellen Funktionen brauchen. Dazu müssen dendritische Zellen und uterine NK-Zellen miteinander kommunizieren. Man spricht von einem sogenannten Cross-Talk. Dieses „Zwiegespräch" erfolgt über lösliche Botenstoffe, aber auch über direkte Kontakte zwischen diesen beiden Immunzellen. Während die dendritischen Zellen ihre „Gesprächspartner" aktivieren, all das zu tun, was für die Bildung einer Plazenta nötig ist, scheinen die uterinen NK-Zellen eher beruhigend auf die dendritischen Zellen zu wirken. Dies ist wichtig, denn dendritische Zellen haben noch eine weitere sehr wichtige Aufgabe an der mütterlich/fetalen Grenzschicht. Sie sind an der Auslösung der Toleranz gegenüber dem kindlichen Gewebe beteiligt.

Unreife dendritische Zellen phagocytieren im schwangeren Uterus Fremd-Antigen in Form von fetalen Zellen, aber, und das ist der Unterschied zu Entzündungsreaktionen in anderen Geweben, sie bleiben ruhig, sie prägen nicht mehr MHC-Moleküle und keine zusätzlich aktivierenden Moleküle aus und signalisieren keine Gefahr. Der Grund ist zum einen das Fehlen von Entzündungsfaktoren, die die dendritische Zelle aktivieren könnten. Zum anderen gibt es im schwangeren Uterus hohe Konzentrationen an hemmenden Faktoren, die eine Aktivierung der dendritischen Zellen unterdrücken. Auch die uterinen NK-Zellen spielen, wie bereits erwähnt, eine wichtige Rolle in diesem Prozess. Wenn die uterinen dendritischen Zellen nun in das nächste lymphatische Gewebe wandern, präsentieren sie zwar Fremd-Antigen, signalisieren aber: „Keine Gefahr!" Naive T-Zellen bekommen keine weiteren Signale und werden funktionsunfähig oder sterben durch Apoptose. Möglicherweise sind diese dendritischen Zellen auch mit der Bildung von regulatorischen T-Zellen assoziiert, die wiederum das Immunsystem der Mutter bremsen. Eine Untergruppe dieser immunhemmenden T-Zellen erkennt ihre Antigene jedoch nicht über die von den dendritischen Zellen präsentierten MHC-Moleküle. Sie binden vielmehr spezifisch an seltene embryonale Selbst-Antigene, sogenannte onkofetale Moleküle, die vom Trophoblasten exprimiert werden. Dadurch stimuliert, entfalten sie ihre hemmende Wirkung.

Regulatorische T-Zellen, uterine natürliche Killerzellen, dendritische Zellen und Deciduazellen (Decidua: nach der Implantation der Eizelle umgewandelte Gebärmutterschleimhaut) sind Schlüsselfiguren des lokalen mütterlichen Immunsystems, zumindest während der kritischen frühen Phase einer Schwangerschaft.

Überlebensstrategien des kindlichen Gewebes

Die fetalen Trophoblastenzellen der Plazenta setzen wiederum auf die Strategie des Ausweichens und der Selbstverteidigung, geben aber auch Signale, die schwangerschaftsnotwendige Veränderungen des mütterlichen Gewebes hervorrufen. Ihr Ziel ist die Sicherung des eigenen Überlebens und das des sich entwickelnden Kindes. Dabei wenden sie Tricks an, um das mütterliche Immunsystem zu überlisten, tragen aber auch Oberflächenmoleküle, mit denen sie notfalls die Attacken des mütterlichen Immunsystems abwehren, zumindest aber dämpfen können.

So tragen die Plazentazellen kaum klassische MHC-Moleküle (HLA-C ist hier das einzige MHC-Molekül mit nennenswertem Polymorphismus). Dadurch machen sie sich weitestgehend unsichtbar für die mütterlichen T-Zellen. Stattdessen exprimieren sie gering polymorphe MHC-Klasse-I-Moleküle (beim Menschen HLA-G und HLA-E), die keine spezifischen Immunreaktionen auslösen. HLA-E hemmt die Tötungsfunktion der uterinen natürlichen Killerzellen. HLA-G und HLA-C helfen dagegen bei der Plazentabildung, indem sie über die Aktivierung von uterinen NK-Zellen den Umbau der mütterlichen Gefäße vorantreiben und die Kontrolle der Trophoblasteninvasion übernehmen.

Außerdem tragen die fetalen Plazentazellen zahlreiche Moleküle zur Selbstverteidigung wie das Todessignal Fas-Ligand. Sie produzieren das Enzym Indolamin-2,3-Dioxygenase, kurz IDO genannt. IDO baut die lebensnotwendige Aminosäure Tryptophan ab, die von T-Zellen zur Teilung und Funktion benötigt wird. Funktionelle Untersuchungen bei trächtigen Mäusen zeigten, dass eine chemische Hemmung von IDO zu Aborten von Feten genetisch unterschiedlicher Eltern führt. Feten von genetisch gleichen Eltern (Inzuchtstämme) blieben dagegen unbehelligt. Diese Beobachtungen unterstützten die Hypothese, dass die Plazenta mithilfe der Tryptophanverarmung mütterliche T-Zellen unter Kontrolle hält, die gegen MHC-Proteine des Vaters gerichtet sind.

Die Trophoblastenzellen exprimieren auch Komplementregulatorproteine, die eine Aktivierung des mütterlichen Komplementsystems verhindern. Ein regulatorisches Protein in Nagetieren, das sogenannte *complement receptor-1-related protein y* oder auch Crry, hat in der Reproduktionsbiologie für Aufregung gesorgt, als festgestellt wurde, dass Knockout-Mäuse, bei denen das Gen für dieses Protein ausgeschaltet wurde, keinen Nachwuchs bekommen konnten. Sie zeigten schon in frühen Stadien der Trächtigkeit eine Abstoßung der Feten. Untersuchte man die Implantationsstellen dieser Mäuse, so fand man Komplementaktivierung auf der Oberfläche des Trophoblasten und eine dadurch ausgelöste dramatische Zuwanderung von Immunzellen. Entzündungsreaktionen und die damit einhergehende Zerstörung des Trophoblasten beendeten die Trächtigkeit. Obwohl ein humanes Äquivalent für Crry nicht existiert, scheinen andere regulatorische Proteine seine Funktionen in der menschlichen Plazenta zu übernehmen. Ob allerdings eine Abwesenheit oder ein Mangel an diesen Komponenten beim Menschen zu Aborten führt, bedarf weiterer wissenschaftlicher Untersuchungen.

Das Kind hinterlässt Spuren im Körper der Mutter – oft für Jahrzehnte

Obwohl die Plazenta ihr Fremdsein sehr gut kaschieren kann, beeinflusst die Schwangerschaft das Immunsystem des ganzen Körpers. So kommt es zum Beispiel zu einer systemischen Expansion der regulatorischen T-Zellen. Dies führt zur Verbesserung von Autoimmunerkrankungen wie der rheumatoiden Arthritis. Doch auch das Kind hinterlässt Spuren in der Mutter. Je tiefer die Plazenta in das mütterliche Gewebe der Gebärmutter hineinwächst, und Menschen haben die invasivste Form im Tierreich, desto wahrscheinlicher ist ein Transfer von Zellen zwischen beiden Organismen. Bei jeder Geburt treten zum Beispiel fetale Zellen in den mütterlichen Kreislauf über. Aber auch während der Schwangerschaft schnürt der Trophoblast Knospen und Mikropartikel ab und entlässt sie ins mütterliche Blut.

Das Immunsystem der Mutter reagiert spezifisch auf die fremden Zellen. Das zeigt am deutlichsten eine schwere Erkrankung des Neugeborenen, der Morbus haemolyticus neonatorum, der oftmals auf einer Blutgruppenunverträglichkeit zwischen Mutter und Kind im Rhesus-System beruht. Voraussetzung ist, dass die Mutter schon einmal mit dem inkompatiblen Blutgruppenmerkmal bei einer vorherigen Schwangerschaft, Fehlgeburt oder Transfusion in Kontakt gekommen ist. Diese Sensibilisierung führt zur Bildung von IgG-Antikörpern gegen die inkompatiblen Blutgruppenmerkmale des Kindes. Bei der nachfolgenden Schwangerschaft passieren die bereits vorhandenen Antikörper die Plazentaschranke und führen zur Lyse der roten Blutkörperchen des Kindes. Ein weiterer Hinweis, dass das adaptive Immunsystem väterliche Antigene erkennt und auf sie reagiert, liefern HLA-Antiseren, die seit vielen Jahren zur Gewebetypisierung benutzt werden. Sie werden aus dem Blut von schwangeren Frauen gewonnen, da diese Antikörper gegen die väterlichen Merkmale gebildet haben.

Eine Langzeitfolge dieses Zelltransfers zwischen Mutter und Kind ist der sogenannte fetale Mikrochimerismus. Darunter versteht man das Überdauern von fetalen Zellen im mütterlichen Organismus für Jahrzehnte. Das gilt im umgekehrten Fall auch für mütterliche Zellen im kindlichen Organismus. 1996 publizierte Diana Bianchie eine Studie, in der alle Mütter, die Söhne geboren hatten, männliche Zellen in ihrem Blut aufwiesen. Die männlichen Zellen wurden anhand des Y-Chromosoms nachgewiesen. Darunter waren auch Frauen, deren letzte Geburt 27 Jahre zurücklag. Geringe Mengen dieser fremden Zellen leben in der Regel in friedlicher Koexistenz mit dem Immunsystem des Gastorganismus. Doch erhöhte Zahlen der Fremdlinge im mütterlichen Körper sind oft assoziiert mit Krankheiten wie systemische Sklerose, einer autoimmunen Bindegewebserkrankung der Haut und inneren Organe und anderen Autoimmunerkrankungen. So wurden im Blut von Frauen mit systemischer Sklerose bis zu dreißigmal mehr Zellen des Kindes gefunden als bei gesunden Vergleichspersonen. Darunter befinden sich auch fetale Immunzellen. Sie erneuern sich immer wieder aus fetalen Stammzellen, die bei der Schwangerschaft oder Geburt in den mütterlichen Organismus gelangten.

Literatur

Allen S et al (2007) Chemokine: Receptor Structure, Interactions, and Antagonism. Annu Rev Immunol 25:787–820

Aluvihare VR, Kallikourdis M, Betz AG (2004) Regulatory T cells mediate maternal tolerance to the fetus. Nat Immunol 5:266–271

Arend WP, Palmer G, Gabay C (2008) IL-1, IL-18, and IL-33 families of cytokines. Immunol Rev 223:20–38

Ashkar AA, Di Santo JP, Croy BA (2000) Interferon contributes to initiation of uterine vascular modification, decidual integrity, and uterine natural killer cell maturation during normal murine pregnancy. J Exp Med 192:259–269

Baker SJ, Rane SG, Reddy EP (2007) Hematopoietic cytokine receptor signaling. Oncogene 26(47):6724–6737

Behrends J, Karsten CM, Wilke S, Röbke A, Kruse A (2008) Identification of ITGA4/ ITGB7 and ITGAE/ITGB7 expressing subsets of decidual dendritic-like cells within distinct microdomains of the pregnant mouse uterus. Biol Reprod 79:624–632

Bettini ML, Vignali DAA (2010) Development of Thymically-Derived Natural Regulatory T Cells. Ann NY Acad Sci 1183:1–12

Bianchi DW, Zickwolf GK, Weil GJ, Sylvester S, DeMaria MA (1996) Male fetal lymphoid progenitor cells persist in maternal blood for as long as 27 years post-partum. Proc Natl Acad Sci USA 93:705–708

Blois S, Soto ACD, Tometten M, Klapp BF, Margni RA, Arck PC (2004) Lineage, maturity and phenotype of uterine murine dendritic cells throughout gestation indicate a protective role in maintaining pregnancy. Biol Reprod 70:1020–1034

Butcher EC, Picker LJ (1996) Lymphocyte homing and homeostasis. Science 272:60–66

Butcher EC, Williams M, Youngman K, Rott L, Briskin M (1999) Lymphocyte trafficking and regional immunity. Adv Immunol 72:209–253

Campbell JJ, Pan J, Butcher EC (1999) Cutting edge: developmental switches in chemokine responses during T cell maturation. J Immunol 163:2353–2357

Campbell JJ, Butcher EC (2000) Chemokines in tissue specific and microenvironment-specific lymphocyte homing. Curr Opin Immunol 12:336–341

Corthay A (2009) How do Regulatory T Cells Work. Scand J Immunol 70:326–336

Dubinsky V, Poehlmann TG, Suman P, Gentile T, Markert UR, Gutierrez G (2010) Role of regulatory and angiogenic cytokines in invasion of trophoblastic cells. Am J Reprod Immun 63(3):193–199

Fernekorn U, Butcher EC, Behrends J, Hartz S, Kruse A (2004) Functional involvement of P-selectin and MAdCAM-1 in the recruitment of $\alpha_4\beta_7$-integrin expressing monocyte-like cells to the pregnant mouse uterus. Eur J Immunol 34:3423–3433

Fernekorn U, Kruse A (2005) Regulation of leukocyte recruitment to the murine maternal/fetal interface. In: Markert UR (Hrsg) Immunology of Pregnancy. Chemical Immunology and Allergy, Bd. 89. Karger, Basel, S 105–117

Griffith TSFTA (1997) The role of FasL-induced apoptosis in immune privilege. Immunol Today 18(5):240–244

Ibelgaufts H (2010) Cytokines & Cells Online Pathfinder Encyclopedia (24.7). http://www.copewithcytokines.de. Zugegriffen: 21.12.2010

Karsten CM, Behrends J, Wagner AK, Fuchs F, Figge J, Schmudde HI, Hellberg L, Kruse A (2009) DC within the pregnant mouse uterus influence growth and functional properties of uterine NK cells. Eur J Immunol 39:2203–2214

Kämmerer U, Kruse A, Barrientos G, Arck PC, Blois SM (2008) Role of dendritic cells in the regulation of maternal immune responses to the fetus during mammalian gestation. Immunol Invest 37:499–533

King A, Loke YW, Chaouat G (1997) NK cells and reproduction. Immunol Today 18:64–66

Kirchner H, Kruse A, Neustock P, Rink L (1993) Cytokine und Interferone: Botenstoffe des Immunsystems. Spektrum Akademischer Verlag, Heidelberg

Kruse A (2012) Der heimliche Dirigent. Wie das Immunsystem Partnerwahl und Schwangerschaft beeinflusst. Springer, Heidelberg

Mottaghy K (2000) Rheological effects of blood-material interactions in extracorporal circulation. In: Baykut D, Kria A (Hrsg) Current Perspectives of the extracorporeal circulation. Steinkopff, Darmstadt, S 1–12

Nelson JL (2008) Fremde Zellen in uns. Spektrum der Wissenschaft 9:54–61

Paffaro VA Jr, Bizinotto MC, Joazeiro PP, Yamada AT (2003) Subset classification of mouse uterine natural killer cells by DBA lectin reactivity. Placenta 24:479–488

Rittenhouse-Olson K (ed),(2008) Immunological Investigations. A Journal of Molecular and Cellular Immunology: Maternal-Fetal Immunology 37(5-6):389–659

von Rot AAUH (2004) Chemokines in innate and adaptive host defense: basic chemokinese grammar for immune cells. Annu Rev Immunol 22:891–928

Sakaguchi S, Miyara M, Constantino CM, Hafler DA (2010) Foxp3+ Regulator T Cells in the Human Immune System. Nat Rev Immunol 10:490–500

Shigeru S, Akitoshi N, Subaru M-H, Shiozaki A (2008) The balance between cytotoxic NK cells and regulatory NK cells in human pregnancy. J Reprod Immunol 77:14–22

Trinchieri G (2010) Type I interferon: friend or foe? J Exp Med 207(10):2053–2063

Orr MT, Lanier LL (2010) Natural killer cell education and tolerance. Cell 142:847–856

von Andrian UH, Mackay CR (2000) T-cell function and migration. Two sides of the same coin. N Engl J Med 343:1020–1034

von Andrian UH, Mempel RR (2003) Homing and cellular traffic in lymph nodes. Nature Rev Immunol 3:867–878

Zenclussen ML, Zambon Bertoja A, Gerlof K, Ritschel S, Sollwedel A, Volk HD, Zenclussen AC (2005) During pregnancy, T_{reg} cells induce a privileged tolerant microenvironment at the fetal-maternal interface by up-regulating HO-1, TGF-β and LIF expression. Am J Reprod Immunol 54:121

Zlotnik A, Yoshie O (2000) Chemokines: a new classification system and their role in immunity. Immunity 12(2):121–127

Infektionsimmunologie

Lothar Rink

© Springer-Verlag GmbH Deutschland 2015
L. Rink, A. Kruse, H. Haase, *Immunologie für Einsteiger*, https://doi.org/10.1007/978-3-662-44843-4_8

8

8.1   Bedeutung der Infektionsimmunologie früher und heute

Im Laufe der Entwicklung der Lebewesen traten die Organismen gegeneinander in Konkurrenz und entdeckten andere Spezies als eigene Lebensgrundlage oder Nahrung. Bei höheren Lebewesen sehen wir dies als selbstverständlich an und teilen Sie in Fleisch- und Pflanzenfresser ein. Bei niederen Lebewesen bezeichnen wir dies jedoch als pathogene Eigenschaft oder als parasitäre Lebensweise, wenn wir ihnen als Nahrungsgrundlage dienen (Abb. 8.1). Zur Abwehr der Krankheitserreger entwickelten alle höheren Lebewesen ein Immunsystem, um das Fortbestehen der Spezies zu garantieren. Je weiter sich die Lebewesen entwickelt haben, desto höher hat sich auch das Immunsystem in einer Coevolution in Konkurrenz zu den Erregern entwickelt. Da das Immunsystem in der Evolution zur Infektionsabwehr entstanden ist, leiten sich seine übrigen physiologischen und pathophysiologischen Mechanismen von denen der Infektionsabwehr ab. Die Tumorabwehr entspricht der Abwehr von Viren und die Allergie der Abwehr von „nicht vorhandenen Parasiten". Damit ist die Infektionsimmunologie der zentrale Punkt der Immunologie. Während wirbellose Tiere nur eine angeborene Immunität besitzen, hat sich bei den Wirbeltieren zusätzlich die spezifische (adaptive) Immunität entwickelt. Die Komplexität des Immunsystems steht dabei mit der Lebensdauer der Organismen und der Rate an Nachkommen im Einklang, d. h., je länger die Lebensdauer und je geringer die Anzahl der Nachkommen, desto komplexer muss das Immunsystem aufgebaut sein, um das Überleben der Art zu gewährleisten. Somit haben sich im Laufe der Evolution die in den vorherigen Kapiteln beschriebenen Abwehrsysteme entwickelt, die für die Abwehr von Infektionen koordiniert zusammenarbeiten müssen. Wichtig ist dabei, dass das Immunsystem den richtigen Reaktionsweg einschlägt, der den Erreger spezifisch bekämpfen kann, da sonst die Immunreaktion ins Leere läuft und der Erreger sich trotzdem weitervermehrt und den Körper schädigt.

Die Menschheitsgeschichte zeigt dies deutlich in den großen Epidemien, die jeweils mehr Menschenleben gekostet haben als die großen Kriege der jeweiligen Epoche. Im Mittelalter starben ca. 25 Millionen Menschen in Europa an der Pest. Bis 1967 starben jährlich ca. 2 Mio. Menschen an den Pocken, bevor die Weltgesundheitsorganisation (WHO) mit der weltweiten Impfkampagne begann. Selbst in Deutschland starben noch bis Anfang des 20. Jahrhunderts 450.000 Kinder an Diphtherie (dem „Würgeengel der Kinder"), bis durch Einführung des Antitoxins und später der Impfung die Rate 2009 auf vier Infektionen (nicht Tote) im Jahr zurückging, wobei dies die höchste Rate der vorherigen acht Jahre war. Deshalb werden in unserer industrialisierten Gesellschaft die Infektionskrankheiten heute meistens als Problem der dritten Welt angesehen (▶ Exkurs 8.1). Jährlich sterben nach Angaben der WHO ca. 13 Millionen Menschen an Infektionskrankheiten weltweit. Nach Angaben von UNICEF (Kinderhilfswerk der Vereinten Nationen) könnten davon 2,5 Millionen Kinder durch einfache Impfungen gerettet werden. Im Vergleich dazu starben nach offiziellen Angaben im etwas mehr als 5-jährigen 2. Weltkrieg ca. 50–60 Millionen Menschen, also etwa 9–11 Millionen pro Jahr. Auch heutzutage sind in Deutschland Infekti-

onskrankheiten noch allgegenwärtig. Nimmt man nur die nach Infektionsschutzgesetz meldepflichtigen Erkrankungen, d. h. die wirklich schwerwiegenden Infektionen, so haben wir in Deutschland ca. 83 Millionen solcher Infektionen pro Jahr. Allein an der jährlichen Influenza-Grippewelle („der richtigen Grippe") sterben in Deutschland jeweils zwischen 2000–30.000 Menschen. Damit stellen Infektionen das mit Abstand größte Risiko für unsere Gesundheit dar.

Die Mechanismen, die über die Vermeidung oder die Überwindung einer Infektion entscheiden, und die zeitlichen Abläufe der Immunreaktion für alle Erregertypen sollen in diesem Kapitel näher beschrieben werden.

8.2   Die richtige Entscheidung zur protektiven Immunantwort

Im ▶ Kap. 1 (Abb. 1.1) wurde schon die Größe von Bakterien und Viren der Größe der Leukocyten gegenübergestellt. Diese Erreger sind kleiner als die Leukocyten. Das Immunsystem hat aber auch mit größeren Erregern zu tun, z. B. mit Würmern, die ein Vielfaches der Größe eines Leukocyten aufweisen. Somit muss das Immunsystem auf Erreger reagieren können, die:
- so klein sind, dass sie nur mit dem Elektronenmikroskop (Nanometerbereich) sichtbar gemacht werden können (z. B. Viren, 30–400 nm),
- mit dem Lichtmikroskop (Mikrometerbereich) erkennbar sind (kleine Bakterien und Protozoen; 300 nm–5 μm) und
- aus der Sicht der Leukocyten riesig und mit dem bloßen Auge erkennbar sind (Würmer, von knapp einem Millimeter bis zu mehreren Metern; z. B. Fischbandwurm).

Das Immunsystem musste also Zellsysteme und Entscheidungsmechanismen entwickeln, die jeden dieser Erregertypen erkennen und eliminieren können. Es ist dabei wichtig zu betonen, dass wir auf zellulärer Ebene möglichst einfache JA/NEIN-Entscheidungen brauchen, die eine Funktion auslösen oder aber nicht, da die Zellen kein eigenes Gehirn haben, um eine komplexe Entscheidung zu treffen. Wir brauchen also auf die Eigenschaften der Erreger abgestimmte Zellen, damit im Immunsystem die richtigen Entscheidungen getroffen werden und somit die Zelle reagiert oder nicht, d. h. aktiviert wird oder nicht. Dieses Prinzip der JA/NEIN-Entscheidungen kennen wir auch aus dem Nervensystem. Dabei ist es für die Zellen immer egal, ob der auslösende Reiz adäquat und natürlich ist oder inadäquat, was bei der Entstehung von Allergien von Bedeutung ist. Dies kennt man vom Auge, das immer eine Lichtempfindung vorspiegelt, egal ob man wirklich Licht sieht oder aber auf das Auge schlägt (inadäquater Reiz) und ein Lichtblitz erscheint.

Die primären Entscheidungsgrößen für eine protektive, d. h. schützende Immunantwort sind sehr einfach (Abb. 8.2), die molekularen Mechanismen dahinter jedoch sehr komplex, sie wurden in den vorherigen Kapiteln bereits erläutert.

Die erste Entscheidungsebene ist die Größe der Erreger, wobei die Größe einfach anhand der eigenen Größe der Leukocyten definiert ist. Alles, was kleiner ist als ein Phagocyt, kann phagocytiert und intrazellulär abgetötet werden. Dies ist alles bis

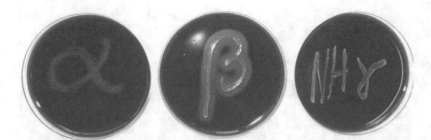

▣ **Abb. 8.1 Die Hämolyse durch Bakterien.** Bakterien haben unterschiedliche Mechanismen, sich ihre Nährstoffe aus der Umwelt zu holen. Teilweise stellen diese Mechanismen auch Pathogenitätsfaktoren dar. Im Bild zu sehen sind α-hämolysierende, sogenannte vergrünende Streptokokken (z. B. *Streptococcus pneumoniae*), die das Hämoglobin nur umsetzen, β-hämolysierende Streptokokken (z. B. *S. pyogenes*), die die Erythrocyten vollkommen lysieren, und γ-hämolysierende Streptokokken (z. B. *S. salivarius*), die auch nicht hämolysierende Streptokokken genannt werden, da sie die Erythrocyten nicht auflösen. Die Bakterien sind jeweils entsprechend ihrer Art der Hämolyse auf einer Blutagarplatte ausgestrichen

---

Exkurs 8.1: Die zunehmende Bedeutung der Tropenkrankheiten in Europa

Infektionen machen vor Grenzen nicht Halt. Das wissen wir seit den verheerenden Pest- und Cholerapandemien der Vergangenheit und von den Influenzapandemien, die im letzten Jahrhundert aus den Tropen – aus Asien – kamen. Die schnelle Ausbreitung von SARS und der neuen H1N1-Influenza im letzten Jahrzehnt haben gezeigt, dass in den Zeiten der Globalisierung eine hochansteckende Infektion innerhalb von Tagen mehrere Kontinente erfassen kann.

Während in den entwickelten Ländern Infektionen als Haupttodesursache inzwischen von anderen Erkrankungen abgelöst wurden, sind sie in den tropischen Entwicklungsländern immer noch die bedeutendste Ursache von Morbidität und Mortalität. Sie spielen auch eine wesentliche Rolle für die Behinderung der wirtschaftlichen Entwicklung dieser Länder. Trotz verstärkter Forschung (gefördert z. B. durch die Gates-Stiftung) auf dem Gebiet der tropischen Infektionen sind noch keine Durchbrüche erzielt worden: Es gibt bisher gegen keine parasitäre Infektion des Menschen einen Impfstoff, auch nicht gegen ein tropisches Virus wie das Denguevirus.

Als importierte Infektionen treten diese Infektionen bei Reisenden und Migranten aus tropischen Ländern immer häufiger in Europa auf. Durch die Diskussion über die globale Erwärmung ist die Frage in den Vordergrund gerückt, ob die tropischen Infektionen sich nach Europa ausbreiten können. Dies ist zwar unwahrscheinlich für solche tropischen Infektionen, die derzeit durch unzureichende Behandlung oder ungenügende hygienische Verhältnisse (Wasserversorgung) nicht zurückgedrängt werden, wie z. B. Wurminfektionen, Lepra, Cholera – solange Behandlung und Vorbeugung in Europa gewährleistet sind. Auch in den Tropen kommt z. B. die Cholera fast nur in Katastrophensituationen vor. Die Malaria wird unter heutigen Bedingungen selbst bei einem deutlichen Temperaturanstieg nicht nach Europa zurückkommen. Die rasche Behandlung

jedes Infizierten verhindert zuverlässig jede Ausbreitung. Die Malaria tropica war bis zur Mitte des 20. Jahrhunderts im Mittelmeerraum endemisch, die Malaria tertiana bis 1970 in Nordeuropa. Hier hat eine vollständige Behandlung aller Infizierten zusammen mit einer vorübergehenden Entfernung der Überträgermücken die Plasmodien vollständig eliminiert. Zwar sind die übertragenden Mücken wieder vorhanden, dennoch wird die Malaria nicht wieder Fuß fassen können.

Anders könnte es aber bei anderen durch Vektoren übertragenen Infektionen aussehen. So hat sich z. B. *Aedes albopictus*, die sogenannte Asiatische Tigermücke, durch den globalen Transport inzwischen von Asien über alle Kontinente ausgebreitet. Sie ist nun auch in Südeuropa bis zu den Alpen heimisch. Die Mücke ist ein effizienter Überträger verschiedener Tropenviren, wie des Denguevirus und des Chikungunya-Virus. Wenn eine virusinfizierte Person in eine Gegend mit Überträgermücken einreist, kann es in der nichtimmunen Bevölkerung zu Ausbrüchen kommen. Dies ist im Sommer 2007 in der Nähe von Ravenna in Italien geschehen. Ein Reisender aus der Region des indischen Ozeans hatte sich vor Abreise mit dem Chikungunya-Virus infiziert, sodass das Virus nach Ankunft in Italien in seinem Blut vorhanden war und von *Aedes*-Mücken übertragen wurde. Insgesamt wurden mehr als 200 Fälle gemeldet, glücklicherweise blieb eine weitere Verbreitung der Erkrankung aus. Auch das Denguevirus ist in Europa angekommen: Im Oktober 2010 wurde ein erster autochtoner Fall in Kroatien gemeldet. Die übertragenden tagaktiven Mücken leben eng mit den Menschen zusammen, sie brüten in winzigen Wasserpfützen in der Nähe der Häuser. Ein besonderes Problem ist die transovariale Übertragung der Viren, die in den abgelegten Eiern überwintern können, sodass im Frühjahr infizierte Mücken schlüpfen. Gegen diese Viren gibt es keine Medikamente und noch keine Impfstoffe. Da die Reifung

der Viren in der Mücke temperaturabhängig ist, könnte die globale Erwärmung eine Rolle spielen.

Von den derzeit bekannten tropischen Infektionserregern haben nur wenige eine Bedeutung für Europa. Schlafkrankheit, Bilharziose und andere parasitäre Infektionen sind von der besonderen lokalen Situation abhängig. Sie werden in Deutschland bei Reisenden immer häufiger gesehen. Die Leishmaniose, übertragen von Sandmücken, ist schon immer im Mittelmeerraum heimisch. Ob sie sich weiter nach Norden ausbreiten kann, hängt von den klimatischen Bedingungen ab.

Jedoch existiert eine unbekannte Vielfalt von Erregern in den Gebieten der Tropen, vor allem von tropischen Viren. Reservoire solcher Viren sind Tiere, Primaten, aus denen das HIV kam, und insbesondere Fledermäuse, in deren riesigen Kolonien sich Viren vermehren und verändern. Ebola- und Marburg-Virus sind von Fledermäusen auf den Menschen übergegangen, ebenso das SARS-Coronavirus sowie Nipah- und Hendra-Viren. Es ist wahrscheinlich, dass von hier weitere weltweite Epidemien ausgehen werden.

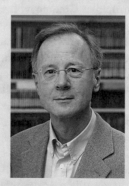

Prof. Dr. med. Bernhard Fleischer
Bernhard-Nocht-Institut für Tropenmedizin, Hamburg

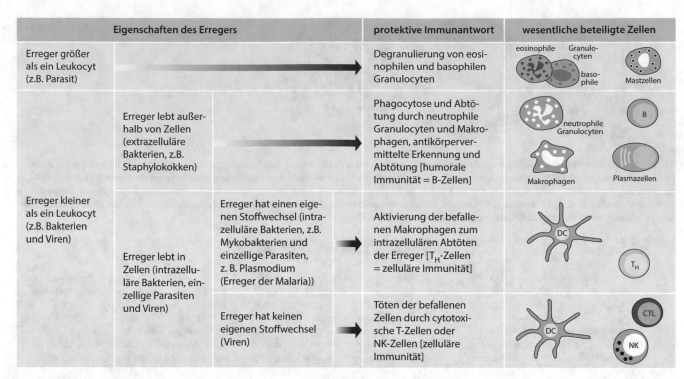

Eigenschaften des Erregers			protektive Immunantwort	wesentliche beteiligte Zellen
Erreger größer als ein Leukocyt (z.B. Parasit)			Degranulierung von eosinophilen und basophilen Granulocyten	
Erreger kleiner als ein Leukocyt (z.B. Bakterien und Viren)	Erreger lebt außerhalb von Zellen (extrazelluläre Bakterien, z.B. Staphylokokken)		Phagocytose und Abtötung durch neutrophile Granulocyten und Makrophagen, antikörpervermittelte Erkennung und Abtötung [humorale Immunität = B-Zellen]	
	Erreger lebt in Zellen (intrazelluläre Bakterien, einzellige Parasiten und Viren)	Erreger hat einen eigenen Stoffwechsel (intrazelluläre Bakterien, z.B. Mykobakterien und einzellige Parasiten, z. B. Plasmodium (Erreger der Malaria))	Aktivierung der befallenen Makrophagen zum intrazellulären Abtöten der Erreger [T$_H$-Zellen = zelluläre Immunität]	
		Erreger hat keinen eigenen Stoffwechsel (Viren)	Töten der befallenen Zellen durch cytotoxische T-Zellen oder NK-Zellen [zelluläre Immunität]	

⬛ **Abb. 8.2 Die protektive Immunantwort.** Die Entscheidungsfindungen bei der Entstehung einer Immunantwort sind sehr komplex. Es gibt aber drei grundsätzliche Erregereigenschaften, anhand derer man die protektive Immunantwort voraussagen kann. Bei der natürlichen Immunantwort arbeiten die verschiedenen Systeme aber zusammen, da auch die Erreger sich häufig in ihrem Lebenszyklus unterschiedlich verhalten. So benötigt man bei der Virenabwehr auch Antikörper, um die freien Viren zu neutralisieren, da sie sich zu dieser Zeit extrazellulär aufhalten

zur Größe eines einzelligen Sprosspilzes (z. B. *Candida albicans*). Der Vorteil dieses Mechanismus ist naheliegend, da es durch die intrazelluläre Abtötung keine Kollateralschäden gibt, d. h., das umliegende Gewebe kommt mit den toxischen Substanzen der Granula nicht in Berührung. Der Phagocyt selbst wird durch die Reaktion aber auch geschädigt, sodass er nur eine begrenzte Anzahl von Erregern intrazellulär abtöten kann, bis er schließlich selbst an diesem Prozess verstirbt. Die abgestorbenen Phagocyten nehmen wir als Eiter in einer Wunde wahr, wenn sie nicht rechtzeitig von anderen Phagocyten aufgenommen und abtransportiert werden.

Größere Erreger können nicht phagocytiert werden. Versucht es ein neutrophiler Granulocyt dennoch, so scheitert er und es kommt zur **Degranulierung** (Ausschüttung der Granula). Die eosinophilen und basophilen Granulocyten hingegen sind direkt auf diese Funktion adaptiert, d. h., es gibt eine Arbeitsteilung zwischen den drei Granulocytenpopulationen. Die neutrophilen Granulocyten phagocytieren in erster Linie, während die eosinophilen und basophilen nach Aktivierung direkt degranulieren. Somit haben wir eine einfache JA/NEIN-Entscheidung für die Zellen, da diese ja nicht auf Anhieb die Größe eines Erregers erkennen können, denn die molekulare Wahrnehmung findet über Mustererkennungsrezeptoren (PRR, *pattern recognition receptors*, ► Kap. 3) oder antikörpervermittelt statt. Auch hier setzt sich die Arbeitsteilung in der Zusammenarbeit mit dem spezifischen Immunsystem fort, da die Neutrophilen über Fcγ- und Fcμ-Rezeptoren zur Phagocytose und die Eosinophilen und Basophilen über Fcε-Rezeptoren zur Degranulierung angeregt werden. Bleibt letztlich noch zu klären, warum wir eosinophile und basophile Granulocyten haben, wenn der Reaktionstyp doch so ähnlich ist.

Die Erklärung liegt in der Adaptation an viele Erreger im Laufe der Evolution, die immer neue Abwehrstoffe nötig machte, die sich nicht zusammen in einer Zelle aufbewahren lassen. So sind die Inhaltsstoffe der Eosinophilen mehrheitlich basisch und die der Basophilen mehrheitlich sauer, um nur eine grundsätzlich chemisch unterschiedliche Eigenschaft zu nennen.

Die zweite Entscheidungsebene bezieht sich auf den Aufenthaltsort der Erreger, d. h., ob sie frei, also extrazellulär leben oder aber innerhalb der Körperzellen. Diese für uns einfache Entscheidung ist für die Leukocyten sehr kompliziert. In den ► Kap. 4 und ► Kap. 5 haben wir gelernt, dass Antikörper freie Antigene erkennen, während T-Zellen nur den Komplex aus einem Antigen und dem körpereigenen MHC-Molekül erkennen. Da Erreger keinen MHC besitzen und keine MHC-Moleküle exprimieren (mit Ausnahme von membranumhüllten Viren, die ihre Membran aus unserer Zellmembran mitnehmen), können Erreger nicht von T-Zellen erkannt werden. Antikörper können extrazelluläre Erreger erkennen und markieren und darüber ihre Beseitigung einleiten. Umgekehrt können Antikörper keine intrazellulären Erreger erkennen, wenn diese nicht ihre Antigene auf die Oberfläche der Wirtszelle bringen. Während der Aktivierung der spezifischen Immunität muss deshalb gewährleistet werden, dass das Immunsystem bei extrazellulären Erregern eine Antikörperproduktion, d. h. die **humorale Immunität** und nicht eine **zelluläre Immunität** einleitet. Diese Entscheidung erklärt sich aufgrund der dritten Entscheidungsebene, da Antigene von extrazellulären Erregern immer über MHC-II-Moleküle präsentiert werden und somit über die T-Zell-Hilfe eine B-Zell-Reaktion eingeleitet werden kann. Die B-Zellen können aber bei multivalenten Antigenen **T-Zell-unabhängig** aktiviert werden (► Kap. 4 und ► Kap. 5).

Die dritte Entscheidungsebene bezieht sich auf die Stoffwechseleigenschaften des Erregers, was wiederum für die Zelle nicht direkt zu entscheiden ist. Es musste sich also ein Mechanismus entwickeln, der diese Erregereigenschaft berücksichtigt. Die Antigenpräsentation wurde im ► Kap. 4 besprochen und zeigte, dass cytosolische Proteine über MHC-I-Moleküle präsentiert werden, während lysosomale Proteine über MHC-II-Moleküle präsentiert werden. Wie steht dies mit dem Stoffwechsel der Erreger in Verbindung? Viren haben keinen eigenen Stoffwechsel und müssen deshalb auf den Proteinsyntheseapparat der Zelle zurückgreifen. Dazu müssen die Viren sich wie körpereigene Gene verhalten, d. h. ihre Gene ablesen lassen und die mRNA im Cytosol von Ribosomen in virale Proteine umschreiben lassen. Damit begeben sich die Viren in den Prozessierungsweg der körpereigenen cytosolischen Proteine und werden über MHC-I-Moleküle präsentiert. Folglich nutzen alle Erreger, die über MHC-I-Moleküle präsentiert werden, den Stoffwechsel der Körperzelle, was wiederum bedeutet, dass man die Erreger nur töten kann, wenn man die Körperzelle selbst tötet. Damit haben wir wieder eine JA/NEIN-Entscheidung, da die entsprechenden MHC-I-restringierten T-Zellen cytotoxische T-Zellen sind und somit die präsentierende Zelle getötet wird. Im Gegensatz dazu gelangen die intrazellulären Bakterien über Phagocytose in die Makrophagen und befinden sich damit im lysosomalen Weg der Antigenpräsentation auf MHC-II-Molekülen, was über die CD4-Restriktion eine T-Zell-Hilfe nach sich zieht. Die MHC-Restriktion der cytotoxischen und T_H-Zellen regelt – aufgrund der Stoffwechseleigenschaft des Erregers – damit eindeutig, wann der befallenen Zelle geholfen und wann sie getötet wird.

8.3 Der zeitliche Ablauf von Immunantworten

Die Immunantwort kann zeitlich in verschiedene Phasen eingeteilt werden, die die Weichen für die weitere Reaktion stellen. Dabei unterscheiden sich die Phasen in der Primär- und Sekundärantwort wesentlich voneinander, weshalb sie getrennt betrachtet werden. Eine **Primärantwort** tritt nach dem Erstkontakt mit einem Erreger auf, während sich die **Sekundärantwort** durch wiederholten Kontakt mit einem Erreger entwickelt. Der wesentliche Unterschied zwischen Primär- und Sekundärantwort ist, dass das spezifische Immunsystem erst im späteren Verlauf der Primärantwort aktiviert wird, während es in der Sekundärantwort aufgrund der Gedächtnisfunktion bereits in der sehr frühen Phase aktiv ist. Man sollte dabei aber nie vergessen, dass das Immunsystem bereits vor dem unten beschriebenen Ablauf der Immunreaktion aktiv ist. Die Barrierefunktionen des angeborenen Immunsystems (► Kap. 1 und ► Kap. 3) sollen das Eindringen der Erreger verhindern, sodass die nachfolgenden Reaktionen nicht nötig sind. Die beschriebenen Mechanismen setzen voraus, dass die Erreger die beschriebene Barrierefunktion überwunden haben. Des Weiteren muss man sich vor Augen führen, dass die Konfrontation mit den Erregern mehrheitlich im Gewebe stattfindet und nicht im Blut. Den Blutstrom sollten die Erreger nie erreichen. Falls dies wie bei der Sepsis passiert, kann es den Tod des Individuums bedeuten. Das normale Szenario

einer Infektion ist also, dass ein Erreger unter die oberen Haut- oder Schleimhautschichten gelangt oder diese direkt infiziert.

Primärantwort

In der **sehr frühen spontanen Phase** (die ersten vier Stunden nach Erregerkontakt) können nur die bereits präformierten Systeme des angeborenen Immunsystems reagieren, die an der Eintrittsstelle des Erregers lokalisiert sind. Dazu gehören antimikrobielle Peptide, das Komplementsystem und in geringem Umfang Phagocyten. Zu Letzteren gehören gewebsständige Makrophagen, DC sowie patrouillierende Phagocyten. Sollten diese Mechanismen ausreichen, um alle eingedrungenen Erreger abzutöten, so bilden sich kaum oder keine Anzeichen einer Entzündungsreaktion aus, und es wird kein immunologisches Gedächtnis aufgebaut. Die Immunreaktion endet hier. Diese Form der Immunreaktion läuft ständig ab, ohne dass wir sie groß zur Kenntnis nehmen, z. B. wenn wir uns mit einer Nähnadel stechen und eine geringe Menge Bakterien in unser Gewebe gelangt.

Sollte es in dieser Zeit nicht gelingen, die Erreger zu eliminieren, so schließt sich die **frühe induzierte Phase** (die ersten vier Tage nach Erregerkontakt) an. Durch die Reaktion in der sehr frühen Phase werden chemotaktisch aktive Substanzen, z. B. C5a (chemotaktisches Komplementspaltprodukt), freigesetzt. Diese führen zu einer Vasodilatation (Gefäßerweiterung) und Rekrutierung von weiteren Leukocyten, vornehmlich neutrophilen Granulocyten. Gleichzeitig wird durch die Vasodilatation auch die Konzentration von Komplement im Gewebe erhöht. Diese Reaktionen nehmen wir an der Infektionsstelle als Entzündungsreaktion war, d. h., es kommt durch die Vasodilatation und die Infiltration von Granulocyten zur Schwellung (*tumor*), Erwärmung (*calor*) und Rötung (*rubor*). Da neben den chemotaktischen Substanzen auch Schmerzmediatoren wie die Leukotriene produziert werden, kommt es auch zum Schmerz (*dolor*). Ist die Entzündungsreaktion sehr stark, so kann auch die Funktion an der entsprechenden Körperstelle eingeschränkt sein (*functio laesa*), womit die fünf pathologischen Zeichen einer Entzündung (*tumor, calor, rubor, dolor, functio laesa*) komplett sind. Man sieht an dieser Stelle aber auch, dass die Entzündungsreaktion etwas Gutes und Funktionelles und für die korrekte Immunantwort unverzichtbar ist. Erst die chronische Entzündungsreaktion stellt einen dauerhaft pathophysiologischen Zustand dar. Schaffen es die rekrutierten Phagocyten und das zusätzliche Komplement alle Erreger zu eliminieren, so endet hier wiederum die Immunantwort, und es wird in den meisten Fällen kein immunologisches Gedächtnis aufgebaut. Dies hängt davon ab, wie viele professionelle antigenpräsentierende Zellen (APC) zum Zeitpunkt bereits im entzündeten Gewebe sind.

Das Ausbleiben der Aktivierung der spezifischen Immunität bei früher Erregereliminierung ist auch der Grund dafür, warum man nach dem frühen Antibiotikaeinsatz nicht unbedingt ein immunologisches Gedächtnis gegen den Erreger aufbaut obwohl man infiziert war. Dies sieht man heutzutage häufig bei Kindern, die mehrmals Scharlach bekommen, da man dort bei einem Verdacht auf Scharlach sofort mit Penicillin therapiert, weil die A-Streptokokken auch eine spätere autoimmune Reaktion gegen

◻ Tab. 8.1 Unterscheidung von Primärinfektion, chronischer und überstandener Infektion

	Primärinfektion	Chronische Infektion	Ausgeheilte Infektion bzw. Zustand nach Impfung
Erreger nachweisbar	Ja	Ja	Nein
Serologischer Nachweis	IgM	IgM + IgG	IgG (Ausnahme T-Zell-unabhängige Antigene)
Protektive Antikörper	Nur in der Spätphase möglich	Nein	Ja
Nichtprotektive Antikörper	Nur in der Spätphase möglich	Ja	Ja (bei Impfung mit isolierten Antigenen „nein")
T- und B-Gedächtniszellen	Nein	Ja	Ja
Frequenz antigenspezifischer Zellen	Niedrig	Mittel	Hoch

den Herzmuskel auslösen können (▶ Kap. 9). Therapiert man erst zu einem späteren Zeitpunkt, so wird ein immunologisches Gedächtnis gebildet und man bekommt auch Scharlach in der Regel nur einmal (es gibt aber auch Varianten der Scharlachtoxine, sodass die Erkrankung trotzdem mehrfach auftreten kann, was aber eher selten ist).

Werden die Erreger nicht eliminiert, so wird die **späte adaptive Phase** (nach vier Tagen) der Immunantwort eingeleitet, bei der das spezifische (adaptive) Immunsystem aktiviert wird. Diese Phase setzt den Transport des Erregerantigens in freier Form oder in prozessierter Form in den APC zum Lymphknoten voraus. Dort kommt es zur Wechselwirkung zwischen den APC und den T_H-Zellen. Bei dieser Reaktion werden nur die antigenspezifischen T- und B-Zellen aktiviert, man spricht von **klonaler Selektion**. Die Aktivierung induziert in den naiven Lymphocyten immer eine Proliferation (mehrfache Zellteilung), sodass sich an die Selektion eine klonale Expansion anschließt. Wenn die APC B-Zellen sind, so bildet sich ein Keimzentrum aus, in dem die aktivierten B-Zellen zu Plasmazellen ausreifen. Da sowohl die Proliferation der T- und B-Zellen als auch die Ausbildung der Keimzentren raumfordernd ist, kommt es zu einer Anschwellung der Lymphknoten, die auch tastbar ist. Dies kennt jeder aus dem Alltag, wenn bei einem infizierten „kratzigen" Hals die Mandeln (Tonsillen) anschwellen. Diese Prozesse nehmen einige Tage in Anspruch, sodass die spezifische Immunreaktion insgesamt etwa eine Woche braucht, um in Gang zu kommen. Erst anschließend kann das spezifische Immunsystem auch zur Bekämpfung der Infektion beitragen, sodass an der Alltagsweisheit „eine Erkältung kommt eine Woche und geht eine Woche" auch etwas Wahres

ist. Um den Erreger vor Ort zu eliminieren, müssen die antigenspezifischen T-Zellen und die Antikörper aber zurück zum Infektionsort, was wiederum einige Zeit in Anspruch nimmt und über das in ▶ Kap. 7 besprochene Homing funktioniert. Wenn die Immunantwort effektiv ist, was sie glücklicherweise in den meisten Fällen ist, so wird jetzt durch die Unterstützung des erworbenen Immunsystems der Erreger eliminiert. Die Mechanismen werden bei der Sekundärantwort erklärt. Die Zellteilung der antigenspezifischen T- und B-Zellen ist aber asymmetrisch sodass zwei Arten von Tochterzellen entstehen, die Effektorzellen, die den Erreger eliminieren, und Gedächtniszellen, die für die Sekundärantwort zur Verfügung stehen und in dieser eine stärkere und schnellere Reaktion hervorrufen. Bei den B-Zellen kommt noch etwas anderes hinzu. Die B-Zellen, die direkt ausreifen, produzieren IgM-Antikörper, die damit auch die Antikörper der Primärreaktion darstellen. In den Gedächtniszellen wird hingegen der Immunglobulinklassenwechsel (*class switch*) induziert, sodass diese zwar ihre Antigenspezifität beibehalten, aber Antikörper einer anderen Immunglobulinklasse – in den meisten Fällen IgG – auf ihrer Oberfläche tragen. Dies nutzt man auch in der **serologischen Diagnostik** von Infektionskrankheiten aus (◻ Tab. 8.1). Der Nachweis von erregerspezifischen IgM-Antikörpern spricht für eine frische oder chronische Infektion, d. h., der Erreger vermehrt sich noch im Patienten und dieser ist meist auch noch infektiös. In der frischen oder akuten Infektion wird nur IgM gebildet, während bei der chronischen Infektion meist erregerspezifische IgM- und IgG-Antikörper gleichzeitig vorkommen. Wird nur noch IgG nachgewiesen, so beruht dies auf einer früheren, überstandenen Infektion oder Impfung. Eine Ausnahme bilden Antikörper gegen T-Zell-unabhängige Antigene, die immer vom IgM-Typ sind (keine Induktion des **Immunglobulinklassenwechsels**).

Sekundärantwort

Der Begriff Sekundärantwort suggeriert, dass es um den zweiten Kontakt mit einem Erreger geht, tatsächlich ist damit aber die Immunreaktion *ab* dem zweiten Kontakt gemeint, da die weiteren Immunreaktionen sich vom Reaktionstyp her nicht weiter unterscheiden, lediglich die Stärke der Immunreaktion nimmt von Antigenkontakt zu Antigenkontakt zu.

In der **sehr frühen spontanen Phase** wirken jetzt auch präformierte Antikörper (vom IgG- oder IgA-Typ) mit, die nach dem Erstkontakt mit dem Erreger entstanden sind. Diese tragen neben den bereits oben beschriebenen Mechanismen dazu bei, dass die Erreger in dieser sehr frühen Phase eliminiert werden und es zu keiner Entzündungsreaktion kommt. Man muss sich dabei vor Augen führen, dass jetzt die Mechanismen der späten Phase der Primärantwort direkt mit eingreifen, d. h. die Erreger werden durch spezifische Antikörper opsonisiert und dadurch besser phagocytiert oder über den klassischen Komplementweg lysiert. Dies funktioniert nur hundertprozentig, wenn der Antikörpertiter (die Menge an Antikörpern im Serum) hoch genug ist, man spricht dann von einem **protektiven Titer**. Der protektive Titer ist dabei keine feststehende Größe, sondern hängt vom Erreger ab, sodass es für jeden Erreger einen spezifischen protektiven Titer gibt. Auf diesem Wirkmechanismus beruhen unsere aktiven Impfungen. Unter aktiven **Impfungen** versteht man die Gabe von Antigenen, gegen die das Immunsystem selbst Antikörper produziert. Dem gegenüber steht die **passive Immunisierung**, bei der man Antikörper gegen das Antigen injiziert. Wichtig ist, dass nicht jeder Antikörper protektiv ist, sondern nur solche gegen kritische Antigene des Erregers, z. B. das Antigen, mit dem ein Virus sich an die Zielzelle anheftet. Die nichtprotektiven Antikörper haben aber eine diagnostische Bedeutung. Bei der Verwendung von isolierten Antigenen zur Impfung kann man geimpfte Personen von Personen unterscheiden, die die Infektion durchlaufen haben. Die Impflinge (geimpfte Personen) haben in diesem Fall nur protektive Antikörper (z. B. anti-HBsAg beim *Hepatitis-B-Virus* (HBV)), während die Personen nach einer natürlichen Infektion auch Antikörper gegen nichtprotektive Antigene haben (z. B. anti-HBc bei HBV). Diese nichtprotektiven Antiköper werden deshalb auch als **Durchseuchungsmarker** verwendet.

Sollte der Titer nicht mehr protektiv sein, d. h. die Erstinfektion (oder Impfung) ist zu lange her, so wird die Immunreaktion in den nächsten Phasen meist trotzdem verstärkt und beschleunigt, da die Gedächtniszellen sehr langlebig sind. In der frühen Phase können jetzt T_H-Gedächtniszellen mit eingreifen und die Phagocyten über IFN-γ, TNF-α und CD40L aktivieren und so das intrazelluläre Abtöten verstärken wie in der späten Phase der Primärinfektion. Gedächtniszellen cytotoxischer T-Zellen können direkt infizierte Zellen eliminieren. Auf dieser Reaktion beruhen auch die milderen Verläufe von Infektionen mit sehr ähnlichen Viren (z. B. Influenza-Stammvarianten), da die T-Zell-Epitope gegenüber den B-Zell-Epitopen konservierter sind und somit eine höhere Kreuzreaktivität haben. Egal, ob es jetzt in dieser Phase zur Eliminierung der Erreger kommt oder nicht, es wird durch das Vorhandensein antigenspezifischer Lymphocyten immer die späte Phase der Immunreaktion eingeleitet, sodass es im drainierenden Lymphknoten zu einer Verstärkung der Gedächtniszellen (Booster-Effekt) und zu einer erneuten Ausreifung von Lymphocyten kommt, wodurch der Antikörpertiter weiter oder wieder ansteigt. Jede weitere Sekundärreaktion führt damit zu einem Booster-Effekt der Immunantwort, worauf die heutigen Impfschemata beruhen, bei denen man je nach Impfstoff zwei- bis viermal geimpft wird, um eine Langzeitimmunität zu erhalten. Man sollte bei dieser Boosterung bedenken, dass es auch zu einer natürlichen Boosterung kommt, wenn man mit dem tatsächlichen Erreger in Kontakt kommt. Deshalb haben Kindergärtnerinnen in der Regel höhere Antikörpertiter gegen Kinderkrankheiten als Personen, die nicht mit Kindern in Kontakt stehen, da die Kindergärtnerinnen immer wieder den Krankheitserregern ausgesetzt werden.

8.4 Der Wettlauf zwischen Erregern und Immunsystem bei Infektionen

Nachdem wir die potenziell protektive Immunantwort für die Erregertypen und den generellen Ablauf von Immunantworten bei Infektionen kennen, wollen wir jetzt die Immunantworten gegen Bakterien und kleine Sprosspilze, Viren und große extrazelluläre Erreger (Parasiten und große Pilze) im Detail betrachten, um die Unterschiede zu verstehen. Des Weiteren sollen Strategien erläutert werden, mit denen die Erreger das Immunsystem zu überwinden versuchen. Dies erfolgt anhand von Beispielen medizinisch relevanter Erreger. Wir werden dabei sehen, dass Bakterien viele Angriffsstrategien verfolgen und das Immunsystem aktiv schädigen, während die Viren wahre Abwehrkünstler sind.

Immunantwort gegen extrazelluläre Bakterien und kleine Sprosspilze

Stellen wir uns ein alltägliches Problem vor, bei dem wir uns bei der Gartenarbeit an der Hand verletzen und mit der Gartenerde Bakterien in die Wunde gelangen. So harmlos wie es sich zwar an dieser Stelle anhört, könnte ein kleiner Ratscher an der Hand zum Tode führen, wenn nämlich *Clostridium tetani* (welches in Form von Sporen in Gartenerde häufig vorkommt) in die Wunde gelangt und sein Toxin den Tetanus (Wundstarrkrampf) auslöst. Auf dieses Beispiel werden wir noch mal bei den Abwehrmechanismen der Erreger und der Immunprophylaxe zurückkommen. Andere Erreger haben sogar Mechanismen, **Pathogenitätsfaktoren** genannt (◉ Tab. 8.2), mit denen sie aktiv die physikalischen und mechanischen Barrieren überwinden können. Dies sind z. B. Toxine, die die Cilienbewegung in der Lunge einschränken und so den Abtransport der Erreger aus dem Respirationstrakt einschränken, damit dieser sich dort weitervermehren kann (z. B. *Bordetella pertussis*, Keuchhustenerreger). Sobald die Bakterien ins Gewebe eingedrungen sind, vermehren sie sich exponentiell. Um diese Dynamik zu verstehen, muss man sich ca. 1 µm große (ein Tausendstel Millimeter) Bakterien vorstellen, die sich nach jeder Teilung übereinander stapeln. Bakterien wie *Escherichia coli* können sich alle 20 Minuten teilen, d. h., wir hätten nach 20 Minuten 2 Bakterien (hintereinander gereiht = 2 µm) nach 40 Minuten 4 (= 4 µm) und nach 24 Stunden 2^{71} Bakterien, was einer Strecke von $2,36 \times 10^{21}$ µm oder 2360 Milliarden Kilometer entsprechen würde. Das Licht könnte in der gleichen Zeit bei Lichtgeschwindigkeit (300 000 km/Sekunde) nur ca. 26 Milliarden Kilometer zurücklegen. Es entsteht also ein unglaublicher Wettlauf zwischen den sich schnell vermehrenden Erregern und dem Immunsystem. Deshalb ist es auch wichtig, das exponentielle Wachstum so früh wie möglich zu bremsen. Die erste Abwehrkomponente im Gewebe ist das Komplementsystem, welches in der Primärantwort nur den Lektinweg und den alternativen Weg zur Verfügung hat. Über die Aktivierung des Komplements kommt es zur Opsonisierung und/oder Lyse der Bakterien, sofern diese sich nicht vor dem Angriff durch Komplement schützen (Details zum Komplement ▶ Kap. 3). Dies machen viele Bakterien, indem sie eine Kapsel ausbilden. Durch die Kapsel kann der Membranangriffskomplex des Komplements sich nicht an der Membran der Bakterien anlagern und so keine Lyse auslösen (z. B. Staphylokokken). Andere Bakterien hingegen bilden direkte Mechanismen aus, um die Wirkung der Komplementkomponenten zu inaktivieren (◉ Tab. 8.2). Bakterien mit solchen Pathogenitätsfaktoren schaffen es somit schneller, die sehr frühe Phase der Immunantwort zu überstehen und sich zu

Tab. 8.2 Beispiele für Pathogenitätsfaktoren

Abwehrmechanismus	Pathogenitätsmechanismus	Beispiele für Erreger
Mechanische und physikalische Barrieren	Toxin, das die Cilienbewegung lähmt	*Bordetella pertussis, Pseudomonas aeruginosa*
	Enzym zur Zellpenetration	*Toxoplasma gondii*
Komplementsystem	Kapsel verhindert Komplementablagerung	Pneumokokken, *Haemophilus influenzae b*, Meningokokken
	Sialysierte Oberfläche verhindert Komplementablagerung	Meningokokken
	Produktion von Komplementinaktivatoren	Leishmanien, HSV, HHV-8, *Candida albicans, Streptococcus pyogenes*
Phagocytose	Kapsel erschwert Phagocytose	Siehe Kapsel bei Komplement
	Leukozidine und andere Toxine töten oder inaktivieren Phagocyten	*Staphylococcus aureus, S. pyogenes, Clostridium tetani, Corynebacterium diphtheriae*
	Blockierung der Opsonisierung durch Antikörper (Protein A+G)	*S. aureus, S. pyogenes*
Intrazelluläre Abtötung im Phagolysosom	Verhinderung der Verschmelzung von Lysosomen mit den Phagosomen	Mycobakterien, *Toxoplasma gondii*
	Befreiung aus dem Phagolysosom	*Listeria monocytogenes*
Oxidative burst	Produktion von Katalase	Staphylokokken
Interferon	Inhibition des JAK/STAT-Signalweges der Interferone	EBV, CMV
	Inhibition der interferonspezifischen Mechanismen	HHV-8, HBV, Influenza, HIV, HCV, Polio, HSV
Antigenpräsentation an cytotoxische T-Zellen	Blockierung der Antigenprozessierung	CMV, EBV, HSV
	Verminderung von MHC I auf der Oberfläche	CMV, HHV-8, HIV
Antigenpräsentation an T$_H$-Zellen	Verminderung der MHC-II-Antigenpräsentation	CMV, HSV, HIV
Inhibition der Apoptose	Produktion antiapoptotischer Proteine	EBV, HHV-8
	Inhibition von Caspasen	Adenovirus
	Inhibition von p53	HPV
Zellkommunikation	Produktion viraler löslicher Rezeptoren für proinflammatorische Cytokine	CMV, Vacciniavirus
	Produktion viraler löslicher Rezeptoren für Interferone	Vacciniavirus
	Produktion viraler Cytokine	CMV, EBV, HHV-8

CMV = Cytomegalievirus, EBV = Epstein-Barr-Virus, HBV = Hepatitis-B-Virus, HCV = Hepatitis-C-Virus, HHV-8 = Humanes Herpesvirus-8, HIV = Humanes Immundefizienzvirus, HPV = Humanes Papillomavirus, HSV = Herpes-simplex-Virus

vermehren. Umgekehrt sind Bakterien, z. B. Neisserien, denen solche Pathogenitätsfaktoren fehlen, empfindlich für das Komplementsystem und treten meist nur in Erscheinung, wenn dieses Defekte aufweist.

Als Nächstes müssen sich die Erreger mit den Phagocyten auseinandersetzen, wobei auch hier eine Kapsel (z. B. *Streptococcus pneumoniae*, der häufigste Erreger der bakteriellen Lungenentzündung) erschwerend für die Phagocytose ist, da die Erreger nicht adäquat mit Komplement opsonisiert und die repetitiven Zuckersequenzen nicht gut von PRR erkannt werden. Letztlich gibt es noch Bakterien, die **Leukozidine** produzieren, d. h. Toxine, die Leukocyten töten können (z. B. *Staphylococcus aureus* und *Streptococcus pyogenes*) und somit aktiv die Immunabwehr ausschalten und zwar nicht nur die Zellen des angeborenen, sondern auch die des spezifischen Immunsystems. Nach erfolgter

Phagocytose müssen sich die Bakterien vor dem intrazellulären Abtöten schützen, d. h. in erster Linie vor reaktiven Sauerstoffspezies (ROS) und Wasserstoffperoxid (H_2O_2), wofür sie z. B. das Enzym Katalase produzieren (z. B. *S. aureus*). Die hoch pathogenen Erreger, die mit vielen dieser Pathogenitätsfaktoren ausgerüstet sind, können die frühen Phasen häufig überwinden und eine manifeste Entzündung und Infektion auslösen. Phagocyten mit antigenpräsentierender Funktion (Makrophagen und DC), denen es gelingt, zu phagocytieren, transportieren dann das Antigen in den Lymphknoten. Antigen, das frei über die Lymphe in den Lymphknoten gelangt, wird dort von Makrophagen aufgenommen oder von den B-Zellen in der B-Zell-Zone endocytiert. Von den B-Zellen können natürlich nur die für dieses Antigen spezifischen B-Zellen das Antigen über das membranständige Immunglobulin aufnehmen. Beeinträchtigt wird die Reaktion

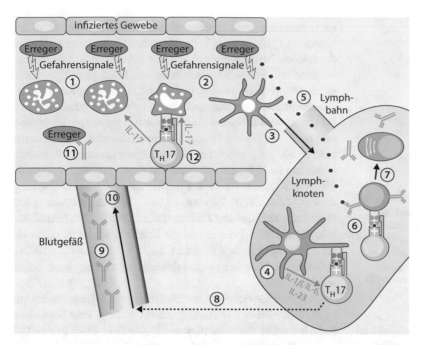

◘ Abb. 8.3 Die Immunantwort gegen extrazelluläre Bakterien. In der sehr frühen spontanen Phase wirken lösliche Faktoren, wie Komplement und antimikrobielle Peptide, gegen die Bakterien. In der frühen induzierten Phase (*1*) werden die Phagocyten rekrutiert, die die Bakterien phagocytieren und abtöten. Die neutrophilen Granulocyten sind dabei die ersten und meisten Phagocyten, die den Infektionsherd erreichen. Die eingewanderten APC (*2*) phagocytieren und prozessieren die Erreger und wandern dann in der Lymphbahn (*3*) zum Lymphknoten. Dort präsentieren die APC, die durch die Phagocytose und die Gefahrensignale der Bakterien aktiviert wurden, den T_H-Zellen das Antigen. Durch die Art der Aktivierung über die PRR schütten die DC insbesondere IL-23 aus, das die T_H-Zellen zu T_H17-Zellen differenzieren lässt (*4*). Freies Antigen (*5*) erreicht ebenfalls über die Lymphe den Lymphknoten. Dort wird es, neben Makrophagen, von B-Zellen antigenspezifisch erkannt, endocytiert, prozessiert und T_H-Zellen präsentiert (*6*). Durch die T-Zell-Hilfe teilen sich die B-Zellen (nicht gezeigt) und differenzieren zu Plasmazellen (*7*) aus. Die aktivierten T_H17-Zellen und die Antikörper verlassen den Lymphknoten über die abführende Lymphe und gelangen dann über den Ductus thoracicus in die Blutbahn (*8*). Die Antikörper (*9*) diffundieren unspezifisch in alle Gewebe und haben nur durch die Gefäßerweiterung am Entzündungsort eine Anreicherung. Die T-Zellen wandern hingegen über die Homing-Faktoren bevorzugt an der Entzündungsstelle aus (*10*). Im entzündeten Gewebe opsonisieren die Antikörper die Erreger (*11*), wodurch diese verstärkt phagocytiert und durch Komplement lysiert werden. Die T_H17-Zellen (*12*) verstärken die Funktion der Phagocyten

im Lymphknoten im Wesentlichen nur, wenn vermehrungsfähige Bakterien bis in den Lymphknoten gelangen. Dies kommt meistens in den Fällen vor, wo die Bakterien sehr effektive Toxine bilden, wie z. B. *Clostridium tetani*. Das Tetanustoxin tötet oder paralysiert die Leukocyten, sodass keine Immunreaktion gegen den Erreger möglich ist und der Erreger sich über die Lymphbahnen ausbreitet. Nachdem wie oben beschrieben die spezifische Immunität im Lymphknoten aktiviert wurde, gelangen die T_H-Zellen und Antikörper an den Infektionsort zurück. Die Funktion der T_H-Zellen wird wiederum durch die Leukozidine beeinflusst, während die Antikörper direkt über bakterielles Protein A (*S. aureus*) oder Protein G (Streptokokken) inaktiviert werden können. Dies geschieht über Bindung dieser Proteine an den Fc-Teil der Antikörper. Dadurch wird die Funktionsvermittlung über den Antikörper inhibiert. Technisch nutzt man diese antikörperbindende Eigenschaft zur Aufreinigung von Antikörpern. Es muss aber betont werden, dass die T_H-Zell-Reaktion bei extrazellulären Bakterien eine gemischte T_H17-T_H1/T_H2-Reaktion ist, mit einer Dominanz zu T_H17. Die Antikörperproduktion wird maßgeblich durch die T_H2-Zellen gefördert, während die Verstärkung der intrazellulären Abtötung von T_H1- und T_H17-Zellen abhängt. Nach dem neuesten Stand ist die natürliche Bedeutung von T_H17-Zellen vor allem in der Abwehr extrazellulärer Erreger zu sehen, da IL-17 Phagocyten rekrutiert und aktiviert. Den DC kommt dabei die wesentliche Aufgabe zu, die Differenzierung

zu T_H17-Zellen zu fördern. Interessanterweise können sogar T_{reg} IL-17 produzieren, wenn sie eine starke Aktivierung über Gefahrensignale durch entsprechende Rezeptoren (z. B. TLR) für bakterielle Bestandteile erfahren. Somit ist die Bedeutung der natürlichen Immunität für die frühe Entscheidung über die adäquate Immunantwort sehr groß (◘ Abb. 8.3).

Immunantwort gegen intrazelluläre Bakterien und einzellige Protozoen

Die Immunantwort gegen intrazelluläre Bakterien und einzellige Protozoen beginnt zunächst so wie diejenige gegen extrazelluläre Bakterien. Die Protozoen (z. B. Leishmanien) sind dabei in der Abwehr des Komplements noch effektiver als die Bakterien, indem sie den ausgebildeten Membranangriffskomplex (MAC) von ihrer Zelloberfläche entfernen können, vergleichbar der Funktion des MAC-Inhibitors (CD59). Im Gegensatz zu den extrazellulären Erregern versuchen die intrazellulären Erreger aber schnellstmöglich in ihre Zielzellen – dies sind häufig Makrophagen – einzudringen, anstatt sich vor der Phagocytose zu schützen. Anschließend persistieren sie in den Makrophagen. Die Phagocytose wird dabei häufig so abgeändert, dass das Phagosom eine andere Struktur hat, ein gängiges Prinzip ist dabei die sogenannte *Coiling*-Phagocytose, bei der sich der Erreger

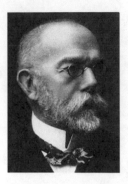

8

Abb. 8.4 Robert Koch. Er identifizierte 1882 *Mycobacterium tuberculosis* als den Erreger der Tuberkulose, wofür er 1905 den Nobelpreis für Physiologie oder Medizin erhielt. Wenige Jahre zuvor isolierte er bereits den Erreger des Milzbrands und revolutionierte damit die Mikrobiologie. Die Koch'schen-Postulate (korrekter Henle-Koch-Postulate genannt) haben bis heute Bestand. Vereinfacht sagen die drei Postulate, dass ein Erreger aus einer infizierten Person isolierbar und vermehrbar sein muss und dass sich mit dem isolierten Erreger die Krankheit erneut auslösen lässt

quasi in die Zellmembran einrollt und so eine mehrfache Umhüllung entsteht. In der Zelle angelangt, haben die intrazellulären Erreger verschiedene Mechanismen, sich vor der Abtötung zu schützen. Sie können wie die extrazellulären Bakterien auch Katalase produzieren (z. B. *Mycobacterium tuberculosis*). Noch raffinierter ist aber, dass die Verschmelzung des Phagosoms mit dem Lysosom verhindert wird (z. B. *M. tuberculosis, M. leprae*). Wie effektiv dieser Mechanismus ist, sieht man daran, dass nach Angaben der WHO etwa ein Drittel der Weltbevölkerung mit *M. tuberculosis* infiziert ist und rund 1,7 Millionen Menschen jährlich daran sterben. Für die Entdeckung der Mycobakterien bekam Robert Koch 1905 den Nobelpreis für Physiologie oder Medizin (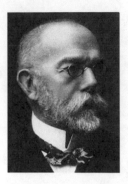 Abb. 8.4).

Andere Erreger befreien sich direkt aus dem Phagosom und leben dann im Cytosol der Zelle (z. B. *Listeria monocytogenes*), was ein echtes Problem für das Immunsystem darstellt, da der Erreger jetzt im falschen Weg für die Antigenpräsentation ist und die intrazelluläre Abtötung nicht mehr richtig funktioniert. Aufgrund ihrer Lebensweise gelangen die intrazellulären Bakterien im Inneren der APC in die Lymphknoten, weshalb man bei einer Tuberkulose im Gegensatz zu extrazellulären Bakterien auch einen Lymphknotenbefall sieht. Nachdem die Erreger den initialen Abtötungsversuch durch den Phagocyten überlebt und sich intrazellulär vermehrt haben, ist eine Verstärkung der Funktion des intrazellulären Abtötens durch T_H-Zellen unumgänglich. Darauf beruht auch die Abhängigkeit der protektiven Immunantwort gegen intrazelluläre Erreger von einer T_H1-Reaktion, da das intrazelluläre Töten von den T_H1-Cytokinen IFN-γ und TNF-α abhängt (◻ Abb. 8.5).

Deshalb ist es in der frühen Phase der Immunreaktion sehr wichtig, dass das Immunsystem sich auf eine T_H1-dominierte Immunantwort einstellt und nicht wie bei den extrazellulären Erregern auf eine T_H2/T_H17-dominierte. Dies wäre im Falle von intrazellulären Erregern fatal und würde deren Ausbreitung nicht eindämmen. Das sieht man anschaulich an einem tierexperimentellen System der Leishmaniose (◻ Abb. 8.6), wo man je nach Immunmodulation ein Bild einer lokalen selbstlimitierenden Leishmaniose (vergleichbar der Orientbeule beim Menschen) oder

einer tödlichen systemischen Leishmaniose (vergleichbar der viszeralen Leishmaniose beim Menschen) induzieren kann. Bei der lokalen Form kommt es zu einer adäquaten T_H1-Reaktion, während bei der systemischen Form eine inadäquate T_H2-dominierte Immunantwort ausgelöst wird. Die dadurch hervorgerufene humorale Immunantwort kann jedoch die intrazellulären Erreger nicht eliminieren, sodass diese sich im Körper ausbreiten und zum Tode führen. Hieran sieht man, dass die frühe Immunantwort für die Ausrichtung der adaptiven Immunantwort entscheidend ist, d. h., die APC und von ihnen produzierte Signale lenken die Immunantwort. Klinisch sieht man die Bedeutung dieser Cytokine beim Einsatz von anti-TNF-Antikörpern in der modernen Therapie der rheumatoiden Arthritis. Aufgrund der Inhibition des TNF-Signals ist die Verstärkung der intrazellulären Abtötung so stark vermindert, dass die Patienten ein erhöhtes Tuberkuloserisiko haben und deshalb engmaschig kontrolliert werden müssen.

Auch für die richtige Entscheidung zur T_H1-Immunreaktion ist die frühe Phase der Immunantwort wichtig. Eine besondere Rolle hat dabei die Induktion von IFN-α über TLRs in den DC und die Produktion von IFN-γ durch aktivierte NK-Zellen.

Immunantwort gegen Viren

Die Immunantwort gegen Viren unterscheidet sich generell von der Immunantwort gegen Bakterien. Die Mechanismen der angeborenen Immunität haben sich im Wesentlichen auf die Abwehr von Bakterien eingestellt. Das Komplementsystem kann Viren ohne Membranhülle opsonisieren, eine Lyse kann aber nicht ausgelöst werden, da keine Membran vorhanden ist, in die eine Pore gesetzt werden kann. Die Viren mit Membranhülle hingegen haben diese Membran von der Wirtszelle, in der sie sich vermehrt haben, und dementsprechend auch alle menschlichen Inaktivatoren (z. B. CD46, CD59) des Komplementsystems auf der Oberfläche. Einige Viren produzieren sogar aktiv zusätzliche virale Homologe der menschlichen Inaktivatoren (z. B. Herpes-simplex-Virus, HSV) oder rekrutieren aktiv den inaktivierenden Faktor H (z. B. humanes Immundefizienzvirus, HIV). Somit ist die sehr frühe Abwehr gegen Viren relativ schlecht, weshalb die Infektionswahrscheinlichkeit mit Viren wesentlich höher ist als jene mit Bakterien. Der erste spezifisch antivirale Abwehrmechanismus in der sehr frühen Phase ist das Interferonsystem. Die virusinfizierten Zellen produzieren in einem „altruistischen" Mechanismus IFN-α; dadurch schützen sie die Nachbarzellen vor einer viralen Infektion, können sich selbst aber nicht mehr retten. Eine virusinfizierte Zelle ist immer zum Tode verurteilt, da entweder das Virus die Zelle bei der Vermehrung lysiert oder aber das Immunsystem die infizierte Zelle abtötet. Interferon kann also in der sehr frühen Phase die Ausbreitung des Virus eindämmen und bei einer geringen Viruslast sogar verhindern. Des Weiteren leitet dieses sehr frühe Interferon eine zelluläre T_H1- und CTL-(cytotoxische T-Zellen)dominierte Immunantwort ein. Die Viren ihrerseits haben sich deshalb an die Mechanismen der Interferone angepasst und können diesen vielfältig entgegenwirken, indem sie die IFN-Signaltransduktion über JAK-1 (z. B. Cytomegalovirus, CMV) und STAT-1 (z. B. Epstein-Barr-Virus,

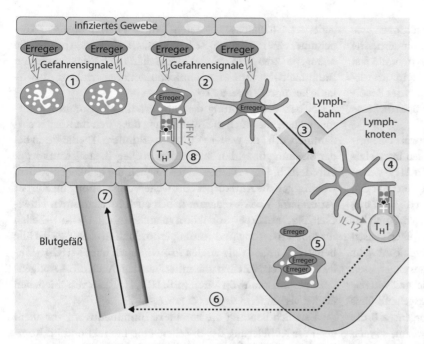

◘ Abb. 8.5 Immunantwort gegen intrazelluläre Bakterien. In der sehr frühen spontanen Phase kann das Immunsystem gegen die intrazellulären Erreger wenig machen. In der frühen induzierten Phase (*1*) werden die Phagocyten rekrutiert, von denen sich die intrazellulären Bakterien bereitwillig phagocytieren lassen oder diese sogar aktiv penetrieren. Vor der intrazellulären Abtötung sind die intrazellulären Erreger gut geschützt, sodass sie in den Phagocyten, bevorzugt den Makrophagen, weiterleben. Die eingewanderten APC (*2*) phagocytieren und prozessieren die Erreger oder wandern mit den lebenden Erregern in der Lymphbahn (*3*) zum Lymphknoten. Dort präsentieren die APC, die durch die Phagocytose und die Gefahrensignale der Bakterien aktiviert wurden, den T$_H$-Zellen das Antigen. Durch die Art der Aktivierung über die PRR schütten die DC insbesondere IL-12 aus, das die T$_H$-Zellen zu T$_H$1-Zellen differenzieren lässt (*4*). Wenn die Erreger noch in den APC leben, so wird der Lymphknoten infiziert (*5*). Die aktivierten T$_H$1-Zellen verlassen den Lymphknoten über die abführende Lymphe und gelangen dann über den Ductus thoracicus in die Blutbahn (*6*). Die T-Zellen wandern über die Homing-Faktoren bevorzugt an der Entzündungsstelle aus (*7*). Die T$_H$1-Zellen (*8*) verstärken die Funktion der Phagocyten über IFN-γ und weniger stark über TNF-α, weshalb ein Ausfall dieser Cytokine auch zu vermehrten Infektionen mit intrazellulären Erregern führt. Aufgrund ihrer großen Verbreitung sind dies meist Mycobakterien. Ein Ausfall von IL-12 bricht die Differenzierung zu T$_H$1-Zellen ab und hat damit den gleichen Effekt

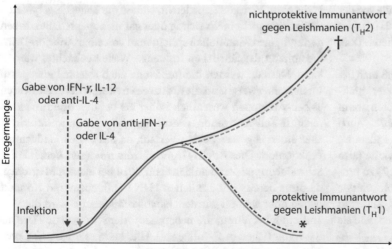

◘ Abb. 8.6 Die Entscheidung zur richtigen Immunantwort fällt in der frühen Phase. In der frühen Phase der Immunantwort entscheidet sich, in welche Richtung die adaptive Immunantwort geht. Die Entscheidung wird dabei maßgeblich von den APC und ihren Signalen gesteuert. Dies kann man auch experimentell nachvollziehen, indem man Mausstämme nimmt, die für *Leishmania major* empfänglich sind (z. B. Balb/c-Mäuse), und solche, die diese Infektion gut abwehren können (z. B. C57Bl/6-Mäuse). Die empfänglichen Mäuse (*rot*) entscheiden sich für eine T$_H$2-Antwort, die eine humorale Immunantwort auslöst, die den intrazellulären Erreger nicht eliminieren kann, was zum Tode führt (†). Die abwehrenden Mäuse (*grün*) entscheiden sich für die richtige, gegen intrazelluläre Erreger gerichtete T$_H$1-Antwort, eliminieren den Erreger und überleben dadurch (*). Dass die Entscheidung über die Immunantwort in der frühen Phase fällt, sieht man daran, dass man nur in dieser Phase die Richtung der Immunantwort noch verändern kann. Spritzt man den empfänglichen Mäusen (*rot gestrichelt*) Substanzen, die eine T$_H$1-Antwort fördern, so überleben diese, während die eigentlich abwehrenden Mäuse sterben, wenn man in diesen eine T$_H$2-Antwort induziert (*grün gestrichelt*)

EBV) inhibieren oder spezifisch die antiviralen Funktionen, wie die 2′–5′-Oligoadenylat-Synthetase (z. B. HSV), verhindern. Alle drei genannten Beispiele gehören zu den Herpesviren, die fast alle Mechanismen der Inhibition der Immunantwort in sich vereinen und dadurch eine hohe Durchseuchungsrate in der Bevölkerung erreichen (z. B. EBV von ca. 95 % in Westeuropa) und eine lebenslange latente Infektion hervorrufen.

Die Phagocyten spielen bei der antiviralen Antwort eine untergeordnete Rolle, wenn sie nicht sogar, wie bei den intrazellulären Bakterien, eine bevorzugte Zielzelle sind. Für HIV stellen Makrophagen neben den T_H-Zellen ein wesentliches Reservoir dar, da auch die Makrophagen, wenn auch im geringeren Maße, den Hauptrezeptor für das HI-Virus, das CD4, exprimieren. Somit hat der Körper in der Primärinfektion den Viren in den frühen Phasen wenig entgegenzusetzen, sodass man für die antivirale Abwehr meist auf den Einsatz des erworbenen Immunsystems angewiesen ist. Die erste virämische Phase ist deshalb meist nicht zu vermeiden, d. h., die Viren streuen vom Infektionsort ausgehend über das Blut durch den Körper und infizieren ihre Zielorgane, z. B. die Leber bei den Hepatitisviren. Wie bereits oben erwähnt, können die infizierten Zellen mehrheitlich nur über die CTL erkannt und getötet werden. Dazu müssen allerdings die viralen Proteine in der infizierten Zelle prozessiert und über MHC-I-Moleküle an der Zelloberfläche präsentiert werden. Diese Mechanismen der Antigenprozessierung und -präsentation (▶ Kap. 4) können die Viren an verschiedenen Stellen inhibieren. Zunächst kann das Proteasom inhibiert werden (z. B. EBV, CMV), dann als nächstes der Antigentransport durch die TAPs verhindert werden (z. B. CMV, HSV) und letztlich die Beladung und Expression von MHC-I-Molekülen blockiert werden (z. B. CMV, HIV). Einige Viren sind sogar noch effektiver, indem sie bereits vorhandene MHC-I-Moleküle von der Oberfläche über Endocytose verschwinden lassen (z. B. HIV) oder die Expression von MHC-I-Molekülen herunterregulieren (z. B. humanes Herpesvirus-8, HHV-8).

Als aufmerksamer Leser der vorherigen Kapitel weiß man bereits, dass das Immunsystem genau für diesen Fall einen Notfallmechanismus hat: die NK-Zellen, die ihre Zielzellen töten, wenn diese keine MHC-I-Moleküle mehr exprimieren (▶ Kap. 3). Auch darauf haben sich einige Viren trickreich eingestellt, indem sie in der Lage sind, virale Homologe der MHC-I-Moleküle (also einen gefälschten Ausweis für die Körperzugehörigkeit) zu produzieren (z. B. CMV) oder nichtklassische MHC-I-Moleküle wie das HLA-E hochzuregulieren (z. B. CMV), um die NK-Zellen zu inhibieren. Die Viren bedienen sich der Mechanismen, wie sie natürlicherweise in der Plazenta vorkommen (▶ Kap. 7).

Sowohl CTL als auch NK-Zellen töten ihre Zielzellen über die Induktion der Apoptose. Dies ist aus physiologischer Sicht der beste Weg, um die infizierten Zellen gezielt zu töten, ohne die Nachbarzellen zu schädigen. Umgekehrt haben diese beiden komplementären Systeme damit aber eine gemeinsame Endstrecke, was einige Viren „erkannt" haben (z. B. EBV, CMV, HSV) und deshalb auf vielfältige Weise die Induktion der Apoptose inhibieren (◻ Tab. 8.2). Die Eigenschaft von EBV, das antiapoptotische vBcl-2 zu produzieren, macht man sich sogar in der Immunologie und Humangenetik zunutze, indem man damit B-Zellen eines Spenders immortalisiert („unsterblich macht") und somit von einer Person eine B-Zell-Linie für weitere Untersuchungen

generiert. Glücklicherweise stehen diese Viren in unserem Körper unter einer strikten T-Zell-Kontrolle, sodass diese potenzielle onkogene (krebserzeugende) Eigenschaft nur bei einer gestörten Immunantwort (z. B. eine Koinfektion mit Malaria) zur Auswirkung kommt (◻ Abb. 8.7).

Neben der Abtötung der infizierten Zellen muss das Immunsystem aber auch die Ausbreitung der Viren im Körper eindämmen, d. h., die weitere Virämie verhindern. Da die Viren bei der Streuung über den Körper frei vorliegen, sind Antikörper erforderlich. Die CTL beseitigen folglich die befallenen Zellen, wohingegen die Antikörper eine weitere Ausbreitung im Körper verhindern. Viren wiederum haben auch Mechanismen entwickelt, die Antikörperproduktion zu unterbinden. Da die B-Zellen für die Aktivierung und Antiköperproduktion eine T-Zell-Hilfe benötigen, müssen die viralen Proteine auch über MHC-II-Moleküle von den B-Zellen präsentiert werden. Auch diese Antigenpräsentation kann von Viren (z. B. HIV, HSV) an verschiedenen Stellen verhindert werden (◻ Tab. 8.2).

Letztlich benötigt die komplexe Immunantwort, vor allem auch die Aktivierung der B-Zellen, eine Interaktion und Kommunikation zwischen den Zellen des Immunsystems. Diese Kommunikation findet über Cytokine und Adhäsionsmoleküle statt (▶ Kap. 7). Der Eingriff der Viren in die Immunregulation ist dabei sehr vielseitig und reicht von der Inhibition von Cytokinen und Adhäsionsmolekülen auf verschiedenen Ebenen bis hin zur Produktion von viralen Homologen von Cytokinen (◻ Tab. 8.2).

Neben diesen komplexen Mechanismen verstecken sich viele Viren vor der Immunabwehr dadurch, dass sie eine hohe Mutationsrate haben (z. B. Influenza). Die Punktmutationen verändern die Virusantigene leicht, sodass die dagegen gebildeten Antikörper nicht mehr richtig oder gar nicht passen. Bei diesen geringfügigen Mutationen spricht man von einer **Antigen-Drift**, die anhand der jährlichen Influenza-Welle beobachtet werden kann. Deshalb werden die Impfstoffe auch saisonal angepasst. Interessanterweise sind die **Kreuzreaktivitäten** bei den linearen T-Zell-Antigenen wesentlich höher als bei den dreidimensionalen B-Zell-Antigenen, womit man keine Immunität erhält, aber einen abgeschwächten Verlauf, da das T-Zell-Gedächtnis funktioniert. Dies ist ein Grund für die milderen Verläufe der Schweinegrippe-Pandemie im Jahr 2010 bei älteren Menschen, da diese bereits mit ähnlichen H1N1-Influenzaviren Kontakt hatten oder geimpft wurden. Noch komplizierter wird die Veränderung bei Viren, die neben dem Menschen auch Tiere als Reservoir haben (z. B. Influenza). Hier kann es durch die Coinfektion von menschlichen und tierischen Viren zu einer Vermischung (*reassortment*) der Gene kommen, sodass ein neues Virus aus den vorherigen entsteht, mit vollkommen neu kombinierten Eigenschaften. Gegen diese Viren besteht dann meist auch keine Kreuzreaktivität und damit keine partielle Immunität wie bei der Antigen-Drift. Diese vollkommene Veränderung nennt man **Antigen-Shift**. Solche Grippeviren sind in der Vergangenheit bereits mehrmals entstanden und haben dann das Potenzial, eine **Pandemie**, d. h. eine weltweite Infektionswelle hervorzurufen. Enthält das Virus dann noch Risikogene für schwere Krankheitsverläufe, so gibt es Millionen von Toten (z. B. die spanische Grippe von 1918).

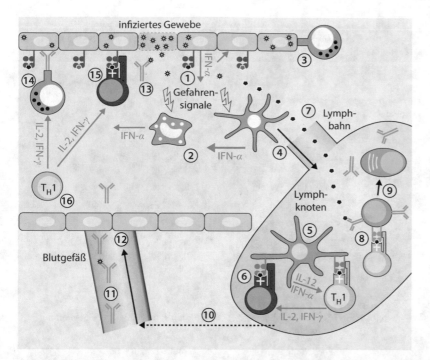

■ **Abb. 8.7 Die Immunantwort gegen Viren.** In der sehr frühen spontanen Phase gibt es kaum Mechanismen gegen Viren. Die Interferone sind der wirksamste antivirale Schutzmechanismus der natürlichen Immunität. Die infizierten Zellen produzieren IFN-α (*1*) und induzieren damit einen antiviralen Zustand in den Nachbarzellen, sodass diese nicht infiziert werden können. Gleichzeitig werden die APC für eine antivirale Antwort aktiviert. Sie produzieren jetzt auch IFN (*2*), wobei die unreifen DC die stärksten Interferonproduzenten sind. Wenn das Virus die MHC-I-Expression herunterreguliert, so können NK-Zellen die virusinfizierten Zellen über das *missing self* töten (*3*). Die eingewanderten APC (*2*) phagocytieren und prozessieren die Viren aber auch und wandern dann in der Lymphbahn (*4*) zum Lymphknoten. Dort präsentieren die APC, die durch IFN und die Gefahrensignale der Viren aktiviert wurden, den T$_H$-Zellen das Antigen. Durch die Art der Aktivierung über die PRR schütten die DC insbesondere IL-12 und IFN-α aus, wodurch die T$_H$-Zellen zu T$_H$1-Zellen differenzieren und cytotoxische T-Zellen (CTL) aktiviert werden (*5*). Die APC werden dabei von den T$_H$1-Zellen in der Aktivierung der CTL unterstützt (*6*). Freies Antigen (*7*) erreicht ebenfalls über die Lymphe den Lymphknoten. Dort wird es, neben Makrophagen, von antigenspezifischen B-Zellen erkannt, endocytiert, prozessiert und T$_H$-Zellen präsentiert (*8*). Durch die T-Zell-Hilfe teilen sich die B-Zellen (nicht gezeigt) und differenzieren zu Plasmazellen (*9*) aus. Die aktivierten CTL, T$_H$1-Zellen und die Antikörper verlassen den Lymphknoten über die abführende Lymphe und gelangen dann über den Ductus thoracicus in die Blutbahn (*10*). Die Antikörper können auf ihrem Weg Viren neutralisieren, die über den Körper streuen (*11*), und diffundieren unspezifisch in alle Gewebe und haben nur durch die Gefäßerweiterung am Entzündungsort eine Anreicherung. Die T-Zellen wandern hingegen über die Homing-Faktoren bevorzugt an der Entzündungsstelle aus (*12*). Im Gewebe neutralisieren die Antikörper freies Virus, sodass dieses keine weiteren Zellen infizieren kann (*13*). Des Weiteren kann über die Antikörper die ADCC (*antibody-dependent cellular cytotoxicity*) der NK-Zellen vermittelt werden (*14*), wodurch die NK-Zellen antigenspezifisch töten. Die CTL töten die virusinfizierten Zellen MHC-restringiert (*15*), wobei die MHC-Expression bereits durch die Interferone gesteigert wurde. Die T$_H$1-Zellen (*16*) verstärken die Funktion der NK-Zellen und CTL über IL-2 und IFN-γ

Immunantwort gegen große Parasiten und Pilze

Die Immunantwort gegen große mehrzellige Erreger ist sehr beschränkt. Im Wesentlichen greifen hier die Barrierefunktionen, die die Besiedlung oder das Eindringen der Erreger verhindern. So ist die intakte Haut eine effektive Barriere gegen das Eindringen von Parasiten. Diese entwickeln aber oftmals Mechanismen, die Haut aktiv zu durchbohren. Bei den Pilzen haben sich die Dermatophyten (Hautpilze) sogar die Haut als Zielorgan ausgesucht. Hier sind der **Säureschutzmantel** der Haut und kommensale Bakterien wie *Staphylococcus epidermidis* auf der Haut und Lactobacillen auf den Schleimhäuten wichtige Mechanismen, um die Besiedlung zu verhindern. Haben es die großen Erreger geschafft, diese Barrieren zu überwinden, so wird es für das Immunsystem sehr schwer, da nur wenige Mechanismen zur Verfügung stehen, um diese Erreger zu eliminieren. Alle Mechanismen schädigen dabei immer auch den Körper. In der sehr frühen Phase können Komplement und Phagocyten nur wenig gegen die

Erreger ausrichten. Mehrzellige Parasiten besitzen zum Teil selbst eine Art Komplementsystem mit entsprechenden Regulatoren oder aber haben Inhibitoren für das Komplement. Die Pilze sind durch ihre Zellwand weitestgehend geschützt. Im Darm helfen die Mastzellen, die Erreger in der sehr frühen Phase zu beseitigen, da die Mastzellaktivierung dort Durchfälle induziert, die dazu dienen sollen, die Erreger auszuspülen. Ein einfacher, aber effektiver Mechanismus, weshalb Bandwürmer am „Kopfende" (Scolex) Widerhaken entwickelt haben, mit denen sie sich in der Darmwand verankern und so nicht ausgespült werden können. Spulwürmer schwimmen hingegen aktiv gegen den Strom, werden aber häufig mit ausgeführt, weshalb man diesen Befall im Stuhlgang bemerkt.

In der frühen induzierten Phase kommen dann die eigentlichen antiparasitären Mechanismen ins Spiel, die eosinophilen und basophilen Granulocyten. Deren Anzahlen sind bei Parasitenbefall erhöht, in Industrieländern hingegen meist nur bei einem „parasitären Fehlalarm", der Allergie. Diese Granulocyten degranulieren und versuchen so über ihre toxischen Granulain-

◨ **Tab. 8.3** Präformierte Granulainhalte von eosinophilen und basophilen Granulocyten und ihre Funktion. Die Inhaltsstoffe der Basophilen und Eosinophilen haben oft gegensätzliche Funktion, sodass Erreger unterschiedlich angegriffen werden können.

Basophiler Granulocyt	Funktion	Eosinophiler Granulocyt	Funktion
Histamin	Vasodilatation, Erhöhung der Endothel-permeabilität, Kontraktion der glatten Muskulatur → Rekrutierung weiterer Zellen und Ausschwemmen der Erreger, direkte Wirkung auf einige Erreger	Histaminase	Abbau von Histamin
Major Basic Protein	Cytotoxisch	Major Basic Protein	Cytotoxisch
Chondroitinsulfat	Proteinbindung → Verkapselung des Erregers	Glucosaminoglykane	Komplexe Zucker → Verkapselung
Tryptase Chymase Carboxypeptidase Neutrale Protease Elastase	Proteinabbau und -umbau → Angriff der Erreger und Verkapselung der Erreger	Gelatinase	Proteinabbau und -umbau → Angriff der Erreger und Verkapselung der Erreger
β-Glucuronidase	Abbau von komplexen Zuckerketten (Zell-wänden)	Arylsulphatase Hexosaminidase	Abbau von komplexen Zuckerketten (Zellwänden)
Charcot-Leyden-Kristall-protein	Membranschädigung	Phospholipase D unspezifische Esterase Lysophosholipase	Membranschädigung
		Catalase	Abbau von H_2O_2
		Saure Phosphatase	Abspalten von Phosphatgruppen → Inaktivierung
		Eosinophiles kationisches Protein	Cytotoxisch über RNase-Aktivität
		Eosinophil-derived neuro-toxin	Cytotoxisch über RNase-Aktivität
		Eosinophilen-Peroxidase	Generierung von toxischen halogenierten Substanzen und reaktiven Stickstoffspezies
Cathepsin-G-artiges Enzym	Antigenprozessierung		

halte (◨ Tab. 8.3) die Erreger abzutöten. Da die Parasiten wie die menschlichen Zellen Eukaryoten sind, greifen die toxischen Mechanismen nicht nur die Parasiten an, sondern auch das befallene Gewebe. Die Enzyme können nicht zwischen Parasiten- und Menschenzellen unterscheiden. Durch die ausgelöste Entzündungsreaktion wird außerdem über IL-1 eine Collagensynthese induziert, die dazu dient, den Erreger „einzusperren", d.h. er wird eingekapselt, damit er sich nicht im Körper ausbreitet. Dies ist auf der einen Seite sinnvoll, auf der anderen Seite aber auch eine Art Kapitulation, da die Kapsel gleichzeitig den Angriff durch die Granulocyten verhindert. Einige Erreger nutzen dies aus, indem sie die Kapselbildung fördern (z.B. Trichine, Fadenwürmer).

Um die Effektivität der Eosinophilen und Basophilen zu steigern, kommt wiederum das spezifische Immunsystem ins Spiel. Interessanterweise sind dabei die Eosinophilen und Basophilen selbst antigenpräsentierende Zellen, während Neutrophile dies nicht sind (◨ Abb. 8.8). Des Weiteren produzieren die Eosinophilen, Basophilen und auch Mastzellen selbst große Mengen an IL-4 und IL-5, die ihre eigene Produktion im Knochenmark

anregen und gleichzeitig eine T_H2-Immunantwort einleiten. Letztlich induzieren diese Cytokine auch einen Immunglobulinklassenwechsel zum IgE, dessen natürliche Funktion auch in der antiparasitären Immunantwort liegt. Ein erhöhtes IgE ist also ein Zeichen für eine Parasitose, in den Industrieländern aber meist ein Zeichen einer „Pseudoparasitose", d.h. einer Allergie. Die Eosinophilen, Basophilen und Mastzellen exprimieren Fcε-Rezeptoren, wodurch das IgE die Funktion dieser Zellen antigenspezifisch macht und potenziert.

8.5   Was entscheidet darüber, ob wir uns infizieren oder nicht?

Wie oben beschrieben, haben wir viele Mechanismen, die Erreger abzuwehren; die Erreger haben sich aber genauso auf unser Immunsystem eingestellt und Strategien entwickelt, das Immunsystem auszuschalten. Trotzdem sind wir meistens gesund und wenn nicht, fragen wir uns „warum immer gerade ich erkranke" und nicht die Anderen. Was sind also die Mechanismen, die da-

8.5 · Was entscheidet darüber, ob wir uns infizieren oder nicht?

135   8

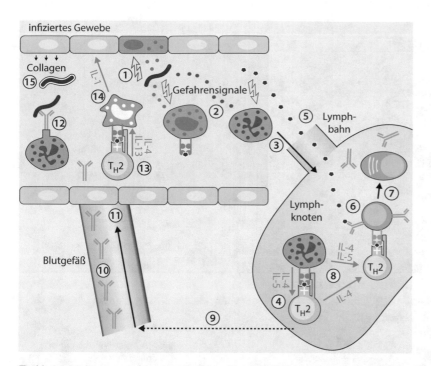

◻ **Abb. 8.8 Die Immunantwort gegen Parasiten.** In der sehr frühen spontanen Phase werden die Mastzellen zur Degranulierung angeregt (*1*). Dies soll die Erreger nach Möglichkeit aus dem Körper spülen, z. B. durch Husten oder Durchfälle. Die eingewanderten basophilen und eosinophilen Granulocyten (*2*) werden durch die Parasiten ebenfalls zur Degranulierung angeregt, wodurch verschiedene toxische Substanzen die Erreger, aber auch das Gewebe schädigen. Die Basophilen und Eosinophilen phagocytieren und prozessieren Bruchstücke der Erreger und wandern dann in der Lymphbahn (*3*) zum Lymphknoten. Dort präsentieren die Eosinophilen (evtl. auch die Basophilen) den T$_H$-Zellen das Antigen. Die Eosinophilen produzieren viel IL-4 und IL-5, das die T$_H$-Zellen zu T$_H$2-Zellen differenzieren lässt (*4*). Freies Antigen (*5*) erreicht ebenfalls über die Lymphe den Lymphknoten. Dort wird es, neben Makrophagen, von B-Zellen antigenspezifisch erkannt, endocytiert, prozessiert und T$_H$-Zellen präsentiert (*6*). Durch die T-Zell-Hilfe teilen sich die B-Zellen (nicht gezeigt) und differenzieren zu Plasmazellen (*7*) aus. Durch die Cytokine der Eosinophilen und T$_H$2-Zellen vollziehen die B-Zellen dabei einen Immunglobulinklassenwechsel zum IgE (*8*). Die aktivierten T$_H$2-Zellen und die Antikörper verlassen den Lymphknoten über die abführende Lymphe und gelangen dann über den Ductus thoracicus in die Blutbahn (*9*). Die Antikörper (*10*) diffundieren unspezifisch in alle Gewebe und haben nur durch die Gefäßerweiterung am Entzündungsort eine Anreicherung. Die T-Zellen wandern hingegen über die Homing-Faktoren bevorzugt an der Entzündungsstelle aus (*11*). Im Gewebe opsonisieren die IgE-Antikörper die Parasiten, sodass die Basophilen und Eosinophilen stärker zur Degranulierung aktiviert werden (*12*). Die T$_H$2-Zellen aktivieren zusätzliche Entzündungszellen, z. B. Makrophagen (*13*), die dann IL-1 synthetisieren, das Fibroblasten zur Collagensynthese anregt (*14*). Durch das Collagen werden die Parasiten eingekapselt (*15*)

rüber entscheiden, ob man sich infiziert oder nicht? Dies sind im Wesentlichen drei Dinge:
1. Erregermenge,
2. Immunkapazität des Wirtes und
3. Eintrittsort des Erregers.

Die Rolle der Erregermenge bei der Infektion

Glücklicherweise infizieren wir uns nicht immer, wenn wir mit Infektionserregern in Kontakt kommen. Um die Abwehrmechanismen der natürlichen Immunität zu überwinden, braucht es eine gewisse Keimdosis. Diese Keimdosis ist umso niedriger, je pathogener der Erreger ist, d. h. umso mehr Pathogenitätsfaktoren er besitzt. Die infektiöse Dosis eines Erregers ist also keine feste Größe, sondern sehr variabel, es handelt sich um einen **Schwellenwert**. Werden die Mikroorganismen immer von der natürlichen Abwehr erkannt und eliminiert, sprechen wir von apathogenen Organismen. Die natürliche Immunität sorgt also dafür, dass wir uns gar nicht erst infizieren. Im Falle einer Sekundärinfektion ist der Schwellenwert durch die Antikörper stark angehoben. Im Falle eines protektiven Titers ist eine natürliche Infektion unmöglich, d. h. die nötige Keimdosis zur Über-

schreitung des Schwellenwertes wird unter natürlichen Bedingungen nicht erreicht. Bei einem Wert unterhalb des protektiven Titers haben wir eine **partielle Immunität**, d. h. der Schwellenwert ist erhöht, es kann aber bei Kontakt mit einer großen Erregermenge zur Infektion kommen (◻ Abb. 8.9).

Die Rolle der Immunkapazität des Wirtes bei der Infektion

Ein intaktes Immunsystem definiert den Schwellenwert für einen Erreger. Dementsprechend verändert sich der Schwellenwert auch, wenn sich die Kapazität des Immunsystems verändert. Der Schwellenwert ist also auch von Individuum zu Individuum verschieden, je nach der Kapazität des jeweiligen Immunsystems. Die Kapazität ist dabei die Gesamtheit aller Mechanismen des Immunsystems. Die Funktionen des angeborenen Immunsystems können durch zu viel Waschen und ungesunde Ernährung negativ beeinflusst werden (▶ Kap. 15), sodass die Immunkapazität und damit der Schwellenwert für Erreger sinkt. Dies bedingt, dass man bei Mangel- oder Fehlernährung eine erhöhte Infektanfälligkeit hat, da bereits eine geringere Keimdosis ausreicht, um eine Infektion auszulösen. Bei Immundefekten (▶ Kap. 16)

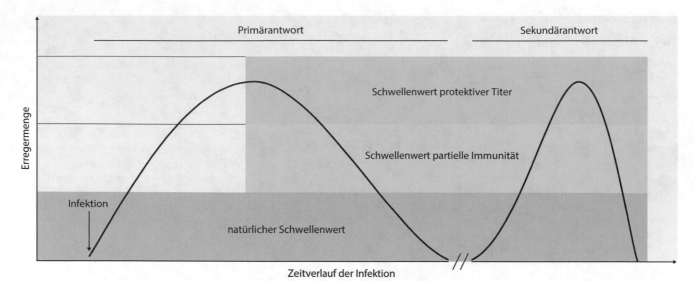

sehr frühe spontane Phase	frühe induzierte Phase	adaptive Phase	Sekundärantwort
Komplement	PMN	DC/T-Zell-Interaktion B-Zell/T-Zell-Interaktion CTL, Antikörper	zusätzlich präformierte Antikörper und Gedächtniszellen
Gewebs-makrophagen	DC		

◩ **Abb. 8.9 Die Infektion hängt von der Erregermenge ab.** Um das Immunsystem zu überwinden, muss eine gewisse Erregermenge vorliegen. Sobald dieser Schwellenwert überschritten ist, manifestiert sich die Infektion und der Erreger vermehrt sich exponentiell. In den frühen Phasen der Primärreaktion wird der Schwellenwert allein durch das angeborene Immunsystem (*oliv hinterlegt*) bestimmt, während in der Sekundärreaktion das erworbene Immunsystem, insbesondere die Antikörper, den Schwellenwert erhöhen. Wird der Schwellenwert nur leicht erhöht (*hellblau unterlegt*), so ist eine Infektion unwahrscheinlicher, aber bei einer hohen Keimdosis möglich. Es besteht eine partielle Immunität. Erreicht der Antikörpertiter den protektiven Titer (*türkis*), kann unter natürlichen Bedingungen keine Infektion mehr erfolgen. Die Person ist immun

wird die Immunkapazität soweit gesenkt, dass es zu sogenannten **opportunistischen Infektionen** kommt, d. h. man infiziert sich mit Keimen, die für Personen mit einem normalen Immunsystem ungefährlich sind, z. B. *Pneumocystis jiroveci* (früher *carinii*) bei HIV-Infizierten.

Neben der angeborenen wird auch die spezifische Immunität durch den Lebenswandel und die genetische Ausstattung beeinflusst. Ein wichtiges Merkmal ist dabei der HLA-Typ eines Menschen, der darüber entscheidet, welche Peptide effektiv präsentiert werden können und welche nicht. Des Weiteren hat auch jeder eine persönliche Ausstattung an antigenspezifischen Rezeptoren, die die positive und negative Selektion überleben. Somit hat jeder Mensch eine **immunologische Lücke**, d. h. ein oder mehrere Antigene, auf die er keine adäquate spezifische Immunantwort geben kann, da die Antikörper oder TCR fehlen oder aber die Antigene nicht effektiv präsentiert werden können. Umgekehrt gibt es aber auch Individuen, die gewisse Antigene besonders effektiv präsentieren können, wie man kürzlich an Personen entdeckt hat, die sich trotz Exposition nicht mit HIV infiziert haben (◩ Tab. 16.5).

Die Rolle des Eintrittsortes bei der Infektion

Der Schwellenwert wird jedoch nicht nur durch die Pathogenität des Erregers und die Immunkapazität des Wirtes, sondern auch durch den Eintrittsweg des Erregers bedingt. Ein Erreger kann

also bedingt durch den Eintrittsweg einen unterschiedlichen Schwellenwert haben. So ist z. B. die Ansteckungsgefahr mit HIV bei Analverkehr um ein Vielfaches größer als bei Oralverkehr, da im Epithel des Mastdarms CD4⁺-Zellen vorkommen. Aufgrund der Coevolution zwischen Erregern und Immunsystem kommt es sogar vor, dass sich die Barrierefunktionen so gut an einen Erreger anpassen, dass die nachgeschalteten Mechanismen nicht mehr adaptiert werden. *Staphylococcus epidermidis* ist eigentlich ein kommensaler Keim auf unserer Haut, der aber als Erzeuger von Katheterinfektionen gefürchtet ist. Wenn *S. epidermidis* ins Tiefengewebe kommt, so kann er hier Infektionen hervorrufen, während er die intakte Haut nie durchdringt und in den oberen Hautschichten abgetötet wird.

8.6 Infektionsprophylaxe

Immunkapazität und Pathogenität definieren die Infektionswahrscheinlichkeit mit einem Krankheitserreger. Die Keime, mit denen man sich mit großer Wahrscheinlichkeit auch als gesunder Mensch infiziert, haben eine große medizinische Bedeutung, sodass man durch gezielte Maßnahmen die Infektion und Ausbreitung dieser Krankheiten verhindern muss. Die Infektionsprophylaxe kann man grob in drei Punkte einteilen:

1. Hygiene- und Schutzmaßnahmen,
2. Passive Immunisierung und
3. Impfung.

Neben diesen drei Punkten gibt es natürlich noch weitere Maßnahmen, wie gesunde Ernährung, auf die aber im ▶ Kap. 15 eingegangen wird. Des Weiteren sollte man nie vergessen, dass die Infektionsproblematik in den Entwicklungsländern dadurch verstärkt wird, dass viele Menschen in diesen Ländern an Unterernährung und damit an einem latenten Immundefizit leiden. Natürlich kann man auch Antibiotika zur Prophylaxe einsetzen, dies ist aber in der Regel keine dauerhafte Maßnahme und hat keine immunologischen Grundlagen.

Hygiene- und Schutzmaßnahmen

Die einfachste Prophylaxe ist die Kontaktvermeidung mit den Erregern und hat damit eigentlich auch nur wenig mit Immunologie zu tun. Man muss dabei zwei grundsätzliche Dinge unterscheiden: den persönlichen Schutz und den Schutz anderer Personen. Zum persönlichen Schutz gehören sauberes Trinkwasser und Schutzkleidung bzw. Moskitonetze in den Tropen. Der Schutz anderer Personen betrifft vor allem Patienten in Krankenhäusern. Diese sind oft immungeschwächt und haben dadurch einen niedrigeren Schwellenwert, sodass sie sich an Keimen infizieren, mit denen das gesunde Krankenhauspersonal asymptomatisch besiedelt ist. Ein wichtiges klinisches Beispiel sind **MRSA-Infektionen** (methicillinresistente *Staphylococcus aureus*), die vom Krankenhauspersonal übertragen werden können, wenn dieses die vorgeschriebenen Maßnahmen zur Desinfektion nicht strikt einhält.

Die passive Immunisierung

Im Gegensatz zu den T-Zellen erkennen Antikörper freie Antigene und sind nicht auf den körpereigenen MHC restringiert. Deshalb kann man die humorale Immunität auch von einer Person auf die andere übertragen, die zelluläre Immunität hingegen nicht. Dies hat als Erster der deutsche Wissenschaftler Emil Behring erkannt. Er veröffentlichte 1890, dass man durch Serum die Immunität gegen einen Erreger von einem Tier auf ein anderes übertragen kann. Kurze Zeit später immunisierte er Schafe mit dem Diphtherie-Erreger (*Corynebacterium diphtheriae*) und konnte mit deren Serum an Diphtherie erkrankte Kinder heilen; dies nennt man heute **Postexpositionsprophylaxe**. Für die Entdeckung der Serumtherapie bekam **Emil von Behring** (■ Abb. 8.10) bereits zehn Jahre später (1901) den allerersten Nobelpreis für Physiologie oder Medizin überhaupt. Die Serumtherapie kann auch zur Infektionsprophylaxe eingesetzt werden, d. h., ein Mensch wird für eine gewisse Zeitspanne gegen den Erreger immun. Heute stellt man die Antikörpermenge in der Regel so ein, dass eine passive Immunisierung ungefähr zwei Halbwertszeiten der Antikörper hält, d. h. 6–8 Wochen. Diese Form der passiven Immunisierung setzt man meistens vor Reisen ein, wenn die Zeit zur Impfung vor Reiseantritt nicht mehr reicht (z. B. passive Immunisierung gegen Hepatitis A).

Die passive Immunisierung hat jedoch einen wesentlichen Nachteil gegenüber einer Impfung: Sie wirkt nur kurze Zeit, da sich kein immunologisches Gedächtnis ausbildet (■ Tab. 8.4).

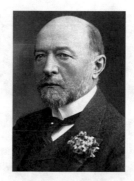

■ **Abb. 8.10 Emil von Behring.** Emil von Behring hat die passive Immunisierung erfunden und dadurch die Kindersterblichkeit drastisch gesenkt. Für diese Leistung wurde er geadelt und bekam 1901 den Nobelpreis für Physiologie oder Medizin. Das damalige Nobelpreiskomitee würdigte die Arbeiten als „neuen Weg in der Medizin, der den Ärzten eine siegreiche Waffe gegen Krankheiten und Tod in die Hand gibt"

Ein besonderes Problem der tierischen Antiseren (**heterologe Seren**) ist dabei, dass diese selbst vom Körper des Empfängers als fremde Antigene erkannt und schnell abgebaut werden, d. h. sie haben dadurch nur eine geringe Halbwertszeit von maximal 10–14 Tagen. Aufgrund des immunologischen Gedächtnisses wirken die Antikörper bei einer erneuten Gabe überhaupt nicht mehr, da sie direkt von den anti-Antikörpern neutralisiert werden. Schlimmer noch, bei einer zweiten Gabe riskiert man die Auslösung der danach benannten **Serumkrankheit**, die durch Verursachung eines anaphylaktoiden Schocks zum Tode führen kann. Die Serumkrankheit ist eine Typ-III-Allergie (▶ Kap. 10). Um sie zu verhindern, muss man die passiven Immunisierungen im Impfausweis protokollieren und bei einer erneuten Gabe eines Antitoxins auf eine andere Tierspezies zurückgreifen oder, wenn dies nicht möglich ist, mit einer geringen Menge subkutan vortesten, ob es zu einer Arthus-Reaktion kommt (▶ Kap. 10). Heute hat man für die gängigen Krankheiten **Hyperimmunglobuline**, das sind menschliche Immunglobulinpräparate (**homologe Seren**) mit einem hohen Titer für die jeweilige Krankheit, die aus dem Serum von geimpften Personen stammen. Gegen diese Präparate tritt in der Regel keine Immunreaktion auf, sodass sie mehrfach appliziert werden können. Eine natürliche Form der passiven Immunisierung liegt bei den Neugeborenen vor, die über die Plazenta mütterliches IgG bekommen haben, man spricht hier von **Nestschutz**. Dieser schützt die Kinder in den ersten 4–6 Lebensmonaten vor Infektionen.

Impfung

Die Impfung oder aktive Immunisierung ist der größte medizinische Erfolg überhaupt. Die Impfung ist die einzige prophylaktische Therapie, die dauerhaft vor einer Erkrankung schützt. Bei der Impfung werden abgeschwächte oder abgetötete Erreger oder nur deren Antigene appliziert, wodurch im Impfling eine Immunantwort gegen den Erreger bzw. das Antigen ausgelöst wird, die im Rahmen einer Sekundärantwort schützend ist. Dieser lang anhaltende Schutz aufgrund des immunologischen Gedächtnisses ist auch der wesentliche Vorteil gegenüber der

▣ Tab. 8.4 Vergleich von aktiver und passiver Immunisierung

	Passive Immunisierung	Aktive Immunisierung (Impfung)	Simultanimpfung (Aktiv-passiv-Immunisierung)
Was wird appliziert	Antikörper	Antigen	Antigen und Antikörper
Einsetzen der Schutzwirkung	Sofort	Verzögert Teilschutz nach 2–3 Wochen, Vollschutz frühestens nach der 2. Immunisierung (Ausnahme Lebendimpfstoffe)	Sofort
Dauer der Schutzwirkung	Kurz 6–8 Wochen	Lang Ca. 10 Jahre nach Grundimmunisierung	Lang Ca. 10 Jahre, wenn Grundimmunisierung angeschlossen wird (nur bei Totimpfstoffen möglich, Lebendimpfstoffe würden neutralisiert, so dass kein Langzeitschutz entstehen würde)

passiven Immunisierung. Als Begründer der Impfung gilt der englische Landarzt Edward Jenner (► Kap. 1).

Die Pockenimpfung hat aber noch eine weitere Erfolgsgeschichte. Bereits am Anfang des 19. Jahrhunderts begannen einige Staaten mit einer systematischen Pockenimpfung, bevor die WHO 1967 die weltweite Impfpflicht für die Pocken beschloss. Aufgrund dieses strikten Handelns ist es gelungen, die Pocken weltweit auszurotten, was die WHO 1980 offiziell festgestellt hat. Die Impfung wird seitdem auch nicht mehr durchgeführt. Diese ist aber leider auch das einzige Erfolgsbeispiel, wobei die Ausrottung sowieso nur bei Erregern möglich ist, die den Menschen als alleiniges Reservoir haben. Die WHO wollte bereits bis zum Jahr 2000 die Masern weltweit ausrotten, wovon wir aber selbst in Deutschland noch weit entfernt sind. Dies beruht darauf, dass man für die Ausrottung einer Infektion die Übertragung von Mensch zu Mensch unterbinden muss. Dafür benötigt man eine Impfrate von mindestens 95 %, besser natürlich darüber. Man spricht in diesem Zusammenhang von **Herdenimmunität** oder Kollektivschutz, d. h., die wenigen nicht geimpften Personen sind durch die geimpften Personen geschützt, da die Übertragungswahrscheinlichkeit zu gering ist, denn die Übertragung ist ja nur von nicht geimpfter zu nicht geimpfter Person möglich. Die Masernausbrüche in Deutschland sind deshalb auch immer in Schulen oder Kindergärten, in denen der Anteil nicht geimpfter Kinder besonders hoch ist.

In Deutschland gibt die **STIKO** (Ständige Impfkommission) am Robert-Koch-Institut Impfempfehlungen heraus (▣ Tab. 8.5), die regelmäßig aktualisiert werden. Bei den Impfungen unterscheidet man **Standardimpfungen** (**Regelimpfungen**) nach dem Impfkalender, **Indikationsimpfungen** und **Auffrischimpfungen**. Die Standardimpfungen sichern die Grundimmunisierung gegen die jeweiligen Erreger. Die Auffrischimpfungen dienen der Boosterung der Grundimmunisierung in regelmäßigen Abständen, bei Tetanus und Diphtherie alle 10 Jahre. Die Indikationsimpfungen sind besondere Impfungen, die nur für Risikogruppen empfohlen werden, also z. B. Reiseimpfungen wie Gelbfieber, wenn man in entsprechende Gebiete reist.

Die empfohlenen Standardimpfungen sind alle sehr gut verträglich, und die möglichen Risiken sind gegenüber den Gefahren der Erkrankungen absolut zu vernachlässigen. Diese Risiko-Nutzen-Abwägung muss jeder Arzt vor der Impfung vornehmen,

da es bei den Indikationsimpfungen auch weniger verträgliche Impfstoffe gibt, die nur bei einem entsprechenden Gefährdungspotenzial appliziert werden sollten. Bei den Impfstoffen werden **Lebendimpfstoffe** von **Totimpfstoffen** unterschieden. Bei den Lebendimpfstoffen handelt es sich um abgeschwächte (attenuierte), aber noch vermehrungsfähige Erreger, die im Impfling eine abgeschwächte Infektion hervorrufen und eine komplexe Immunität gegen den Erreger erzeugen. Der Vorteil der Lebendimpfstoffe ist die gute Immunisierung und der lang anhaltende Schutz. Der Nachteil ist die Gefahr einer nicht einzudämmenden Infektion bei immundefizienten Patienten, bei denen Lebendimpfstoffe grundsätzlich kontraindiziert sind. Früher gab es mehrheitlich Lebendimpfstoffe, während heute mehrheitlich Totimpfstoffe Verwendung finden. Zuletzt hat man bei der Polioimpfung (Kinderlähmung) umgestellt, da es in Deutschland keine natürlichen Polioinfektionen mehr gab, aber jährlich ein paar impfstoffinduzierte Fälle, weil die attenuierten Impfstämme der Polioviren nach der Darmpassage wieder krankheitserregend werden konnten.

Bei den Totimpfstoffen unterscheidet man solche, in denen ganze abgetötete Erreger sind (z. B. den weniger gut verträglichen Influenza-Ganzvirusimpfstoff), von Impfstoffen mit enzymatisch zerkleinerten Erregern (z. B. den gut verträglichen Influenza-Spaltimpfstoff) und den sehr gut verträglichen rekombinanten Impfstoffen (z. B. Hepatitis-*surface*-Antigen, HBsAg), bei denen nur noch einzelne Bestandteile des Erregers gentechnisch hergestellt werden. In vielen Fällen werden heute Impfstoffe mehrerer Erreger gemischt und in einer Impfung appliziert, man nennt diese **Kombinationsimpfstoffe**. Da das Immunsystem aber nur eine begrenzte Kapazität hat, kann man nicht beliebig viele und auch nicht alle Impfstoffe kombinieren. Interessanterweise erkennen wir bei den Impfungen auch die oben beschriebenen Anpassungsmechanismen der Erreger wieder. Bei den Viren müssen wir grundsätzlich mit Oberflächenantigenen impfen, damit diese an der primären Infektion der Zellen gehindert werden. Bei den Bakterien reicht es häufig, mit den inaktivierten Toxinen, **Toxoide** genannt, zu impfen, da die Bakterien selbst für das angeborene Immunsystem kein Problem darstellen, wenn dieses nicht durch die Toxine gelähmt wird (z. B. Tetanus- und Diphtherieimpfung).

Wie wir gesehen haben, sind die passive und die aktive Immunisierung in ihren Eigenschaften komplementär. Dies macht

8

◻ Tab. 8.5 Standardimpfungen und ausgewählte Indikationsimpfungen in Deutschland (2014)

Krankheit/Erreger, gegen die geimpft wird	Anzahl der Impfungen zur Grundimmunisierung	Bemerkungen
Alle Regelimpfungen (offizielle Abkürzung) [Erkrankung]		
1. Tetanus (T)	4	Totimpfstoff, Auffrischimpfung alle 10 Jahre
2. Diphtherie (D oder d)	4	Totimpfstoff, Auffrischimpfung alle 10 Jahre
3. Pertussis (aP oder ap) [Keuchhusten]	4	Totimpfstoff, Auffrischimpfung alle 10 Jahre
4. *Haemophilus influenzae* Typ B (Hib)	3–4	Totimpfstoff (Konjugatimpfstoff)
5. Poliomyelitis (IPV)	3–4	Totimpfstoff
6. Hepatitis B (HB)	3–4	Totimpfstoff (rekombinant)
7. Pneumokokken	3–4	Totimpfstoff (auch als Konjugatimpfstoff)
8. Meningokokken	2	Totimpfstoff (auch als Konjugatimpfstoff)
9. Masern-Mumps-Röteln (MMR)	2	Lebendimpfstoff
10. Varizellen [Windpocken]	2	Lebendimpfstoff
11. Influenza [Grippe]		Totimpfstoff (Spaltimpfstoff) ab dem 60. Lebensjahr und Risikogruppen jährlich
12. Humane Papillomviren (HPV)		Totimpfstoff (rekombinant), Regelimpfung nur für Mädchen
13. Rotaviren	2-3	Lebendimpfstoff (oral, Schluckimpfung)
Wichtige Indikationsimpfungen		
14. FSME [Frühsommer-Meningoencephalitis]	3	Totimpfstoff, erste Auffrischimpfung nach 3, danach nach 5 Jahren
15. HAV [Hepatitis A]	2	Totimpfstoff
16. Tollwut	3	Totimpfstoff, Auffrischimpfung alle 2–5 Jahre
Die Impfungen 1–5 werden auch kombiniert. Auch die Impfungen 6 + 15 werden kombiniert.		

man sich bei der **Simultanimpfung** oder Passiv-aktiv-Immunisierung zunutze, indem man gleichzeitig eine Impfung und eine passive Immunisierung durchführt. Der Vorteil liegt in der Kombination beider Verfahren, d. h. man hat einen sofortigen und gleichzeitig einen Langzeitschutz. Die passive Immunisierung überbrückt in diesem Falle die Zeit, bis der Körper durch die Impfung die eigene Antikörperproduktion aufgenommen hat. Leider lässt sich diese Kombination nicht bei allen Impfungen durchführen, wichtige klinische Beispiele sind aber die Tollwut- und die Tetanussimultanimpfung als Postexpositionsprophylaxe. Selbstverständlich muss man bei dieser Kombination auch bedenken, dass man aufpassen muss, dass sich Impfstoff (Antigene des Erregers) und Antiserum (Antikörper gegen den Erreger) nicht gegenseitig neutralisieren. Deshalb appliziert man das Antiserum immer wundnah und den Impfstoff möglichst weit davon entfernt (kontralateral). Bei Lebendimpfstoffen ist eine Simultanimpfung nicht möglich, da es immer zu einer Neutralisierung kommen würde, da der attenuierte (abgeschwächte) Erreger nur in einer sehr geringen Dosis verimpft wird und sich erst selbst im Impfling vermehren muss. Die geringen Mengen des attenuierten Erregers würden immer vor der Vermehrung durch die injizierten Antikörper neutralisiert.

Unsere Grundlagenkenntnisse der Immunologie führen zu immer neuen Impfstoffentwicklungen, die die Immunantwort verbessern. So gibt es **Konjugatimpfstoffe**, bei denen z. B. Kapselpolysaccharide von Pneumokokken an einen Teil des Diphtherietoxoids als Protein-Carrier gekoppelt werden. Dabei macht man aus einem T-Zell-unabhängigen Antigen ein T-Zell-abhängiges Antigen und löst damit eine IgG- statt einer IgM-Immunantwort aus. Des Weiteren verstärkt man über den **Hapten-Carrier-Effekt** (► Kap. 4) die Immunantwort, da aufgrund der Diphtherieimpfung gegen das Diphtherietoxoid bereits spezifische T$_H$-Zellen vorliegen, die eine B-Zell-Hilfe geben können. Diese Impfstoffform ist besonders bei Säuglingen und alten Menschen zu bevorzugen, da bei diesen die T-Zell-unabhängige Immunantwort reduziert ist. Für Menschen ohne Milz sind Konjugatimpfstoffe die einzige Möglichkeit der Impfung gegen T-Zell-unabhängige Antigene. Neben diesen molekularen Ansätzen werden seit langem **Adjuvanzien** (Wirkverstärker) in den Impfstoffen eingesetzt. Hierbei muss man zwei Formen von Adjuvanzien unterscheiden: diejenigen, die eine Depotwirkung des Antigens hervorrufen, und solche, die Gefahrensignale für das Immunsystem darstellen. Die Adjuvanzien mit Depotwirkung sind seit langem im Einsatz und gut erprobt, während die Adjuvanzien, die Risikosignale darstellen, nicht unumstritten sind. In Deutschland sind Letztere bisher nur für ältere Menschen zugelassen (eine Ausnahme bildete die Schweinegrippeimpfung im Jahr 2010) und in den USA gar nicht. Die möglichen Gefahren, die beim Einsatz auftreten, sind die Auslösung von Autoimmunreaktionen, da man diese Stoffe auch im Tiermodell zur Induktion von Autoimmunität einsetzt. In alten Menschen mit einem geschwächten Immunsystem kann man zum Teil nur durch den Einsatz dieser Adjuvanzien eine Immunreaktion induzieren oder diese verbessern. Bei jungen Menschen gibt es hingegen keinen immunologischen Vorteil, man kann lediglich die Antigendosis senken, die für die Induktion der Immunantwort notwendig ist.

Literatur

Epidemiologisches Bulletin 30/2010 (2010) Robert-Koch-Institut, Berlin

Global report: UNAIDS report on the global AIDS epidemic 2010 (2010) UNAIDS/10.11E/JC1958E

Goering R, Dockrell H, Zuckerman M, Wakelin D, Roitt I, Mims C, Chiodini P (2007) Mims' Medical Microbiology, 4. Aufl. Mosby/Elsevier, Philadelphia

Hellewell PG, Williams TJ (1994) Immunopharmacology of Neutrophils. Academic Press, London

Hemming VG (2001) Use of intravenous immunoglobulins for prophylaxis or treatment of infectious diseases. Clin Diag Lab Immunol 8:859–863

Infektionsepidemiologisches Jahrbuch für 2009 (2010) Robert-Koch-Institut, Berlin

Internetseiten der World Health Organization: www.WHO.int

Internetseiten des Robert-Koch-Institutes: www.RKI.de

Israeli E, Agmon-Levin N, Blank M, Shoenfeld Y (2009) Adjuvants and autoimmunity. Lupus 18:1217–1225

Kariyawasam HH, Robinson DS (2006) The eosinophil: The cell and its weapons, the cytokines, its locations. Semin Respir Crit Care Med 27:117–127

Kirchner H, Kruse A, Neustock P, Rink L (1993) Cytokine und Interferone: Botenstoffe des Immunsystems. Spektrum Akademischer Verlag, Heidelberg

Mitre E, Nutman TB (2006) Basophils, basophilia and helminth infections. Chem Immunol Allergy 90:141–156

Smith H, Cook RM (1993) Immunopharmacology of Eosinophils. Academic Press, London

Sullivan BM, Locksley RM (2009) Basophils: A nonredundant contributor to host immunity. Immunity 30:12–20

Walsh GM (2001) Eosinophil granule proteins and their role in disease. Curr Opin Hematol 8:28–33

Autoimmunität

Andrea Kruse

© Springer-Verlag GmbH Deutschland 2015
L. Rink, A. Kruse, H. Haase, *Immunologie für Einsteiger*, https://doi.org/10.1007/978-3-662-44843-4_9

9.1   Was ist Autoimmunität?

Wir haben in den vorangegangenen Kapiteln erfahren, welche wichtige Rolle unser Immunsystem für die Erkennung und Abwehr von Fremdstoffen und Infektionserregern spielt und welche Mechanismen zur Unterscheidung von Fremd und Selbst zur Verfügung stehen. Bei einigen Menschen geht das Immunsystem aber gegen körpereigene, gesunde Zellen und Gewebe vor, als ob es Eindringlinge wären. Freund kann nicht mehr von Feind unterschieden werden. Es bilden sich gegen das Selbst gerichtete Antikörper (**Autoantikörper**) und T-Zellen (**autoreaktive T-Zellen**). Diese Attacke des Immunsystems gegen körpereigene Antigene (**Autoantigene**) bezeichnet man als **Autoimmunität**. Sie kann zu schwerwiegenden Krankheiten führen, den **Autoimmunerkrankungen**. Diese Erkrankungen können ein Organ oder Organteile betreffen, sie können aber auch gegen viele verschiedene Gewebe des Körpers gerichtet sein. Die verheerenden Folgen der „Selbstzerstörung" wurden einst von Paul Ehrlich als „horror autotoxicus" beschrieben. Glücklicherweise sind die meisten Autoimmunerkrankungen selten und betreffen zusammen genommen nur ungefähr fünf Prozent der Bevölkerung. Die häufigsten Erkrankungen dieser Art sind die rheumatoide Arthritis, die mit einer Entzündung und Zerstörung der Gelenke einhergeht, die chronische Entzündung der Schilddrüse (Hashimoto-Thyreoiditis), die aufgrund der Zerstörung von Schilddrüsengewebe zu einer Unterproduktion von Schilddrüsenhormonen führt, und der Typ-1-Diabetes mellitus, der durch eine Zerstörung der insulinproduzierenden β-Inseln der Bauchspeicheldrüse gekennzeichnet ist.

9.2   Normalerweise verhindern zentrale und periphere Toleranzmechanismen gegen das „Selbst" gerichtete Reaktionen

Autoimmunerkrankungen sind relativ selten. Dies verdanken wir den bereits besprochenen Mechanismen, die zur Selbst-Toleranz führen (▶ Kap. 2 und ▶ Kap. 5). Wir wollen sie hier noch einmal kurz zusammenfassen. Das eine ist die **zentrale Toleranz**, bei der gegen das Selbst gerichtete Lymphocyten im Laufe ihrer Entwicklung im Thymus (T-Zellen) oder im Knochenmark (B-Zellen) ausgemustert werden. Im Thymus überleben nur T-Zellen, die an die körpereigenen MHC-Moleküle zu binden vermögen, die von den MHC-Molekülen präsentierten Eigenpeptide aber nicht erkennen. Autoreaktive T-Zellen sterben den programmierten Zelltod. Im Thymus werden die meisten körpereigenen Antigene präsentiert. Das gilt auch für den überwiegenden Teil der gewebespezifischen Eiweiße, wie das für die Bauchspeicheldrüse charakteristische Insulin. Wie dies zustande kommt, ist noch nicht vollständig geklärt und Gegenstand intensiver Forschung. Möglicherweise spielt ein sogenannter Autoimmunregulator bei diesem Prozess eine entscheidende Rolle. Dieser kurz auch als **AIRE** (*autoimmune regulator*) bezeichnete Transkriptionsfaktor schaltet im Thymus Gene an, die normalerweise nur in der Peripherie vorkommen.

Naive B-Lymphocyten besitzen spezifische B-Zell-Rezeptoren, die sogenannten membranständigen Antikörper der Klasse IgM. Sie sind durch somatische Rekombination im Knochenmark entstanden. B-Zellen erkennen mit ihrem Rezeptor lösliche oder zellgebundene Antigene unabhängig von MHC-Molekülen. Dennoch werden sie im Knochenmark auf Selbst-Reaktivität überprüft. B-Zellen, die im Knochenmark an körpereigene Strukturen binden, sterben ebenfalls durch Apoptose, sofern sie nicht durch Rezeptor-Editing ihre Spezifität ändern (▶ Kap. 2). Gleichzeitig entstehen im Thymus natürliche regulatorische T-Zellen, auf die weiter unten noch näher eingegangen wird.

Der zweite Mechanismus ist die **periphere Toleranz**. Sie ist das Sicherheitsnetz, wenn Lymphocyten der Selektion in den zentralen lymphatischen Organen entkommen. Die periphere Toleranz wird durch verschiedene Mechanismen hervorgerufen. Zum einen können körpereigene Eiweiße selbst Toleranz erzeugen. Sie kommen im Körper naturgemäß ständig in hoher und vor allem konstanter Konzentration vor. Sie vermitteln den autoreaktiven Lymphocyten dauerhaft starke Signale und genau das macht die gegen sie gerichteten Lymphocyten tolerant. Bei einer Infektion ist es anders. Pathogene und ihre Fragmente kommen am Anfang des Befalls zunächst in niedrigen Konzentrationen vor. Doch eingebettet im warmen, nährstoffhaltigen Blut oder Körpergewebe oder gar im Schutz der Zelle selbst, vermehren sie sich schnell. Dadurch steigt die Konzentration der Antigene des Erregers rasch an. Und genau durch diese schnelle Zunahme des Antigens und der von ihm vermittelten Rezeptorsignale werden naive Lymphocyten aktiviert.

Ein weiterer Mechanismus stellt das Ausbleiben von Gefahrensignalen durch die Zellen des angeborenen Immunsystems dar. Erkennen zum Beispiel T-Zellen mit ihrem T-Zell-Rezeptor den MHC-Peptid-Komplex auf einer dendritischen Zelle, reicht dies nicht aus, um eine Immunantwort auszulösen. Es bedarf weiterer Signale, um eine Aktivierung und Reifung der naiven T-Zellen zu Effektor-T-Zellen einzuleiten. Dieser Vorgang, das sogenannte Priming (Prägung), umfasst nach heutiger Sicht drei Signale (▶ Kap. 5). Signal 1 besteht aus der bereits erwähnten Erkennung des MHC-Peptid-Komplexes durch den T-Zell-Rezeptor. Signal 2 umfasst die Aktivierung durch costimulierende Moleküle. Signal 3 dient der Differenzierung der T-Zellen in verschiedene Subpopulationen und wird unter anderem durch Cytokine reguliert. Vor allem Signal 2 entscheidet, ob T-Zellen nach Erkennen des MHC-Peptid-Komplexes überleben und proliferieren oder ob sie reaktionsunfähig (anerg) werden. Wichtige costimulierende Moleküle sind die B7-Moleküle, die nach Aktivierung auf antigenpräsentierenden Zellen hochreguliert werden. Sie interagieren mit CD28, das auf naiven T-Zellen exprimiert wird. Erkennt eine naive T-Zelle mit ihrem TCR einen MHC-Peptid-Komplex ohne Costimulierung durch antigenpräsentierende Zellen, wird ihre Vermehrung und Differenzierung unterbunden oder verändert. Sie kann dauerhaft anerg, also reaktionsunfähig auf ihr Antigen werden; hohe Konzentrationen von Selbst-Peptiden führen sogar zur Apoptose der naiven T-Zellen (klonale Deletion). Frühe apoptotische Zellen werden aufgrund von sogenannten „*eat me*"-Signalen auf ihrer Oberfläche nicht als Gefahr wahrgenommen und unter anderem vom Phagocytensystem entfernt. Es kann aber auch zur Bildung von sogenannten induzierten regulatorischen T-Zellen kommen. Sie werden als Antwort auf erkannte Selbst-Antigene oder harmlose Fremd-Antigene gebildet, die von unreifen, nicht aktivierten DC in Anwesenheit von TGF-β und Abwesenheit von Entzündungsmediatoren und costimulierenden Molekülen präsentiert werden. Induzierte T$_{regs}$ setzen sich aus zahlreichen Untergruppen zusammen, die sich anhand ihrer Oberflächenmoleküle und ihrer Funktion unterscheiden. Eine Subpopulation kontrolliert immunologische Prozesse in den Schleimhäuten, dem „Brennpunkt" zwischen der Innenwelt des Körpers und der von Pathogenen besiedelten Außenwelt. Sie werden durch Aufnahme von Antigenen über mucosale Oberflächen aktiviert (orale Toleranz) und hemmen über die Produktion von IL-4, TGF-β und IL-10 Immunreaktionen. Fehlen sie, können sich autoimmune Reaktionen im Bereich des Darmes entwickeln. Die zweite Hauptgruppe regulatorischer T-Zellen umfasst die natürlichen T$_{reg}$, die im Thymus entstehen. Dabei handelt es sich um CD4$^+$-T-Zellen mit einem α:β-T-Zell-Rezeptor, die das Oberflächenmolekül CTLA-4 (*cytotoxic T-lymphocyte associated protein-4*), den Transkriptionsfaktor FoxP3 (*forkhead box P3*) und sehr stark CD25 (α-Kette des IL-2-Rezeptors) exprimieren. Die Selektion im Thymus erfolgt vermutlich durch eine hochaffine Bindung an Selbst-Peptide (die gerade nicht mehr zur Apoptose führt), die dort von MHC-Molekülen präsentiert werden. Die Immunsuppression durch natürliche T$_{reg}$ geschieht überwiegend durch direkten Zellkontakt. Es gibt aber auch Hinweise auf eine cytokinvermittelte Suppression, die vor allem T-Zellen und dendritische Zellen betrifft. Die wichtigsten Cytokine, die von natürlichen T$_{reg}$ produziert werden, sind IL-10 und TGF-β. Natürliche T$_{reg}$ machen 5–15 % der zirkulierenden CD4$^+$-T-Zellen aus (weitere Informationen über T$_{reg}$ ▶ Kap. 2, ▶ Kap. 5 und ▶ Kap. 7). Auch antigenaktivierte B-Lymphocyten können aus dem Verkehr gezogen werden. Aktivierte B-Zellen, die in den Keimzentren eine somatische Hypermutation durchlaufen haben, können dadurch eine höhere Affinität zu Selbst-Antigenen entwickeln (▶ Kap. 5). Wenn die spezifischen Rezeptoren dieser B-Zellen durch ein derartiges Antigen vernetzt werden, senden sie ein Signal ins Innere der Zelle. Bleibt Unterstützung durch T-Helferzellen aus (weil keine autoreaktiven T-Zellen gegen das Selbst-Peptid existieren), induziert dieses Signal den programmierten Zelltod (Apoptose). Die apoptotischen Zellen werden sofort von Makrophagen, die in den Keimzentren lokalisiert sind, beseitigt.

Anergie, Apoptose und Immunsuppression durch regulatorische T-Zellen sind die Mechanismen der peripheren Toleranz. Sie wirken zusammen und ergänzen sich, ohne die Immunabwehr von Pathogenen zu beeinflussen. Die Kombination der zentralen und peripheren Toleranz schützt unseren Körper vor der Zerstörung durch das eigene Immunsystem.

Verschiedene Faktoren müssen zusammenkommen, um Autoimmunität zu erzeugen

Autoaggressive Prozesse, die zur Schädigung und Zerstörung körpereigenen Gewebes führen, entstehen in der Regel nicht, wenn nur ein Kontrollpunkt des Immunsystems außer Kraft gesetzt wird. Es müssen verschiedene Schwachstellen zusammenkommen, um gegen das „Selbst" gerichtete Reaktionen zu erzeugen. Dazu gehören genetische Anlagen, die beispielsweise zu Fehlern bei den zentralen oder peripheren Toleranzmechanismen führen, hormonelle Faktoren sowie äußere Umwelteinflüsse wie UV-Strahlung, Medikamente, Drogen, Gifte und Infektionen, die wiederum autoimmune Prozesse auslösen können.

Prädisponierende genetische Faktoren

Es gibt Menschen, die eine angeborene „Empfänglichkeit", eine sogenannte genetische Prädisposition, für Autoimmunerkrankungen besitzen. Diese Anfälligkeit beruht in der Regel auf dem Zusammenwirken mehrerer Gene. Menschen mit genetischer Prädisposition müssen aber keine Autoimmunerkrankung entwickeln. Es gibt auch Aggressionen gegen das Selbst, die auf Einzelgendefekten beruhen. Die genetischen Varianten (Allele) für diese monogenen Autoimmunerkrankungen werden rezessiv und/oder X-chromosomal vererbt. Ein Beispiel für eine rezessive monogene Autoimmunerkrankung ist das Autoimmun-Polyendokrinopathie-Candidiasis-ektodermale Dystrophie-Syndrom oder kurz **APECED** genannt. Patienten mit APECED haben ein defektes AIRE-Gen. Dadurch werden periphere Gene im Thymus nicht angeschaltet, und es kann keine zentrale Toleranz gegenüber deren Genprodukten erzeugt werden. Bei diesen Menschen kommt es im Verlauf ihres Lebens zur Zerstörung vor allem endokriner Gewebe.

Auch periphere Toleranzmechanismen können von Einzelgendefekten betroffen sein. So führt eine Mutation im Gen für den Transkriptionsfaktor FoxP3 zu einer gestörten Differenzierung bestimmter Subpopulationen regulatorischer T-Zellen. Die Folge ist das Autoimmunsyndrom **IPEX** (Immundysregulation, Polyendokrinopathie, Enteropathie X-gekoppeltes Syndrom), das auch unter dem Namen *X-linked autoimmunity-allergic dysregulation syndrome* (XLAAD) bekannt ist. Diese Patienten erkranken bereits im Kleinkindalter. Klinisch können chronische Diarrhoe, insulinabhängiger Diabetes mellitus, eine Entzündung der Schilddrüse, hämolytische Anämie, Thrombocytopenie und verschiedene Hauterkrankungen beobachtet werden. Bei dieser Krankheit handelt es sich um eine rezessive, X-chromosomal vererbte Autoimmunerkrankung. Ein weiteres Beispiel für eine monogene Autoimmunerkrankung ist das lymphoproliferative Autoimmunsyndrom (**ALPS**), das weltweit bei ungefähr 220 Patienten beschrieben wurde. Es beruht auf einer Mutation im FAS-Gen. Dessen Produkt, der Rezeptor Fas (CD95), kommt auf Effektorlymphocyten vor. Nach Bindung seines Liganden FasL (Fas-Ligand) sendet er Signale in die Zelle, die zur Apoptose führen. Die Fas/FasL-Interaktion ist ein Mechanismus zur Kontrolle von Immunreaktionen. Nach Beendigung einer Immunantwort werden auf diesem Weg nicht mehr benötigte Effektorzellen entfernt. Ein nicht funktionstüchtiger Fas-Rezeptor führt zu einer gestörten Apoptose und zu einer Anhäufung von Lymphocyten. Es kommt klinisch zu einer massiven, generalisierten Lymphknotenschwellung. Außerdem treten bei fast allen Patienten eine Milz- und bei 67 % eine Lebervergrößerung auf. Das Alter bei klinischer Erstmanifestation von ALPS liegt bei zehn Monaten bis fünf Jahren.

◘ **Tab. 9.1** Autoimmunerkrankungen und assoziierter HLA-Typ

Autoimmunerkrankung	Assoziierter HLA-Typ
Rheumatoide Arthritis	DR4
Hashimoto-Thyreoiditis	DR5
Perniziöse Anämie	DR5
Goodpasture-Syndrom	DR2
Multiple Sklerose	DR2
Basedow-Krankheit	DR3
Myasthenia gravis	DR3
Systemischer Lupus erythematodes	DR2/DR3
IDDM	DR3 oder DR4 DR3 und DR4, beziehungsweise die damit im Kopplungsungleichgewicht stehenden DQ-Typen
Morbus Reiter	B27
Spondolytis ankylosans (Morbus Bechterew)	B27

Die Wahrscheinlichkeit, eine bestimmte Autoimmunerkrankung zu entwickeln, ist bei einigen HLA-Typen erhöht. Die Tabelle zeigt HLA-Typen, für die ein Zusammenhang mit bestimmten Autoimmunerkrankungen nachgewiesen wurde.

Auch Defekte oder Überexpressionen von Genen, die andere Bereiche des Immunsystems betreffen, wie Cytokine, Proteine der Signaltransduktion, Komplementkomponenten, Komplementrezeptoren, Corezeptoren, costimulierende Moleküle und hemmende Regulatoren der Lymphocytenaktivierung, stehen mit Autoimmunerkrankungen in Zusammenhang. So ist beim Menschen eine Defizienz der frühen Komplementkomponenten (C1q, C1r, C1s, C4) und eine verminderte Expression der Komplementrezeptoren CR1 (CD35) und CR2 (CD21) mit der Erkrankung des systemischen Lupus erythematodes (SLE; generalisiertes Krankheitsbild einer Kollagenose, ▶ Abschn. 9.4) assoziiert. Die frühen Komplementfaktoren und ihre Rezeptoren spielen eine essenzielle Rolle sowohl bei der Deletion autoreaktiver B-Lymphocyten im Knochenmark als auch bei der Opsonisierung und Beseitigung von Immunkomplexen.

Vor allem bestimmte MHC-Allele (beim Menschen auch als HLA bezeichnet) der Klasse II (zum Beispiel HLA-DR2, -DR3, -DR4 und -DR5), aber auch einige der Klasse I (wie HLA-B8; -B27) korrelieren mit einem erhöhtem Risiko für bestimmte Autoimmunerkrankungen. Beispiele dafür sind der Systemische Lupus erythematodes (HLA-DR2; -DR3), die rheumatoide Arthritis (chronische Entzündung der Gelenke; HLA-DR4), die Myasthenia gravis (schnell fortschreitende Muskelschwäche, bei der die motorische Endplatte der Muskeln zerstört wird; HLA-DR3) und die Hashimoto-Thyreoiditis (chronische Entzündung des Schilddrüsengewebes; HLA-DR5) (◘ Tab. 9.1). Menschen mit einem HLA-B27-Allel haben dagegen ein höheres Risiko an Morbus Bechterew (Spondylitis ankylosans) zu erkranken. Dabei handelt es sich um eine chronisch-entzündliche Erkrankung, die zur Versteifung der Gelenke führt. Betroffen sind vor allem Lenden- und Brustwirbelsäule und die Kreuz-Darmbein-Region. Doch nicht alle Personen mit HLA-B27 sind betroffen. Im Gegensatz zur Allelvariante B*2705 geht von der Variante B*2709 kein erhöhtes Risiko aus. Der Unterschied zwischen beiden Allelvarianten beruht auf einer einzigen Aminosäure. Bei Personen mit der Variante B*2709 wird das Selbst-Peptid auf konventionelle Weise in das MHC-Klasse-I-Molekül eingebaut und von T-Zellen nicht erkannt. Bei Trägern der Variante B*2705 sorgt diese Aminosäure für eine abweichende Bindung des körpereigenen Peptids, das dann von T-Zellen als „fremd" behandelt wird.

Die MHC-Loci sind in Menschen und anderen Säugetieren hochgradig polymorph (Rate der Heterozygotie im MHC liegt bei 80–90 %). Einige Kombinationen von HLA-A-, -B- und -DR-Allelen treten jedoch häufiger auf, als man es ausgehend von ihren Allelfrequenzen erwarten würde. Dieses Phänomen wird als Kopplungsungleichgewicht (*linkage disequilibrium*) bezeichnet (▶ Kap. 12). Ein Beispiel ist der Typ-1-Diabetes (**IDDM**, *insulin-dependent diabetes mellitus*), eine Autoimmunerkrankung, die sich meist im Kindes- oder Jugendalter manifestiert. Die durch autoreaktive T-Zellen und Antikörper vermittelten spezifischen Autoaggressionsprozesse sind gegen die insulinproduzierenden β-Zellen der Bauchspeicheldrüse gerichtet, zerstören sie und führen somit zu einem absoluten Insulinmangel. Fast alle Patienten mit IDDM tragen Allele der HLA-DR3- oder HLA-DR4-Gruppe oder beide (HLA-DR3/DR4-heterozygot). Neuere Studien weisen darauf hin, dass diese HLA-DR-Allele mit HLA-DQ-Allelen gekoppelt sind, die für eine erhöhte Anfälligkeit gegenüber Diabetes-Typ-1 verantwortlich sind.

Hormonelle Faktoren

Hormone können bei der Auslösung von Autoimmunerkrankungen eine Rolle spielen. Dies gilt vor allem für die Sexualhormone (▶ Kap. 15). Östrogen spielt eine wichtige Rolle bei der Entwicklung und Modulation der Immunantwort. So konnten Östrogenrezeptoren in primären lymphatischen Organen und in Immunzellen nachgewiesen werden. Der Östrogenrezeptor-α dient in beiden Geschlechtern der Entwicklung des Thymus, während der Östrogenrezeptor-β eine maßgebliche Rolle bei der Regulation der B-Zellbildung im Knochenmark spielt. Die Eigenschaft der Östrogene, die humorale Immunantwort zu unterstützen, spiegelt sich auch in ihrer Rolle bei Autoimmunerkrankungen wieder. So wurde gezeigt, dass die Behandlung mit Östrogenen sowohl die Zahl der antikörperproduzierenden Zellen als auch die Menge der gebildeten Autoantikörper erhöht. Während Östrogen bei Autoimmunerkrankungen die Autoantikörper-Antwort verstärkt, wird sie von Testosteron unterdrückt. Autoimmunerkrankungen zeigen eine eindeutig geschlechtsspezifische Häufung. So sind ungefähr 65 % der Menschen, die gegen den eigenen Körper gerichtete Immunreaktionen entwickeln, Frauen im fortpflanzungsfähigen Alter. Vor allem Zeiten erheblicher hormoneller Umstellungen (Schwangerschaften, Geburt, Menarche und Menopause) können zu einer Verbesserung oder aber auch zu einer Verschlechterung oder zur Induktion der Krankheitssymptome führen.

Infektionen und andere Umweltfaktoren können eine Autoimmunität auslösen

Bei der Entstehung einer Autoimmunität spielen die Gene eine wichtige Rolle. Autoimmunerkrankungen werden zwar nicht direkt vererbt, aber die ererbte Veranlagung erhöht das Risiko, eine solche Krankheit zu entwickeln. Wirken dann bestimmte Umweltfaktoren auf das Immunsystem ein, kann die autoimmune Erkrankung ausgelöst werden. Zu diesen Umweltfaktoren gehören unter anderem UV-Bestrahlung, Medikamente, Umweltgifte wie Schwermetalle und Chemikalien, Toxine und Drogen. Von zentraler Bedeutung bei der Auslösung und Verstärkung autoaggressiver Prozesse sind jedoch **Infektionen**. Sie rufen im Körper Entzündungen hervor. Immunzellen wandern an den Infektionsort, dendritische Zellen nehmen Antigen auf, gehen in das lymphatische Gewebe und präsentieren den T-Zellen Teile des Antigens. Dabei produzieren sie Gefahrensignale, die nicht nur gegen das Fremde gerichtete T-Zellen aktivieren, sondern auch autoreaktive Lymphocyten zur Teilung und Autoaggression anregen können. Auch in normale Abwehrprozesse involvierte dendritische Zellen und Makrophagen, die über Toll-ähnliche Rezeptoren direkt von Mikroorganismen aktiviert werden, oder T-Helferzellen können über die Ausschüttung von Cytokinen gegen das Selbst gerichtete Lymphocyten stimulieren. Manchmal werden auch Selbst-Peptide durch eine Infektion biochemisch so verändert, dass sie vom Immunsystem als fremd erkannt werden.

Viele Krankheitserreger besitzen Strukturen (Eiweiße, Kohlenhydrate), die Ähnlichkeit zu körpereigenen Gewebeantigenen besitzen (◻ Tab. 9.2). So ähnelt das P3-Protein des Masernvirus einem Hormon der Adenohypophyse, dem Corticotropin, sowie einem Eiweiß der Markscheide von Nerven, dem basischen Myelin. Das VP2 des Poliovirus weist eine Homologie zum Acetylcholinrezeptor auf und das E2 des Papillomavirus eine Homologie zum Insulinrezeptor. Auch Epitope auf Streptokokken-Antigenen weisen Ähnlichkeiten zu körpereigenen Molekülen auf. Derartige Übereinstimmungen zwischen Proteinen von Krankheitserregern und körpereigenen Molekülen ermöglichen dem Erreger das Immunsystem bis zu einem gewissen Grad zu täuschen und sich zumindest kurzfristig vor dessen Angriff zu schützen. Diese Täuschung durch Moleküle wird als **molekulares Mimikry** bezeichnet. Die Antigene des Erregers entsprechen jedoch nicht vollkommen den körpereigenen Strukturen, sodass eine Immunreaktion gegen Teile von ihnen erfolgen kann. Es werden Antikörper sowohl gegen die nichtidentischen als auch gegen überlappende Bereiche gebildet. Diese Antikörper, aber auch T-Zellen, können mit den entsprechenden körpereigenen Molekülen kreuzreagieren. Dies kann bei einer Infektion mit *Streptococcus pyogenes*, dem Erreger des Scharlachs, zu einer Schädigung der Herzklappen führen, die sich auch jenseits der eigentlichen Infektion fortsetzen kann.

Infektionen schädigen Körperzellen. Kommt es zu großflächigen Nekrosen (physikalisch oder chemisch herbeigeführter Zelltod), ist das Phagocytensystem nicht in der Lage, die Vielzahl an zerstörten beziehungsweise sterbenden Zellen schnell genug zu beseitigen. Von den nekrotischen Zellen werden Moleküle aus dem Innern der Zelle freigesetzt, die normalerweise unsichtbar für das Immunsystem sind. Dazu gehören zum Beispiel Zell-

◻ **Tab. 9.2** Homologien zwischen Proteinen von Krankheitserregern und Proteinen des menschlichen Körpers. Die Hypothese des molekularen Mimikrys besagt, dass diese Homologien nach Infektion zu Kreuzreaktivitäten führen.

Antigen des Erregers	Homologes menschliches Protein
P24 des HIV-1	Konstante Region des IgG
E1B des Adenovirus Typ 12	Alpha-Gliadin
P3 des Masernvirus	Corticotropin und basisches Myelinprotein
IE2 des Cytomegalovirus	HLA-DR-Moleküle
Klebsiella pneumoniae-Nitrogenase	HLA-B27-Moleküle
VP2 des Poliovirus	Acetylcholinrezeptor
E2 des Papillomavirus	Insulinrezeptor
DNA-Polymerase des Hepatitis-B-Virus	Basisches Myelinprotein
Proteoglykan der Zellwand von *Mycobacterium tuberculosis*	Hüllprotein des Knorpels
Gag-Protein p30 von Retroviren	DNA-Topoisomerase I
M-Protein von *Streptococcus pyogenes* Typ 1	Vimentin
DNA-Polymerase des EBV	Basisches Myelinprotein
Streptokokken-M-Protein	Myosin des Herzens
Glykoprotein des Tollwutvirus	Insulinrezeptor

(Kirchner *et al.*)

kernbestandteile wie DNA, Chromatinproteine und Ribonucleoproteine. Auch große Mengen apoptotischer Zellen (an einem induzierten programmierten Tod zugrundegehende Zelle), wie sie zum Beispiel bei viralen Infektionen auftreten, können für das Immunsystem zum Problem werden. Ist die Beseitigung dieser Zellen in einem frühen Apoptosestadium aufgrund von verminderter Phagocytoseaktivität, Defekten im Komplementsystem, fehlender opsonisierender Serumkomponenten oder anderen Faktoren gestört, schreitet die Apoptose fort, und es bilden sich spät-apoptotische und schließlich sekundär nekrotische Zellen beziehungsweise Fragmente, verbunden wiederum mit der Freisetzung intrazellulärer Moleküle. Existieren latent autoreaktive Lymphocyten gegen diese intrazellulären Zellbestandteile, können sie durch Entzündungsmediatoren aktiviert werden, die im Rahmen der Infektion und der Nekrose auftreten. Dieser Effekt wird noch verstärkt, wenn einige der freiwerdenden Moleküle an Mustererkennungsrezeptoren auf antigenpräsentierenden Zellen wie B-Lymphocyten, dendritischen Zellen und Makrophagen binden. Mustererkennungsrezeptoren, zu denen auch die **Toll-ähnlichen Rezeptoren** gehören, erkennen normalerweise vorwiegend Molekülmuster auf Infektionserregern. Sie können aber auch bestimmte Zellbestandteile des eigenen Körpers binden, wenn diese durch vermehrte Zellzerstörung freigesetzt werden, dadurch mit der Umgebung in Kontakt kommen und nicht schnell genug beseitigt werden können.

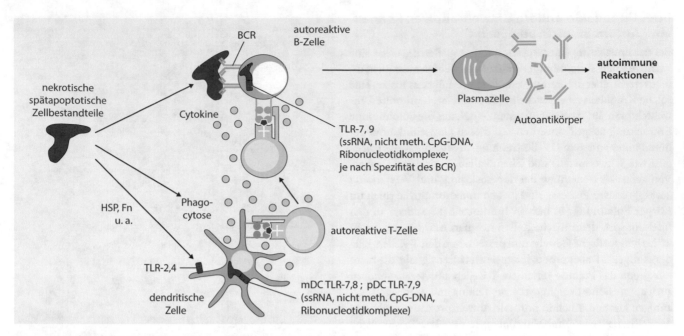

◻ Abb. 9.1 Körpereigene Antigene können autoimmune Reaktionen auslösen, wobei sie Toll-ähnliche Rezeptoren als Costimulatoren benutzen. Kommt es infolge von Infektionen oder anderen Entzündungsprozessen zu einer vermehrten Zerstörung von Körperzellen durch nekrotische Prozesse oder gehen früh-apoptotische Zellen in die spät-apoptotische oder sekundär nekrotische Phase über, werden intrazelluläre Moleküle frei, die normalerweise unsichtbar für das Immunsystem sind. Gegen sie gerichtete autoreaktive B-Zellen nehmen die Zellbestandteile durch Endocytose auf. Einige der Moleküle binden an Toll-ähnliche Rezeptoren (TLR-7 z. B. bei RNA-spezifischen B-Zellen und TLR-9 z. B. bei DNA-spezifischen B-Zellen), die sich in Vesikeln im Innern der B-Zellen befinden. Dadurch wird die B-Zelle aktiviert. DC phagocytieren ebenfalls die freigewordenen Zellbestandteile und präsentieren sie auf MHC-Klasse-II-Molekülen an naive T-Helferzellen. Zusätzliche Aktivierungssignale erhalten myeloide DC (mDC) durch Bindung bestimmter Moleküle (einzelsträngige RNA, Ribonucleotidkomplexe) an TLR-7 und TLR-8 in den intrazellulären Vesikeln oder von Molekülen (Hitzeschockproteine (HSP), Fibronectin (Fn) und anderen Strukturen) an TLR-2 und/oder TLR-4 auf ihrer Oberfläche. Plasmacytoide DC (pDC) werden durch Bindung von einzelsträngiger RNA, Ribonucleotidkomplexen und nicht methylierter CpG-haltiger DNA an TLR-7 und TLR-9 in intrazellulären Vesikeln aktiviert. Die stimulierten DC reifen und exprimieren vermehrt costimulierende Moleküle und schütten Cytokine aus, die mit ihnen interagierende autoreaktive T-Zellen aktivieren. Diese nehmen wiederum Kontakt mit den autoreaktiven B-Zellen auf und aktivieren sie über costimulierende Moleküle und Cytokine zur Freisetzung von Autoantikörpern. pDC produzieren nach Aktivierung vor allem Typ-1-Interferone (IFN-α, IFN-β). IFN-γ spielt über die Aktivierung von antigenpräsentierenden Zellen, T- und B-Zellen vor allem in der Pathogenese von SLE eine bedeutende Rolle. (Verändert nach Marshak-Rothstein.)

Wir wollen das an einem Beispiel betrachten. Apoptotische DNA enthält vermehrt nicht methylierte CpG-Sequenzen, die ansonsten typisch für bakterielle DNA sind. B-Lymphocyten, die gegen körpereigene DNA gerichtet sind, werden im Knochenmark ausgemustert. Solche Zellen, die nur sehr schwach an die eigene DNA binden, entkommen jedoch manchmal der zentralen Toleranz. Sie werden aber in der Peripherie nicht aktiviert, da sie keinen Kontakt zu ihrem Liganden haben (er befindet sich ja im Innern der Zellen) und nicht durch Gefahrensignale stimuliert werden. Kommt es bei einer Infektion zu einer gesteigerten Apoptose und damit zu sekundärer Nekrose, wird vermehrt nicht methylierte CpG-haltige DNA freigesetzt. Sie wird von den B-Zell-Rezeptoren der latent autoreaktiven B-Zellen gebunden und durch Endocytose in die Zelle aufgenommen. Eingeschlossen in intrazelluläre Vesikel kann sie mit dem Toll-ähnlichen Rezeptor(TLR)-9 reagieren. Die Bindung der aufgenommenen DNA an TLR-9 aktiviert die B-Zelle. Gleichzeitig phagocytieren antigenpräsentierende Zellen (APC) des angeborenen Immunsystems (dendritische Zellen) die Fragmente und freigesetzten Moleküle und werden von ihnen zusätzlich über Toll-ähnliche Rezeptoren aktiviert. Sie reifen und präsentieren diese Antigene der spät-apoptotischen oder sekundär nekrotischen Zellen an T-Helferzellen. Erkennen autoreaktive T-Helferzellen den MHC-II/Peptid-Komplex und werden sie durch Entzün-

dungsmediatoren wie Cytokine und Costimulierung aktiviert, interagieren einige von Ihnen mit den autoreaktiven B-Zellen und veranlassen diese zur Produktion von Autoantikörpern (◻ Abb. 9.1).

Auch andere TLR können in Autoimmunprozesse involviert sein. So binden Ribonucleotidkomplexe zum Beispiel an TLR-7 (B-Zellen, myeloide DC, plasmacytoide DC) und TLR-8 (myeloide DC). Diese Mechanismen spielen möglicherweise beim systemischen Lupus erythematodes (SLE) eine Rolle, der durch die Produktion von Autoantikörpern gegen DNA, Ribonucleoproteine und DNA-assoziierte Proteine gekennzeichnet ist. Die postulierte Beteiligung der TLR an der Autoimmunität bezeichnet man als **Toll-Hypothese**.

Einen weiteren Mechanismus stellen **Superantigene** dar. Dazu gehören verschiedene Enterotoxine von *Staphylococcus aureus* und pyrogene erythrogene Toxine von *Streptococcus pyogenes*. Aber auch bei *Mycoplasma arthritidis*, Viren (z. B. Maus-Mammatumorvirus) und gramnegativen Bakterien (z. B. *Yersinia pseudotuberculosis*) wurden Superantigene identifiziert. Superantigene sind Proteine, die eine Proteinkette von MHC-Klasse-II-Molekülen auf antigenpräsentierenden Zellen mit den Vβ-Elementen des T-Zell-Rezeptors auf T-Zellen verbinden. Die Bindungsstellen liegen außerhalb der Antigenbindungsstellen. Die Bindung eines Superantigens ist somit unabhängig von der Antigenspezifität der T-Zellen (◻ Abb. 9.2). Superantigene binden nur bestimmte V_β-Subtypen. Es werden also nicht alle T-Zellen, sondern nur solche mit entsprechenden V_β-Ketten aktiviert (oligoklonale Aktivierung). Da der variable Teil des T-Zell-Rezeptors aus der Kombination der V-, D- und J-Elemente hervorgeht (▶ Kap. 6), können T-Zellen trotz gleichen V_β-Gens unterschiedliche Antigenspezifitäten aufweisen. Superantigene sind die potentesten Aktivatoren von T-Zellen und der mit ihnen interagierenden B-Zellen und führen über unkontrollierte Cytokinausstöße (Cytokinsturm) zu einer Fehlregulation des Immunsystems. Sie stehen in einem Zusammenhang mit einer Vielzahl von Krankheiten, wozu Lebensmittelvergiftungen, Schocksyndrom bis hin zum Multiorganversagen gehören. Auch Autoimmunerkrankungen wie insulinabhängiger Diabetes mellitus, rheumatoide Arthritis, Sjögren-Syndrom, Kawasaki-Syndrom und Multiple Sklerose werden mit bakteriellen oder viralen Superantigenen in Zusammenhang gebracht, da Superantigene in der Lage sind, anerge T-Zellen zu aktivieren.

Durch die bei Autoimmunreaktionen dauerhaft präsenten Autoantigene schließt sich an die frühe Aktivierungsphase eine chronische Entzündung an, die zur Freisetzung weiterer Autoantigene führt und somit eine Ausweitung der autoimmunen Reaktionen auf neue Epitope des bisherigen Autoantigens oder sogar neue Autoantigene nach sich ziehen kann. Beim SLE binden autoreaktive B-Zellen zum Beispiel an doppelsträngige DNA. Diese kann aber in Komplexen mit anderen Proteinen, wie Histonen oder anderen Chromatinbestandteilen vorliegen. Nach Bindung des B-Zell-Rezeptors an die doppelsträngige DNA endocytieren die B-Zellen den ganzen Komplex und präsentieren auf MHC-Klasse-II-Molekülen neben Peptiden, die von DNA-assoziierten Proteinen stammen, auch Bestandteile des Komplexes, zum Beispiel der Histonproteine (Hapten-Carrier-Prinzip; ▶ Kap. 4). T-Zellen, die autoreaktiv auf die Histonproteine reagieren, aktivieren sowohl die für die DNA spezifischen B-Zellen als auch B-Zellen, die autoreaktiv auf Histone reagieren. Es entstehen sowohl anti-DNA-Antikörper als auch anti-Histon-antikörperproduzierende Plasmazellen. Diese sogenannte **Epitop**beziehungsweise **Antigenerweiterung** ist maßgeblich am Fortbestehen und an der Verschlechterung der Krankheit beteiligt.

Wie bereits erwähnt, können in den Keimzentren der peripheren lymphatischen Gewebe durch **Hypermutation** (▶ Kap. 5 und ▶ Kap. 6) aus B-Zellen mit geringer Affinität zu körpereigenen Eiweißen hochaffine B-Zellen werden. In der Regel sterben diese aber noch in den Keimzentren durch Apoptose. Bei vielen Autoimmunerkrankungen wie dem lymphoproliferativen Autoimmunsyndrom versagt dieser Kontrollmechanismus aufgrund angeborener Mutationen in verschiedenen Genen, deren Produkte für die Apoptose wichtig sind, wie zum Beispiel der Fas-Rezeptor, Fas-Ligand, die Caspase-8 oder Caspase-10.

9.3 Einteilung der Autoimmunerkrankungen

Autoimmunkrankheiten kann man in zwei große Gruppen einteilen: die organspezifischen und die nichtorganspezifischen oder systemischen Autoimmunerkrankungen (◻ Abb. 9.3). Organspe-

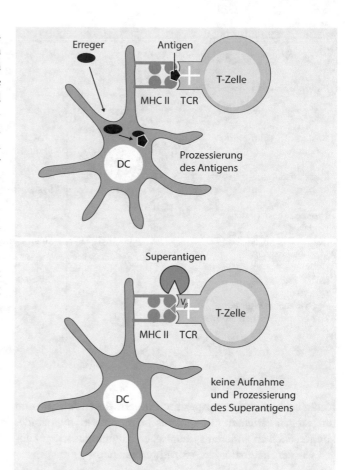

◻ **Abb. 9.2 Antigen und Superantigen.** Erreger oder andere Antigene werden von APC (z. B. DC, B-Zellen, Makrophagen) aufgenommen, prozessiert und die entstehenden Peptidfragmente in die Antigenbindungsgrube der MHC-Klasse-II-Moleküle eingebaut und auf der Oberfläche der APC präsentiert. Diesen MHC-II/Peptid-Komplex erkennen spezifische T_H-Zellen mit ihrem T-Zell-Rezeptor (TCR). Superantigene werden dagegen nicht aufgenommen und prozessiert. Sie binden außerhalb der Antigenbindungsgrube an die α- oder β-Kette der MHC-Klasse-II-Moleküle. Die zweite Bindungsstelle befindet sich am TCR. Hier binden Superantigene an konstante Regionen des variablen Elements der β-Kette (V_β), außerhalb der Antigenbindungsstelle. Superantigene verknüpfen Moleküle des Haupthistokompatibilitätskomplexes mit T-Zell-Rezeptoren und aktivieren auf diese Weise beide Zelltypen maximal. Die Aktivierung ist dabei viel stärker als durch normale Antigene

zifisch heißt, dass sich die Autoaggression gegen Autoantigene richtet, die nur in einem oder wenigen Organen vorkommen. Die Krankheit bleibt auf diese Bereiche beschränkt. Zu den organspezifischen Autoimmunerkrankungen zählen die Hashimoto-Thyreoiditis und der Typ-1-Diabetes. Bei diesen beiden Krankheiten werden Autoantikörper nur gegen Antigene gebildet, die für die Schilddrüse beziehungsweise Bauchspeicheldrüse charakteristisch sind. Nichtorganspezifische oder systemische Autoimmunerkrankungen betreffen mehrere Organe, da die Autoantigene auf vielen verschiedenen Zelltypen im ganzen Körper ausgeprägt werden. Beispiele für systemische Autoimmunerkrankungen sind der systemische Lupus erythematodes und die rheumatoide Arthritis. Nicht selten tritt bei einem Patienten mehr als eine Autoimmunerkrankung auf. Es handelt sich dabei meist um Krankheiten aus dem gleichen Krankheitsspektrum. So erkranken Menschen mit einer Hashimoto-Thyreoiditis unerwartet

9

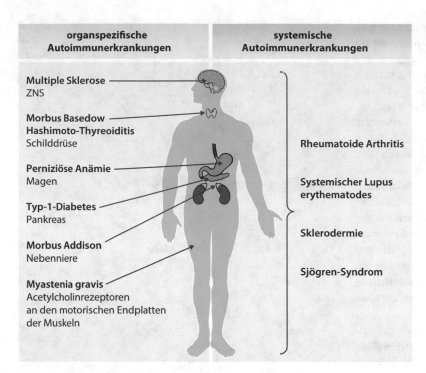

| organspezifische Autoimmunerkrankungen | systemische Autoimmunerkrankungen |

Multiple Sklerose
ZNS

Morbus Basedow
Hashimoto-Thyreoiditis
Schilddrüse

Perniziöse Anämie
Magen

Typ-1-Diabetes
Pankreas

Morbus Addison
Nebenniere

Myastenia gravis
Acetylcholinrezeptoren
an den motorischen Endplatten
der Muskeln

Rheumatoide Arthritis

Systemischer Lupus erythematodes

Sklerodermie

Sjögren-Syndrom

◻ **Abb. 9.3 Einteilung einiger Autoimmunerkrankungen in den organspezifischen Typ und den systemischen Typ.** Es gibt auch Autoimmunerkrankungen, die sich nicht eindeutig zuordnen lassen, die Übergänge sind oftmals fließend. (Verändert nach Roitt, Brostoff und Male.)

häufig auch an der organspezifischen perniziösen Anämie und umgekehrt. Patienten mit systemischem Lupus erythematodes können auch an anderen systemischen Autoimmunerkrankungen wie der rheumatoiden Arthritis erkranken.

9.4 Pathogene Mechanismen der Autoimmunität

In diesem Abschnitt wollen wir die Mechanismen und die Teile des Immunsystems betrachten, die bei einer Autoimmunerkrankung zur Schädigung des Gewebes führen. Sie sind der Schlüssel für das Verständnis der Autoimmunität und die Entwicklung erfolgreicher Therapieansätze. Autoimmunerkrankungen gehören zu den überschießenden Immunreaktionen, bei denen das Immunsystem körpereigene Strukturen angreift oder wie bei allergischen Reaktionen unverhältnismäßig stark auf harmlose Stoffe reagiert. Überschießende Immunreaktionen werden in vier Typen eingeteilt, die Überempfindlichkeitsreaktionen (Hypersensitivitätsreaktionen) vom Typ I, II, III und IV. Die bekannteste Hypersensitivität ist die vom Typ I, die wir unter dem Begriff „Allergie vom Soforttyp" kennen. Sie wird durch Antikörper vom Typ IgE vermittelt. Da sie nach bisherigem Wissen nicht an Autoimmunerkrankungen beteiligt ist, soll sie in diesem Kapitel nicht weiter behandelt werden. Auf die Hypersensitivität vom Typ I und die ihr zugrunde liegenden Mechanismen wird in ▶ Kap. 10 eingegangen.

Die Funktionsmechanismen der Autoimmunerkrankungen sind die gleichen wie diejenigen der Hypersensitivitätsreaktionen vom Typ II, Typ III und Typ IV (◻ Abb. 9.4). Welcher Typ dominiert, hängt ab von Art und Lokalisation des Autoantigens und der Art der maßgeblich involvierten adaptiven Immunkomponenten (T-Zellen, Autoantikörper). Bevor wir auf die verschiedenen autoreaktiven Mechanismen eingehen, die zu or-

ganspezifischen oder systemischen Gewebeschäden führen, muss Folgendes betont werden:

— Je nach Typ der Hypersensitivität dominieren entweder B-Zellen und die von ihnen produzierten Autoantikörper oder T-Helferzellen und cytotoxische T-Zellen das Geschehen. Es sind aber **immer** autoreaktive T-Zellen **und** autoreaktive B-Zellen beteiligt.

— Lange Zeit hatte man angenommen, dass bestimmte pathologische Prozesse bei der Multiplen Sklerose und der rheumatoiden Arthritis von T-Helfer-1-Zellen vermittelt werden. Untersuchungen in Tiermodellen weisen daraufhin, dass IL-23, T-Helfer-17-Zellen und dem von ihnen produzierten IL-17 bei diesen Erkrankungen eine Schlüsselrolle zukommt (▶ Exkurs 5.1).

— Die Einteilung der Autoimmunerkrankungen in die verschiedenen Typen der Überempfindlichkeitsreaktion ist nicht strikt. Bei den meisten Autoimmunerkrankungen sind mehrere Mechanismen vertreten, und die Typen überlappen sich oder treten gleichzeitig auf.

Autoantikörper gegen Antigene auf Zelloberflächen oder Antigene der extrazellulären Matrix (Mechanismen vom Typ II)

Bei diesen Autoimmunerkrankungen sind IgG- oder IgM-Autoantikörper gegen körpereigene Strukturen auf Oberflächen gerichtet, die auf

— Einzelzellen ohne Zellkern (Erythrocyten und Thrombocyten),

— Einzelzellen mit Zellkernen wie neutrophile Granulocyten,

— Zellen im Gewebeverband oder

— außerhalb der Zellen in der Matrix vorkommen.

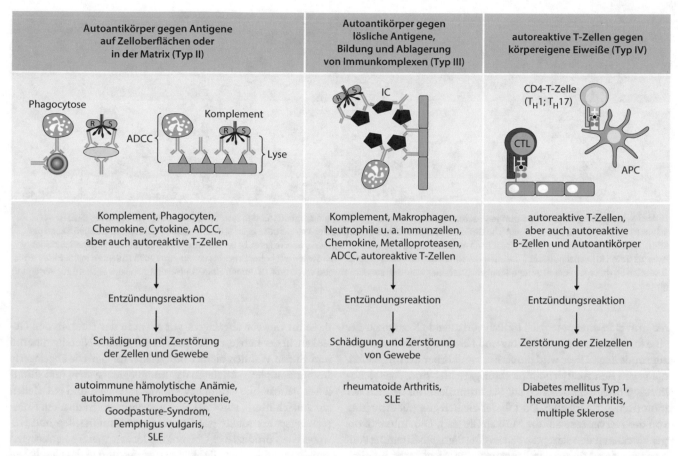

Autoantikörper gegen Antigene auf Zelloberflächen oder in der Matrix (Typ II)	Autoantikörper gegen lösliche Antigene, Bildung und Ablagerung von Immunkomplexen (Typ III)	autoreaktive T-Zellen gegen körpereigene Eiweiße (Typ IV)
Komplement, Phagocyten, Chemokine, Cytokine, ADCC, aber auch autoreaktive T-Zellen	Komplement, Makrophagen, Neutrophile u. a. Immunzellen, Chemokine, Metalloproteasen, ADCC, autoreaktive T-Zellen	autoreaktive T-Zellen, aber auch autoreaktive B-Zellen und Autoantikörper
Entzündungsreaktion	Entzündungsreaktion	Entzündungsreaktion
Schädigung und Zerstörung der Zellen und Gewebe	Schädigung und Zerstörung von Gewebe	Zerstörung der Zielzellen
autoimmune hämolytische Anämie, autoimmune Thrombocytopenie, Goodpasture-Syndrom, Pemphigus vulgaris, SLE	rheumatoide Arthritis, SLE	Diabetes mellitus Typ 1, rheumatoide Arthritis, multiple Sklerose

◨ **Abb. 9.4 Autoimmunerkrankungen werden durch immunologische Prozesse hervorgerufen, die gegen körpereigene Antigene gerichtet sind und zu Gewebeschäden führen.** Ihnen liegen die Mechanismen der Hypersensitivitätsreaktionen vom Typ II–IV zugrunde. Je nach Typ sind entweder B-Zellen und die von ihnen produzierten Autoantikörper vorherrschend (Typ II und Typ III) oder CD4-T-Zellen (T-Helfer-1- Zellen (T_H1) oder T-Helfer-17-Zellen (T_H17)) und CD8-T-Zellen (cytotoxische T-Zellen) (Typ IV). Beim Typ II sind Autoantikörper (IgM, IgG) gegen Antigene auf Einzelzellen (z. B. Erythrocyten, Thrombocyten, neutrophile Granulocyten), auf Zellen im Gewebeverband oder gegen Antigene in der Matrix gerichtet. Aktivierung des Komplementsystems und antikörperabhängige Cytotoxizität (ADCC) führen zur Gewebeschädigung. Autoantikörper (vornehmlich IgG) gegen lösliche Antigene führen zu immunkomplexvermittelten Erkrankungen (Typ III). Die große Zahl an immer wieder neu entstehenden Immunkomplexen überlastet das Phagocytensystem. Immunkomplexe (IC) werden zum Beispiel im Gewebe und in den Wänden kleiner Blutgefäße abgelagert. Dort aktivieren sie das Komplementsystem, stimulieren Granulocyten, Makrophagen und NK-Zellen zur ADCC. Beim Typ IV dominieren autoreaktive T-Helfer-1(T_H1)-Zellen oder T-Helfer-17(T_H17)-Zellen und cytotoxische T-Zellen (CD8-T-Zellen, CTL). Während cytotoxische T-Zellen direkt das Gewebe schädigen, aktivieren die T-Helferzellen (CD4-T-Zellen) Makrophagen, neutrophile Granulocyten und autoreaktive B-Zellen

Bei den **autoimmunen hämolytischen Anämien** bilden die Patienten IgM- und IgG-Autoantikörper gegen Strukturen, die auf den eigenen roten Blutkörperchen ausgeprägt sind. Die Folge ist eine schnelle Zerstörung der Erythrocyten. Dies geschieht auf zweierlei Weise: Zum einen aktivieren die an die roten Blutkörperchen gebundenen Antikörper das Komplementsystem, das zur Lyse der Zellen führt. Die zellkernlosen roten Blutkörperchen sind wesentlich empfindlicher gegenüber der komplementvermittelten Lyse, weil sie weniger Komplementregulatorproteine besitzen. Zum anderen werden mit Komplementfragmenten und Antikörpern bestückte Zellen in der Milz von Makrophagen phagocytiert und somit aus dem Verkehr gezogen. Ähnliche Mechanismen liegen der **autoimmunen thrombocytopenischen Purpura** zugrunde, bei der ein Mangel an Blutplättchen schließlich zu inneren Blutungen führt.

Ein Großteil der Körperzellen befindet sich im Gewebeverband. Auch hier können Autoantikörper an Oberflächenstrukturen binden. Obwohl diese Zellen relativ resistent gegenüber der Lyse durch das Komplementsystem sind, werden aber Komplem-

entspaltprodukte wie C5a freigesetzt, die chemotaktisch wirken und Entzündungszellen rekrutieren und aktivieren. Die Entzündungszellen schütten jetzt Cytokine und Chemokine aus, die das Gewebe schädigen und weitere Leukocyten anlocken. Über entsprechende Rezeptoren können neutrophile Granulocyten und NK-Zellen an den Fc-Teil der IgG-Antikörper binden und ihre cytotoxischen Granula auf die markierten Zellen ausschütten (antikörperabhängige Cytotoxizität, ADCC). Obwohl nicht vorherrschend, sind auch autoreaktive cytotoxische T-Zellen an den gewebeschädigenden Prozessen beteiligt. Ein Beispiel ist die chronische Schilddrüsenentzündung (**Hashimoto-Thyreoiditis**), bei der Autoantikörper gegen die Schilddrüsen-Peroxidase und das Thyreoglobulin gerichtet sind. Beim **Goodpasture-Syndrom** werden dagegen Autoantikörper gegen Antigene der extrazellulären Matrix wie der Basalmembran der Nierenglomeruli und zuweilen auch der Lungenbläschen produziert.

Ein besondere Variante der Autoimmunerkrankungen, die den Typ-II-Mechanismen unterliegen, sind die Myasthenia gravis und die Basedow-Krankheit (Morbus Basedow). Die **Myasthe-**

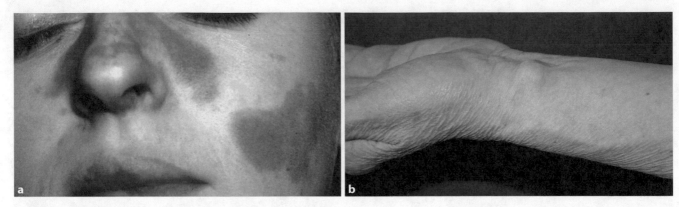

Abb. 9.5 Pathologische Veränderungen bei Autoimmunerkrankungen. a) Charakteristisch für den systemischen Lupus erythematodes (SLE) ist das Schmetterlingserythem, eine symmetrische Gesichtsrötung an Nase, Stirn und beiden Wangen. Die beim SLE auftretenden Hautveränderungen gaben der Krankheit auch ihren Namen, da sie Wolfsbissen ähnelten (*lupus*, lat. Wolf und *erythema*, griech. Röte). **b)** Bei einem Viertel der Patienten mit rheumatoider Arthritis treten Rheumaknoten auf, die unter der Haut lokalisiert sind, besonders an Stellen mit hoher Druckbelastung. Aber auch Patienten mit SLE können zusätzlich an rheumatoider Arthritis erkranken. (Die Bilder wurden freundlicherweise von © Prof. Dr. Jürgen Flöge (Universitätsklinikum Aachen) zur Verfügung gestellt.)

nia gravis ist eine potenziell tödlich verlaufende Krankheit, der eine fortschreitende Schwächung und Lähmung der Muskulatur zugrunde liegt. Diese wird durch Autoantikörper hervorgerufen, die gegen den Acetylcholinrezeptor gerichtet sind. Acetylcholinrezeptoren befinden sich auf Skelettmuskeln im Bereich der motorischen Endplatten. Dort findet die Erregungsübertragung von der Nervenzelle auf die Muskelzelle statt. Die Autoantikörper blockieren den Rezeptor, sodass eine Signalübertragung vom Nerv auf den Muskel durch Acetylcholin nicht mehr möglich ist. Im Gegensatz dazu werden beim **Morbus Basedow** Autoantikörper gebildet, die an den Rezeptor für das schilddrüsenstimulierende Hormon TSH (*thyroid stimulating hormone*) binden. Dadurch kommt es auch ohne TSH zu einer Stimulation der Rezeptoren und zu einer Schilddrüsenüberfunktion.

Autoantikörper gegen lösliche Antigene führen zu immunkomplexvermittelten Erkrankungen (Typ III)

Die Hypersensibilitätsreaktion vom Typ III ist nur schwer von der zuvor besprochenen Typ-II-Reaktion abzugrenzen. Die Typ-III-Reaktion wird durch Antigen-Antikörper-Komplexe, die auch als Immunkomplexe bezeichnet werden, ausgelöst. Bei dieser Reaktion binden Antikörper der Klasse IgG an lösliche Antigene. Die Bindung aktiviert das Komplementsystem, Komplementkomponenten lagern sich ab und opsonisieren das Antigen. Normalerweise werden die Immunkomplexe durch Zellen des phagocytären Systems entfernt oder durch Erythrocyten mithilfe der von ihnen exprimierten Komplementrezeptoren zur Milz transportiert und dort durch Makrophagen eliminiert. Als Folge von chronischen Infektionen (zum Beispiel die bakterielle Endocarditis) oder Autoimmunerkrankungen können Immunkomplexe jedoch in solch großer Zahl auftreten, dass das Phagocytensystem überlastet ist. Verstärkt wird dieser Prozess durch Defekte des angeborenen Immunsystems wie zum Beispiel Mangel an frühen Komplementkomponenten oder Störung der Phagocytoseaktivität. Überschüssige Immunkomplexe werden

dann im Gewebe abgelagert, vor allem in der Haut, in den Gelenken, in der Lunge, an der Basalmembran der Nierenglomeruli und an den Wänden kleiner Blutgefäße. Im Gewebe abgelagerte Immunkomplexe aktivieren das Komplementsystem und stimulieren neutrophile Granulocyten, Makrophagen und NK-Zellen zur Ausschüttung von Enzymen und Sauerstoffradikalen. Komplementspaltprodukte wie C5a und von Immunzellen und Gewebezellen produzierte Chemokine locken weitere Leukocyten zum Entzündungsort, die aktiviert werden und in das Geschehen eingreifen. Lokale Mastzellen setzen vasoaktive Mediatoren wie Histamin, Heparin, Prostaglandine und Leukotriene frei. Aber auch autoreaktive T-Zellen sind involviert. Die Folge sind Zerstörung des Gewebes und chronische Entzündungen.

Ein wesentlicher Teil des Krankheitsbildes des **systemischen Lupus erythematodes** (SLE) beruht auf diesen Mechanismen. SLE ist eine schwere systemische Autoimmunerkrankung, von der viele Organe wie Niere, Haut, Gelenke, Lunge, Herz und Gehirn betroffen sein können. Diese Krankheit tritt bei Frauen zehnmal häufiger auf als bei Männern. Im Serum der Patienten findet man viele verschiedene IgG-Autoantikörper gegen körpereigene Proteine. Unter ihnen herrschen Autoantikörper gegen einzel- und doppelsträngige DNA, Nucleotide, Histone, nicht zu den Histonen gehörende Kernproteine sowie gegen Ribonucleoproteine vor, die durch vermehrte Apoptose und Gewebeverletzung aus den Zellen freigesetzt werden. Die ständige Gegenwart der Autoantigene führt zu einer andauernden Immunkomplexbildung. Durch genetisch bedingte Defizienzen früher Komplementkomponenten sowie durch eine herabgesetzte Phagocytosefähigkeit können die Immunkomplexe nicht aus der Zirkulation entfernt werden. Sie lagern sich im Gewebe, an Basalmembranen und in den Wänden kleiner Blutgefäße ab und führen dort zu Entzündungen. Neben anderen Leukocyten sind auch autoreaktive T-Zellen an der Gewebeschädigung beteiligt. Autoreaktive T-Zellen spielen eine maßgebliche Rolle bei der B-Zellaktivierung. Die schwere Form des SLE ist durch ein schmetterlingsförmiges Exanthem im Gesicht (**Abb. 9.5**), Nierenentzündung, Gelenkentzündung, Lungenentzündung, Gefäßentzündung und andere pathologische Veränderungen charakterisiert. SLE wird nach den sogenannten ACR(*American College of Rheumatology*)-Kriterien diagnostiziert. Sind vier Punkte der folgenden elf Kriterien erfüllt, ist der Patient mit großer Wahrscheinlichkeit an SLE erkrankt: Schmetterlingserythem, chronisch-diskoider Lupus erythematodes (CDLE; scheibenförmige Hautveränderungen), Photosensibilität (Überempfindlichkeit gegen Licht), Schleimhautulzerationen (Geschwüre z. B. der Mundschleimhaut), Arthritis (Gelenkentzündung), Serotitis (Entzündung der sogenannten serösen Häute, z. B. Herzbeutel, Lungenfell), Glomerulonephritis (Nierenentzündung), neurologische Symptome, hämatologische Befunde (autoimmun bedingte Leukopenie, Thrombopenie, hämolytische Anämie), immunologische Befunde (Autoantikörper gegen DNA, das Ribonucleoprotein Sm, Phospholipide) und antinucleäre Antikörper (ANA) in der Immunfluoreszenzmikroskopie.

Autoreaktive T-Zellen schädigen das Gewebe direkt und aktivieren autoreaktive B-Zellen zur Antikörperproduktion (Typ IV)

Während die bisher beschriebenen Autoimmunerkrankungen vornehmlich auf der Wechselwirkung von gebundenen oder löslichen körpereigenen Antigenen mit Autoantikörpern beruhen, handelt es sich bei dem insulinabhängigen Diabetes vom Typ 1, der Multiplen Sklerose und der rheumatoiden Arthritis um Autoimmunerkrankungen, bei denen autoreaktive T-Helfer-1-Zellen oder T-Helfer-17(T_H17)-Zellen (beides sind Untergruppen der CD4$^+$-T-Zellen) und cytotoxische T-Zellen (CD8$^+$-T-Zellen) dominieren. Während CD8$^+$-T-Zellen direkt Zielzellen zerstören, aktivieren CD4$^+$-T-Zellen über die Ausschüttung von Cytokinen Makrophagen, neutrophile Granulocyten und autoreaktive B-Zellen, von denen letztere Autoantikörper bilden.

Beim **insulinabhängigen Diabetes vom Typ 1** (IDDM, *insulin-dependent diabetes mellitus*) zerstören autoreaktive cytotoxische T-Zellen die insulinproduzierenden β-Zellen in den Langerhans-Inseln der Bauchspeicheldrüse. Die glucagonproduzierenden α-Zellen und die somatostatinproduzierenden δ-Zellen der Inseln bleiben hingegen verschont. Untersuchungen an einem entsprechenden Mausmodell, der NOD-Maus *(non-obese diabetic mouse)*, lassen darauf schließen, dass die Angriffe der autoreaktiven CD8$^+$-T-Zellen gegen Bestandteile aus den β-Zellen wie Insulin gerichtet sind. Autoreaktive T-Helfer-1-Zellen aktivieren autoreaktive B-Zellen zur Bildung von Autoantikörpern, die Insulin (IAA), Glutamat-Decarboxylase (GADA), Protein-Tyrosinphosphatase 2 (IA-2) und den Zinktransporter ZnT-8 erkennen.

Multiple Sklerose (MS) gehört zu den häufigsten neurologischen Erkrankungen in Europa. In Deutschland leiden etwa 130.000 Menschen an MS. Sie befällt vorwiegend jüngere Menschen, wobei Frauen häufiger betroffen sind als Männer. Multiple Sklerose ist eine chronisch-entzündliche Erkrankung des Zentralnervensystems. Die immunologischen Reaktionen sind gegen die Myelinscheide der Nerven in Gehirn und Rückenmark gerichtet und schädigen sie. Dies führt zu Störungen in der Reizweiterleitung innerhalb der Nerven. Es kommt unter anderem zu Seh- und Sprachstörungen, Lähmungen und Blasenstö-

rungen. Die Krankheit verläuft meistens schubweise. An diesen Prozessen sind überwiegend CD4$^+$-T-Zellen, Makrophagen und Mikrogliazellen beteiligt. Die Entzündungen beginnen im Gehirn, wobei die auslösenden Momente noch nicht ausreichend bekannt sind. Adhäsionsmoleküle, die im Rahmen der Entzündung auf den Blutgefäßendothelzellen des Gehirns exprimiert werden, setzen die Blut-Hirn-Schranke außer Kraft (▶ Kap. 17). Es kommt zu einer Rekrutierung von aktivierten T-Zellen, die gegen körpereigenes Myelinprotein, Proteolipidprotein und andere Eiweiße gerichtet sind. Die aktivierten CD4$^+$-T-Zellen produzieren Cytokine, die wiederum Makrophagen und Mikrogliazellen dazu veranlassen, TNF-α zu bilden und vermehrt MHC-Klasse-II-Moleküle zu exprimieren. TNF-α führt zu einer weiteren Schädigung der Nervenzellen. Immer mehr körpereigene Eiweiße werden freigesetzt, von Makrophagen und Mikrogliazellen aufgenommen und den autoreaktiven T-Zellen mithilfe der vermehrt exprimierten MHC-Klasse-II-Moleküle präsentiert. Chemotaktische Stoffe locken weitere Leukocyten, unter anderem auch B-Zellen, an den Entzündungsort. Unter Mithilfe der T-Helferzellen werden Autoantikörper zum Beispiel gegen Myelin gebildet. Neuere Untersuchungen im Tiermodell der experimentellen autoimmunen Encephalomyelitis (EAE) weisen darauf hin, dass vor allem T_H17-Zellen und das von ihnen gebildete IL-17 die bei diesen Tieren auftretenden Gehirnentzündungen hervorrufen. T_H17-Zellen sind eine der drei CD4$^+$-T-Zell-Untergruppen, die aktivierend auf ihre Zielzellen wirken. Für die späte Phase ihrer Differenzierung und Aktivierung benötigen sie unter anderem das Cytokin IL-23. Auch IL-23 spielt eine wichtige Rolle im Modell der EAE. So konnte bei diesen Tieren eine Zunahme der IL-23-Rezeptor-Expression auf γ:δ-T-Zellen nachgewiesen werden, die bei den erkrankten Tieren in das Zentralnervensystem einwandern. Diese Zellen bilden wiederum Cytokine, die die Bildung und Funktion von regulatorischen T-Zellen unterdrücken. Das Fehlen dieser Suppressorzellen hat ungehemmt ablaufende autoaggressive Immunreaktionen zur Folge, an denen maßgeblich T_H17-Zellen beteiligt sein könnten.

Eine Hypothese besagt, dass mit der Nahrung zugeführtes oder durch UV-Strahlung in der Haut entstandenes Vitamin D3 einen protektiven und suppressiven Effekt auf Autoimmunerkrankungen wie MS ausübt. Vitamin D3 scheint die Differenzierung und Migration von T_H17-Zellen zu unterdrücken. Übermäßige Aufnahme von Vitamin D3 verringert jedoch die Fähigkeit des Körpers, mit chronisch persistierenden Infektionserregern fertig zu werden. Diese gelten wiederum als Kandidaten für die Auslösung von Autoimmunerkrankungen.

Literatur

Alber G, Kamradt T (2007) Regulation of protective and pathogenic Th17 responses. Curr Immunol Rev 3:3–16

Chang J-H, Cha H-R, Lee D-S, Seo KY, Kweon MN (2010) 1,25-Dihydroxyvitamin D₃ inhibits the differentiation and migration of Th17 cells to protect against experimental autoimmune encephalomyelitis. PLos One 5:1–12

Christensen SR, Shupe J, Nickerson K, Kashgarian M, Flavell RA, Shlomchik MJ (2006) Toll-like receptor 7 and TLR9 dictate autoantibody specificity and have apposing inflammatory and regulatory roles in a murine model of lupus. Immunity 25:417–428

Beardsley DS, Ertem M (1998) Platelet autoantibodies in immune thrombocytopenic purpura. Transfus Sci 19:237–244

Dragon-Durey MA, Quartier P, Fremeaux-Bacchi V, Blouin J, de Barace C, Prieur AM, Weiss L, Fridman WH (2001) Molecular basis of a selective C1s deficiency associated with early onset multiple autoimmune diseases. J Immunol 166(12):7612–7616

Fleming SD (2006) Natural antibodies, autoantibodies and complement activation in tissue injury. Autoimmunity 39:379–386

Hashimoto M, Hirota K, Yoshitomi H, Maeda S, Teradaira S, Akizuki S, Prieto-Martin P, Nomura T, Sakaguchi N, Öhl J, Heyman B, Takahashi M, Fuita T, Mimori T, Sakaguchi S (2010) Complement drives Th17 cell differentiation and triggers autoimmune arthritis. J Exp Med 207:1135–1143

Jansen J, Karges W, Rink L (2009) Zinc and diabetes-clinical links and molecular mechanisms. J Nutr Biochem 20:399–417

Kirchner H, Kruse A, Neustock P, Rink L (1993) Cytokine und Interferone: Botenstoffe des Immunsystems. Spektrum Akademischer Verlag, Heidelberg

Lanzavecchia A, Sallustro F (2007) Toll-like receptors and innate immunity in B-cell activation and antibody responses. Curr Opin Immunol 19:268–274

Manderson AP, Botto M, Walport MJ (2004) The role of complement in the development of Systemic Lupus erythematosus. Annu Rev Immunol 22:431–456

Martin DA, Elkon KB (2005) Autoantibodies make a U-turn: the toll hypothesis for autoimmunity specificity. J Exp Med Band 202(11):1465–1469

Marshak-Rothstein A (2006) Toll-like receptors in systemic autoimmune disease. Nat Rev Immunol 6:823–835

Murphy K, Travers P, Walport M (2009) Janeway Immunologie, 7. Aufl. Spektrum Akademischer Verlag, Heidelberg

Nemazee D (2006) Receptor editing in lymphocyte development and central tolerance. Nat Rev Immunol 6:728–740

O'Neill LAJ (2004) After the toll rush. Science 303:1481–1482

Paul E, Pozdnyakova O, Mitchell E, Carroll MC (2002) Anti-DNA autoreactivity in C4-deficient mice. Eur J Immunol 32(9):2672–2679

Petermann F, Rothhammer V, Claussen MC, Haas JD, Riol Blanco L, Heink S, Prinz I, Hemmer B, Kuchroo VK, Oukka M, Korn T (2010) Gamma-delta-T cells enhance autoimmunity by restraining regulatory T cell responses via an Interleukin-23 dependent mechanism. Immunity 33:351–363

Pickering MC, Botto M, Taylor PR, Lachmann PJ, Walport MJ (2000) Systemic lupus erythematosus, complement deficiency, and apoptosis. Adv Immunol 76:227–324

Potter PK, Cortes-Hernandez J, Quartier P, Botto M, Walport MJ (2003) Lupus-prone mice have an abnormal response to thioglycolate and an impaired clearence of apoptotic cells. J Immunol 170:3223–3232

Puck JM, Straus SE, LeDeist F, Rieux-Laucat F, Fisher A (2000) Inherited disorders with autoimmunity and defective lymphocyte regulation. In: Ochs HD, Smith CIE, Puck J (Hrsg) Primary immunodeficiency diseases, a molecular and genetic approach. Oxford University Press, Oxford, S 339–352

Rieux-Laucat F, Le Deist F, Fischer A (2003) Autoimmune lymphoproliferative syndromes: genetic defects of apoptosis pathways. Cell Death Differ 10:124–133

Rizzi M, Ferrera F, Filaci G, Indiveri F (2006) Disruption of immunological tolerance: role of AIRE gene in autoimmunity. Autoimmun Rev 5:145–147

Roitt I, Brostoff J, Male D (2001) Immunology, 6. Aufl. Mosby, London

Rupert KL, Moulds JM, Yang Y, Arnett FC, Warren RW, Reveille JD, Myones BL, Blanchong CA, Yu CY (2002) The molecular basis of complete complement C4A and C4B deficiencies in a systemic lupus erythematosus patient with homozygous C4A and C4B mutant genes. J Immunol 169:1570–1578

Rutz M, Metzger J, Gellert T, Luppa P, Lipford GB, Wagner H, Bauer S (2004) Toll-like receptor 9 binds single-stranded CpG-DNA in a sequence- and pH-dependent manner. Eur J Immunol 34:2541–2550

Sakaguchi S, Ono M, Setoguchi R, Yagi H, Hori S, Fehervari Z, Shimizu J, Takahashi T, Nomura T (2006) Foxp3+CD25+CD4+ natural regulatory T cells in dominant self-tolerance and autoimmune disease. Immunol Rev 212:8–27

Steinman CR (1984) Circulating DNA in systemic lupus erythematosus. Isolation and characterization. J Clin Invest 73(3):832–841

Steinman CR (1975) Free DNA in serum and plasma from normal adults. J Clin Invest 56:512–515

Straus SE, Jaffe ES, Puck JM et al (2001) The development of lymphomas in families with autoimmune lymphoproliferative syndrome with germline Fas mutations and defective lymphocyte apoptosi. Blood 98:194–200

William J, Euler C, Christensen S, Shlomchik MJ (2002) Evolution of autoantibody responses via somatic hypermutation outside of germinal centers. Science 297:2066–2070

Zachrau B, Finke D, Kropf K, Gosink HJ, Kirchner H, Goerg S (2004) Antigen localization within the splenic marginal zone restores humoral immune response and IgG class switch in complement C4deficient mice. Int Immunol 16:1685–1690

Zandman-Goddard G, Shoenfeld Y (2003) SLE and infections. Clin Rev Allergy Immunol 25:29–40

Allergie

Hajo Haase

© Springer-Verlag GmbH Deutschland 2015
L. Rink, A. Kruse, H. Haase, *Immunologie für Einsteiger*, https://doi.org/10.1007/978-3-662-44843-4_10

Der Begriff „Allergie" wurde 1906 von Clemens von Pirquet eingeführt. Er bezeichnet eine spezifische Reaktion des adaptiven Immunsystems gegen harmlose Fremd-Antigene, die eigentlich keine Immunreaktion erfordern würden. Die stattfindende Immunreaktion ist dabei ein ganz normaler Vorgang, der aber als Allergie bezeichnet wird, da sie sich nicht gegen ein Pathogen, sondern gegen ein harmloses Antigen richtet. Das auslösende Antigen wird dabei Allergen genannt. Die allergische Reaktion kann teilweise sehr stark ausfallen und zu erheblichen Schädigungen des Organismus führen.

Immunologisch werden die Hypersensitivitätsreaktionen, zu denen je nach Antigen die Allergien (fremde Antigene) oder Autoimmunreaktionen (eigene Antigene, ▶ Kap. 9) gehören, in vier Klassen eingeteilt (◨ Tab. 10.1). Diese Einteilung beruht auf den immunologischen Mechanismen, die der gegen das Allergen gerichteten Immunantwort zugrunde liegen. Man sollte dabei aber immer berücksichtigen, dass es sich bei keiner Immunreaktion um einen isolierten Vorgang handelt. Auch wenn eine Komponente eine zentrale Rolle spielt, wie beispielsweise IgE in der Typ-1-Allergie, handelt es sich immer um ein komplexes Netzwerk aus vielen Einzelteilen. Beispielsweise können Antikörper, die in den Klassen 1 bis 3 von Bedeutung sind, nicht ohne die in den vorherigen Kapiteln beschriebene Interaktion zwischen antigenpräsentierenden Zellen, T-Helferzellen und B-Zellen produziert werden.

10.1   Typ-1-Allergie: Soforttyp

Die Allergie vom Soforttyp basiert auf der Bildung von IgE gegen das Allergen (◨ Abb. 10.1). Diese Reaktion dient normalerweise der Abwehr größerer Pathogene wie Helminthen. Da solche Infektionen in der westlichen Welt aber selten geworden sind, wird der Mechanismus heute vorwiegend bei Allergien beobachtet. Aufgrund des sehr häufigen Vorkommens (die Typ-1-Allergien machen ungefähr 90 % der allergischen Erkrankungen aus) wird die Soforttypreaktion umgangssprachlich häufig mit dem Begriff „Allergie" gleichgesetzt, auch wenn es noch weitere allergische Reaktionen gibt, denen andere immunologische Mechanismen zugrunde liegen.

Die Typ-1-Allergie verläuft in mehreren Phasen:

Um überhaupt auf das Allergen reagieren zu können, ist eine Sensibilisierung erforderlich. Der erste Kontakt mit dem Allergen verläuft üblicherweise symptomlos. Es kommt zu einer T_H2-vermittelten Aktivierung von B-Zellen über IL-4 und IL-13, die zu einem Immunglobulinklassenwechsel mit darauffolgender Produktion von IgE führt. IgE unterscheidet sich von allen anderen Immunglobulinklassen dadurch, dass es auch frei an seinen Fcε-Rezeptor binden kann. Alle anderen Immunglobuline müssen zunächst einen Immunkomplex bilden, bevor sie mit den entsprechenden Fc-Rezeptoren interagieren. Aus diesem Grund liegt der überwiegende Teil des IgE gebunden an den hochaffinen Rezeptor Fcε-RI vor. Dieser Rezeptor befindet sich unter anderem auf Mastzellen, den Schlüsselzellen der Allergie vom Soforttyp. Nachdem eine Sensibilisierung erfolgt ist, treten die typischen Allergiesymptome beim darauffolgenden Kontakt des Allergens mit den Anti-Allergen-IgE beladenen Mastzellen auf.

Die **Frühphase** der allergischen Reaktion wird eingeleitet, indem die IgE-tragenden Fcε-Rezeptoren auf der Mastzelloberfläche durch die Bindung an Antigene vernetzt und aktiviert werden. Die hochaktiven Mediatoren, die die Symptome der Allergie bewirken, liegen bereits im Innern der Mastzellen in Granula gespeichert vor (◨ Tab. 10.2). Sie sind sofort einsatzfertig und können nach Aktivierung des Igε-RI umgehend durch Degranulierung freigesetzt werden. Da bei diesem Vorgang weder Zellen herbeigelockt noch eine Synthese der Mediatoren erfolgen muss, spielt er sich sehr schnell ab, sodass innerhalb von Sekunden bis Minuten nach dem Allergenkontakt Symptome zu beobachten sind.

In den Granula befindet sich unter anderem Histamin. Diese Substanz hat viele verschiedene biologische Funktionen. Im Rahmen einer Allergie erweitert Histamin kleinere Arterien (Vasodilatation) und macht sie durchlässiger, sodass Flüssigkeit in das umliegende Gewebe eindringen kann. Zusätzlich kann es durch Interaktion mit Rezeptoren auf Nervenzellen Juckreiz, Niesen und Schmerz auslösen. Die Proteoglykane wie Heparin und Chondroitinsulfat binden und stabilisieren eine Reihe der anderen Mediatoren in den Granula, so auch das Histamin. Darüber hinaus hemmt Heparin die Blutgerinnung. In den Granula befinden sich zusätzlich noch Serin-Proteasen wie Tryptasen und Chymasen. Diese Enzyme wirken proinflammatorisch, und neuere Arbeiten deuten darauf hin, dass Serin-Proteasen auch über Rezeptoren von Leukocyten wahrgenommen werden können, wodurch sie deren Beweglichkeit erhöhen und eine veränderte Expression von Cytokinen und Adhäsionsmolekülen hervorrufen. Auch TNF-α und einige weitere Cytokine werden bereits auf Vorrat produziert und in den Granula gespeichert. Im weiteren Verlauf der allergischen Reaktion werden noch mehr von diesen Cytokinen durch die Mastzellen neu synthetisiert und abgegeben.

Zusätzlich zu den bei der Degranulierung freigesetzten Mediatoren werden weitere bioaktive Stoffe im Lipidmetabolismus der Mastzellen gebildet und danach freigesetzt. Dies sind vor allem Prostaglandine und Leukotriene, die aus Arachidonsäure gebildet werden. Sie erhöhen die Mucusproduktion in den Schleimhäuten und führen, wie die meisten der Inhaltsstoffe der Granula, auch zu Vasodilatation und erhöhter Durchlässigkeit der Blutgefäße. Darüber hinaus wirken einige Lipide als starke chemotaktische Signale und führen zur Rekrutierung von Eosinophilen. Ein weiterer Lipidmediator ist das proinflammatorische Phospholipid PAF (*platelet activating factor*). Es führt zur Aggregation von Thrombocyten und aktiviert Monocyten, Makrophagen, neutrophile und eosinophile Granulocyten. PAF induziert die Bildung weiterer Lipidmediatoren, ist bei Asthma ein Auslöser von erhöhter Gefäßdurchlässigkeit und bewirkt die Verengung der Blutgefäße und Bronchien.

Die Eigenschaften der von Mastzellen freigesetzten Mediatoren erklären die klinischen Beobachtungen bei der frühen Phase allergischer Reaktionen vom Soforttyp. Die Vasodilatation verursacht Hautrötungen (Erytheme). Beeinträchtigte Blutgerinnung und eine erhöhte Flüssigkeitsdurchlässigkeit der Kapillargefäße führen zu Urticaria. Dies ist eine im Deutschen auch als **Nesselsucht** bezeichnete Bildung von „Quaddeln", aufgrund der Einlagerung von Wasser in die Haut (**Ödeme**). Tritt eine solche Schwellung in den Bindegewebsschichten un-

◻ Tab. 10.1 Allergietypen nach Coombs und Gell

Typ	Bezeichnung	Immunologischer Mechanismus	Beispiele
1	Soforttyp	IgE-vermittelte Aktivierung von Mastzellen	Heuschnupfen, Asthma, Nahrungsmittelallergien, Hausstauballergie, Insektengiftallergie
2	Cytotoxischer Typ	IgG-vermittelte Erkennung zell- oder matrixassoziierter Allergene	Blutgruppenunverträglichkeit, medikamenteninduzierte Cytopenien
3	Immunkomplextyp	IgG-vermittelte Erkennung löslicher Allergene, die zur Aktivierung von Komplement und Fc-Rezeptoren führt	Serumkrankheit, Arthusreaktion, Vaskulitis, Nephritis, Farmerlunge
4	Spätreaktionstyp (oder zelluläre Immunreaktion)	T-Zell-vermittelte Erkennung MHC-präsentierter Allergene	Kontaktekzeme, Transplantatabstoßung, Tuberkulinreaktion

◻ Tab. 10.2 Von Mastzellen freigesetzte Mediatoren

Ursprung	Mediatoren	Wirkung
Degranulierung	Histamin	Vasodilatation, erhöht vaskuläre Permeabilität, steigert die Wanderungsgeschwindigkeit von Leukocyten, Konstriktion der glatten Muskulatur der Atemwege und des Gastrointestinaltraktes
	Heparin	Hemmt die Blutgerinnung, stabilisiert andere Mediatoren
	Serin-Proteasen	Entzündungsauslösend, erhöhte Leukocytenbeweglichkeit und Cytokinproduktion
	TNF-α	Entzündungsmediator
Lipidmetabolismus	Prostaglandine und Leukotriene	Bronchienverengung, Blutgefäßverengung, erhöhte Durchlässigkeit der Kapillargefäße, Mucussekretion, Chemoattraktoren für Eosinophile
	PAF (*platelet activating factor*)	Entzündungsmediator, Thrombocytenaggregation, erhöhte Durchlässigkeit der Kapillargefäße, Bronchienverengung, Blutgefäßverengung
Proteinsynthese	CXCL8, CCL2	Chemotaxis zur Rekrutierung weiterer Leukocyten
	Proinflammatorische Cytokine	Entzündungsmediatoren

◻ Abb. 10.1 Sensibilisierung und allergische Reaktion bei der Typ-1-Allergie. Sensibilisierungsphase: Der Erstkontakt mit dem Allergen bleibt symptomlos. Es wird von DC in den Lymphknoten transportiert und dort präsentiert. Eosinophile und Basophile können ebenfalls in den Lymphknoten einwandern und durch ihre Cytokinproduktion die T$_H$-Zell-Polarisierung beeinflussen. Wenn es zu einer T$_H$2-Zell-Polarisierung kommt, erfolgt T-Zell-Hilfe, die durch Cytokine wie IL-4 und IL-13 B-Zellen dazu bringt, zu IgE-bildenden Plasmazellen auszureifen. **Allergische Sofortreaktion:** Das bei der Sensibilisierung gebildete IgE liegt auf den Mastzellen an den hochaffinen Rezeptor Fcε-RI gebunden vor. Die Kreuzvernetzung von IgE löst Degranulierung aus, bei der innerhalb von Sekunden allergievermittelnde Mediatoren in die Umgebung freigesetzt werden

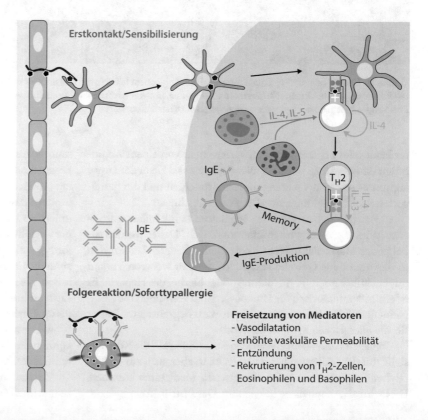

Erstkontakt/Sensibilisierung

IL-4, IL-5

IL-4

IgE

T$_H$2

IL-4 IL-13

Memory

IgE

IgE-Produktion

Folgereaktion/Soforttypallergie

Freisetzung von Mediatoren
- Vasodilatation
- erhöhte vaskuläre Permeabilität
- Entzündung
- Rekrutierung von T$_H$2-Zellen, Eosinophilen und Basophilen

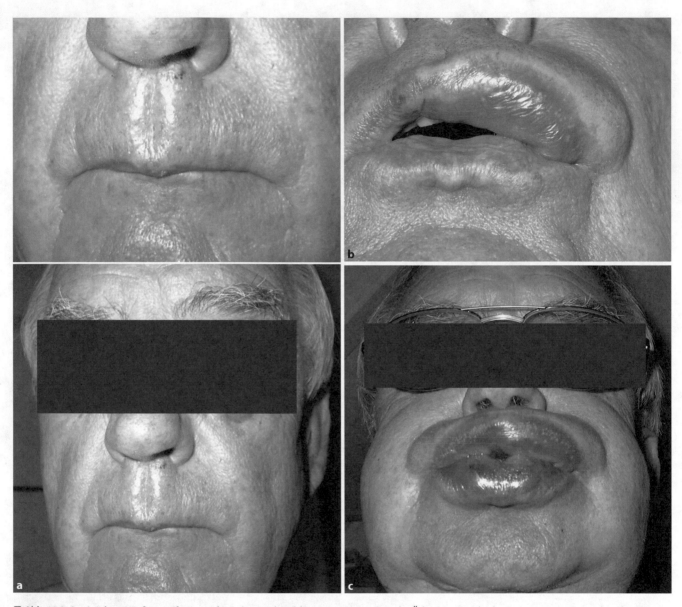

◳ **Abb. 10.2 Angioödem.** Häufig manifestiert sich ein Angioödem (alternativer Name: Quincke-Ödem) im Gesicht des Patienten, zum Beispiel an den Lippen. Die Schwellungen entwickeln sich innerhalb von Minuten, treten zunächst üblicherweise nur in einem Bereich auf (**b**) und breiten sich dann weiter aus (**c**). Zum Vergleich ist in (**a**) der Patient in symptomfreiem Zustand dargestellt

ter Haut oder Schleimhaut auf, spricht man von einem **Angio-ödem** (◳ Abb. 10.2). Bei einer allergischen Reaktion in der Lunge kommt es wegen der Verengung der Bronchien und der gesteigerten Schleimbildung zum allergischen Asthma.

Zusätzlich haben viele der Mediatoren eine inflammatorische Wirkung oder wirken chemotaktisch. Daher werden als Folge der Mastzellaktivierung eine Reihe weiterer Leukocyten in das betroffene Gewebe rekrutiert, die den weiteren Verlauf mit beeinflussen. Eine Ausnahme bildet hierbei das Heparin. Es ist antiinflammatorisch für Leukocyten und verhindert die Komplementaktivierung, wodurch Heparin als begrenzender Faktor für die allergischen Symptome wirkt.

In vielen Fällen sind allergische Reaktionen auf die Kontaktstelle mit dem Allergen begrenzt. Es kann aber auch zur weiterreichenden Freisetzung von allergischen Mediatoren kommen. Dies wird als Anaphylaxie bezeichnet. Der Begriff „Anaphylaxie"

stammt aus dem Griechischen und bedeutet „fehlender Schutz". Er entstand aus der Beobachtung, dass es nach der Injektion eines Antigens nicht wie erwartet zu einer Immunisierung kam, sondern dass bei einer späteren Injektion des gleichen Antigens innerhalb weniger Minuten das klinische Erscheinungsbild einer Anaphylaxie – bedingt durch eine Immunreaktion vom Soforttyp – eintrat. Die allergische Reaktion betrifft in diesem Fall zusätzlich zur Kontaktstelle weitere Organe oder ist sogar systemisch. Sie kann schlimmstenfalls zu einem lebensbedrohlichen Zustand führen, dem **anaphylaktischen Schock**. Dabei können die anaphylaktischen Reaktionen nach ihren Symptomen in vier Schweregrade eingeteilt werden (◳ Tab. 10.3). Selbstverständlich können die Symptome der leichteren Grade auch bei den höheren Graden weiterhin auftreten.

Zusätzlich zu den am Beginn der allergischen Reaktion sehr schnell freigesetzten Mediatoren kommt es auch noch zur

Neusynthese einer Reihe von Proteinen, die wesentlich zu der nach 2–6 Stunden einsetzenden **Spätphase** der Typ-1-Allergie beitragen. Dazu gehören eine Reihe von Cytokinen, unter anderen TNF-α, GM-CSF, IL-3, IL-5, IL-10, IL-13 und IL-17. Gleichzeitig werden auch Chemokine wie CXCL8 und CCL2 freigesetzt. Diese rekrutieren eine Reihe von weiteren Leukocyten zum Ort der allergischen Reaktion, allen voran Eosinophile, T_H2-Zellen und Basophile, in geringerem Ausmaß auch neutrophile Granulocyten und Makrophagen. Auch diese Zellen tragen zur Freisetzung der oben genannten Cytokine bei und halten die entzündliche Reaktion aufrecht. Insbesondere durch die Freisetzung von Cytokinen, die die Aktivierung der jeweils anderen Zellen noch weiter verstärken, können sich an diesem Punkt Mastzellen, Eosinophile und Basophile gegenseitig immer stärker aktivieren.

Bei einer wiederholten oder chronischen Exposition mit dem Allergen kann es zu einer **chronischen Phase** der Allergie kommen. Während sich die Folgen der Früh- und Spätphase üblicherweise innerhalb weniger Tage komplett zurückbilden, führt eine chronische allergische Entzündungsreaktion zu permanenten Veränderungen in den umliegenden Geweben. Es kommt zu strukturellen Effekten wie vermehrter Bildung von Blutgefäßen und einer beeinträchtigten Barrierefunktion der Epithelien. Letzteres kann eine erhöhte Neigung zu Sekundärinfektionen verursachen wie beispielsweise eine höhere Infektionsrate mit *Staphylococcus aureus* bei atopischer Dermatitis.

Häufige Typ-1-Allergien

Der Begriff „**Atopie**" beschreibt die erhöhte Neigung zu allergischen Erkrankungen vom Soforttyp aufgrund genetischer Veranlagung. Die bekanntesten Krankheitsbilder sind allergische Rhinitis, Asthma bronchiale und das atopische Ekzem (umgangssprachlich auch Neurodermitis genannt). Auffällig ist, dass Individuen, die bereits an einer atopischen Erkrankung leiden, eine höhere Wahrscheinlichkeit haben, auch noch weitere atopische Erkrankungen zu entwickeln. Ein klassischer Fall ist der „Etagenwechsel". Der Begriff bedeutet, dass beim Vorliegen einer allergischen Rhinitis das Risiko erhöht ist, zusätzlich an Asthma zu erkranken, wobei die atopische Erkrankung die Etage wechselt, indem sie von den oberen in die unteren Atemwege voranschreitet.

Auslöser der **allergischen Rhinitis** (bei Beteiligung der Bindehäute auch Rhinokonjunctivitis) sind häufig Pollen (= Heuschnupfen), aber auch Haustiere oder der Kot von Hausstaubmilben. Die Allergene werden mit der Atemluft aufgenommen und dringen durch die Epithelien der oberen Atemwege ein, wo sie auf Eosinophile und Mastzellen treffen. Viele Allergene sind Proteasen, und es wird angenommen, dass ihre enzymatische Aktivität ihnen erlaubt, besser in die Gewebe einzudringen und die Zellen zu aktivieren.

Eine allergische Reaktion der tiefer liegenden Atemwege ist die Basis des **allergischen Asthma bronchiale**. Hierbei kommt es zu einer reversiblen Verengung der Bronchien aufgrund von Kontraktionen der glatten Muskulatur und einer erhöhten Ab-

Tab. 10.3	Schweregrade der Anaphylaxie nach Ring und Messmer
Grad	**Symptome**
1	Disseminierter Juckreiz, Urticaria, Hautrötung
2	Übelkeit, erniedrigter Blutdruck, beschleunigter Herzschlag
3	Schock, Erbrechen, Durchfall, Atemprobleme
4	Atem- und Kreislaufstillstand

sonderung von Schleim, was zu Atemnot führt. Ausgelöst werden diese Vorgänge durch eine Freisetzung von Leukotrienen und Prostaglandinen, insbesondere Prostaglandin D_2. Charakteristisch für Asthma ist eine chronische, auf Eosinophilen basierende Entzündung der Bronchialschleimhaut, zusammen mit langfristigen Veränderungen in der Lunge, wie einer Verdickung der Gewebeschichten, vermehrter Ablagerung von Matrixproteinen, wie Collagen und Fibronectin, und Vergrößerung der schleimproduzierenden Zellen. Im Gewebe befindet sich eine höhere Anzahl von Zellen des angeborenen (Eosinophile, Basophile, Neutrophile, Monocyten/Makrophagen) und des adaptiven (T_H2-Tellen, andere T-Zellen, B-Zellen) Immunsystems. All diese Faktoren tragen dazu bei, dass sich die Verengung der Atemwege mit der Zeit verschlimmert. Zusätzlich können auch Infektionen mit häufig vorkommenden Viren wie Rhino-, Influenza- oder RS-(*respiratory syncytial*)Virus die Asthmasymptome verstärken.

Das **atopische Ekzem** oder auch atopische Dermatitis ist eine Erkrankung, die üblicherweise in den ersten Lebensmonaten auftritt und sich durch Juckreiz und Hautrötungen, insbesondere in Gesicht, Hals, Händen, Füßen und Gelenkbeugen, äußert. Zusätzlich besteht eine höhere Infektionswahrscheinlichkeit der Haut mit *Staphylococcus aureus*. Die Krankheit hat einen chronischen Verlauf und zeichnet sich durch eine familiäre Häufung atopischer Erkrankungen aus. Die atopische Dermatitis wird vermutlich nicht durch ein einzelnes Allergen ausgelöst, sondern durch genetische Veranlagung, den Kontakt mit verschiedenen Allergenen und eine Reihe von Umweltfaktoren. Ein kleiner Teil der Patienten hat nicht einmal erhöhte IgE-Serumwerte, trotzdem zeigen die meisten Patienten eine Sensibilisierung gegenüber häufigen Allergenen.

Immunologisch auffällig ist, dass in der Haut von Patienten mit atopischem Ekzem vermehrt Langerhans-Zellen und Makrophagen auftreten, die den Fcε-R1 tragen. Zusätzlich wird eine erhöhte Einwanderung von Eosinophilen und allergenspezifischen T_H2-Zellen beschrieben. All diese Zellen tragen zu den pathologischen Veränderungen beim atopischen Ekzem bei.

10.2 Typ-2-Allergie: Allergie vom cytotoxischen Typ

Bei der Allergie vom Typ 2 handelt es sich um eine durch IgG vermittelte Überempfindlichkeitsreaktion. Dabei zählen zu diesem Typ nur die Reaktionen, bei denen die Antigene sich auf einer biologischen Matrix, wie beispielsweise einer Zelloberfläche, be-

10

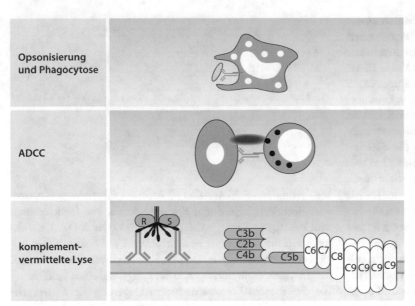

Opsonisierung und Phagocytose

ADCC

komplement-vermittelte Lyse

■ Abb. 10.3 IgG-vermittelte Cytotoxizität bei der Typ-2-Allergie. Bei der Typ-2-Allergie handelt es sich um eine IgG-vermittelte Reaktion gegen Antigene auf Zellen. Wie bei der Typ-1-Allergie setzt die Bildung von allergenspezifischem IgG eine Sensibilisierung voraus (hier nicht dargestellt). Die Antikörper binden dann an Zelloberflächen und führen zu deren Schädigung. Diese kann durch drei Mechanismen erfolgen: Phagocytose aufgrund von Opsonisierung, antikörperabhängige zellvermittelte Cytotoxizität (ADCC) durch Degranulierung von NK-Zellen nach Aktivierung des Rezeptors CD16, komplementvermittelte Lyse nach Aktivierung des klassischen Komplementweges

finden. Auf diese Weise durch Immunkomplexe markierte Zellen sehen sich mehreren Bedrohungen ausgesetzt (■ Abb. 10.3):

Zum einen werden sie durch Immunzellen attackiert. Makrophagen in der Milz können immunkomplextragende Zellen abbauen. Auch Granulocyten können Immunkomplexe über Fc-Rezeptoren erkennen und durch reaktive Sauerstoffspezies und lytische Enzyme angreifen. Weiterhin sind NK-Zellen in der Lage, Antikörper auf Zellen durch Fc-Rezeptoren wahrzunehmen und die Zellen durch **ADCC** (*antibody-dependent cell-mediated cytotoxicity,* antikörperabhängige zellvermittelte Cytotoxizität) zu lysieren.

Zum anderen bieten Immunkomplexe aus IgG einen Startpunkt zur Aktivierung des Komplementsystems. Infolge der Komplementreaktion kommt es zur Bildung des Membranangriffskomplexes und damit zur Zelllyse. Darüber hinaus wird die Zellmembran zusätzlich mit aktivierten Komplementproteinen wie C3b opsonisiert und dadurch noch stärker als Ziel für die Phagocyten gekennzeichnet. All diese Mechanismen führen zu einer Schädigung der betroffenen Zellen.

Häufige Typ-2-Allergien

Die Reaktion gegen fremde Blutgruppenantigene ist ein Fall von Typ-2-Allergie. Dies wird im Abschnitt über Transplantationen (▶ Kap. 12) genauer beschrieben.

Andere Typ-2-Reaktionen führen dazu, dass bei Medikamentenallergien Blutzellpopulationen zerstört werden können. Es kommt, je nach Allergen, beispielsweise zu Pan-Leukopenie, Erythropenie oder Thrombopenie. Warum aber sollte eine Sensibilisierung gegen ein Medikament dazu führen, dass körpereigene Zellen angegriffen werden?

Dafür gibt es drei Mechanismen (■ Abb. 10.4):

1. Wie in ▶ Abschn. 16.3 für die Antibiotika aus der Klasse der Penicilline beschrieben, können bei der Verstoffwechslung von Medikamenten reaktive Abbauprodukte entstehen. Gebunden an Protein-Carrier können mit T-Zell-Hilfe Antikörper gegen diese Substanzen gebildet werden. Diese Me-

dikamente oder ihre Metaboliten können im Blut auch an die Oberflächen der dort vorhandenen Zellen binden. Zusammen mit den Antikörpern gegen die Medikamente entstehen so auf der Zelloberfläche Immunkomplexe, die vom Komplementsystem erkannt werden, sodass die Zellmembran schließlich lysiert wird.

2. Die Überreste der bei Mechanismus 1 zerstörten Zellen können von professionellen antigenpräsentierenden Zellen aufgenommen werden. Da entzündliche Mediatoren vorhanden sind, kann die Selbst-Toleranz möglicherweise versagen, und es kommt zur Immunisierung gegen körpereigene Antigene (Selbst-Antigene) auf den Zellen. Die dabei gebildeten Autoantikörper können dann an diese Zellen binden und führen zu deren Zerstörung, selbst wenn das Medikament nicht auf der Oberfläche gebunden ist. Hierbei handelt es sich zwar immer noch um eine Hypersensitivitätsreaktion vom Typ 2, aber durch den Wechsel von einem Fremd- zu einem Selbst-Antigen wandelt sich die Reaktion von einer Allergie zu einer Autoimmunerkrankung (▶ Kap. 9).

3. Immunkomplexe bilden sich im Blutkreislauf. Dort reagieren sie mit dem Komplementsystem, wobei C3b und C4b an sie binden. Die beiden Komplementproteine werden von Erythrocyten über den Komplementrezeptor CR1 festgehalten. Dies dient dazu, das Blut von Immunkomplexen zu reinigen, indem diese Komplexe von den Erythrocyten in die Milz transportiert und dort abgebaut werden. Bei hoher Immunkomplexkonzentration kann dies zu einem hohen Erythrocytenverbrauch durch komplementvermittelte Lyse oder Abbau in der Milz führen.

10.3   Typ-3-Allergie: immunkomplexvermittelte Allergie

Die Typ-3-Allergie basiert, ebenso wie diejenige vom Typ 2, auf IgG-Antikörpern. Der Unterschied ist, dass beim Typ 3 die Antigene in löslicher Form vorliegen und daher lösliche Antigen-Antikörper-Komplexe gebildet werden. Diese Immunkom-

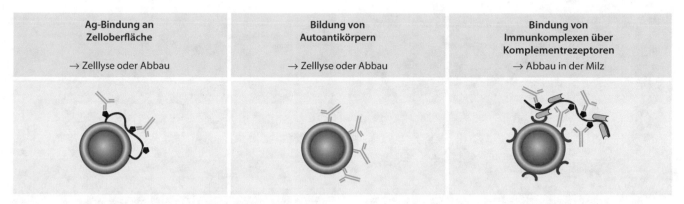

Abb. 10.4 Drei Wege zur medikamenteninduzierten Zerstörung von Blutzellen. Blutzellen können im Verlauf einer Typ-2-Allergie durch mehrere Mechanismen zerstört werden. Links: Durch die Anlagerung von Medikamenten oder ihren Metaboliten. Sind durch eine frühere Sensibilisierung IgG-Antikörper gegen diese Substanzen vorhanden, bilden sich Immunkomplexe auf der Zelloberfläche, was zu einer komplementvermittelten Schädigung der Zellen und deren Abbau durch Phagocyten führt. Mitte: Die Überreste der durch den zuvor erwähnten Mechanismus zerstörten Zellen können an T-Zellen präsentiert werden. Dabei kann die Toleranz gegen Selbst-Antigene dieser Zellen versagen, wodurch es zur Bildung von Autoantikörpern kommt, die dann weitere Zellen binden und dadurch zu deren Zerstörung führen. Rechts: Erythrocyten binden durch Komplement markierte Immunkomplexe aus dem Plasma über den Rezeptor CR1. Dadurch kann es zu weiteren Komplementreaktionen oder einem Abbau in der Milz kommen

plexe entstehen im Serum und in der extrazellulären Flüssigkeit. Sie können sich in Organen, an den Wänden von Blutgefäßen oder in den Glomeruli der Nieren ablagern, wo es zu einer Aktivierung des Komplementsystems und zur Fc-Rezeptor-vermittelten Aktivierung von Mastzellen, neutrophilen Granulocyten und Makrophagen kommt.

Häufige Typ-3-Allergien

Die **Serumkrankheit** ist eine Typ-3-Allergie gegen fremde Proteine, die in großer Menge in den Organismus gelangen. Bevor Antibiotika und wirksame Impfungen verfügbar waren, wurde gegen eine Reihe von akuten Infektionskrankheiten das Serum einer anderen Spezies, häufig aus dem Pferd, zur passiven Immunisierung verabreicht (▶ Kap. 8). Der Name Serumkrankheit kommt von der Beobachtung, dass 95 % der Patienten, die mit 100 ml oder mehr Pferdeserum behandelt werden, eine Typ-3-Allergie gegen die verabreichten Proteine entwickeln. Sie wurden also vom verabreichten Serum krank. Dabei bilden sich Immunkomplexe, die in der Folge Fieber, Urticaria, Hautausschläge und Gelenkschmerzen auslösen. In einigen Fällen kann es auch zur generalisierten Vaskulitis, Nierenschädigung und Neuropathien kommen.

Trotzdem es bei der Serumkrankheit zu anaphylaxieähnlichen Symptomen kommen kann, handelt es sich hierbei entsprechend der Definition nicht um eine solche Reaktion, da keine Allergie vom Soforttyp vorliegt. Die Serumkrankheit basiert auf der Produktion von IgG-Antikörpern gegen die als fremd wahrgenommenen Proteine des Antiserums. Da zunächst ausreichende Mengen von Antikörpern gebildet werden müssen, verstreicht bis zum Auftreten der Symptome ungefähr eine Woche. Im Gegensatz zu den meisten allergischen Reaktionen, bei denen der Erstkontakt mit dem Antigen zu einer Sensibilisierung, aber noch nicht zu allergischen Symptomen führt, kann die allergische Reaktion bei der Serumkrankheit immer noch auf Proteine erfolgen, die beim Erstkontakt in den Organismus gelangt sind.

Da es sich um fremde Proteine handelt, haben Antikörper einer fremden Spezies eine deutlich geringere Halbwertszeit als die eigenen. Nach einer passiven Immunisierung ist zum Zeitpunkt der Produktion der entsprechenden IgG-Antwort aber immer noch eine große Menge der fremden Antikörper im Serum eines Patienten vorhanden. Sollte es bereits eine vorhergehende Immunisierung gegeben haben, kann die Serumkrankheit schneller ablaufen und zusätzlich von einer IgE-vermittelten anaphylaktischen Reaktion begleitet werden.

Da heutzutage den meisten Infektionskrankheiten durch Impfung vorgebeugt werden kann und Antibiotika zur Behandlung von akuten Infektionen zur Verfügung stehen, ist der Gebrauch von Seren zur passiven Immunisierung in vielen Fällen nicht mehr notwendig. Es werden aber immer noch Seren gegen Diphtherie, Tollwut, Schlangen- und Spinnenbisse verwendet. Hierbei wird aber, soweit möglich, auf Hyperimmunseren humanen Ursprungs zurückgegriffen, um eine Immunisierung zu umgehen.

Mit der therapeutischen Verwendung monoklonaler Antikörper entstand eine neue Ursache für die Serumkrankheit. Man versucht in den Antikörpern, die üblicherweise aus der Maus stammen, nicht für die Antigenerkennung benötigte Teile genetisch durch einen Proteinabschnitt aus dem Menschen zu ersetzen und so allergische Reaktionen zu vermeiden (▶ Kap. 17). Dies reicht nicht in allen Fällen aus. Beispielsweise ist Rituximab, ein Antikörper gegen CD20, der bei der Therapie von B-Zell-Lymphomen eingesetzt wird, ein chimärer Antikörper, bei dem nur noch der variable Teil aus der Maus stammt und der Fc-Teil durch den humanen Proteinabschnitt ersetzt wurde. Obwohl nur noch ein kleiner Teil des Antikörpers nicht der humanen Sequenz entspricht, kann Serumkrankheit immer noch als eine mögliche Nebenwirkung bei einer Behandlung mit Rituximab auftreten, auch wenn sie deutlich seltener vorkommt als bei nicht modifizierten Antikörpern.

Die **Arthus-Reaktion** ist eine örtlich begrenzte allergische Reaktion vom Typ 3 (▶ Abb. 10.5). Sie basiert auf der Injektion eines Antigens in die Haut, gegen das bereits IgG-Antikörper

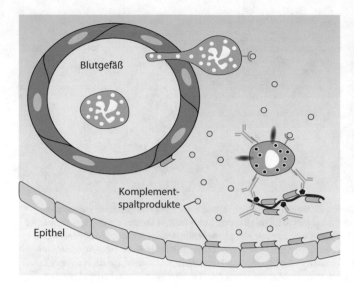

◘ Abb. 10.5 Typ-3-Allergie (Beispiel Arthus-Reaktion). Die Typ-3-Allergie erfordert zunächst eine Sensibilisierung mit Bildung von IgG (hier nicht gezeigt). Daraufhin können lösliche Immunkomplexe entstehen. Bei der hier dargestellten Arthus-Reaktion treten die Immunkomplexe beim Eindringen eines Allergens ins Gewebe auf, beispielsweise bei einer Impfung. Die Immunkomplexe werden durch FcγIII-Rezeptoren auf Mastzellen erkannt, was die Zellen zur Degranulierung anregt. Zusätzlich kommt es zu einer Komplementreaktion mit Freisetzung der Anaphylatoxine. Die von Mastzellen und Komplement stammenden Mediatoren führen zu einer höheren Durchlässigkeit der nahe gelegenen Blutgefäße. Die Folge ist eine örtlich begrenzte Entzündungsreaktion, mit Schwellung und einer Einwanderung von Leukocyten in die betroffene Geweberegion

10

in ausreichend hoher Konzentration im Serum vorhanden sind. Infolgedessen kommt es zur Bildung von Immunkomplexen, die eine Aktivierung von Mastzellen und Rekrutierung neutrophiler Granulocyten und Makrophagen über den FcγIII-Rezeptor auslösen. Zusätzlich kommt es zur Komplementaktivierung mit Freisetzung der Anaphylatoxine und einer komplementvermittelten Schädigung der umliegenden Gewebe. Zusammen verursachen diese Mechanismen eine Entzündungsreaktion und den Einstrom von Serum ins Gewebe. Bei der Arthus-Reaktion treten 4–12 Stunden nach der subcutanen Gabe des Antigens (beispielsweise im Rahmen einer Impfung) Schwellungen, Rötungen und Juckreiz auf, die nach wenigen Tagen wieder abgeklungen sind.

Abhängig von der Art der Aufnahme kommt es noch zu anderen Typ-3-Allergien. Die **exogen allergische Alveolitis** entsteht bei Aufnahme des Allergens mit der Atemluft. Bei bestimmten auslösenden Antigenen wird sie umgangssprachlich auch oft als Farmerlunge bezeichnet. Die Antigene können dabei beispielsweise aus Heu, Schimmel oder Vogelfedern und -exkrementen stammen und werden über die Atmung aufgenommen. Bei Ablagerung in den Lungenbläschen kommt es dann zum Kontakt mit IgG, der Bildung von Immunkomplexen und der bereits mehrfach beschriebenen daraus folgenden Immunreaktion.

10.4　Typ-4-Allergie: Spättyp

Die Typ-4-Allergie ist die einzige, bei der die Überempfindlichkeitsreaktion nicht in erster Linie durch Antikörper, sondern

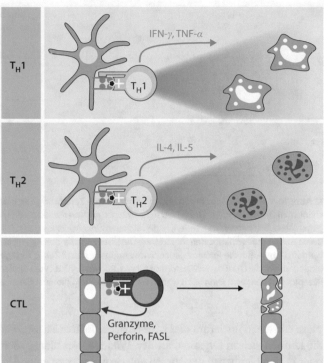

◘ Abb. 10.6 Mechanismen der Typ-4-Allergie. Typ-4-Allergien können durch T_H1-Zellen, T_H2-Zellen oder cytotoxische T-Zellen (CTL) vermittelt werden. Antikörper sind bei diesem Allergietyp von untergeordneter Bedeutung und in der Abbildung nicht dargestellt. Je nach beteiligter T-Zelle kommt es dabei zu unterschiedlichen immunologischen Vorgängen. Oben: T_H1-Zellen sezernieren inflammatorische Cytokine wie TNF-α und aktivieren Makrophagen durch IFN-γ. Mitte: Bei T_H2-Zellen kommt es zur Ausschüttung von IL-4, IL-5 und Chemokinen, die Eosinophile anlocken und aktivieren. Dieser Reaktionstyp ähnelt daher den T-Zell-Reaktionen in der Spätphase der Typ-1-Allergie. Unten: CTL töten Zielzellen durch perforin/granzymvermittelte Zelllyse und die Induktion von Apoptose durch den FAS-Liganden (FasL)

durch T-Zellen ausgelöst wird (◘ Abb. 10.6). Wie auch bei den anderen Allergiearten, erfordert die Typ-4-Allergie zunächst eine Sensibilisierung, bei der im Lymphknoten naive, allergenspezifische T-Zellen aktiviert werden. Bei einem Folgekontakt mit dem Allergen kommt es dann zu den Symptomen der Typ-4-Allergie, entsprechend dem Aufnahmeweg des Allergens. Beispielsweise treten bei Hautkontakt in der exponierten Region Ekzeme auf.

Bei vielen Allergenen, die eine Typ-4-Reaktion auslösen, handelt es sich um niedermolekulare Substanzen. Sie sind Haptene, die nicht über einen Protein-Carrier verfügen. Wenn sie an Proteine binden, werden sie danach eventuell von antigenpräsentierenden Zellen aufgenommen und auf MHC-II-Molekülen präsentiert. Dies führt zur Reaktivierung antigenspezifischer T-Helfer-Gedächtniszellen, die im Gewebe eine Immunreaktion auslösen, die eigentlich zur Bekämpfung einer Infektion vor Ort beitragen soll.

Einige Allergene können auch in Zellen eindringen und im Zellinnern an Proteine binden. Gelangen diese Proteine ins Proteasom und werden später MHC-I-Moleküle mit den resultierenden Fragmenten beladen, kommt es zu einer Präsentation an cytotoxische T-Zellen, mit nachfolgender Lyse der präsentierenden Zelle.

Da die T-Zellen nicht direkt auf die aufgenommenen Allergene reagieren können, sind sie auf die MHC-vermittelte Prä-

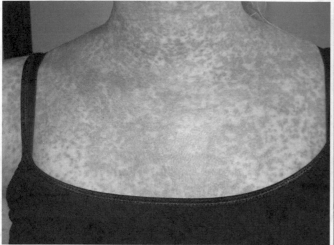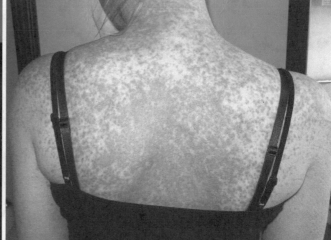

Abb. 10.7 Arzneimittelexanthem. Bei einer allergischen Reaktion auf ein Medikament kann es mehrere Tage nach dessen Einnahme zu einem großflächigen Hautausschlag kommen. (Fotos mit freundlicher Genehmigung von © Dr. Gerda Wurpts, UK Aachen, Hautklinik.)

sentation durch antigenpräsentierende Zellen angewiesen. Dann muss eine ausreichende Anzahl an antigenspezifischen T-Zellen an die Antigenkontaktstelle gelangen und kann dann gegebenenfalls noch weitere Zellen rekrutieren und die sichtbare allergische Reaktion auslösen. Da diese Vorgänge deutlich länger dauern als die Abläufe bei antikörpervermittelten Allergien, treten die Symptome üblicherweise erst nach 24 Stunden auf und erreichen ihren Höhepunkt nach ungefähr 72 Stunden. Aus diesem Grund wird die Typ-4-Allergie im englischen Sprachraum häufig als DTH (*delayed-type hypersensitivity*) bezeichnet.

Häufige Typ-4-Allergien

Zusätzlich zu den oben beschriebenen Hypersensitivitätsreaktionen können Medikamente auch Allergien vom Typ 4 auslösen, beispielsweise bei Unverträglichkeitsreaktionen auf Antibiotika. Ein typisches Symptom für eine Typ-4-Allergie gegen ein Medikament ist das Arzneimittelexanthem (☐ Abb. 10.7).

Nickel ist heutzutage das häufigste Kontaktallergen in der westlichen Welt. Durch die gesteigerte Verwendung von Nickel in Legierungen kam es zu einer verbreiteten Sensibilisierung von Arbeitern in der metallverarbeitenden Industrie. Auch bei jungen Frauen war eine zunehmende Sensibilisierung durch Nickelfreisetzung aus Schmuck zu verzeichnen – insbesondere durch Piercing. In mehreren Studien wurden bei 12 bis 39 % junger Frauen positive Reaktionen bei Hauttests festgestellt (mit deutlich steigendem Trend von den 1980er- zu den 1990er-Jahren), während die Häufigkeit bei männlichen Probanden jeweils nur zwischen 3–5 % lag. Dabei bedeutet ein positiver Test noch keine Allergie; ein Teil der Patienten war zwar sensibilisiert, aber bei normalem Kontakt noch symptomfrei. Inzwischen ist von der EU eine Maximalgrenze für die Nickelfreisetzung aus Körperschmuck eingeführt worden, um die weitere Sensibilisierung gegen dieses Metall zu verhindern. Trotzdem lässt sich eine Exposition kaum verhindern, da Nickel auch in der Nahrung vorhanden ist. Nüsse können pro Kilogramm 5–10 mg Nickel enthalten, sodass eine Reihe von Allergien gegen Nüsse vermutlich eigentlich

auf eine Überempfindlichkeit gegen das darin enthaltene Nickel zurückzuführen ist.

Immunologisch ist eine Sensibilisierung gegen ein Metall nicht zu erwarten. Beim Nickel kommt es durch Kontakt mit der Haut zur Oxidation und Bildung von löslichen Nickelkationen, die dann in die Haut diffundieren, wo sie in der Epidermis auf Langerhans-Zellen treffen. Dem Nickel fehlt ein Protein-Carrier, und es kann auch nicht kovalent an einen Carrier gebunden werden. Man nimmt aber an, dass die positiv geladenen Kationen durch elektrostatische Wechselwirkungen an Proteinstrukturen binden, die sie dabei derart verändern, dass sie durch T-Zellen als fremd wahrgenommen werden. Zusätzlich zu einer Präsentation auf MHC-Molekülen erfordert eine Aktivierung von T-Zellen auch noch ein zweites, proinflammatorisches Signal. Kürzlich konnte gezeigt werden, dass es am humanen Toll-ähnlichen-Rezeptor 4 (TLR-4) eine Bindungsstelle für Nickel gibt, durch die das Metall den Rezeptor aktiviert und dadurch den antigenpräsentierenden Zellen die Anwesenheit des natürlichen Liganden, das Lipopolysaccharid gramnegativer Bakterien, vortäuscht. Auf diese Weise ist Nickel wahrscheinlich in der Lage, selbst das zur T-Zell-Aktivierung benötigte zweite Signal auszulösen. Dadurch kommt es zur Bildung von aktivierten T-Zellen, die einen Nickel-Protein-Komplex erkennen und die Typ-4-Allergie vermitteln. Zusätzlich wird in einigen Patienten auch noch eine Immunisierung mit IgE beobachtet.

Der **Tuberkulintest** wird verwendet, um eine Infektion mit dem Tuberkuloseerreger (*Mycobacterium tuberculosis*) nachzuweisen. Bei einem zurückliegenden Kontakt mit *M. tuberculosis* oder dem früher zur Impfung gegen Tuberkulose verwendeten und eng verwandten BCG (Bacille Calmette-Guérin) entsteht bei der Injektion von Bestandteilen des Mykobakteriums in die Haut nach 24 Stunden eine Schwellung, die immunologisch auf dem Prinzip der Typ-4-Allergie beruht. Es kommt zu einer normalen Immunreaktion auf intrazelluläre Bakterien. T_H1-Zellen, derselbe Zelltyp, der auch Makrophagen zur Abtötung des in ihnen vorkommenden *M. tuberculosis* veranlasst, bekommen die injizierten Antigene präsentiert. Durch von ihnen freigesetzte Entzündungsmediatoren und Chemokine kommt es zu einer

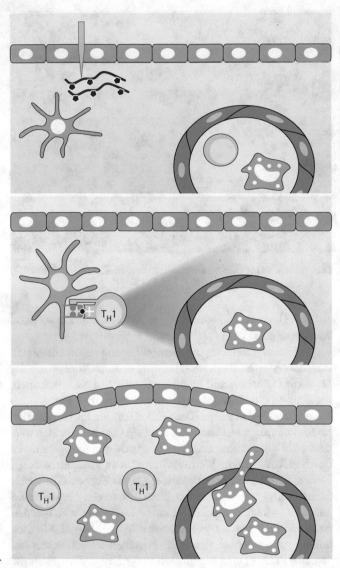

◻ Abb. 10.8 Prinzip des Tuberkulintests. Die Mischung aus Tuberkulinantigenen wird in die Haut geritzt, wo sie von lokalen antigenpräsentierenden Zellen (APC) aufgenommen werden. Aufgrund der bakteriellen pathogenassoziierten molekularen Strukturen reifen die APC und präsentieren die Antigene an dafür spezifische T_H1-Zellen, wenn diese aufgrund einer früheren Immunisierung gegen *M. tuberculosis* im Organismus vorhanden sind. Die Aktivierung der T_H1-Zellen führt zur Freisetzung von proinflammatorischen Cytokinen und Chemokinen, die eine lokale Entzündungsreaktion auslösen und mononucleäre Zellen, insbesondere Makrophagen, anlocken

Schwellung und zur Einwanderung von mononucleären Zellen ins Gewebe (◻ Abb. 10.8).

10.5   Allergieursachen

Das Auftreten von allergischen Erkrankungen wie allergischer Rhinitis, allergischem Asthma und atopischem Ekzem hat in den letzten Jahrzehnten in den westlichen Industrienationen stark zugenommen. Inzwischen geht man davon aus, dass ein Viertel der europäischen Bevölkerung gegen mindestens ein Allergen sensibilisiert ist. In 90 % der Fälle handelt es sich dabei um eine auf IgE basierende Überempfindlichkeit vom Typ 1. Trotz inten-

siver Suche nach den Ursachen konnten die Auslöser für diese Entwicklung bislang nicht zufriedenstellend identifiziert werden. Als Einflüsse werden unter anderem Ernährung (auch maternale Ernährung während der Schwangerschaft), Tabakrauch, Körpergewicht und Luftschadstoffe diskutiert. Besonders Letzteres ist allerdings umstritten: Trotz der hohen Emissionen aus der Braunkohleverbrennung waren in der DDR zum Zeitpunkt der Wiedervereinigung Allergien sogar seltener als in den westlichen Bundesländern. Die Werte haben sich erst in den folgenden zehn Jahren an das Westniveau angenähert.

Auch immuntherapeutische Maßnahmen wie Impfungen und die Gabe von Antibiotika wurden als mögliche Ursachen für Allergien vorgeschlagen. Für beides gibt es aber keinen stichhaltigen Nachweis; in der DDR mit ihrer geringeren Allergierate existierte sogar eine gesetzliche Impfpflicht, was klar gegen eine allergieauslösende Wirkung von Impfungen spricht.

Genetische Ursachen

Bereits die Definition des Begriffs Atopie beinhaltet einen Verweis auf genetisch prädisponierte Risikofaktoren für Allergien, und es ist klar erwiesen, dass es einen genetischen Hintergrund für das Auftreten von Allergien gibt. Einzelne Studien unterscheiden sich geringfügig in den Zahlenwerten, sagen aber übereinstimmend aus, dass die ungefähre Wahrscheinlichkeit für das Auftreten einer atopischen Erkrankung bei Kindern mit zwei gesunden Eltern bei 5–20 % liegt. Die Wahrscheinlichkeit steigt deutlich an, wenn einer (20–40 %) oder gar beide Elternteile (40–80 %) eine atopische Erkrankung haben. Dabei gibt es kein einzelnes „Allergiegen" das für diese Veranlagung verantwortlich wäre. Assoziationen wurden für eine Reihe von Genen auf verschiedenen Chromosomen berichtet. Zur Erklärung, warum ein Individuum auf einen Allergenkontakt mit einer Sensibilisierung reagiert, während ein anderes nicht betroffen ist, tragen genetische Faktoren bei. Da sich der Genpool der Menschheit nicht innerhalb weniger Dekaden verändert, kann dies nicht die Ursache für die Steigerung der Allergierate sein – andere Faktoren und insbesondere geänderte Lebensumstände müssen dafür verantwortlich sein.

Die Hygiene-Hypothese

Eine Theorie, die den Anstieg der Häufigkeit von Allergien in den letzten fünf Dekaden zu erklären versucht, ist die sogenannte Hygiene-Hypothese (▶ Exkurs 10.1). Sie besagt, kurz gefasst, dass verbesserte hygienische Bedingungen in den industrialisierten westlichen Ländern zu weniger Infektionen in der frühen Kindheit geführt haben und dass dies in einer veränderten Entwicklung des Immunsystems resultiert, an deren Ende weniger Toleranz gegenüber Allergenen und eine höhere Neigung zu T_H2-vermittelten allergischen Erkrankungen stehen.

Dies könnte auf einer Unterforderung des Immunsystems basieren, das sich in seiner Entwicklung mit weniger Krankheitserregern konfrontiert sieht (insbesondere Parasiten, die eine T_H2-vermittelte Immunantwort erfordern) und daher die Reiz-

Im Jahr 1989 hat David Strachan epidemiologische Beobachtungen publiziert, die zeigten, dass Kinder mit mehreren Geschwistern ein geringeres Risiko aufweisen, einen Heuschnupfen zu haben als geschwisterlose Kinder. In dieser Publikation im *British Medical Journal* hat er vorgeschlagen, dass „Infektionen in der Kindheit, die durch einen unhygienischen Kontakt mit älteren Geschwistern übertragen werden oder die pränatal von einer Mutter übertragen werden, die durch den Kontakt mit ihren älteren Kindern infiziert sei", der Entwicklung von allergischen Erkrankungen vorbeugen könnten. Diese grundlegende Beobachtung, dass die Prävalenz des Heuschnupfens, der atopischen Sensibilisierung und des atopischen Ekzems mit der Anzahl der vor allem älteren Geschwister abnimmt, ist in zahlreichen Studien repliziert worden. Ausgehend von dieser Beobachtung sind im Weiteren Studien an Kindern berichtet werden, die früh in Kinderkrippen betreut wurden. Diese Studien haben einen ähnlichen protektiven Effekt darstellen können. Da respiratorische, insbesondere virale Infektionen als Trigger-Faktoren für das Asthma bronchiale bekannt sind, ist anschließend ein erhöhtes Augenmerk auf orofäkale Infektionen wie Salmonellen, Hepatitis A, Toxoplasmose und *Helicobacter pylorii* gelegt worden. Etliche epidemiologische Untersuchungen haben gezeigt, dass die Prävalenz einer positiven Serologie für diese Erreger mit einer erniedrigten Prävalenz allergischer Erkrankungen assoziiert war. Ob dies tatsächlich einen kausalen Zusammenhang darstellt in dem Sinne, dass die Infektion immunologisch eine Verringerung der IgE-Bildung und der damit einhergehenden Erkrankungen bewirkt, ist unklar. Alternativ kann solch eine positive Serologie auch nur einen Indikator für einen „unhygienischeren" Lebensstil darstellen. Die These, dass derartige Infektionen die Protektion vor allergischen Erkrankungen vermitteln könnten, wurde immunologisch damit begründet, dass sie eine vermehrte Aktivierung der T_H1-Immunität, später auch der T-regulatorischen Zellen bewirken könnten.

Im weiteren Verlauf ist mehr Augenmerk auf die tatsächliche Umweltbelastung mit apathogenen Mikroorganismen gelegt worden. Es konnte konsistent und wiederholt gezeigt werden, dass Kinder, die auf einem Bauernhof aufwachsen, eine deutlich geringere Prävalenz von Asthma, Heuschnupfen und atopischer Sensibilisierung aufweisen als Nachbarskinder aus demselben Dorf, die nicht auf einem Bauernhof aufgewachsen sind. Als wirksame Exposition wurden der Kontakt mit Kuhställen und der Konsum von unbehandelter Kuhmilch identifiziert. Diese Befunde legen die Annahme nahe, dass Mikroben in der Umwelt, insbesondere in einer Umwelt, wie man sie im Kuhstall vorfindet, einen Schutz vor Asthma und Allergien darstellen könnten. Tatsächlich wurde im Weiteren gezeigt, dass die Menge von Endotoxin als Marker für gramnegative Bakterien in Umweltproben negativ mit atopischer Sensibilisierung, Heuschnupfen und atopischer Dermatitis assoziiert sind. Ähnliches konnte für Marker für grampositive Bakterien, wie Muraminsäure, oder für Schimmelpilze, wie extrazelluläre Polysaccharide, gezeigt werden. Weitere Studien, die das ganze Erregerspektrum charakterisiert haben, zeigten, dass die Diversität der mikrobiellen Exposition in der Umwelt vor der Entwicklung eines Asthma bronchiale schützen kann. Inwieweit diese Umweltexposition eine Veränderung des Mikrobioms, sowohl der Atemwege als auch des Gastrointestinaltraktes herbeiführt, ist derzeit Gegenstand weiterer Untersuchungen. Interessanterweise konnten die epidemiologischen Untersuchungen auch in ein Mausmodell übertragen werden. Die nasale Gabe von verschiedenen grampositiven wie gramnegativen Keimen führt zu einer effizienten Prävention eines allergischen Asthma im experimentellen Mausmodell. Dieser Schutz wirkt bei manchen Keimen auch im sogenannten Pränatal-Modell, in welchem diese Mikroben, insbesondere *Acinetobacter lwoffii*, den Muttertieren präkonzeptionell verabreicht werden. Diese Exposition führte zu einer Prävention des allergischen Asthmas bei den Nachkommen.

Es bleibt noch zu erwähnen, dass Mäuse, die unter keimfreien Bedingungen gehalten werden, eine übermäßige Tendenz haben, ein allergisches Asthma bronchiale zu entwickeln.

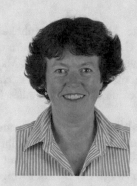

Prof. Dr. med. Dr. h.c. Erika von Mutius
Klinikum der Universität München
Dr. von Hauner'sches Kinderspital
Lindwurmstraße 4
80337 München

schwelle für die Auslösung einer Immunreaktion immer weiter absenkt und schließlich beginnt, auch gegen harmlose Antigene vorzugehen. Das ist vergleichbar mit einem tropfenden Wasserhahn. In einer belebten Umgebung mit stärkeren akustischen Reizen wird man ihn kaum wahrnehmen. Ist er mitten in der Nacht das einzige Geräusch, ist die Reizschwelle deutlich geringer, und er erscheint störend und laut.

Eine andere Erklärung sagt aus, dass das Immunsystem in seiner frühen Entwicklung weniger Gelegenheit hat, Toleranz zu entwickeln oder aber nicht genug T_H1-Reize bekommen hat, sodass eine erhöhte Neigung zu T_H2-vermittelten Erkrankungen besteht. Demgegenüber gibt es aber auch Aussagen, dass Infektionen mit Helminthen, die eine T_H2-Reaktion erfordern, das Allergierisiko vermindern, sodass fehlende T_H1-Prägung nicht die alleinige Ursache sein kann.

10.6 Behandlungsmöglichkeiten

Diagnostik

Die einfachste und häufigste Art, auf eine Allergie zu testen, ist eine Exposition der Haut. Allergien vom Soforttyp sind auf diese Weise innerhalb von 10–20 Minuten durch eine urticarielle Schwellung erkennbar (■ Abb. 10.9). Dafür kann das vermutete Allergen (oder eine Reihe von möglichen Allergenen) durch verschiedene Verfahren aufgetragen werden. Ein Antigen, gegen das eine starke Überempfindlichkeit besteht, führt schon beim Auftragen auf die Haut zu einer positiven Reaktion (Reibetest). Andernfalls werden die Antigene durch einen Einstich (Prick-Test) oder Kratzer (Scratch-Test) in die Haut eingebracht. Um auch Allergien vom Spättyp diagnostizieren zu können, werden die entsprechenden Antigene in einem sogenannten Patch- oder Epicutantest auf die Haut aufgebracht und durch ein Pflaster geschützt. Das Ergebnis kann nach 24 bis 72 Stunden abgelesen werden (■ Abb. 10.10).

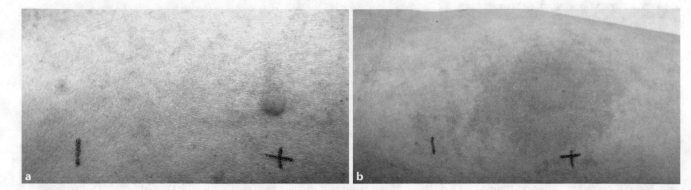

◨ Abb. 10.9 Hauttests für Typ-1-Allergien. Zum Nachweis von Typ-1-Allergien (Soforttyp) werden verschiedene Verfahren eingesetzt, bei denen die Allergene auf die Haut aufgebracht werden und nach ungefähr 20 Minuten die entstehende Immunreaktion abgelesen wird. **a)** Das am häufigsten verwendete Testverfahren ist der Prick-Test. Hierfür werden die Allergene als Tropfen auf die Innenseite des Unterarms aufgetragen und danach wird die Haut mittels einer Lanzette eingestochen. Während bei einer negativen Reaktion (linke Seite) nur die Einstichstelle zu sehen ist, kommt es bei einer positiven Reaktion (rechte Seite) zur Rötung und Ausbildung einer Quaddel. **b)** Eine weitere Methode ist der Intracutantest. Hierbei werden die Allergene direkt in die Haut injiziert. Da hier mehr Allergen in die Haut gelangt, hat dieser Test eine höhere Empfindlichkeit und erlaubt dadurch die Identifizierung schwächerer Allergene. Auch hier kommt es bei bestehender Allergie zu einer sichtbaren Reaktion auf das Allergen. (Fotos mit freundlicher Genehmigung von © Dr. Gerda Wurpts, UK Aachen, Hautklinik.)

Andere Allergietests beinhalten eine Exposition der betroffenen Gewebe, wobei das vermutete Allergen direkt auf die Schleimhaut (Nase, Bronchien, Magen) aufgebracht wird. Zur Identifikation einer Nahrungsmittelallergie verwendet man eine orale Provokation, bei der das Allergen in Kapselform verabreicht wird.

Zusätzlich zu den Tests, bei denen eine allergische Reaktion des Patienten provoziert wird, gibt es noch eine Reihe von *in vitro*-Testverfahren. Verglichen mit den anderen Immunglobulinklassen ist IgE nur in sehr geringer Konzentration im Serum vorhanden. Trotzdem kann seine Konzentration gemessen werden, und erhöhte IgE-Werte sind ein Hinweis auf eine mögliche Allergie. Aus dem Vorhandensein von IgE kann aber noch nicht sicher auf eine Allergie oder gar auf das auslösende Antigen geschlossen werden. Spezifischer ist ein RAST (*radioallergosorbent test*), bei dem die Allergene auf einer Festphase fixiert werden, sodass eventuell vorhandenes antigenspezifisches IgE binden kann, das dann in einem zweiten Schritt nach dem Prinzip eines Radioimmunassays mit markierten anti-IgE-Antikörpern nachgewiesen wird.

Symptomatische Therapie

Histamin wirkt über die vier Rezeptoren H1 bis H4. Im Rahmen einer Allergie ist der H1-Rezeptor der wichtigste für die durch Histamin ausgelösten Allergiesymptome. Der Einsatz von Substanzen, die den H1-Rezeptor blockieren, sogenannte **Antihistaminika**, ist ein weit verbreiteter therapeutischer Ansatz für die Behandlung von allergischer Rhinitis, Urticaria und Exanthemen.

Nicht in allen Fällen ist eine allergische Reaktion durch Antihistaminika zufriedenstellend zu kontrollieren. Dann sind örtlich oder systemisch verabreichte **Glucocorticoide** eine wirksame Alternative. Beispielsweise bei Asthma werden häufig Glucocorticoide eingesetzt. Sie wirken immunsuppressiv und antiinflammatorisch durch verschiedene Mechanismen, wie die Unterdrückung der Freisetzung von proinflammatorischen Cytokinen und IL-2, Verminderung der Expression bestimmter Cytokinrezeptoren und die Hemmung von Cyclooxigenasen und Phospholipase A_2, die an der Bildung von Prostaglandinen und Leukotrienen beteiligt sind.

Die Wirkung der Glucocorticoide tritt allerdings nicht sofort ein. Daher müssen bei lebensbedrohlichen Situationen, beispielsweise schweren Asthmaanfällen, Bronchodilatatoren gegeben werden, um die Atmung zu ermöglichen. Bei langfristiger Anwendung von Glucocorticoiden können die üblichen Nebenwirkungen von einer beeinträchtigten Infektionsabwehr, einem Einfluss auf den Stoffwechsel, bis hin zum Cushing-Syndrom auftreten. Daher wird, soweit möglich, eine lokale Anwendung bevorzugt. Der Einsatz am Wirkort, wie die Inhalation beim Asthma, erfordert eine deutlich geringere Gesamtdosis und verursacht viel geringere Nebenwirkungen.

Die schnellstmögliche wirksame Behandlung muss bei einem anaphylaktischen Schock eingeleitet werden. Daher folgt die Therapie hier der „AAC"-Regel, bei der zunächst das auslösende Antigen entfernt wird, gefolgt von der Gabe von Adrenalin und einem Cortisonpräparat.

In letzter Zeit werden auch andere allergische Mediatoren als Ansatzpunkte für eine Therapie untersucht, darunter Substanzen, die Leukotrienen oder PAF entgegenwirken. Der Einsatz eines monoklonalen Antikörpers gegen IgE (Omalizumab) ist seit 2005 in Deutschland zur Behandlung von schwerem Asthma zugelassen. Hierbei wird das freie IgE vor der Bindung an den Fcε-RI weggefangen und als Immunkomplex inaktiviert.

Ursächliche Therapie

Ein offensichtlicher Ansatz ist es, die Exposition mit dem Allergen weitestgehend zu vermeiden (Karenz). Während dies in manchen Fällen leicht möglich ist, wie z. B. durch die Verwendung spezieller Bettbezüge zum Schutz vor Hausstaubmilben, ist der Kontakt mit weit verbreiteten Allergenen nur unter erheblicher Einschränkung

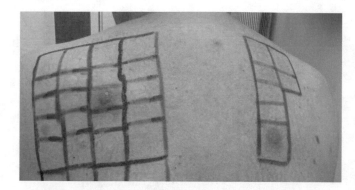

◘ **Abb. 10.10 Epicutantest.** Der Epicutantest wird zur Feststellung von Typ-4-Allergien (Spättyp) verwendet. Dazu gehören unter anderem Unverträglichkeiten gegen Nickel, Kosmetika oder Duftstoffe. Zum Nachweis werden Pflaster mit verschiedenen Allergenen üblicherweise für zwei Tage auf den Rücken geklebt, und die Reaktion der Haut wird nach Abnahme der Testpflaster sowie nach 72 und ggf. 168 Stunden beurteilt. Eine positive Reaktion wird durch eine Rötung, Infiltration, Papeln und ggf. Blasen angezeigt. Sie ist von irritativen Reaktionen durch die Testsubstanzen abzugrenzen. (Foto mit freundlicher Genehmigung von © Dr. Gerda Wurpts, UK Aachen, Hautklinik.)

der Lebensqualität realisierbar. Der derzeit einzige kausale Therapieansatz gegen nicht vermeidbare Allergene ist die **Hyposensibilisierung**. Sie wird insbesondere gegen IgE-vermittelte allergische Erkrankungen der Atemwege und Insektengifte eingesetzt und wirkt gezielt auf das Immunsystem, um die Allergie zu bekämpfen. Bereits vor 100 Jahren, also lange bevor die immunologischen Grundlagen der Allergie bekannt waren, wurde beobachtet, dass die subcutane Gabe des Allergens Toleranz induzieren kann. Therapeutisch wird mit der Gabe einer geringen Dosis des Antigens begonnen, da immer die Gefahr einer anaphylaktischen Reaktion besteht. Dann wird, in einem Abstand von ungefähr zwei Wochen und mit jeweils steigender Dosierung, weiter behandelt. Die Hyposensibilisierung ist ein langwieriger Prozess und dauert mindestens drei Jahre. Besonders gute Erfolge werden erzielt, wenn die Therapie innerhalb der ersten Jahre nach Erkrankung begonnen wird; bei Bienen- und Wespengiften liegt die Heilungsrate bei fast 100 %. Bei der allergischen Rhinitis sind die Aussichten deutlich schlechter und eine Wirksamkeit beim allergischen Asthma wird, insbesondere bei schweren Fällen, noch diskutiert.

Es gibt verschiedene Theorien über den Wirkmechanismus der Hyposensibilisierung. Ursprünglich wurde angenommen, dass sie auf der Bildung von IgG basiert. Dieses IgG konkurriert mit dem bereits vorhandenen IgE um die Bindung an das Allergen und kann bei ausreichender Immunisierung die Epitope für das IgE blockieren und es damit verdrängen. Es gibt inzwischen Studien, die zeigen, dass ein Anstieg von IgG alleine nicht ausreicht, um eine Typ-1-Allergie zu unterdrücken. Neuere Theorien gehen davon aus, dass eine Modulation auf T-Zell-Ebene stattfindet, bei der Toleranz gegen die Allergene induziert wird. Hierbei wirkt die Hyposensibilisierung entweder indem es zu einer hauptsächlich T_H1-vermittelten Immunantwort kommt, die die T_H2-basierte Allergie unterdrückt, oder indem allergenspezifische regulatorische T-Zellen induziert werden, die die Immunantwort auf das Allergen vermindern. Zusätzlich wurde auch eine Hemmung der Aktivitäten von Mastzellen, Eosinophilen und Basophilen beobachtet.

Wichtig für die Entstehung immunologischer Toleranz ist unter anderem der Eintrittsweg des Antigens. So kommt der Körper über die Nahrung täglich mit einer Vielzahl von Antigenen in Kontakt, gegen die keine Immunreaktion stattfinden soll. Daher wird gegen die meisten mit der Nahrung aufgenommenen Antigene nach Kontakt mit der gastrointestinalen Immunabwehr systemische Toleranz erzeugt, die sogenannte orale Toleranz. Dies versucht man durch die orale Verabreichung von Allergenen zur Hyposensibilisierung auszunutzen.

Literatur

Asher MI, Montefort S, Björkstén B, Lai CK, Strachan DP, Weiland SK, Williams H (2008) ISAAC Phase Three Study Group. Worldwide time trends in the prevalence of symptoms of asthma, allergic rhinoconjunctivitis, and eczema in childhood: ISAAC Phases One and Three repeat multicountry cross-sectional surveys. Lancet 368:733–743

Coombs RR, Gell PGH (1975) Classification of allergic reactions responsible for hypersensitivity and clinical disease. In: Gell PGH, Coombs RR, Lachman J (Hrsg) Clinical aspects of immunology. Plenum, New York, S 261–280

Galli SJ, Tsai M, Piliponsky AM (2008) The development of allergic inflammation. Nature 454:445–454

Hostýnek JJ (2002) Nickel-induced hypersensitivity: etiology, immune reactions, prevention and therapy. Arch Dermatol Res 294:249–267

Kleine-Tebbe J et al (2009) Die spezifische Immuntherapie (Hyposensibilisierung) bei IgE-vermittelten allergischen Erkrankungen. Allergo J 7:508–537

Ring J, Messmer K (1970) Incidence and Severity of Anaphylactoid Reactions to Colloid Volume Substitutes. Lancet 1:466–469

Saloga J et al (2006) Allergologie-Handbuch. Grundlagen und klinische Praxis. Schattauer, Stuttgart

Schmidt M et al (2010) Crucial role for human Toll-like receptor 4 in the development of contact allergy to nickel. Nat Immunol 11(9):814–819

von Pirquet C (1906) Allergie. Münch Med Wochenschr 53:1457–1458

Worm M, Henz BM (1994) Molekulargenetische Grundlagen der Allergie: Ansätze für eine molekulare Therapie. In: Ganten D, Ruckpaul K (Hrsg) Immunsystem und Infektiologie. Handbuch der molekularen Medizin, Bd. 4. Springer, Heidelberg

Tumorimmunologie

Hajo Haase

© Springer-Verlag GmbH Deutschland 2015
L. Rink, A. Kruse, H. Haase, *Immunologie für Einsteiger*, https://doi.org/10.1007/978-3-662-44843-4_11

Es gibt zahlreiche Mechanismen des Körpers, die die Krebsent-stehung abwenden sollen. Sie dienen unter anderem zur Verhin-derung von Mutationen und zur Reparatur geschädigter DNA. Auf diese Weise soll sichergestellt werden, dass kein unkontrol-liertes Zellwachstum auftreten kann, wenn die Steuerung der für die Zellproliferation wichtigen Gene verändert wird. Es wurde die Hypothese aufgestellt, dass die Tumorentstehung zusätzlich noch einer ständigen Überwachung durch das Immunsystem unterliegt. Demzufolge kommt es trotz aller Schutzmechanis-men ständig zur Bildung entarteter Zellen, die durch das Im-munsystem erkannt und vernichtet werden. Nur in den Fällen, in denen es diesen Zellen gelingt, sich der Immunüberwachung zu entziehen oder ihr zu widerstehen, kann sich ein Tumor oder eine Leukämie bilden.

Die Bedeutung des Immunsystems wird klar, wenn dessen Tumorüberwachung ausfällt. Beispiele sind das Auftreten von Kaposi-Sarkomen bei AIDS und die lymphoproliferativen Er-krankungen bei Immunsuppression. Ungefähr die Hälfte der Patienten, die sich einer immunsupprimierenden Therapie un-terziehen, entwickelt in der Folge eine Form von unkontrol-lierter Zellvermehrung. Ein besonders deutlicher Zusammen-hang zwischen dem Immunsystem und der Krebsentstehung besteht bei bestimmten Infektionskrankheiten (◘ Tab. 11.1). Infektionen mit onkogenen Viren und eine unzureichende Überwachung viraler Infektionen durch das Immunsystem führen, unter anderem, zu virusinduzierten Lymphomen. Ein besonders deutliches Beispiel ist das EBV (Epstein-Barr-Virus). EBV gehört zur Gruppe der Herpesviren und infiziert Epithe-lien und B-Zellen. Die Infektion von B-Zellen führt zur deren Proliferation und Immortalisierung und kann in einigen Fällen Veränderungen auslösen, die die Entstehung eines Burkitt-Lym-phoms zur Folge haben. In Afrika geschieht dies besonders häufig, wenn die Infektion zusammen mit Malaria auftritt. In den Industrienationen geht eine lymphoproliferative Erkran-kung aufgrund von immunsupprimierender Therapie in vielen Fällen auf eine reaktivierte EBV-Infektion zurück. Über EBV hinaus gibt es noch eine Reihe weiterer onkogener Viren. Das Kaposi-Sarkom ist eine Folge der Infektion mit dem HHV-8 (humanes Herpesvirus-8). HTLV (humanes T-lymphotropes Virus) infiziert T-Helferzellen und fördert ihr Überleben und ihre Proliferation, was langfristig zu T-Zell-Leukämien führen kann. Außerdem wurde eine Assoziation der humanen Papil-lomviren (HPV) mit der Entstehung von Tumoren beobachtet. Der bekannteste Zusammenhang ist hier eine Infektion mit den HPV-Typen 16 und 18 mit dem viele Jahre später stattfindenden Auftreten von Zervix- und Peniskarzinomen.

Auf der anderen Seite sind entzündliche Prozesse mit der Entstehung von Tumoren verbunden. Die Hepatitisviren HBV und HCV führen zu chronischer Hepatitis, die die Entstehung von Leberkarzinomen fördert. Neben virusassoziierten Tumoren ist Magenkrebs eine relativ häufige Erkrankung bei Patienten mit beeinträchtigtem Immunsystem. Hier gibt es eine Verbindung zwischen Entzündungen der Magenschleimhaut, Magenge-schwüren und Infektionen mit *Helicobacter pylori*. Auch chroni-sche Entzündungen, die nicht mit Krankheitserregern assoziiert sind, können die Wahrscheinlichkeit für die Entstehung von Krebs erhöhen. Eine chronische Entzündung der Lunge aufgrund

einer Belastung mit Asbest oder Zigarettenrauch birgt ein erhöh-tes Risiko für die Entstehung von Lungenkrebs.

Auch wenn das Immunsystem häufig nur mit der Abwehr von pathogenen Mikroorganismen in Verbindung gebracht wird, hat es noch eine weitere wichtige Aufgabe: die Bekämpfung ent-arteter Zellen und somit die direkte Verhinderung von Tumoren und Leukämien. Allerdings sind nicht auf Pathogenen basierende Tumoren nicht mit besonderer Häufigkeit bei immundefizien-ten Patienten zu beobachten; dies wurde lange Zeit als gewich-tiges Argument gegen eine direkte Bekämpfung der Krebszel-len durch das Immunsystem angeführt. Dabei muss allerdings berücksichtigt werden, dass die Lebenserwartung bei schweren Immundefekten stark eingeschränkt ist. Daher werden zum Beispiel Erkrankungen, die sich in späteren Lebensabschnitten manifestieren, hier nicht auffallen. Bei immundefizienten Mäu-sen, die unter entsprechenden keimfreien Bedingungen gehalten werden, um ihr Überleben zu ermöglichen, wird zwar nicht bei Jungtieren, aber im fortgeschrittenen Alter eine höhere Inzidenz von Tumoren beobachtet.

11.1 Erkennung entarteter Zellen durch das Immunsystem

Da entartete Zellen aus Körperzellen entstehen, bestehen sie zum überwiegenden Teil aus „Selbst", das heißt, ihre Antigene entsprechen denen des restlichen Körpers und können aufgrund der Selbst-Toleranz nicht durch das Immunsystem erkannt werden. Wegen genetischer und epigenetischer Veränderungen kommt es allerdings zur Bildung einer Reihe von Antigenen, die charakteristisch für Tumoren sind. Nur diese Antigene bie-ten eine Möglichkeit, vom Immunsystem wahrgenommen zu werden und eine Immunreaktion gegen den Tumor auszulö-sen. Dabei werden zwei Antigenarten unterschieden. **Tumoras-soziierte Antigene** werden in anderer, meist höherer Zahl auf Tumorzellen exprimiert. Sie sind dennoch Selbst-Antigene, die auch auf anderen, gesunden Zellen des Körpers zu finden sind. Daher greifen bei diesen Antigenen auch die zentralen und pe-ripheren Toleranzmechanismen, die eine Immunreaktion gegen die Antigene erschweren oder verhindern. Im Gegensatz dazu gibt es auch **tumorspezifische Antigene**, also Antigene, die entweder aus onkogenen Viren stammen, oder Antigene, die sich aufgrund von Mutationen der Selbst-Antigene, aus denen sie entstanden sind, so weit unterscheiden, dass gegen sie keine Toleranz besteht. Aufgrund der relativen genetischen Instabilität von Tumorzellen kommt es, im Gegensatz zu normalen Zellen, ständig zur Entstehung neuer Antigene, die potenziell vom Im-munsystem wahrgenommen werden können. Daher ist es für einen Tumor von Vorteil, dem Immunsystem möglichst wenig aufzufallen und keine Bedingungen zu schaffen, die Gefahr si-gnalisieren. Dies ist allerdings nicht immer möglich. Tumore bilden Metastasen und dringen durch Gewebebarrieren. Diese Vorgänge lösen Entzündungen aus und bleiben daher dem Im-munsystem nicht verborgen. Wenn Tumorantigene im Zusam-menhang mit einer solchen Entzündungsreaktion präsentiert werden, kann eine effektive Immunreaktion gegen diese Anti-gene entstehen.

▣ Tab. 11.1 Pathogeninduzierte Krebserkrankungen		
Pathogen	**Krebsart**	**Mechanismus**
HIV	Kaposi-Sarkom, Lymphome	Ausschalten der CD4$^+$-T-Helferzellen, dadurch Beeinträchtigung der Abwehr onkogener Viren wie HHV-8
HHV-8	Kaposi-Sarkom	Entzündung
HTLV	T-Zell-Leukämie	Infektion von CD4$^+$-T-Helferzellen führt zu gesteigerter Proliferation und Überleben
EBV	Burkitt-Lymphom, Nasopharynx-Karzinom, Hodgkin-Lymphom, lymphoproliferative Erkrankungen bei Immunsuppression	Verstärkte Proliferation und Immortalisierung von B-Zellen, Befall von Epithelzellen
HBV/HCV	Leberkarzinom	Auslösen chronischer Hepatitis
HPV	Gebärmutterhalskrebs	Virale Proteine E6 und E7 verhindern Apoptose und stimulieren die Zellteilung
Helicobacter pylori	Magenkrebs	Entzündung der Magenschleimhaut

▣ **Abb. 11.1 Mechanismen der immunologischen Tumorabwehr.** Es gibt vier Mechanismen, durch die das Immunsystem entartete Zellen bekämpfen kann. Eine ausbleibende Interaktion inhibierender Liganden wie MHC-I-Moleküle mit KIR-Rezeptoren (grün) oder die Interaktion aktivierender Liganden wie MICA mit NKG2D (rot) führen zur Erkennung und Vernichtung durch NK-Zellen. CTL greifen Tumorzellen an, wenn sie auf der Oberfläche einen Komplex aus MHC-I-Molekül und Tumorantigen erkennen. Zusätzlich gibt es antikörpervermittelte Mechanismen, wie die antikörperabhängige Cytotoxizität (ADCC) nach Erkennung gebundener Antikörper durch CD16 auf NK-Zellen oder Makrophagen, oder Lyse der Tumorzellen durch Komplementaktivierung

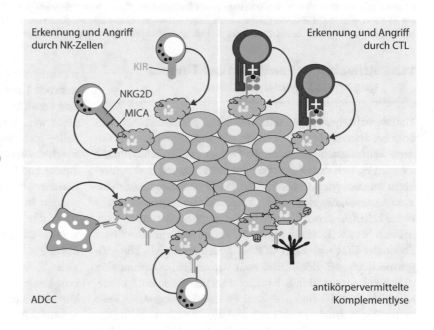

11.2 Mechanismen der immunologischen Tumorabwehr

Die Tumorabwehr entspricht weitgehend der Immunreaktion gegen intrazelluläre Erreger. Sie basiert auf mehreren Mechanismen (▣ Abb. 11.1). Die Erkennung und Vernichtung von Tumorzellen durch cytotoxische T-Lymphocyten (CTL) erfolgt durch die Präsentation von Tumorantigenen auf MHC-I-Molekülen, gefolgt von der Degranulierung der CTL und der Apoptose der Tumorzelle (▸ Kap. 5). Wie bei den meisten Immunreaktionen ist die Immunantwort gegen Tumoren aber nicht die alleinige Aufgabe einer einzelnen Zellpopulation, sondern ein Zusammenspiel von mehreren Zelltypen. Auch T-Helferzellen und die Antikörperproduktion durch B-Zellen tragen zur Tumorabwehr bei, wenn auch in einem geringeren Maße als die CTL. Wenn NK-Zellen oder Makrophagen über den Rezeptor CD16 an die Oberfläche von Tumorzellen gebundene Antikörper erkennen, führt dies zu einem Angriff auf die markierte Zelle (ADCC, *antibody-dependent cell-mediated cytotoxicity*). Darüber hinaus kommt es durch die Aktivierung des klassischen Komplementweges zur komplementvermittelten Lyse von Tumorzellen.

Eine weitere Zellpopulation, die von besonders großer Bedeutung für die Abwehr von Tumorzellen ist, sind die NK-Zellen. Um der Erkennung und Tötung durch CTL zu entgehen, regulieren viele Tumorzellen die Antigenpräsentation auf ihrer Oberfläche herunter, sodass sie von den CTL nicht mehr erkannt werden. Dies führt zu einer verminderten Expression von „Selbst"-Molekülen, insbesondere MHC-Molekülen der Klasse I. Dieses *missing self* wird aber wiederum von NK-Zellen erkannt, die dadurch zum Angriff der betreffenden Zellen angeregt werden. Zusätzlich wird aufgrund einer malignen Transformation in vielen Fällen MICA (*major histocompatibility complex class I chain related A*) auf der Zelloberfläche hochreguliert. MICA ist ein Ligand für den aktivierenden Rezeptor NKG2D auf NK-Zellen, der ebenfalls zur Erkennung von Tumorzellen beiträgt.

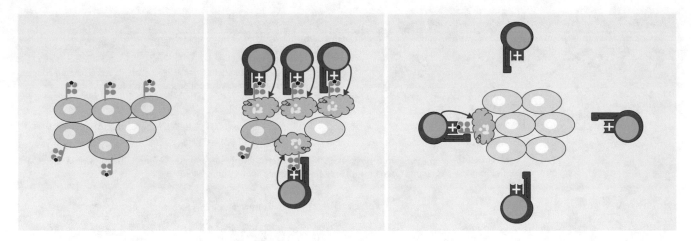

◼ **Abb. 11.2 Selektion von Tumorzellen durch das Immunsystem.** Tumore bestehen nicht aus einer einheitlichen Art von Zellen, sondern aus einem Gemisch verschiedener Zellen mit unterschiedlichen Eigenschaften. Zusätzlich tritt eine hohe Mutationsrate auf, sodass ständig neue Zellen mit leicht veränderten Eigenschaften entstehen. Da diese aufgrund der Angriffe des Immunsystems einem ständigen Selektionsdruck ausgesetzt sind, können sich Zellen, denen es gelingt, dem Immunsystem möglichst wenig Angriffsmöglichkeiten zu bieten, besonders gut vermehren. Auf diese Weise wird durch die Immunreaktion der Tumor in einer Weise verändert, sodass seine Zellen schlechter erkannt und vernichtet werden können. In dieser Abbildung ist die protektive Veränderung am Beispiel der hellgrauen Zellen dargestellt, die kein MHC-I-Molekül mehr auf ihrer Oberfläche präsentieren

11.3   Abwehrmechanismen der Tumore gegen das Immunsystem

Tumore entstehen nicht nur in immunsupprimierten Patienten oder bei älteren Menschen, deren Immunsystem eine verminderte Leistungsfähigkeit aufweist (▶ Kap. 14). Manche Tumore schaffen es, sich dem Zugriff des intakten und voll funktionsfähigen Immunsystems zu entziehen. Dafür brauchen sie Abwehrmechanismen, um sich vor der Immunantwort zu schützen. In vielen Fällen, in denen Tumore bei Patienten beobachtet werden, hat sich bereits Toleranz gegen die Tumorantigene sowohl auf Ebene der CD4⁺- als auch CD8⁺-T-Zellen entwickelt. Die antigenspezifischen T-Zellen sind zwar vorhanden, es kommt aber zu keiner Immunreaktion. Es scheint auf den ersten Blick unverständlich, dass das Immunsystem einerseits eine zentrale Rolle in der Tumorabwehr spielen soll, andererseits aber viele Tumore nicht effektiv vom Immunsystem beseitigt werden können. Dazu muss man berücksichtigen, dass Tumore aus sich schnell teilenden Zellen bestehen, die durch die Angriffe des Immunsystems einem ständigen Selektionsdruck ausgesetzt sind (◼ Abb. 11.2). Nur die Tumoren, bei denen Mechanismen auftreten, durch die sie der Immunüberwachung entgehen, können sich überhaupt so weit entwickeln, dass sie klinisch bemerkbar werden. Alle anderen werden bereits vorher vom Immunsystem vernichtet und treten nie in Erscheinung. Auch wenn es den Eindruck erweckt, dass sich Tumore dem Zugriff des Immunsystems durch gezielte Veränderungen zu entziehen versuchen, ist dies nicht zutreffend. Die den Verteidigungsmechanismen zugrunde liegenden Mutationen entstehen spontan. Das bedeutet, dass es sich nicht um eine bewusste Verteidigungsstrategie des Tumors handelt, sondern durch die Interaktion mit der Immunabwehr werden vorteilhafte Mutationen ausgewählt.

Eine Theorie, die die Interaktion zwischen Tumoren und dem Immunsystem beschreibt, ist das sogenannte Immun-Editing. Es wird in drei Phasen eingeteilt und besagt, dass die Immunreaktion gegen den Tumor einen erheblichen Einfluss auf seine Ent-

wicklung hat. In der ersten, der Eliminierungsphase, werden entstehende Tumorzellen durch Zellen des Immunsystems erkannt und vernichtet. Die darauf folgende Gleichgewichtsphase beginnt, wenn keine vollständige Vernichtung der transformierten Zellen mehr möglich ist. Das Tumorwachstum wird aber noch durch das Immunsystem verhindert. Die Interaktion zwischen Tumor und Immunsystem befindet sich in einem dynamischen Gleichgewicht, bei der jede Seite versucht, die Oberhand zu gewinnen. In der dritten Phase entkommt der Tumor der Überwachung durch das Immunsystem. Durch Selektionsprozesse haben sich die dafür erforderlichen Eigenschaften entwickelt. Erst in dieser Phase werden Tumoren klinisch beobachtbar. Daher ist in vielen Fällen die immunologische Toleranz gegen die Tumorantigene bereits entwickelt, wenn die Erkrankung sich manifestiert. Die wesentlichen Beispiele für tumorale Abwehrmechanismen gegen das Immunsystem sind in den folgenden Abschnitten und in ◼ Abb. 11.3 zusammengefasst.

Verminderung der Antigenpräsentation

Tumorantigene werden durch ihre Präsentation auf MHC-Molekülen der Klasse I von CTL erkannt. Es gibt zahlreiche Beispiele, in denen Tumorzellen eine stark verminderte oder vollständig fehlende Expression von MHC-I-Molekülen haben. Dies kann darauf basieren, dass beladene MHC-I-Moleküle nicht mehr an die Zelloberfläche gelangen oder dass β_2-Mikroglobulin deletiert oder mutiert ist. Die Effekte können aber auch bereits früher ansetzen, beispielsweise am Proteasom oder den TAP (*transporter associated with antigen processing*), die die Fragmente ins endoplasmatische Reticulum bringen, wo sie auf MHC-I-Moleküle geladen werden.

Neben der verhinderten Präsentation von Tumorantigenen können diese auch verlorengehen. Das Genom von Tumorzellen ist deutlich instabiler als das normaler Zellen. Die Wahrscheinlichkeit, dass ein Epitop durch Mutation oder Verlust vom Im-

Abb. 11.3 Abwehrmechanismen von Tumoren gegen das Immunsystem. a) Ein wesentlicher Mechanismus zur Abwehr von Tumoren ist die Vernichtung durch cytotoxische T-Zellen. **b)** Es existieren vier Gruppen von Mechanismen, durch die Tumoren sich vor dem Angriff der T-Zellen schützen können. Dies sind eine verminderte Antigenpräsentation (beispielsweise durch fehlende MHC-I-Moleküle), die Freisetzung von tolerogenen Mediatoren wie TGF-β, die die Immunreaktion schwächen, eine Rekrutierung regulatorischer Zellen (unter anderem Treg) und die Induktion von Apoptose durch FAS/FASL

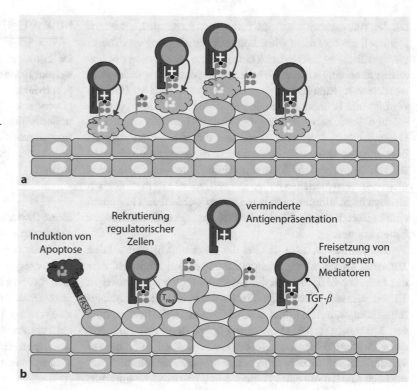

munsystem nicht mehr erkannt wird, ist relativ hoch. Da das Immunsystem diese Zellen daraufhin schlechter eliminiert, können sie sich aufgrund von Veränderungen der vom Immunsystem erkannten Tumorantigene bevorzugt vermehren.

Tolerogene Umgebung

Zahlreiche Tumoren verfügen über Strategien, mit denen sie immunologische Toleranz auslösen und so verhindern, dass sie durch das Immunsystem angegriffen werden. Unter anderem bedienen sich die Tumorzellen dabei bestimmter Cytokine. Die Produktion von TGF-β durch zahlreiche Tumoren ist ein wichtiger tolerogener Mechanismus. TGF-β vermindert die Entzündungsreaktion und induziert Toleranz in T-Zellen. So wird anstelle einer Immunreaktion gegen ein Tumorantigen Toleranz ausgelöst. In ähnlicher Weise wirkt auch das ebenfalls von vielen Tumoren produzierte Cytokin IL-10. Es ist antiinflammatorisch und unterdrückt die Aktivierung von DC, sodass es nicht zu einer aktivierenden, sondern einer tolerogenen Präsentation von Tumorantigenen kommt.

Ein anderer Mechanismus basiert auf dem Enzym Indolamin-2,3-Dioxygenase (IDO). Die IDO katalysiert den Abbau der Aminosäure Tryptophan, und in verschiedenen Tumorarten konnte eine erhöhte Expression von IDO nachgewiesen werden. Tryptophanmangel beeinträchtigt insbesondere die Funktion von T-Zellen, und Tumoren können durch die Produktion von IDO die antigenspezifische Proliferation von T-Zellen unterdrücken.

Auffällig ist, dass regulatorische Zellen in einigen Tumoren in hoher Zahl gefunden werden. Dies deutet an, dass regulatorische Zellen von Tumoren aktiv rekrutiert werden. Zusätzlich zu regulatorischen T-Zellen wurden in Tumoren auch MDSC

(*myeloid-derived suppressor cells*) gefunden, antiinflammatorisch wirkende myeloische Zellen wie Makrophagen, Granulocyten und DC, die die Aktivität von T-Zellen unterdrücken.

Aktiver Angriff gegen T-Zellen

Ein weiterer Mechanismus, durch den Tumore aktiv einer Vernichtung durch Zellen des Immunsystems entgegenwirken können, basiert auf der Interaktion von FAS (*TNF receptor superfamily, member 6*) mit seinem Liganden, FASL. T-Effektorzellen exprimieren auf ihrer Oberfläche FAS. Über FAS können die T-Zellen zur Apoptose veranlasst werden. Dies ist ein normaler Mechanismus zur Reduktion der T-Zell-Zahl nach Beendigung einer adaptiven Immunreaktion, durch den die T-Zell-Homöostase wiederhergestellt wird. Diesen Mechanismus können Tumore ausnutzen, wenn ihre Zellen auf der Oberfläche den FASL exprimieren. Sie können sich gegen einen Angriff der CTL wehren, indem sie diese Zellen vorzeitig in die Apoptose treiben.

11.4 Immunologische Ansätze der Tumortherapie

Man unterscheidet benigne, also gutartige Tumore, die langsam wachsen und nicht invasiv sind, von den bösartigen (malignen) Tumoren. Letztere erfordern aufgrund ihrer zerstörerischen Wirkung eine möglichst wirksame Behandlung, und es gibt zahlreiche Therapieansätze, bei denen versucht wird, das Immunsystem gegen maligne Tumore zu mobilisieren. In den vergangenen Jahren hat sich das Verständnis der immunologischen Vorgänge bei der Tumorentstehung und Tumorabwehr deutlich erweitert. Dennoch hat dies nicht wie erhofft zur Entwicklung von Therapien geführt, bei denen durch eine gezielte Modulation des Immunsystems ein Durchbruch in der Krebsbehandlung ermöglicht worden wäre. Eine Reihe von neuen Ansätzen wird im Moment verfolgt und befindet sich in den verschiedenen Stadien der klinischen Tests. Beispiele für einige dieser Therapien werden im Folgenden kurz dargestellt. Es zeichnet sich aber immer mehr ab, dass es keine Behandlung geben wird, die *alleine* eine Aussicht auf Heilung verspricht. Vielmehr könnte eine Kombination aus mehreren verschiedenen Behandlungen, sowohl immunologisch als auch nichtimmunologisch, eingesetzt werden, die zusammen eine bessere Wirkung bei der Therapie maligner Erkrankungen haben können.

Die Immuntherapie war bei der Bekämpfung von soliden Tumoren bislang wenig erfolgreich, was darauf hindeutet, dass das Immunsystem nicht in der Lage ist, einen ausgewachsenen Tumor wirksam anzugreifen. Ein Punkt, bei dem immunologische Therapieansätze hilfreich sein könnten, ist die Bekämpfung von Mikrometastasen. Diese sind winzige Reste von Tumoren, die nach einer Therapie im Körper zurückbleiben und dann zur Wiederkehr der Tumore führen. Daher wäre eine Immuntherapie nach Entfernung eines Tumors durch chirurgische Eingriffe, Chemo- oder Strahlentherapie sinnvoll, um diese restlichen Krebszellen zu vernichten.

Immunologische Auswirkungen konventioneller Therapien

Chemotherapie und Strahlentherapie wirken nicht alleine durch die Schädigung der Tumorzellen. Ein Beitrag zum Therapieerfolg kommt auch vom Immunsystem. Die bei der Therapie getöteten Zellen können von APC aufgenommen und ihre Antigene präsentiert werden. Wenn dies in einer entzündlichen Umgebung erfolgt, kommt es zu einer Antigenpräsentation, bei der eine wirksame Immunreaktion ausgelöst werden kann. In diesem Fall ist ein nekrotischer Zelltod von größerem Vorteil als Apoptose, da die Präsentation von Antigenen in einem entzündlichen Zusammenhang zu einer Immunaktivierung führt. Als Beleg für eine Aktivierung des Immunsystems bei konventioneller Therapie gilt die Beobachtung, dass eine lokalisierte Bestrahlung einzelner Tumoren auch zu einer Verminderung der Metastasengröße an anderer Stelle im Körper führen kann.

Außer der besseren Antigenpräsentation führt die Schädigung der Tumorzellen auch zur Freisetzung oder Präsentation von Proteinen, die eine Immunreaktion fördern. Stress aufgrund von Chemotherapie führt zur Expression von Proteinen wie MICA auf der Tumorzelloberfläche. Wie bereits erwähnt, wird dieses Protein als aktivierender Ligand vom Rezeptor NKG2D auf NK-Zellen wahrgenommen. Weiterhin wird aus sterbenden Tumorzellen HMGB1 (*high mobility group box 1*) freigesetzt, was als endogener Ligand den TLR-4 aktiviert. Dies hat eine Reifung von DC und die gesteigerte Expression costimulierender Moleküle zur Folge. Daher ist die Erkennung von HMGB1 durch TLR-4 auf DC wichtig für die Aktivierung tumorspezifischer CTL.

Impfungen

Da Tumorantigene das Ergebnis spontaner Mutationen sind, weisen Tumore unterschiedliche Antigene auf. Daher ist eine prophylaktische Impfung, wie sie bei Infektionskrankheiten angewendet wird, gegen Tumorantigene nicht möglich. Nur gegen tumorauslösende Infektionen ist eine vorbeugende Immunisierung durchführbar. In allen anderen Fällen müsste die Impfung den Antigenen eines bereits existierenden Tumors angepasst werden.

„Klassische" Immunisierungen

Eine Schwierigkeit der Immunisierung gegen Tumoren, im Gegensatz zu Pathogenen, ist, dass bereits eine Toleranz gegen die Antigene vorliegt. Diese Toleranz muss gebrochen werden, um effektiv gegen Tumorantigene zu immunisieren. Prinzipiell kommen mehrere Immunisierungsarten zur Anwendung. Ein tumorassoziiertes Antigen kann entweder als Protein- oder DNA-Vakzine verabreicht werden. Außerdem gibt es virale Vektoren, in die ein Tumorantigen eingebaut wurde. Sie infizieren Epithelzellen, von denen einige sterben, und deren Überreste werden, zusammen mit Gefahrensignalen (PAMP) der viralen Infektion, von APC aufgenommen und präsentiert. Im Rahmen dieser Infektion kommt es zu einer Immunantwort, in deren Verlauf auch gegen das Tumorantigen gerichtete Lymphocyten aktiviert werden.

Alternativ kann das Antigen innerhalb von professionellen APC verabreicht werden. Dafür werden üblicherweise aus Monocyten des Patienten stammende DC hergestellt, mit dem Antigen beladen und dann als autologes Transplantat in den Patienten zurückgegeben, um eine Immunisierung gegen das Antigen zu erzeugen. Um eine effektive Immunisierung zu erreichen, müssen die APC aktiviert werden. Üblicherweise werden die Zellen dafür mit inflammatorischen Cytokinen behandelt. Eine andere Strategie verfolgt die Injektion der Zellen in entzündetes Gewebe, um eine physiologischere Aktivierung und Wanderung in die drainierenden Lymphknoten zu erreichen. Obwohl der Einsatz von DC-Vakzinen in der Theorie überzeugend klingt, sind die bisher dadurch erzielten therapeutischen Resultate allerdings hinter den Erwartungen zurückgeblieben.

Der Einsatz einer Impfung, die nur auf ein einzelnes Antigen abzielt, birgt das Risiko, dass der Tumor diese Eigenschaft verliert, anstatt von der Immunreaktion vernichtet zu werden. Daher ist es sicherer, gleichzeitig gegen diverse Antigene zu immunisieren, da die Wahrscheinlichkeit für den gleichzeitigen Verlust mehrerer Antigene deutlich geringer ist. Der Einsatz von autologen, durch Bestrahlung abgetöteten Tumorzellen ist eine Möglichkeit, um mehrere relevante Tumorantigene gleichzeitig zu verabreichen. Zusätzlich können diese Zellen noch gentechnisch modifiziert werden, damit sie GM-CSF exprimieren, um dadurch DC anzulocken und auszureifen. Der Vorteil dieser Vakzine ist, dass sie optimal zum Patienten und dessen Tumorantigenen passt. Solche Vakzine sind aber ausgesprochen aufwendig in der Herstellung und in der Anwendung daher sehr begrenzt. Deshalb werden auch auf Tumorzelllinien basierende allogene Impfstoffe getestet, die zwar nicht die spezifischen Tumorantigene eines Patienten aufweisen, aber eine Reihe von charakteristischen Proteinen, die möglicherweise auch eine Immunantwort gegen den Tumor auslösen.

Impfung gegen tumorauslösende Viren

Bei Tumoren, die aufgrund einer Infektion mit Viren entstehen, kann durch eine Impfung gegen die entsprechenden Virusantigene daher auch einer Tumorentstehung vorgebeugt werden. Die erste Impfung gegen ein Virus mit bekanntem tumorauslösendem Potenzial war gegen Hepatitis B gerichtet, sie trägt zur Verhinderung von chronischer Hepatitis und dem daraus unter Umständen resultierenden Leberkrebs bei. Das bekannteste Beispiel für eine Schutzimpfung gegen Tumore ist aber sicherlich die vor einigen Jahren eingeführte Impfung gegen die humanen Papillomviren (HPV). Für die grundlegende Beobachtung, dass HPV Gebärmutterhalskrebs auslösen können, wurde Harald zur Hausen im Jahr 2008 mit dem Nobelpreis ausgezeichnet. Die beiden Hochrisikotypen HPV-16 und -18 sind mit 70 % der Gebärmutterhalstumoren assoziiert. Daher wird seit einigen Jahren versucht, durch eine Impfung gegen diese HPV-Typen bei jungen Mädchen einer unter Umständen viele Jahre später, daraus resultierenden Tumorbildung vorzubeugen.

Passive Immunisierung

Eine weitere Möglichkeit der Therapie maligner Erkrankungen ist die passive Immunisierung mit monoklonalen Antikörpern gegen Antigene, die spezifisch oder zumindest vorwiegend, auf der Oberfläche entarteter Zellen vorkommen. Der Vorteil ist, dass auch Antikörper gegen Selbst-Proteine gegeben werden können, gegen die das Immunsystem tolerant ist. Durch verschiedene Mechanismen können diese Antikörper dann zur Tumorbekämpfung beitragen. Dazu gehören eine Blockierung oder Neutralisierung der Antigene, die Aktivierung des Komplementsystems und ADCC (*antibody-dependent cell-mediated cytotoxicity*) durch CD16 auf NK-Zellen und Makrophagen. Zusätzlich dienen diese Antikörper der Opsonisierung, durch die Tumorantigene besser von professionellen APC aufgenommen und zur Aktivierung an T-Zellen präsentiert werden können. Andererseits können Antikörper auch genutzt werden, um gezielt Substanzen wie radioaktive Stoffe oder cytotoxische Verbindungen an den Tumor zu binden und ihn dadurch zu schädigen.

Häufig verwendete Antigene, gegen die monoklonale Antikörper eingesetzt werden, sind der B-Zell-Marker CD20 (Antikörper: Rituximab) bei Non-Hodgkin-Lymphom und CLL (chronisch lymphatische Leukämie) oder HER2 (*human epidermal growth factor receptor 2*) (Antikörper: Trastuzumab), da dieser Rezeptor eine wichtige Rolle bei der Vermittlung von Wachstumssignalen bei Brustkrebs spielt. Bei der passiven Immunisierung werden aber nicht nur Antikörper gegen Bestandteile von Tumorzellen eingesetzt. Bei größer werdenden Tumoren ist die Versorgung mit Nährstoffen und Sauerstoff ein Vorgang, der die Bildung neuer Blutgefäße, die sogenannte Angiogenese, erfordert. Ein wesentlicher Faktor für die Angiogenese ist VEGF (*vascular endothelial growth factor*). Daher können Antikörper gegen VEGF (Antikörper: Bevacizumab, Ranibizumab) verwendet werden, um die Angiogenese zu unterbinden und so das weitere Wachstum des Tumors zu erschweren.

In vielen Fällen führt der Kontakt mit Tumorantigenen nicht zu einer Abwehrreaktion. Beispielsweise kann eine aktive Immunisierung aufgrund der bereits bestehenden Toleranz wirkungslos bleiben. Ein wesentlicher Aspekt dieser Negativregulation er-

folgt über CTLA-4 (*cytotoxic T-lymphocyte antigen 4* = CD152), das, ebenso wie CD28, an die costimulierenden B7-Moleküle (CD80 und CD86) bindet, aber daraufhin inhibierende Signale an die T-Zelle weiterleitet. Ein weiteres Einsatzgebiet monoklonaler Antikörper basiert daher auf einem CTLA-4-spezifischen Antikörper (Ipilimumab) zur Blockade von CTLA-4 und seines inhibierenden Effekts.

T-Zell-basierte Therapien

Ziel von Impfungen im Rahmen einer Krebstherapie ist eine Vermehrung von T-Zellen, die gegen Tumorantigene gerichtet sind. Darüber hinaus gibt es aber auch Versuche, tumorspezifische T-Zellen zu gewinnen, außerhalb des Körpers durch IL-2 zu vermehren und danach in den Patienten zurückzugeben. Dazu gehören die sogenannten LAK (*lymphokine-activated killer cells*), autologe T- und NK-Zellen aus dem peripheren Blut, von denen auch einige gegen Tumorantigene gerichtet sind. Neuere Ansätze versuchen, direkt aus Tumoren gewonnene TIL (*tumor infiltrating lymphocytes*) zu verwenden, um eine höhere Ausbeute an Zellen gegen Tumorantigene zu erhalten. T-Zellen alleine sind allerdings noch keine Garantie für eine Immunreaktion gegen Tumore. In vielen Tumoren werden T-Zellen gefunden, die aber nicht reaktiv sind. Hier wäre es notwendig, zunächst die Toleranz gegen die Antigene zu brechen, um eine Immunantwort auszulösen. Ein anderer Ansatz ist daher die Verminderung der T_{reg}. Die Gabe von monoklonalen Antikörpern gegen Marker für T_{reg}, beispielsweise CD25, soll dabei zur Inaktivierung oder einem Abbau der T_{reg} führen, sodass die übrigen für die Tumorantigene spezifischen T-Zellen wieder aktiviert werden. Da T_{reg} allerdings auch von entscheidender Bedeutung für die Verhinderung von Autoimmunerkrankungen sind, kann es bei dieser Therapie zu erheblichen Nebenwirkungen kommen.

Unspezifische Aktivierung des Immunsystems

Ein wesentliches Problem bei der Immunisierung gegen Tumorantigene ist es, ein ausreichend starkes zweites Signal zur T-Zell-Aktivierung zu erzeugen, damit es nicht zur Bildung von Anergie oder Toleranz kommt. Daher werden in einigen Therapieansätzen lokal Substanzen verabreicht, die die Immunreaktion entsprechend verstärken sollen. Eine Möglichkeit ist die Aktivierung von TLR. Dabei wird Imiquimod, ein Ligand für den TLR-7, eingesetzt, um Warzen und verschiedene Formen von Hautkrebs zu behandeln. Eine ähnliche Funktion hat die absichtliche Infektion mit BCG (Bacille Calmette-Guérin) beim Blasenkrebs. Nach der chirurgischen Entfernung des Tumors wird BCG injiziert, um eine örtlich begrenzte entzündliche Reaktion in der Blasenwand auszulösen. Bei der entstehenden Immunreaktion werden vermutlich auch Zellen gegen im Patienten verbliebene Tumorantigene aktiviert, wodurch das Risiko für eine Remission deutlich vermindert wird.

Man kann sich auch der Botenstoffe des Immunsystems bedienen, um eine Immunmodulation zu erreichen. Verschiedene Cytokine werden in der Tumortherapie eingesetzt, darunter

IFN-α, das erhöhte Präsentation von MHC-I-Molekülen verursacht, oder IL-2, das die Proliferation von T-Zellen auslöst. Darüber hinaus wird TNF-α verwendet, um bei örtlicher Behandlung Weichteilsarkome zu therapieren.

Stammzelltransplantation

In vielen Fällen von Leukämie beruht die Therapie auf einer Abtötung aller hämatopoetischen Zellen, gefolgt von der Übertragung von Knochenmark eines gesunden Spenders. Dabei kann es zu Rückfällen kommen, wenn die Leukämiezellen nicht vollständig vernichtet wurden. Normalerweise achtet man bei einer Transplantation von Knochenmarkstammzellen auf eine möglichst hohe Übereinstimmung der Gewebemerkmale (► Kap. 12). Die Wahrscheinlichkeit für Rückfälle bei Leukämien ist bei autologen Transplantationen allerdings höher als bei allogenen. Das basiert auf einer *graft versus leukemia* genannten Reaktion, bei der sich die transplantierten Zellen gegen die verbliebenen Zellen des Empfängers richten und damit zur Eliminierung von verbliebenen Leukämiezellen beitragen.

Literatur

Dougan M, Dranoff G (2009) Immune therapy for cancer. Annu Rev Immunol 27:83–117

Drake CG (2010) Prostate cancer as a model for tumor immunotherapy. Nat Rev Immunol 10:580–593

Pardoll D (2003) Does the immune system see tumors as foreign or self? Annu Rev Immunol 21:807–839

Terunuma H, Deng X, Dewan Z, Fujimoto S, Yamamoto N (2008) Potential Role of NK Cells in the Induction of Immune Responses: Implications for NK Cell-Based Immunotherapy for Cancers and Viral Infections. Int Rev Immunol 27:93–110

Zitvogel L, Apetoh L, Ghiringhelli F, Kroemer G (2008) Immunological aspects of cancer chemotherapy. Nat Rev Immunol 8:59–73

Transplantation

Hajo Haase

© Springer-Verlag GmbH Deutschland 2015
L. Rink, A. Kruse, H. Haase, *Immunologie für Einsteiger*, https://doi.org/10.1007/978-3-662-44843-4_12

Im Fall des kompletten Funktionsverlusts eines lebenswichtigen Organs ist es in vielen Fällen möglich, das defekte Organ durch Transplantation eines funktionierenden zu ersetzen (◘ Tab. 12.1). Dies gelang beim Menschen erstmals im Jahr 1954, als erfolgreich eine Niere verpflanzt wurde. In diesem Fall fand die Übertragung zwischen eineiigen Zwillingen statt. Im Gegensatz dazu ergibt sich bei genetisch unterschiedlichen Individuen ein immunologisches Problem. Wir haben in den vorherigen Kapiteln bereits gesehen, dass das Immunsystem effizient zwischen Selbst und Fremd unterscheiden kann. Dies gilt auch für transplantierte Organe, obwohl die genetischen Unterschiede zwischen Empfänger und Spender sehr viel geringer sind als beispielsweise zwischen Mensch und einem beliebigen infektiösen Pathogen. Es kommt zu einer Immunreaktion, bei der das Immunsystem des Empfängers sich gegen das Transplantat richtet und es dadurch so stark schädigt, dass es seine Funktion verliert. Dies wird als Transplantatabstoßung bezeichnet.

Wie ◘ Tab. 12.1 zeigt, sind die Erfolgsaussichten einer Transplantation je nach Organ unterschiedlich und es besteht ein Restrisiko, dass das Transplantat nicht einmal ein Jahr lang funktioniert. Auch nach über einem Jahr besteht immer noch die Möglichkeit einer Abstoßungsreaktion. Aus diesem Grund sind Transplantationen nur dann eine Option, wenn die zu ersetzenden Organe terminal geschädigt sind und andere Behandlungsmaßnahmen keinen Erfolg versprechen.

Zusätzlich zu den in ◘ Tab. 12.1 aufgeführten Organen können auch Dünndarm und einzelne Gewebe, wie Hornhaut des Auges, Sehnen und Knochen, transplantiert werden. Immunologisch besonders relevant ist die Transplantation von hämatopoetischen Stammzellen. Quelle für diese Zellen ist entweder das Knochenmark oder die hämatopoetischen Stammzellen werden durch die Gabe von GM-CSF mobilisiert und danach als $CD34^+$- und $CD133^+$-Zellen aus dem peripheren Blut gewonnen. Bei vielen angeborenen Immundefekten (▶ Kap. 16), aber auch bei einer Reihe von Leukämien ist die Transplantation von gesunden Stammzellen die einzige Möglichkeit, bei einem Patienten eine funktionsfähige Immunabwehr herzustellen. Darüber hinaus erfordert die Therapie einiger solider Tumoren eine Behandlung mit hochdosierter Chemotherapie oder Bestrahlung, bei der alle proliferierenden Gewebe beeinträchtigt werden, inklusive der hämatopoetischen Stammzellen im Knochenmark. In diesem Fall werden vor Therapiebeginn Stammzellen isoliert und nach der Behandlung in den Patienten zurückgegeben.

Eine Indikation für Stammzelltransplantationen sind Gendefekte, die Ausfälle einer oder mehrerer Leukocytenpopulationen verursachen, beispielsweise die Adenosin-Desaminase (▶ Kap. 16). Es ist in diesem Fall nicht nur möglich, die defekten Stammzellen durch voll funktionsfähige Zellen eines Spenders zu ersetzen. Bei einem anderen Ansatz wird die funktionierende Version dieses Gens in die hämatopoetischen Stammzellen des Patienten eingebracht, sodass man dem Patienten seine eigenen „reparierten" Stammzellen zurückgeben kann. Dabei gibt es keine Probleme mit einer Transplantatabstoßung, da es sich um ein (nahezu) genetisch identisches Transplantat handelt. Dennoch ist diese Art der Transplantation nicht ohne Komplikationen. Erfolgt beispielsweise der Einbau des funktionierenden Gens durch den Einsatz von Retroviren, setzen diese das Gen unkontrolliert ins Genom der Zielzelle ein. Es kann also sein, dass dabei ein Protoonkogen betroffen ist, also ein Gen, das an Zellwachstum und -teilung beteiligt ist, und auf diese Weise maligne Veränderungen hervorgerufen werden. Daher wird heutzutage in den meisten Fällen der Gentransfer durch Adenoviren vorgenommen.

Bei den transplantierten Organen kann es sich um eine Lebendspende handeln, bei der eine Niere, ein Teil der Leber oder Knochenmark von einem freiwilligen Spender zur Verfügung gestellt wird. In der Mehrzahl der Fälle stammen die Transplantate allerdings von Verstorbenen. Diese Organe sind natürlich nicht unbegrenzt haltbar. In ◘ Tab. 12.1 ist die **Kaltischämiezeit** angegeben, die sich zwischen den einzelnen Organen deutlich unterscheidet. Sie gibt an, wie lange ein Organ außerhalb der Blutzirkulation bei optimaler, gekühlter Lagerung in einem Zustand bleibt, in dem es noch mit zufriedenstellender Aussicht auf Erfolg transplantiert werden kann.

Für die Kombination aus Spender und Empfänger kommen verschiedene genetische Konstellationen in Frage (◘ Abb. 12.1):

- Eine **autologe Transplantation** (auch autogene Transplantation genannt) ist die Übertragung von Geweben innerhalb desselben Individuums, beispielsweise bei der Verpflanzung von Haut von einer Stelle des Körpers an eine andere. Da Zellen des Empfängers verwendet werden, hat das Transplantat alle Eigenschaften von „Selbst" und wird aufgrund der Selbst-Toleranz vom Immunsystem nicht als Angriffsziel erkannt.
- Eine **isogene Transplantation** (auch isologe oder syngene Transplantation genannt) ist eine Übertragung von Organen oder Geweben zwischen zwei genetisch identischen Individuen. Beim Menschen ist dies die seltene Konstellation einer Transplantation zwischen eineiigen Zwillingen. Im Tiermodell kann dies zu Forschungszwecken häufiger der Fall sein, wenn Inzuchtstämme verwendet werden, deren Vertreter genetisch identisch sind. Immunologisch ist diese Art der Transplantation unproblematisch, da das Transplantat keine Merkmale enthält, die nicht auch beim Empfänger vorhanden sind.
- Bei der **allogenen Transplantation** (auch homologe Transplantation genannt) findet die Übertragung zwischen zwei genetisch unterschiedlichen Vertretern derselben Spezies statt. Da es in den meisten Fällen nicht möglich ist, einen genetisch identischen Organspender zu finden, ist dies die bei Weitem häufigste Form der Transplantation. Das Transplantat wird vom Immunsystem als fremdes Gewebe erkannt, und es kommt zu einer Immunreaktion, die in der Regel mit einer Transplantatabstoßung endet. Daher ist bei allogenen Transplantationen normalerweise eine lebenslange Immunsuppression erforderlich.
- Bei der **Xenotransplantation** (auch heterologe Transplantation genannt) wird ein Organ in einen Organismus einer anderen Spezies übertragen. Der Vorteil einer Verwendung von nicht-menschlichen Transplantaten (z. B.

Organ	Anzahl	Beispiele für Indikationen	1-Jahres-Erfolgsrate	Maximale Kaltischämiezeit
Niere	65.326	Diabetische Nephropathie, Nephroangiosklerose, Glomerulopathien	Ca. 95 %	36 Stunden
Leber	16.469	Leberzirrhose aufgrund chronischer Hepatitis, Gallengangatresie, angeborene Stoffwechseldefekte, hepatozelluläres Karzinom	Ca. 80 %	16–24 Stunden
Herz	10.210	Kardiomyopathien, koronare Herzerkrankung im Endstadium	Ca. 80 %	4 Stunden
Lunge	3230	Mukoviszidose, Lungenfibrose	>70 %	6 Stunden
Pankreas	2816	Typ-1-Diabetes mit schweren Komplikationen	Ca. 40–80 %	12 Stunden

◘ **Tab. 12.1** Häufig transplantierte Organe

Die Anzahl bezieht sich auf die insgesamt zwischen 1963 und 2009 durchgeführten Organtransplantationen in Deutschland. Die Erfolgsraten (Zahl der Transplantate, die ein Jahr nach der Transplantation noch funktionieren) sind aktuell gültige Werte, basierend auf dem gegenwärtigen Stand der Immunsuppression. Die Kaltischämiezeit gibt an, wie lange ein Organ ohne Blutzirkulation bei optimaler, gekühlter Lagerung bis zur Transplantation aufbewahrt werden kann.

◘ **Abb. 12.1 Transplantationsarten.** Je nach genetischer Übereinstimmung von Spender und Empfänger gibt es unterschiedliche Arten der Transplantation. Die Autotransplantation wird innerhalb eines Individuums durchgeführt, wie im hier gezeigten Beispiel die Transplantation von Haut des Oberschenkels auf den Unterarm. Bei der Isotransplantation wird die Übertragung zwischen zwei genetisch identischen Individuen vorgenommen (eineiigen Zwillingen). Bei der Allotransplantation findet die Übertragung zwischen zwei genetisch unterschiedlichen Individuen derselben Spezies statt. Im Gegensatz dazu handelt es sich bei der Xenotransplantation um die Übertragung von Gewebe zwischen Vertretern unterschiedlicher Spezies (▶ Exkurs 12.1)

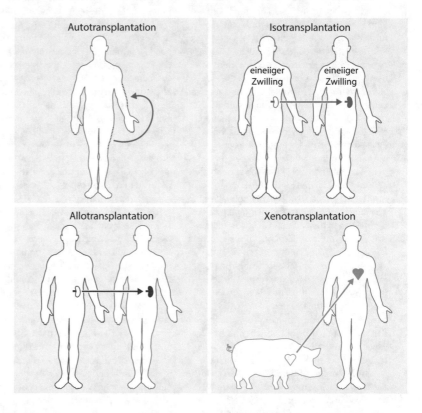

aus Schweinen) liegt in der nahezu unbegrenzten Verfügbarkeit von Spenderorganen, die im Falle der allogenen Transplantation immer noch unzureichend ist. Viele potenzielle Organempfänger sterben, da nicht rechtzeitig ein passendes Spenderorgan zur Verfügung steht. Das Problem bei einer Xenotransplantation ist allerdings die große Zahl an Fremd-Antigenen, die diese Organe enthalten, was zu einer extrem starken Abstoßungsreaktion führt. Beispielsweise führt die Transplantation eines normalen Schweineherzens in einen Primaten innerhalb von Minuten zu einer Abstoßung, da im Empfänger Anti-

körper gegen Oberflächenproteine der fremden Spezies vorhanden sind. Hinzu kommen das fehlende „Selbst" und ein Mangel an Proteinen, die die Koagulation und die Komplementreaktion regulieren. Eine denkbare Lösung wären transgene Tiere, bei denen unter anderem menschliches HLA auf der Zelloberfläche präsentiert wird, die menschliche Komplementregulatorproteine wie CD46 und CD55 exprimieren und bei denen die stark immunogenen Oberflächenproteine entfernt wurden. Erste Versuche in dieser Richtung wurden bereits unternommen und zeigten, dass dieser Weg prinzipiell zum

12

Exkurs 12.1: Xenotransplantation: Utopie oder bald schon klinische Realität?

Der Mangel an geeigneten Spenderorganen ist ein wesentliches Hindernis bei der Weiterentwicklung der klinischen Transplantation. Dieses Problem könnte unter anderem durch Verwendung tierischer statt menschlicher Organe behoben werden. Aus verschiedenen Gründen wird das Schwein als die hierfür am besten geeignete Spenderspezies angesehen. Aufgrund der gewaltigen immunologischen Hürden, die in einer solchen diskordanten Kombination zu überwinden sind, galt die klinische Xenotransplantation lange Zeit als nicht realisierbar. Insbesondere durch den Einsatz von molekularbiologischen Techniken und der damit verbundenen Möglichkeit, Schweine gentechnisch zu verändern, haben sich in den letzten Jahren jedoch Lösungsansätze ergeben, die zu einer neuen Einschätzung der Situation führten.

Welche immunologischen Probleme müssten gelöst werden, damit Zellen und/oder Organe vom Schwein im Menschen überleben und funktionieren können? Im unbehandelten Primaten oder bei der Perfusion eines Schweineorgans mit menschlichem Blut kommt es durch präformierte Antikörper und die Aktivierung der Komplementkaskade regelmäßig zu einer hyperakuten Abstoßung. Wenn es gelingt, diesen Mechanismus auszuschalten, entwickelt sich jedoch innerhalb von Tagen eine akut vaskuläre Abstoßung. Hierbei spielt die komplementunabhängige Aktivierung der porzinen Endothelzellen eine wesentliche Rolle. An das aktivierte Endothel können natürliche Killerzellen (NK Zellen) und Makrophagen binden und in das Transplantat einwandern. Wenn hyperakute und akut vaskuläre Abstoßung überwunden sind, folgt als nächste Barriere die durch T-Lymphozyten vermittelte zelluläre Abstoßung, die sehr wahrscheinlich heftiger ist als bei der Allotransplantation. Ein wichtiger Schritt auf dem Weg zur klinischen Xenotransplantation war die Aufklärung der pathophysiologischen Zusammenhänge der hyperakuten Abstoßung. Überraschenderweise zeigte sich hierbei, dass die präformierten Antikörper praktisch immer gegen das gleiche Epitop gerichtet sind, ein Disaccharid aus zwei Galactosemolekülen, die an der α1,3-Position verknüpft sind (Gal-α1,3-Gal-Epitop). Diese Epitope sind von den Bakterien bis zu den Säugetieren sehr weit verbreitet und werden vom Enzym α1,3-Galactosyl-Trans-

ferase (α1,3-GT) erzeugt. Aufgrund einer Mutation ist das α1,3-GT-Gen beim Menschen inaktiv, sodass humane Zellen keine α1,3-Gal-Epitope aufweisen. Die Tatsache, dass jeder Mensch hohe Antikörpertiter gegen diese Epitope besitzt, ist daher auf die Exposition gegenüber der mikrobiellen Umwelt zurückzuführen. Wie oben erwähnt, ist das Auslösen der Komplementkaskade durch Bindung von anti-Gal-Antikörpern ein wesentlicher Effektormechanismus der hyperakuten Abstoßung. Die Erzeugung von transgenen Schweinen, die humane Inhibitoren der Komplementaktivierung exprimieren (z. B. CD55/DAF, CD46/MCP), war vor ca. 15 Jahren ein erster Durchbruch, um die hyperakute Abstoßung zu verhindern. Herzen von CD55/DAF-transgenen Schweinen überlebten in Empfängeraffen mehr als einen Monat, während normale Herzen bereits nach wenigen Stunden abgestoßen wurden. Ein weiterer Schritt, die hyperakute Abstoßung zu verhindern, war die gentechnische Ausschaltung der α1,3-GT im Schwein. Damit gelang es, porzine Gewebe zu erzeugen, die keine α1,3-Gal-Epitope exprimieren und somit keine Zielstrukturen für die präformierten Antikörper. Zur Vermeidung der akut vaskulären und zellulären Abstoßung sind ebenfalls Konzepte entwickelt und entsprechende transgene Schweine erzeugt worden. Es wird erwartet, dass die akut vaskuläre Abstoßung durch Überexpression von endothelprotektiven Molekülen (z. B. HO-1, A20) kontrolliert werden kann, während durch Überexpression anderer humaner Regulatormoleküle (z. B. CD152/CTLA-4; HLA-E) im Schwein eine Aktivierung von T- bzw. NK-Zellen des Empfängers verhindert werden soll. Die Wirksamkeit dieser Ansätze wird derzeit in präklinischen Xenotransplantationsmodellen (*pig to primate*) getestet. Für die klinische Nutzbarkeit von Xenotransplantaten wird es von essenzieller Bedeutung sein zu klären, welches Risiko für den Empfänger besteht, im Zuge einer Übertragung von porzinen Geweben durch Pathogene (z. B. porzine endogene Retroviren, PERV) infiziert zu werden. Um dieses Risiko zu minimieren, wird unter anderem die Möglichkeit in Betracht gezogen, die PERV-Expression in potenziellen Spenderschweinen gentechnisch zu unterdrücken oder Schweinerassen zu verwenden, die PERV nur in geringem Umfang exprimieren. Sensitive Methoden zum Nach-

weis unterschiedlicher Pathogene sind bereits entwickelt worden und können zur Testung von Geweben eingesetzt werden, die für eine Transplantation in Betracht kommen. Eine klinische Xenotransplantation ist natürlich nur dann sinnvoll, wenn hiermit auch ein wirksamer Funktionsersatz im Menschen erreicht wird. Die Leber produziert eine große Zahl von Enzymsystemen, die überwiegend artspezifisch sind. Die Verwendung von Schweinelebern für die klinische Transplantation dürfte daher mit vielfältigen physiologischen Problemen behaftet sein und kommt nach dem derzeitigen Wissensstand kaum in Betracht. Aussichtsreicher erscheint dagegen die Transplantation von Herz oder Niere, da die mit physiologischer Inkompatibilität einhergehenden Probleme hierbei weniger ausgeprägt sein sollten. Eine Therapieform, die in absehbarer Zeit klinisch eingesetzt werden könnte, ist die Transplantation von insulinproduzierenden Langerhans-Inseln zur Behandlung von Diabetes-Patienten. Es wurden bereits einigen Patienten in klinischen Studien Inselzellen vom Schwein transplantiert. Aufgrund der kleinen Fallzahlen kann eine weitergehende Bewertung dieser Therapie derzeit noch nicht vorgenommen werden. Die Tatsache, dass bei einigen dieser Patienten eine vorübergehende Insulinunabhängigkeit beobachtet worden ist, weist jedoch auf das große klinische Potenzial der xenogenen Inselzelltransplantation hin.

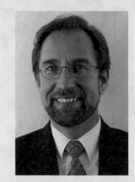

Prof. Dr. rer. nat. Reinhard Schwinzer
Transplantationslabor
Klinik für Allgemein-, Viszeral- und Transplantationschirurgie
Medizinische Hochschule Hannover

Erfolg führen kann. Es wird aber vermutlich noch relativ lange dauern, bis auf diese Weise ein dauerhaft toleriertes Xenotransplantat hergestellt werden kann. Aber auch dann blieben noch Risiken. Beispielsweise könnten mit dem Transplantat auch endogene Retroviren der fremden Spezies übertragen werden.

12.1 Immunologische Basis der Gewebeverträglichkeit

Eine Transplantation ist kein Vorgang, mit dem das Immunsystem normalerweise konfrontiert ist. Der einzige Kontakt, bei dem das Immunsystem mit Gewebe mit fremden Merkmalen in Kontakt kommen könnte, ist eine Schwangerschaft. Hier finden, wie in ▶ Kap. 7 beschrieben, aufwendige Prozesse statt, durch die das

◘ Abb. 12.2 Anzahl der theoretisch möglichen HLA-Proteinkombinationen. Dargestellt ist eine Abschätzung der Vielfalt der HLA-Proteinkombinationen, die beim Menschen theoretisch auftreten könnten. Sie basiert auf den Anzahlen der bisher bekannten wesentlichen HLA-Proteine der Klasse I (HLA-A, -B und -C) und Klasse II (HLA-DR, -DP und -DQ). Durch die Kombinationsmöglichkeiten von jeweils zwei Versionen eines Proteins (vererbt von Vater und Mutter) ergeben sich für jeden HLA-Typ zahlreiche Varianten. Für die Klasse II erhöht sich die Vielfalt noch zusätzlich, da väterliche und mütterliche α- und β-Ketten der einzelnen Typen miteinander kombiniert werden können. Auf diese Weise ergibt sich eine fast unbegrenzte Zahl an HLA-Konstellationen. Die Zahlen gelten allerdings für freie Kombinierbarkeit, ohne Berücksichtigung des Kopplungsungleichgewichts und ethnischer Unterschiede, durch die die Anzahl der in der Realität auftretenden Kombinationen deutlich reduziert wird. Da unterschiedliche Allele in ihrer Gensequenz für identische HLA-Proteine codieren können, ist die Gesamtzahl an theoretisch möglichen Allelkombinationen sogar noch höher

	HLA-A	HLA-B	HLA-C
Anzahl unterschiedlicher Proteine	1 119	1 601	750
mögliche Kombinationen zweier Proteine eines HLA-Typs	1 251 042	2 561 600	562 500
theoretische Kombinationen aller HLA-Klasse-I-Proteine	$1{,}8 \times 10^{18}$		

	HLA-DR α	β	HLA-DQ α	β	HLA-DP α	β
Anzahl unterschiedlicher Proteine	2	738	26	103	16	127
mögliche Kombinationen zweier α- und zweier β-Ketten eines HLA-Typs	1 087 812		6 828 900		3 840 480	
theoretische Kombinationen aller HLA-Klasse-II-Proteine	$2{,}8 \times 10^{19}$					

Gesamtzahl aller möglichen HLA-Proteinkombinationen (Klasse I × Klasse II)	5×10^{37}

mütterliche Immunsystem in der Lage ist, die vom Vater stammenden fremden Gene des Fetus und der Plazenta zu tolerieren. Das Immunsystem erkennt nach einer Transplantation nur, dass es sich nicht um körpereigenes Gewebe handelt und stößt das Transplantat durch eine Immunreaktion ab, obwohl es eigentlich im besten Interesse des Organismus wäre, das neue, lebenswichtige Organ zu verschonen. Schon früh wurde festgestellt, dass dies auf einer Reihe von genetischen Unterschieden besteht und dass es bestimmte Gene gibt, die die Gewebeverträglichkeit bei einer Transplantation maßgeblich beeinflussen.

Der Haupthistokompatibilitätskomplex

Wie bereits bei der Antigenpräsentation in ▶ Kap. 4 besprochen, gibt es eine Reihe von Molekülen, die auf der Zelloberfläche Antigene präsentieren. Da sie auch ein zentraler Faktor für die Gewebeverträglichkeit bei Transplantationen sind, werden die für sie codierenden Gene als Haupthistokompatibilitätskomplex (**MHC**, *major histocompatibility complex*) bezeichnet. Beim Menschen heißen sie **HLA** (*human leukocyte antigen*). MHC-Moleküle der Klasse I befinden sich auf allen kernhaltigen Zellen des menschlichen Körpers und auf Thrombocyten. Aufgrund einer **Polygenie** sind beim Menschen auf Chromosom 6 gleich mehrere Gene für MHC-I-Moleküle vorhanden, von denen drei, die sogenannten klassischen Moleküle, von besonderer Bedeutung für Antigenpräsentation und Transplantation sind: HLA-A, HLA-B und HLA-C. Zusätzlich gibt es noch HLA der Klasse II, die auf professionellen antigenpräsentierenden Zellen (DC, Makrophagen, B-Zellen) sowie aktivierten T-Zellen, Endothelzellen und Epithelzellen exprimiert werden. Auch hier gibt es eine Polygenie, durch die HLA-DR, HLA-DQ und HLA-DP existieren. Was die HLA bei Transplantationen so wichtig macht, ist die Tatsache, dass es **Polymorphismen** gibt. Das bedeutet, dass ver-

schiedene Allelvarianten dieser Gene vorkommen. Die Anzahl an Polymorphismen ist bei den HLA-Genen außerordentlich groß (◘ Abb. 12.2). Daher ist die Wahrscheinlichkeit sehr hoch, dass ein transplantiertes Organ fremdes HLA aufweist, das vom Immunsystem des Empfängers erkannt werden kann. Eine vollständige Übereinstimmung, ein sogenanntes *full house match,* zwischen nicht genetisch verwandten Personen zu finden, sollte aufgrund dieser Wahrscheinlichkeiten so gut wie ausgeschlossen sein. Dies gelingt nur durch das Kopplungsungleichgewicht und regionale Häufungen von HLA-Typen, die in bestimmten Bevölkerungsgruppen überdurchschnittlich oft auftreten.

Die Wahrscheinlichkeit, dass ein Transplantat abgestoßen wird, ist umso höher, je kleiner die Übereinstimmung der HLA-Allele zwischen Spender und Empfänger ist. In Mausexperimenten reichen Abweichungen von 1–3 Aminosäuren in einem einzigen MHC-I- oder -II-Molekül, um eine Transplantatabstoßung hervorzurufen.

Warum existieren mehrere Gene für jede HLA-Klasse und zusätzlich noch so viele verschiedene Allele, wenn dies doch die Transplantation stark behindert? Zunächst einmal ist die Transplantation für die Evolution irrelevant, da sie erst seit relativ kurzer Zeit existiert. Darüber hinaus bietet ein umfangreiches Repertoire von verschiedenen HLA-Molekülen Vorteile bei der Abwehr von Krankheitserregern. Nicht jedes HLA-Molekül ist in der Lage, alle möglichen Peptide zu binden. Durch die Polygenie kann ein Organismus mehrere verschiedene HLA-Moleküle einer Klasse haben und dadurch eine größere Vielfalt von präsentierbaren Antigenen abdecken. Die Polymorphismen haben eine ähnliche Funktion für die gesamte Spezies. So kann bei einer Seuche ein Erreger, dessen wichtigste Antigene von einem bestimmten HLA-Molekül nur schlecht präsentiert werden, nicht die ganze Population vernichten; denn es gibt auch Individuen mit HLA-Molekülen, die mit dem Erreger besser klarkommen, sodass die Spezies insgesamt überlebt.

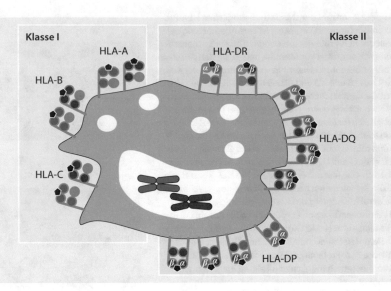

HLA	min. Anzahl	max. Anzahl
A	1	2
B	1	2
C	1	2
DR	1	2*
DQ	1	4
DP	1	4
gesamt	**6**	**16**

□ **Abb. 12.3 Coexpression der verschiedenen HLA-Typen.** Die verschiedenen HLA-Allele von väterlichem und mütterlichem Chromosom 6 (in blau und rot) werden codominant exprimiert. Auf dem dargestellten Makrophagen sind also von jedem HLA-Allel der Klasse I jeweils zwei unterschiedliche Versionen exprimiert, falls die Eltern nicht zufällig das gleiche Allel vererbt haben. Ähnliches gilt für die HLA-Allele der Klasse II, wobei hier auch α- und β-Ketten von beiden Allelen kombiniert werden können, sodass sich die Vielfalt noch weiter erhöht. Daher hat jeder Mensch mindestens sechs (komplett homozygot) und höchstens 16 (komplett heterozygot) verschiedene HLA-Moleküle.
*Es gibt nur drei unterschiedliche Allele für HLA-DRα, die für zwei Proteine codieren. Da diese sich nur in einer Aminosäure der Transmembrandomäne unterscheiden, wurden sie in der Rechnung nicht als unterschiedlich gezählt

Die Kombination aller Allele auf einem Chromosom nennt man **Haplotyp**. Da die Gene im MHC relativ dicht zusammenliegen, kommt es in der Regel nicht zu einem Austausch, sodass väterliche und mütterliche Allele der verschiedenen HLA-Gene jeweils zusammen auf einem Chromosom vererbt werden. Chromosom 6 ist ein Autosom, daher erbt jeder Mensch von seinen Eltern zwei Haplotypen. Sie werden codominant exprimiert; das heißt, dass auf den Zellen jeweils alle vom Vater und von der Mutter vererbten HLA-Typen vorhanden sind (□ Abb. 12.3). Es gibt daher bei den meisten Menschen sechs verschiedene HLA-Molekülarten der Klasse I (jeweils zwei HLA-A, -B und -C). Es können aber auch weniger sein, falls von Vater und Mutter identische HLA-Allele ererbt wurden. Bei den HLA-Molekülen der Klasse II ist eine noch größere Vielfalt möglich. Sie bestehen aus zwei Ketten, und bei HLA-DQ beziehungsweise HLA-DP können die α- und β- Ketten von väterlichen und mütterlichen Allelen eines Gens jeweils untereinander kombiniert werden. Beim HLA-DR gibt es nur drei unterschiedliche Allele für die α-Kette, die für zwei sich nur unwesentlich unterscheidende Proteine codieren. Daher gibt es für HLA-DRα faktisch keinen Polymorphismus. Dafür enthalten viele HLA-DR aber noch eine zusätzliche β-Kette, was die möglichen Kombinationen wiederum erhöht.

Wie in □ Abb. 12.4 gezeigt, liegt die Übereinstimmung zwischen einem Elternteil und einem Kind immer bei 50 % der Allele, nämlich dem gemeinsamen Chromosom. Bei Geschwistern gibt es dagegen mehrere Kombinationsmöglichkeiten, sodass sie mit 25%iger Wahrscheinlichkeit komplett identische Haplotypen haben, es aber ebenso häufig keine Übereinstimmung gibt.

Eine weitere Folge des relativ seltenen Austauschs zwischen MHC-Genen auf zwei Chromosomen ist das so genannte **Kopplungsungleichgewicht**. Verschiedene Kombinationen von HLA-Allelen werden nicht in statistisch zufälligen Kombinationen vererbt; da sie zusammen auf einem Chromosom vorkommen, sind manche Kombinationen häufiger, andere dagegen seltener. Wenn es bei einem Crossing-over während der Meiose allerdings zu einem Austausch von Teilen des Chromosoms 6 kommt, können dabei neue Allelkombinationen entstehen.

Immunisierung gegen MHC-Moleküle

Es gibt zwei Wege, auf denen T-Zellen eines Spenders gegen MHC-Moleküle eines Transplantats sensibilisiert werden können (□ Abb. 12.5). Zum einen gibt es in den transplantierten Organen antigenpräsentierende Zellen (APC), die spendereigene Peptide auf ihren eigenen MHC-Molekülen präsentieren. Zum anderen können MHC-Moleküle abgebaut und ganz normal von körpereigenen professionellen APC aufgenommen und auf MHC-II-Molekülen (durch Kreuzpräsentation auch auf MHC-I-Molekülen) präsentiert werden.

Die Phase direkt nach der Transplantation ist von besonderer Bedeutung für die Immunisierung gegen Antigene des Spenders. Unabhängig vom Ursprung der APC würde die Präsentation an naive T-Zellen ohne ein costimulierendes Signal nicht zu einer Immunreaktion, sondern zur Anergie der T-Zellen führen. Es gibt allerdings mehrere Einflüsse, durch die ein zweites Signal zustande kommt. Bei der Transplantation wird die Blutversorgung des Transplantats unterbrochen (Ischämie), und erst im Spenderorganismus wieder aufgenommen (Reperfusion). Dabei kommt es zur Aktivierung von Toll-ähnlichen Rezeptoren, die hierbei aber nicht auf molekulare Strukturen von Pathogenen, sondern auf körpereigene Signale wie das Hitzeschockprotein 70 und HMGB1 (*high mobility group box 1*) reagieren. Zusammen mit dem chirurgischen Trauma führt dies zur Produktion von proinflammatorischen Cytokinen und zur Bildung reaktiver

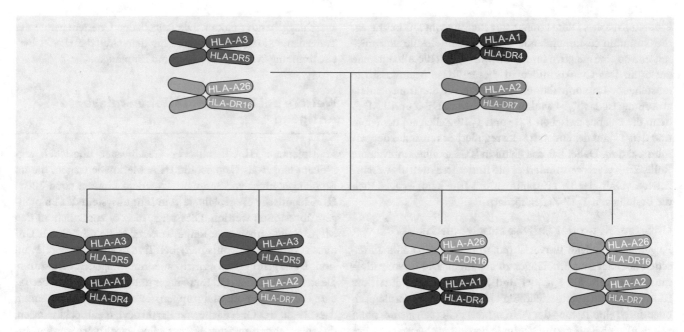

◘ **Abb. 12.4 Vererbung der HLA-Eigenschaften.** Insgesamt kann es durch die möglichen Kombinationen aus den vier verschiedenen Varianten der elterlichen Chromosomen 6 (zwei vom Vater (blau), zwei von der Mutter (rot)) auch vier mögliche Kombinationen für die HLA-Haplotypen der Kinder geben. Geschwister können dabei jeweils gar keine Übereinstimmungen haben, können aber auch komplett die gleichen HLA-Haplotypen haben. Zwischen Eltern und Kindern gibt es immer eine 50%ige Übereinstimmung. Dargestellt ist die Vererbung verschiedener Allele am Beispiel von HLA-A und HLA-DR

Thymus	Thymus	Thymus	Peripherie	Peripherie	Peripherie	**Ort**
selbst	selbst	selbst	selbst	selbst	selbst	**T-Zelle**
selbst	selbst	selbst	selbst	selbst	fremd	**MHC**
nein	ja	ja (niedrigaffin)	ja (hochaffin)	ja (sehr hochaffin)	nein	**Antigen passend für TCR**
ja	nein	ja	ja	(nein)	ja	**MHC passend für TCR**
...	...	Antigen + MHC (Normalfall)	Antigen + MHC (Normalfall)	Antigen-dominant (Sonderfall)	MHC-dominant (Alloreaktivität)	**Bindung**

Immunisierung durch Spender-APC

Immunisierung durch Empfänger-APC

a   b

◘ **Abb. 12.5 T-Zell-Reaktionen auf fremdes HLA. a)** Fremdes HLA kann an T-Zellen auf zwei Weisen präsentiert werden, die beide zu einer Aktivierung führen. Zum einen als vollständiges HLA mit gebundenem Selbst-Antigen des Spenders auf APC, die aus dem Transplantat stammen (linke Seite, blau umrandete APC). Die so aktivierten T-Zellen erkennen einen Komplex aus HLA und einem Selbst-Peptid des Spenders, der in seiner 3D-Struktur empfängereignem HLA mit Fremd-Peptid ähnelt. Zum anderen können die fremden HLA-Moleküle durch APC des Empfängers aufgenommen, prozessiert und als Peptidfragmente (blau) auf dem empfängereigenen HLA (braun) als Antigen präsentiert werden (rechte Seite). Die so aktivierten T-Zellen erkennen Antigene, wenn sie auf HLA-präsentiert werden, die beim Empfänger vorkommen. **b)** Die direkte Interaktion eines TCR mit fremden MHC-Molekülen leitet sich aus der T-Zell-Entwicklung ab. Während der Entwicklung wird auf eine mittlere Affinität selektiert, die auf einer relativ hohen Affinität zu eigenen MHC-Molekülen und einer niedrigen Affinität zum Selbst-Antigen beruht. Eine Immunreaktion wird dann ausgelöst, wenn das Selbst-Antigen durch ein Fremd-Antigen ausgetauscht wird, wofür eine hohe Affinität besteht. Wie oben erwähnt, kann diese 3D-Struktur des eigenen MHC-Moleküls plus Fremd-Antigen der Struktur des fremden MHC-Moleküls mit einem dem eigenen Selbst sehr ähnlichen Peptid weitgehend entsprechen, da die polymorphen Strukturen der MHC-Moleküle sehr nahe der Antigenbindungsstelle sind. Dieses Phänomen tritt überwiegend bei MHC-II-Inkompatibilitäten auf, die man deshalb auch in der gemischten Lymphocytenkultur erkennen kann. Direkte MHC-I-Reaktionen treten hingegen nur bei einer Antigendominanz auf

Sauerstoffspezies. Diese können zur Reifung von DC beitragen, die daraufhin costimulierende Oberflächenmoleküle exprimieren und so eine adaptive Immunantwort gegen die Alloantigene auslösen. Das Cytokinmilieu in dieser Phase beeinflusst die entstehende Immunreaktion. Wesentlich für die Transplantatabstoßung ist das T_H1-Cytokin IFN-γ sowie TNF-α und TNF-β, denn die Balance zwischen T_H1- und T_H17-Zellen auf der einen und den T_{reg} auf der anderen Seite reguliert das Ausmaß der Immunreaktion. Dabei hat das Cytokin TGF-β eine ambivalente Rolle. Zum einen vermindert es die Immunreaktion als wesentliches Cytokin der T_{regs}. Zusammen mit IL-6 kann es aber auch die Bildung von T_H17-Zellen fördern.

Untersuchung der Gewebeverträglichkeit

Es gibt verschiedene Testverfahren, um die Kompatibilität zwischen Spender und Empfänger zu ermitteln. Die Übereinstimmung der HLA von Spender und Empfänger wird durch die **HLA-Typisierung** festgestellt. Sie erfolgt entweder serologisch oder durch eine Testung der DNA mittels PCR (*polymerase chain reaction*), wobei die zweite Methode heutzutage bevorzugt wird. Dabei haben die verschiedenen HLA einen unterschiedlichen Einfluss auf die Abstoßungsreaktion. Die wichtigste Übereinstimmung ist die zwischen den HLA-DR-Typen, gefolgt von HLA-B und HLA-A.

Beim serologisch durchgeführten **Crossmatch** wird Serum des Empfängers mit Zellen des potenziellen Spenders zusammengebracht. Bereits beim Empfänger existierende Antikörper gegen HLA, aber auch gegen die im Folgenden besprochenen Blutgruppenantigene, können hierbei in Anwesenheit von Komplement zu einer Zelllyse führen. Da die von diesen Antikörpern ausgelöste Immunreaktion zu einer sehr schnellen Transplantatabstoßung führt und nur schwer zu unterdrücken ist, gilt ein positiver *Crossmatch* als Ausschlusskriterium für eine Transplantation.

Die **MLR** (*mixed lymphocyte reaction*, auch als MLC, *mixed lymphocyte culture* bezeichnet) ist eine Methode, bei der die T-Zell-Reaktion gemessen wird. Dabei werden zum Test auf eine **host versus graft-Krankheit** (*host versus-graft-disease*, HvGD) Lymphocyten aus dem peripheren Blut des Empfängers zusammen mit bestrahlten Lymphocyten des Spenders kultiviert. Soll bei einer MLR auf *graft versus host*-Krankheit (*graft-versus-host-disease*, GvHD) getestet werden, wird die Reaktion mit intakten Lymphocyten des Spenders und bestrahlten Lymphocyten des Empfängers durchgeführt. Die bestrahlten Lymphocyten sind tot, präsentieren aber noch ihr unverändertes HLA auf der Oberfläche. Dies führt bei den intakten T-Lymphocyten zu deren Proliferation, wenn es von ihrem T-Zell-Rezeptor erkannt wird. Die Stärke der Proliferation in der MLR ist ein Maß für die nach einer Transplantation zu erwartende Abstoßungsreaktion.

Solche Tests sind zeitaufwendig. Dies ist bei Lebendspenden in den meisten Fällen kein Problem, da sich das Spenderorgan in seiner natürlichen Umgebung befindet. Stammen die Transplantate jedoch von Verstorbenen, ist die Zeit bis zur Transplantation ein entscheidender Faktor für deren Erfolg (◘ Tab. 12.1). Hier muss zwischen der geringeren Kaltischämiezeit und einer besseren HLA-Verträglichkeit abgewogen werden. Aufgrund der immunsuppressiven Therapie ist die HLA-Übereinstimmung in den ersten Jahren nach einer Transplantation kein besonders

ausschlaggebender Faktor. Die langfristige Überlebensrate des Transplantats korreliert aber klar mit dem Grad der HLA-Übereinstimmung zwischen Spender und Empfänger.

Weitere bei Transplantationen relevante Antigene

Transplantate HLA-identischer Geschwister überleben signifikant länger als Organe, die HLA-Merkmale tragen, die im Empfänger nicht vorkommen. Trotzdem können auch 100 % HLA-identische Transplantate vom Immunsystem des Empfängers abgestoßen werden. Dies zeigt, dass es zusätzlich zu den MHC-Genen noch eine Reihe weiterer Gene gibt, deren Unterschiede (Polymorphismen) bei Transplantationen relevant sind. Dazu gehören im Prinzip alle immunogenen Strukturen, die sich bei Spender und Empfänger unterscheiden. Eine besondere Rolle spielen die Blutgruppen, deren Name daher stammt, dass sie auf der Oberfläche von Erythrocyten entdeckt wurden, die aber auf den meisten Körperzellen exprimiert werden. Inzwischen kennt man zahlreiche Blutgruppen. Von besonderer Bedeutung ist das AB0-System, das zu Beginn des 20. Jahrhunderts von Karl Landsteiner entdeckt wurde; Landsteiner wurde für seine Arbeiten auf diesem Gebiet 1930 mit dem Nobelpreis ausgezeichnet. Das AB0-System basiert auf der codominanten Vererbung der beiden Antigenmerkmale A und B. Dadurch entstehen vier Blutgruppen, je nachdem, ob jemand nur eines der Antigene (A oder B), beide (AB) oder gar keines (0) hat. Die Antigene A und B sind Zuckerstrukturen. Da diese Strukturen auch auf Bakterien vorkommen, werden Menschen dagegen in den ersten Lebenswochen immunisiert und haben danach in ihrem Plasma Antikörper (so genannte **Isohämagglutinine**) gegen die Merkmale A oder B, sofern sie diese nicht selbst exprimieren und die Antikörperbildung deshalb durch Toleranz verhindert wird. Nicht gegen alle Blutgruppen sind von Natur aus Antikörper vorhanden. Beispielsweise basiert das Rhesus-System auf einem Protein, gegen das der Mensch normalerweise nicht immunisiert ist. Daher haben Personen, die dieses Protein nicht haben (Rh−), im Regelfall keine Antikörper gegen das Rhesus-Antigen, können diese aber nach einem Kontakt bilden.

Werden die AB0-Merkmale bei einer Transfusion von Erythrocytenkonzentraten nicht beachtet, kann es zu einer **Transfusionsreaktion** kommen, wenn die transfundierten Erythrocyten Antigene tragen, die der Empfänger nicht hat. Bei der **intravasalen hämolytischen Transfusionsreaktion** kommt es zu einer Antigen-Antikörper-Reaktion, bei der die transfundierten Erythrocyten innerhalb der Blutgefäße verklumpen (agglutinieren) und lysiert werden (◘ Abb. 12.6). Sie wird durch Isohämagglutinine vom IgM-Typ ausgelöst. Bei größeren Erythrocytenmengen endet eine solche Hämolyse tödlich. Daher ist der sogenannte ***Bedside*-Test** vor jeder Transfusion zwingend vorgeschrieben, bei dem die AB0-Blutgruppe des Empfängers noch einmal bestätigt wird (◘ Abb. 12.7).

Die verzögert ablaufende **extravasale hämolytische Transfusionsreaktion** basiert auf irregulären Antikörpern, beispielsweise IgG-Antikörpern gegen Rhesus-Antigene. Die Antikörper binden an die Oberfläche der transfundierten Erythrocyten, wo-

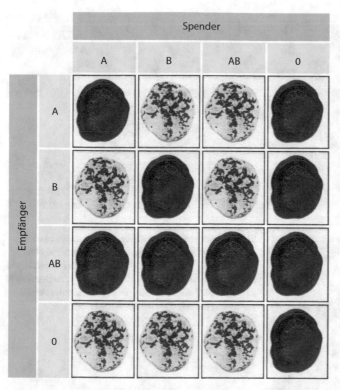

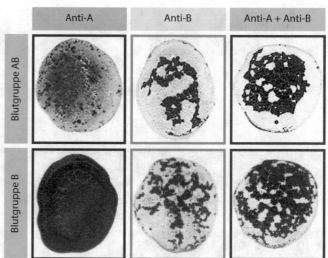

Abb. 12.7 *Bedside*-Test. Vor jeder Transfusion muss die Blutgruppe des Empfängers durch einen *Bedside*-Test bestätigt werden. Bei dem hier verwendeten Testverfahren wird Blut mit Antikörpern gegen die Antigene A (links), B (Mitte) oder gegen beide Antigene (rechts) vermischt. In allen Fällen, in denen ein zu den Antikörpern passendes Antigen vorhanden ist, kommt es zur Agglutination. Das obere Beispiel zeigt die Reaktion im Falle der Blutgruppe AB (Agglutination in allen drei Fällen). Das untere Beispiel zeigt die Reaktion auf die Blutgruppe B (keine Agglutination bei A, da diese Antigene nicht vorhanden sind)

Abb. 12.6 Kompatibilität der Blutgruppen bei Erythrocytentransfusionen. Dargestellt sind die möglichen Kombinationen der AB0-Blutgruppen von Spender und Empfänger. In den Fällen, in denen es bei einer Transfusion von Erythrocyten in dieser Konstellation zu einer Transfusionsreaktion käme, ist agglutiniertes Blut dargestellt

raufhin diese Zellen zum Abbau außerhalb der Blutzirkulation markiert werden.

Man bezeichnet Personen der Blutgruppe 0 als **Universalspender** für Erythrocyten, da auf ihren Zellen keine Antigene vorhanden sind, an die Antikörper binden könnten. Im Gegenzug sind Personen mit der Blutgruppe AB **Universalempfänger**, da sie beide Merkmale haben und man ihnen somit Erythrocyten beider Merkmale transfundieren kann. Meistens wird bei dieser Einteilung auch noch der Rhesus-Faktor berücksichtigt, da es bei Rhesus-inkompatibler Transfusion zu einer Immunisierung kommen würde. Demzufolge wäre der Universalspender 0 Rh⁻ und der Universalempfänger AB Rh⁺.

Die Merkmale A und B befinden sich nicht nur auf der Oberfläche von Erythrocyten, sondern unter anderem auch auf den Endothelien der Blutgefäße, sodass die AB0-Blutgruppe bei einer Organtransplantation von großer Bedeutung ist. Diese Antigene können, insbesondere bei Niere und Herz, Ursache für die unten erwähnte hyperakute Abstoßung sein. Daher ist eine AB0-Inkompatibilität in der Regel ein Ausschlusskriterium für eine Transplantation. Das Vorkommen von Isohämagglutininen gegen ein Spenderorgan sollte auch beim Crossmatch zu einer positiven Reaktion führen. Das AB0-System induziert dagegen keine Reaktion in der MLC. Diese Reaktion basiert auf Lymphocyten, und da eine Präsentation der unterschiedlichen Kohlenhydratstrukturen auf APC zur Aktivierung naiver T-Zellen nicht möglich ist, gibt es nur IgM-Antikörper, aber keine anderen Antikörperklassen, CTL oder T-Helferzellen gegen die Antigene A oder B.

12.2 Abstoßungsreaktionen

Hinsichtlich der Stärke der entstehenden Abstoßungsreaktionen gibt es Unterschiede zwischen den transplantierten Organen. Die Leber beispielsweise kommt in Kontakt mit vielen Antigenen aus der Nahrung, gegen die Toleranz notwendig ist, und bietet daher eine Umgebung, in der eher immunologische Toleranz gegen neue Antigene entstehen kann. Daher wirkt im Allgemeinen ein Lebertransplantat weniger stark immunisierend als ein Herz- oder Nierentransplantat. Prinzipiell können zwei unterschiedliche Arten der Abstoßung auftreten. Zum einen kann das Immunsystem des Empfängers sich gegen das transplantierte Gewebe richten. Dies wird als **HvGD** bezeichnet. Zum anderen ist es aber auch möglich, dass sich transplantierte Immunzellen gegen den Organismus des Empfängers richten, was als **GvHD** bezeichnet wird. Die GvHD ist von besonderer Bedeutung bei der Knochenmarktransplantation, bei der immunkompetente Zellen übertragen werden. Die Abstoßung von Allotransplantaten beruht dabei vorwiegend auf T-Zellen. An der Immunreaktion sind aber meistens auch Antikörper beteiligt, und es kommt im weiteren Verlauf zur Aktivierung zusätzlicher Zelltypen, insbesondere von Makrophagen. Die verschiedenen Reaktionen, durch die das Immunsystem eine Transplantatabstoßung herbeifürt, können in mehrere Kategorien eingeteilt werden (◻ Tab. 12.2). Diese Einteilung basiert vorwiegend auf dem zeitlichen Verlauf der Immunreaktion. Dabei sind die immunologischen Vorgänge bei der späteren Abstoßungsreaktion (beschleunigt bis chronisch) nicht immer gleich, und die Stärke der Beteiligung der einzelnen Komponenten des Immunsystems kann sich zwischen einzelnen Fällen deutlich unterscheiden.

Tab. 12.2 Abstoßungsreaktionen nach Organtransplantationen

Abstoßung	Einsetzen der Abstoßungsreaktion	Mechanismus
Hyperakut	Innerhalb weniger Minuten	Durch bereits im Empfängerorganismus vorhandene Antikörper kommt es zu einer komplementvermittelten Reaktion auf das Transplantat
Beschleunigt	2–5 Tage	Reaktivierung bereits vorhandener allogenspezifischer T-Zellen oder B-Gedächtniszellen
Akut	6–90 Tage	Aktivierung naiver T-Zellen und B-Zellen
Chronisch	> 2 Monate	Kombination aus immunologischer und nicht-immunologischer Schädigung des Transplantats
Immunpathologisch	> 2 Monate	Wiederauftreten einer (immunpathologischen) Grunderkrankung, die eine Transplantation erforderlich gemacht hatte

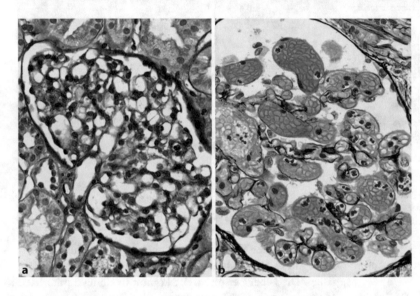

Abb. 12.8 Hyperakute Abstoßungsreaktion nach Nierentransplantation. Dargestellt sind Glomeruli einer gesunden Niere (**a**) und einer Niere nach einer hyperakuten Abstoßungsreaktion (**b**). Die Abstoßung führt zu deutlichen strukturellen Veränderungen. (Bilder freundlicherweise zur Verfügung gestellt von Prof. Dr. Jürgen Flöge.)

Bei der **hyperakuten Abstoßung** binden bereits im Serum des Empfängers vorhandene Antikörper an Antigene auf den Endothelien der Blutgefäße des Transplantats. Daraufhin kommt es zur Aktivierung von Komplement über den klassischen Weg mit Schädigung des Gewebes und Anlockung neutrophiler Granulocyten. Im weiteren Verlauf werden Thrombocyten aktiviert und Blutgefäße blockiert. Nach dem Einsetzen einer hyperakuten Abstoßungsreaktion gibt es keine Therapiemöglichkeit, und das Transplantat wird zerstört (**D** Abb. 12.8). Die Vorgänge beginnen sofort nach Beginn der Versorgung des Organs mit Empfängerblut und schädigen das Transplantat innerhalb von Minuten. Durch Plasmapherese vor einer Transplantation kann eine hyperakute Abstoßung verhindert werden. So ist es auch möglich, AB0-inkompatible Transplantationen durchzuführen, auch wenn dies nur selten gemacht wird. Obwohl es zur Nachbildung der Antikörper kommt, die im Transplantat Komplement aktivieren, führt dies nicht mehr zu einer Abstoßung.

Eine **beschleunigte Abstoßung** tritt innerhalb von wenigen Tagen nach der Transplantation auf. Sie basiert auf einer bereits bestehenden Immunisierung gegen Alloantigene des Spenders. Anders als bei der hyperakuten Abstoßung liegen zwar keine hohen Titer komplementaktivierender Antikörper im Serum vor, aber das adaptive Immunsystem verfügt noch über Gedächtniszellen und reagiert gegen die bereits bekannten Antigene. An der beschleunigten Abstoßung sind mehrere Komponenten des Im-

munsystems beteiligt. Dazu gehören direkte, zellvermittelte Toxizität durch T-Zellen und indirekte Effekte durch deren Cytokine. Weiterhin können Antikörper beteiligt sein, was zur Aktivierung von Komplement, aber auch einer Aktivierung von ADCC (*antibody-dependent cell-mediated cytotoxicity*) durch NK-Zellen und Makrophagen über CD16 führen kann. Normalerweise haben Transplantatempfänger keine bestehende Immunisierung gegen fremdes HLA, die zu einer beschleunigten Abstoßung führen würde. Dies kann aber auftreten, wenn es beispielsweise durch eine Bluttransfusion, eine vorherige Transplantation oder eine Schwangerschaft bereits in der Vergangenheit zu einem Kontakt mit den fremden Gewebemerkmalen gekommen ist. Daher gibt es bei der Transplantation eines Organs von einem Kind auf dessen Mutter ein erhöhtes Risiko für eine beschleunigte Abstoßung.

Die **akute Abstoßung** entspricht einer normalen Immunreaktion, basierend auf einer Kombination aus B- und T-Zellen. Sie erfordert eine Immunisierung gegen die Alloantigene und tritt daher erst nach einer gewissen Zeit auf, die zur Aktivierung des spezifischen Immunsystems gegen ein bislang unbekanntes Antigen erforderlich ist. Wie in **D** Abb. 12.9 dargestellt, kommt es im Verlauf einer akuten Abstoßung eines Nierentransplantats zu einer Einwanderung von mononucleären Zellen, insbesondere von T-Zellen (CD4$^+$ und CD8$^+$), aber auch Makrophagen, in das Epithelium der Tubuli. Wie bereits erwähnt, kann die Immunisierung bei der akuten Abstoßung gleich auf zwei Wegen erfol-

◘ Abb. 12.9 Leukocyteninfiltration bei akuter Abstoßung. Dargestellt sind Tubuli einer gesunden Niere (**a**) und einer Niere während einer akuten Abstoßungsreaktion (**b**). Charakteristisch für eine akute Abstoßung sind mononukleäre Zellen, die in das Epithel einwandern (Pfeile). (Bilder freundlicherweise zur Verfügung gestellt von Prof. Dr. Jürgen Flöge.)

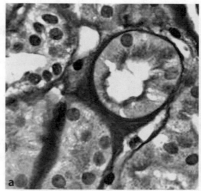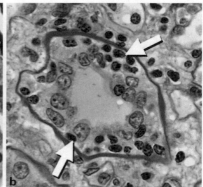

gen. Einerseits können im transplantierten Organ verbliebene DC des Spenders in die drainierenden Lymphknoten des Empfängers wandern. Andererseits dringen die DC des Empfängers in das Transplantat ein und beginnen mit der Aufnahme von Antigenen. Beide Arten von DC sind in der Lage, naive T-Zellen des Empfängers zu aktivieren (◘ Abb. 12.5).

Immunologisch kann die **chronische Abstoßung** durch zelluläre oder humorale Mechanismen verursacht werden. Ein wichtiger Mechanismus sind dabei die Schädigung der Blutgefäße und die daraus resultierende Unterversorgung des Transplantats und die verstärkte Bildung von Bindegewebe (Fibrose), die letztendlich zu einem Funktionsverlust des Organs führen können. Es gibt allerdings auch Hinweise, dass die chronische Abstoßung nicht alleine auf einer Immunreaktion beruht, sondern auch andere, bislang nur unzureichend verstandene Mechanismen eine Rolle spielen.

Zusätzlich zu den bereits erwähnten Reaktionen kann ein Transplantat auch durch eine **immunpathologische Abstoßung** geschädigt werden. Wenn vor der Transplantation eine Immunisierung gegen Autoantigene stattgefunden hat, wird diese Autoimmunreaktion sich auch gegen das Spenderorgan richten. Kommt es beispielsweise zur Zerstörung einer Bauchspeicheldrüse beim Typ-1-Diabetes, würde die Immunreaktion sich auch gegen eine transplantierte Bauchspeicheldrüse eines gesunden Spenders richten und das neue Organ schädigen. Hierbei handelt es sich aber nicht um eine Immunreaktion gegen Alloantigene, da die erkannten Antigene bei Spender und Empfänger identisch sind.

12.3 Verhinderung der Abstoßung

Die gegenwärtige Strategie zur Verhinderung einer Transplantatabstoßung basiert auf immunsupprimierenden Medikamenten. Der Erfolg ist dabei unterschiedlich, je nach transplantiertem Organ. Durch diese Therapie kann die akute Abstoßung bei Nierentransplantation innerhalb des ersten Jahres auf 5–10 % der Fälle reduziert werden. Gegenwärtig gibt es keine Möglichkeit, selektiv die Immunantwort auf Alloantigene zu unterdrücken, ohne dabei auch die Erkennung anderer Antigene zu beeinträchtigen. Ein viel versprechendes Ziel für zukünftige Therapieansätze wäre es, gezielt auf die Bildung von T_{reg} einzuwirken, sodass das Immunsystem selbst in der Lage wäre, gezielt die gegen Alloantigene gerichteten Immunreaktionen in Schach zu halten.

Immunsuppression

Zur Immunsuppression werden verschiedene Wirkstoffklassen eingesetzt (◘ Tab. 12.3). Ihr hauptsächliches Ziel ist in den meisten Fällen die Hemmung von T-Zellen, da diese eine zentrale Rolle in der Transplantatabstoßung spielen. Die Wirkmechanismen der einzelnen Wirkstoffklassen sind im Abschnitt über Immuntherapie (▶ Kap. 17) im Detail beschrieben.

Generell wird bei Organtransplantationen in einer ersten Phase eine relativ starke Immunsuppression eingesetzt. Dafür wird eine Kombination aus mehreren der in ◘ Tab. 12.3 erwähnten Wirkstoffe in hoher Dosierung verabreicht. Aufgrund der im nächsten Absatz besprochenen Nebenwirkungen kann eine solche Therapie aber nicht unbegrenzt lange durchgeführt werden. Nachdem die anfängliche Entzündungsreaktion aufgrund der Schäden durch Ischämie/Reperfusion und das chirurgische Trauma abgeklungen sind, vermindert sich das Risiko einer Abstoßung. In einigen Fällen, in denen Medikamente nicht wie vorgesehen eingenommen wurden, wurde sogar eine Tolerierung des Transplantats durch das Immunsystem beobachtet. Trotzdem erfordert die große Mehrzahl der Fälle eine lebenslange Einnahme von immunsuprimierenden Medikamenten. In dieser Phase der Immunsuppression werden keine Antikörper mehr gegeben, und es wird versucht, die Nebenwirkungen durch Reduktion der Dosierung und durch die Kombination mehrerer Immunsuppressiva so gering wie möglich zu halten. Sollte es trotzdem zur Entwicklung einer allogenen Abstoßungsreaktion kommen, wird ähnlich wie in der Anfangsphase behandelt, um die Immunreaktion einzudämmen, was in der Mehrzahl der Fälle auch gelingt.

Eine Besonderheit ist die Transplantation von Knochenmark. Überdurchschnittlich häufig handelt es sich um autologe Transplantate, sodass keine immunologische Unverträglichkeit auftritt. In den übrigen Fällen bestehen besonders hohe Anforderungen an die HLA-Übereinstimmung zwischen Spender und Empfänger. Es kann sowohl zu HvGD als auch zu GvHD kommen, da immunkompetente Zellen im Transplantat und im Empfänger vorhanden sind. Reife T-Zellen des Transplantats haben die negative Selektion im Thymus des Spenders durchlaufen und unterlagen daher keiner Bildung zentraler Toleranz gegen Antigene des Empfängers. Sie müssen daher vor einer Transplantation von Knochenmark vollständig aus dem Transplantat entfernt werden. Andererseits erfordert, falls der Empfänger nicht immundefizient ist, selbst eine HLA-identische Übertragung von hämatopoeti-

◻ Tab. 12.3 Immunsuppressive Medikamente bei Transplantationen

Wirkstoffklasse	Beispiele	Wirkmechanismus
Glucocorticoide	Prednison u. v. a.	Inhibieren T- und B-Zellen, Monocyten/ Makrophagen und Granulocyten
Calcineur-ininhibitoren	Cyclosporin A Tacrolimus (FK506)	Hemmung der Phosphatase Calcineurin, dadurch keine Aktivierung des Transkriptionsfaktors NFAT
Antimetabolite	Azathioprin Mycophenolat-Mofetil	Inhibieren die Purinsynthese und dadurch die für die Proliferation notwendige Synthese von DNA und RNA
Monoklonale Antikörper	OKT3	Bindet an CD3 und führt dadurch zum Abbau von T-Zellen
	Anti-CD52 (Alemtuzumab)	Verursacht komplementvermittelte Lyse von CD52⁺-Zellen, hauptsächlich Lymphocyten
	Basiliximab Daclizumab	Blockieren die α-Kette des IL-2-Rezeptors (CD25) und dadurch die Bindung von IL-2
Polyklonale Antikörper	Antiseren gegen Thymocyten oder Lymphocyten	Führen zum Abbau der Zellen, gegen die sie gerichtet sind
mTOR-Inhibitoren	Sirolimus (Rapamycin) Everolimus	Stoppen die Proliferation von T-Zellen durch Hemmung der Kinase mTOR

pfänger mit der Zeit eine maligne Erkrankung, besonders häufig lymphoproliferative Erkrankungen. Darüber hinaus gibt es weitere Nebenwirkungen, die nicht auf der eigentlichen Funktion der Immunsuppression beruhen. Calcineurininhibitoren führen zu Nierenversagen, sodass transplantierte Nieren zwar anfangs gut durch diese Substanzen vor einer Abstoßungsreaktion geschützt sind, dann aber auf andere Weise geschädigt werden. Auch Glucocorticoide verursachen durch ihren Einfluss auf den Körperstoffwechsel eine große Anzahl von Nebenwirkungen, darunter Gewichtszunahme, Bluthochdruck und Diabetes (▶ Kap. 17).

Literatur

Chinen J, Buckley RH (2010) Transplantation Immunology: Solid organ and bone marrow. J Allergy Clin Immunol 125:324–335

Cornell LD, Smith RN, Colvin RB (2008) Kidney Transplantation. Mechanisms of Rejection and Acceptance. Annu Rev Pathol Mech Dis 3:189–220

Ekser B, Cooper DKC (2008) Update: Cardiac Xenotransplantation. Curr Opin Organ Transplant 13(5):531–535

Internetseiten der Deutschen Stiftung Organtransplantation (www.dso.de)

Internetseiten von Eurotransplant (www.eurotransplant.org)

Internetseiten der HLA-Datenbank des European Bioinformatics Institute (www.ebi.ac.uk/imgt/hla/)

Millington TM, Madsen JC (2009) Innate Immunity in heart transplantation. Curr Opin Organ Transplant 14(5):571–576

Robinson J, Waller MJ, Parham P, de Groot N, Bontrop R, Kennedy LJ, Stoehr P, Marsh SGE (2003) IMGT/HLA and IMGT/MHC: sequence databases for the study of the major histocompatibility complex. Nucleic Acids Res 31:311–314

Sanchez-Fueyo A, Strom TB (2011) Immunologic Basis of Graft Rejection and Tolerance Following Transplantation of Liver and Other Solid Organs. Gastroenterology 140:51–64

Scherer MN, Banas B, Mantouvalou K, Schnitzbauer A, Obed A, Krämer BK, Schlitt HJ (2007) Current concepts and perspectives of immunosuppression in organ transplantation. Langenbecks Arch Surg 392:511–523

schen Stammzellen eine Depletierung der immunkompetenten Zellen des Empfängers, um eine Abstoßung des Transplantats zu verhindern.

Nebenwirkungen der Immunsuppression

Eine unspezifische Unterdrückung der Immunabwehr schützt zwar das Transplantat, dies allerdings auf Kosten der Abwehr von Infektionen und malignen Zellen. Daher ist die Immunsuppression nach einer Transplantation eine ständige Balance, um das Immunsystem ausreichend zu hemmen, sodass es zu keiner Transplantatabstoßung kommt, aber immer noch eine Infektionsabwehr möglich ist. Selbst bei bestmöglicher Dosierung sind bakterielle und virale Infektionen eine häufige Nebenwirkung der immunsuppressiven Therapie, und Infektionen der Lunge sind die führende Todesursache bei funktionierendem Transplantat. Zusätzlich entwickelt ungefähr die Hälfte aller Transplantatem-

Psychoneuroimmunologie

Hajo Haase

© Springer-Verlag GmbH Deutschland 2015
L. Rink, A. Kruse, H. Haase, *Immunologie für Einsteiger*, https://doi.org/10.1007/978-3-662-44843-4_13

Das Gehirn gehört zu den immunprivilegierten Organen. Normalerweise sind Immunsystem und ZNS (Zentralnervensystem) voneinander durch die Blut-Hirn-Schranke getrennt. Wenn diese Barriere bei Autoimmunerkrankungen, wie der Multiplen Sklerose, oder bei Infektionen, wie einer bakteriellen Meningitis, geschädigt wird, kann es natürlich durch eine Immunreaktion zu einer Beeinträchtigung des ZNS kommen. Davon abgesehen sollte man aber erwarten, dass sich Immunsystem und ZNS nicht maßgeblich beeinflussen können. In der Realität ist aber genau das der Fall: Monocyten und Makrophagen sind in der Lage, die Blut-Hirn-Schranke auch bei Gesunden zu durchqueren, und auch T-Zellen können in das ZNS einwandern, wenn auch meist nur für wenige Stunden.

Ein interessantes Beispiel für die Interaktion von Immunsystem und ZNS ist die Rolle von T-Zellen bei Lernprozessen. RAG-1/-2-defiziente Mäuse, die aufgrund fehlender Proteine für die somatische Rekombination ihrer Antigenrezeptoren keine reifen B- und T-Zellen bilden können, lernen schlechter. Im Vergleich zu Wildtyp-Mäusen schneiden sie bei einem Test, bei dem die Tiere in mehreren Versuchen lernen, schwimmend eine unter der Wasseroberfläche befindliche Plattform wiederzufinden, deutlich schlechter ab. Noch erstaunlicher ist, dass T-Zell-defiziente Mäuse schneller und besser lernen, wenn ihnen drei Wochen vor dem Test T-Zellen von Wildtyp-Mäusen injiziert werden. Es ist noch vollkommen unklar, auf welche Weise T-Zellen Lernprozesse beeinflussen können. Trotzdem scheint das adaptive Immunsystem das Lernen zu fördern.

Es gibt zahlreiche Ähnlichkeiten zwischen Immunsystem und ZNS. Beide können lernen und Informationen speichern. Außerdem können sie praktisch jede Stelle des Körpers erreichen. Darüber hinaus verwenden beide Systeme das Prinzip der Synapse. Hier kommunizieren Zellen durch die gerichtete Freisetzung chemischer Mediatoren an einer Kontaktstelle. Sie benutzen teilweise sogar die gleichen Mediatoren zur Kommunikation. T-Zellen produzieren Substanzen wie das CRH (*corticotropin-releasing hormone*), Arginin-Vasopressin und Prolactin, die zur Kommunikation zwischen Zellen des ZNS dienen. Immunzellen haben auch Rezeptoren für Neurotransmitter und Neuropeptide. Im Gegenzug sind Moleküle, die als Bestandteile des Immunsystems gelten, wie MHC-Moleküle und die β-Kette des TCR, an der neuronalen Entwicklung beteiligt. Überdies ist der NK-Zell-Marker CD56 auch unter dem Namen NCAM1 (*neural cell adhesion molecule 1*) bekannt. Es gibt also zahlreiche Schnittstellen, die eine Kommunikation zwischen Immunsystem und ZNS ermöglichen. In den folgenden Abschnitten wird die gegenseitige Beeinflussung von ZNS und Immunsystem bei Stress, Schizophrenie und Depressionen diskutiert. Abschließend wird auf die Möglichkeit der Modulierung des Immunsystems durch Konditionierung und den Placebo-Effekt eingegangen.

13.1   Das Immunsystem im Stress

Die Beobachtung, dass chronischer Stress latente Virusinfektionen wieder ausbrechen lässt (beispielsweise Herpes), deutet an, dass das ZNS einen Einfluss auf die Immunfunktion nehmen kann.

Generell gilt, dass akuter Stress das Immunsystem stimuliert, indem zum Beispiel die Anzahl von NK-Zellen im Blut ansteigt. Im Gegensatz dazu wirkt chronischer Stress immunsupprimierend, führt zu verminderten Zahlen von B-, T- und NK-Zellen, reduzierter Lymphocytenproliferation nach Kontakt mit Mitogenen und erniedrigter Aktivität der NK-Zellen.

Kommunikation zwischen ZNS und Immunsystem

Es gibt zwei Mechanismen, über die das ZNS durch efferente, also von ihm weg führende, Signale mit dem Immunsystem kommunizieren kann (◘ Abb. 13.1). Zum einen durch die systemische Freisetzung von Stresshormonen und zum anderen durch direkte Nervenbahnen (Axone) in immunologisch relevante Organe. Der zentrale Mechanismus, durch den der Körper auf Stress reagiert, ist die sogenannte HPA-Achse. Sie besteht aus dem Hypothalamus (H), der Hypophyse (P, *pituitary gland*) und der Nebenniere (A, *adrenal gland*). Der Hypothalamus bildet das Hormon CRH. Dieses Hormon stimuliert die Hypophyse zur Ausschüttung von ACTH (Adrenocorticotropes Hormon). Das ACTH wiederum führt in der Nebennierenrinde zur Produktion und Freisetzung von Glucocorticoiden. Glucocorticoide, wie das Cortisol, sind nicht nur wichtige Botenstoffe für die Regulation des Metabolismus bei Stress, sie haben auch zahlreiche Einflusse auf Zellen des Immunsystems (◘ Tab. 13.1) und werden therapeutisch seit Jahrzehnten zur Behandlung entzündlicher Erkrankungen eingesetzt.

Glucocorticoide unterdrücken die IL-12-Produktion der APC. Zusätzlich verstärken sie die Produktion von IL-4, IL-10 und IL-13 der T_H2-Zellen. Zusammengenommen verschieben diese Effekte die T-Helferzell-Balance in Richtung einer T_H2-Antwort.

Eine Schwächung der HPA-Achse trägt aufgrund mangelnder Negativregulation zu autoimmunen und atopischen Erkrankungen, wie rheumatoider Arthritis, SLE, allergischem Asthma oder atopischer Dermatitis, bei. Durch chirurgische oder pharmakologische Eingriffe in die HPA-Achse konnte im Tiermodell ein Einfluss auf Autoimmunerkrankungen und Entzündungsreaktionen nachgewiesen werden. Eine Entfernung der Nebennieren verhindert die Produktion von Glucocorticoiden. Unter Bedingungen, bei denen nach einer Infektion mit *Salmonella typhimurium* in etwa die Hälfte der normalen Ratten nicht überlebte, starben hingegen alle Tiere ohne Nebenniere. Ähnliche Beobachtungen wurden auch in Mäusen gemacht, die mit MCMV (murines Cytomegalovirus) infiziert wurden. Dies wurde durch die Verabreichung von Glucocorticoiden wieder ausgeglichen. Das Fehlen der HPA-Achse als Feedback-Mechanismus zur Begrenzung der Entzündungsreaktion führte in diesen Beispielen zum septischen Schock.

Zusätzlich zur hormonellen Regulation ist das Gehirn über das vegetative Nervensystem mit den primären und sekundären lymphatischen Organen wie Knochenmark, Thymus, Lymphknoten und Milz verbunden. Es gibt aber auch direkte Verbindungen zu den Orten, an denen Infektionen normalerweise stattfinden, beispielsweise die Haut. Dabei werden von den Nervenzellen die Catecholamine Noradrenalin und Adrenalin frei-

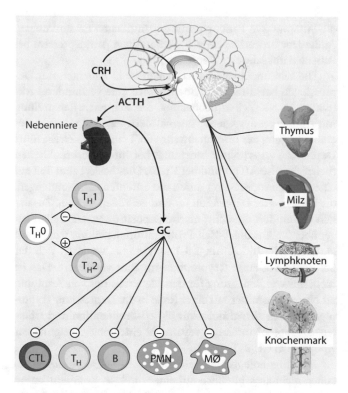

Abb. 13.1 Regulation des Immunsystems durch das ZNS. Das zentrale Nervensystem beeinflusst das Immunsystem auf zwei wichtigen Wegen: Zum einen kann über die HPA-Achse durch CRH (*corticotropin-releasing hormone*) aus dem Hypothalamus die Hypophyse zur Produktion von ACTH (Adrenocorticotropes Hormon) angeregt werden, was die Freisetzung von GC (Glucocorticoiden) aus der Nebenniere auslöst. GC wirken supprimierend auf die meisten Zellen des Immunsystems und verschieben das T_H1/ T_H2-Gleichgewicht auf die Seite von T_H2. Zum anderen sind die primären und sekundären Lymphorgane durch das vegetative Nervensystem direkt mit dem ZNS verbunden, sodass sie durch Ausschüttung von Catecholaminen reguliert werden können

Tab. 13.1 Wirkung der Glucocorticoide auf das Immunsystem	
Ansatzpunkt	**Wirkung**
Cytokine	Vermindern die Produktion von IL-1, IL-2, IL-6, IL-8, IL-11, IL-12, TNF-α, IFN-γ, G-CSF
	Steigern die Produktion von IL-4, IL-10
Adhäsionsmoleküle	Vermindern die Expression von ICAM-1 (*intracellular adhesion molecule 1*), ELAM-1 (*endothelial-leukocyte adhesion molecule 1*), VCAM-1 (*vascular cell adhesion molecule 1*)
Entzündliche Mediatoren	Vermindern die Produktion von Prostaglandinen und NO
Monocyten	Vermindern die Anzahl zirkulierender Monocyten und deren proinflammatorische Cytokinproduktion
Neutrophile Granulocyten	Verminderte Aktivierung und Funktion
T- und B-Zellen	Verminderte Reifung und Funktion; beeinflussen die Empfindlichkeit für Apoptose während der Entwicklung
T_H1/T_H2-Gleichgewicht	Verschieben das Gleichgewicht in Richtung T_H2, durch Einwirkung auf Cytokinproduktion und Verminderung der Expression des IL-12-Rezeptors

Kommunikation zwischen Immunsystem und ZNS

Die Kommunikation zwischen beiden Systemen ist nicht auf die Signalübertragung vom ZNS auf das Immunsystem beschränkt, sondern kann auch in die andere Richtung ablaufen. Eine wichtige Rolle spielen hierfür die Cytokine, insbesondere IL-6, IL-1β und TNF-α (◘ Abb. 13.2). Obwohl Cytokine hydrophil sind, können ihre Signale das Gehirn erreichen und dort unter anderem auf den Hypothalamus einwirken. Dafür gibt es aktive Transportmechanismen, durch die Cytokine bestimmte Teile des Gehirns erreichen können. Zusätzlich können Mikroglia, die Makrophagen des ZNS, auch lokal Cytokine produzieren. Auf diese Weise können proinflammatorische Cytokine wie IL-1β und IL-6 die HPA-Achse aktivieren, was zur Freisetzung von CRH und ACTH führt. Ebenso vermögen IL-1 und IL-6 Fieber und Schlafbedürfnis zu regulieren, und TNF-α vermag auf den Appetit einzuwirken, weshalb es auch als Cachectin (Cachexie = krankhafte Abmagerung) bezeichnet wird.

Die Kommunikation zwischen ZNS und Immunsystem basiert nicht nur auf efferenten, sondern auch auf afferenten Axonen, die Signale aus der Peripherie zum ZNS transportieren. Immunzellen können neuroaktive Mediatoren freisetzen. Dazu gehört bei Mastzellen Histamin, einer der wesentlichen Inhaltsstoffe ihrer Granula, und Tryptase, die die Schmerzwahrnehmung durch afferente Nerven stimuliert. Auch bei dieser Form der Regulation sind Cytokine beteiligt. IL-1β aktiviert den afferenten Teil des Vagusnervs und kann so schnell auf das ZNS einwirken.

gesetzt. Durch adrenerge Rezeptoren auf T-, B- und NK-Zellen, mononucleären Zellen und neutrophilen Granulocyten können die Catecholamine direkt auf Zellen des Immunsystems einwirken. Dabei haben sie auch einen Einfluss auf das Gleichgewicht zwischen T_H1- und T_H2-Zellen. β2-Adrenorezeptoren werden nur auf T_H1-, nicht aber T_H2-Zellen exprimiert, daher werden Letztere nicht durch Catecholamine reguliert. Zusätzlich unterdrücken Noradrenalin und Adrenalin die IL-12-Produktion der APC.

Es gibt eine neuronale Regulation von Entzündungsreaktionen und entzündlichen Erkrankungen, Hämatopoese, T-Zell-Differenzierung sowie der Aktivität von T-, B- und NK-Zellen. Im Thymus beeinflusst Noradrenalin die Proliferation und Differenzierung von Thymocyten, und in Milz und Lymphknoten verstärkt Noradrenalin die primäre Antikörperproduktion. In den Synovien von Patienten mit rheumatoider Arthritis kommt es aufgrund reduzierter sympathischer Innervation zu einem Verlust der Hemmung von proinflammatorischen Cytokinen wie TNF-α und IL-6 durch Noradrenalin.

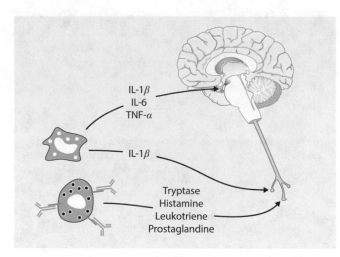

Abb. 13.2 Wirkung des Immunsystems auf das ZNS. Das Immunsystem (hier dargestellt am Beispiel von Makrophagen und Mastzellen) kann über zwei Wege auf das ZNS einwirken. Zum einen durch die Freisetzung von proinflammatorischen Cytokinen, die trotz der Blut-Hirn-Schranke eine Wirkung auf Zellen im ZNS haben. Zum anderen können Signale durch Einwirkung auf afferente Nerven direkt übertragen werden

13.2 Depression

Depressionen sind weit verbreitet, sie betreffen nach Angaben der WHO gegenwärtig 121 Millionen Menschen weltweit. Patienten mit schwerer Depression zeigen Anzeichnen einer systemischen Entzündungsreaktion. Dazu zählen gesteigerte Mengen der proinflammatorischen Cytokine TNF-α, IL-1 und IL-6 im peripheren Blut und der Cerebrospinalflüssigkeit. Zusätzlich werden im Blut erhöhte Werte von Akute-Phase-Proteinen wie CRP gefunden, die ebenfalls auf eine chronische Entzündung hindeuten. Dies wird von einer erhöhten Gesamtzahl zirkulierender Leukocyten begleitet. Das sind in erster Linie neutrophile Granulocyten und Monocyten, die Zahl der Lymphocyten ist in der Regel eher vermindert. Nicht nur die Zahl der Monocyten, auch ihre Cytokinproduktion ist erhöht, und es wurde sogar eine Makrophagen-Theorie der Depression aufgestellt, nach der übermäßige Cytokinfreisetzungen durch Makrophagen, insbesondere IL-1, IL-6 oder IFN-α, Depression auslösen sollen. Obwohl sich die Ursachen für Depressionen sicherlich nicht nur auf eine entzündliche Fehlfunktion von Makrophagen reduzieren lassen, besteht zumindest ein Zusammenhang. Bei erfolgreicher Therapie einer Depression vermindern sich die Entzündungsmarker, und bei Patienten, die schlecht auf eine Therapie ansprechen, sind die Entzündungssymptome besonders ausgeprägt.

Es ist bekannt, dass immunmodulierende Therapien einen Effekt auf die Psyche haben können und cytokininduzierte Veränderungen der Neurochemie zur Entwicklung einer Depression beitragen. Die therapeutische Gabe von IL-2 und IFN-α oder Induktion von Cytokinen durch Gabe von LPS oder Impfung gegen Typhus führen zu Verhaltensänderungen, die denen von depressiven Personen ähnlich sind. Dazu gehören getrübte Stimmung, Angst, Anorexie, Erschöpfung sowie eine Beeinträchtigung von Schlaf und Kognition. Medikamente, die die Wirkung von proinflammatorischen Cytokinen vermindern, verbessern

die Stimmung in Patienten mit entzündlichen Erkrankungen. Außerdem verstärken sie die Wirkung von Antidepressiva bei Patienten mit schwerer Depression.

Die Immunantwort von T-Zellen ist in Patienten mit Depressionen beeinträchtigt. Ebenso wird eine verminderte Aktivität von NK-Zellen beobachtet, die sich nach Behandlung mit Antidepressiva wieder normalisiert. Passend zu einer Beeinträchtigung der Immunabwehr von T- und NK-Zellen führt Depression zu erhöhter Mortalität bei Infektionskrankheiten (beispielsweise AIDS) und bei Krebs. Dies basiert zum Teil auf einer Immunsuppression durch die erhöhten Cortisolmengen, die bei schwerer Depression im Blut gefunden werden. Zusätzlich vermindert eine chronische Exposition von T-Zellen gegenüber TNF-α die T-Zell-Proliferation. Cytokine wie IFN-α aktivieren die Indolamin-2,3-Dioxygenase, wodurch sich der Serotonin-Vorläufer Tryptophan im Blut verringert. Das ist nicht nur von Bedeutung für den Metabolismus von Serotonin als Neurotransmitter mit einer Rolle in der Depression. Tryptophan ist auch ein Stimulus für T-Zell-Proliferation und Überleben. Tryptophanmangel verursacht eine höhere Neigung zur Apoptose in CD4$^+$-T-Zellen.

Die immunologischen Veränderungen bei Depressionen beruhen nicht ausschließlich auf einer direkten Kommunikation zwischen ZNS und Immunsystem. Zahlreiche Verhaltensmuster, die bei Depressionen verstärkt ausgeprägt sind, beeinträchtigen die Immunität. Dazu gehören vor allem weniger Schlaf und Sport, unausgewogene Ernährung und ein höherer Konsum von Tabak, Alkohol oder Drogen. Wie in ▶ Kap. 15 dargestellt, haben all diese Faktoren einen negativen Einfluss auf die Immunfunktion.

13.3 Schizophrenie

Schizophrenie tritt bei ungefähr einem Prozent der Weltbevölkerung auf. Sie äußert sich durch sogenannte positive (Halluzinationen, Wahnvorstellungen) und negative (Konzentrationsschwächen, verminderte soziale Interaktion und Äußerung von Emotionen) Symptome. Die Diagnose erfolgt aufgrund dieser Symptome; es gibt bislang keine biochemischen Marker zur Feststellung einer Schizophrenie. Als Ursache werden verschiedene Mechanismen diskutiert. Der Einfluss einer genetischen Veranlagung gilt als nachgewiesen. Zusätzlich werden unter anderem Entwicklungsstörungen des ZNS, neurodegenerative Vorgänge, virale Infektionen oder ein gestörter Neurotransmitterhaushalt als mögliche Ursachen angeführt. Da die positiven Symptome auf eine Behandlung mit einigen Inhibitoren für Dopaminrezeptoren ansprechen, wird insbesondere eine Störung auf Ebene der Neurotransmitter als wahrscheinliche Ursache angesehen.

Neben den oben genannten Mechanismen deutet eine Reihe von indirekten Hinweisen einen autoimmunen Hintergrund für Schizophrenie an. Es gibt gewisse klinische Beobachtungen, die sowohl bei Autoimmunerkrankungen als auch bei Schizophrenie zutreffen:

Beide treten häufig in der späten Jugend oder dem frühen Erwachsenenalter erstmalig auf. Auslöser können psychosozialer Stress, Drogenmissbrauch und physische Verletzungen sein.

In beiden Fällen nehmen die Erkrankungen einen chronischen Verlauf mit akuten Krankheitsschüben. Eine Assoziation zwischen dem Auftreten autoimmuner Krankheiten und Schizophrenie, die auf gemeinsame auslösende Faktoren hindeuten würde, wurde aber bislang nicht nachgewiesen. Die Wahrscheinlichkeit, an rheumatoider Arthritis zu erkranken, ist für Schizophrene sogar geringer. T-Zellen schizophrener Patienten zeigen nach Stimulierung eine geringere Produktion von IFN-γ. Aufgrund der Rolle von IFN-γ in der rheumatoiden Arthritis könnte eine verminderte Produktion dieses Cytokins das bereits erwähnte reduzierte Auftreten dieser Erkrankung bei Schizophrenen erklären.

Zusätzlich werden in schizophrenen Patienten Veränderungen mehrerer immunologischer Parameter beobachtet. Einige HLA-Haplotypen und ein SNP (*single nucleotide polymorphism*) im Gen für CTLA-4 weisen Assoziationen mit einer veränderten Wahrscheinlichkeit für das Auftreten einer Schizophrenie auf.

Bei der Mehrheit der schizophrenen Patienten gibt es keine Hinweise auf eine entzündliche Infiltration des ZNS durch mononucleäre Zellen, auch wenn in einigen Fällen aktivierte Lymphocyten in der Cerebrospinalflüssigkeit nachgewiesen werden konnten. In Autopsiematerial wurde *post mortem* bei einem Teil der Patienten eine Aktivierung von Mikroglia und eine Beeinträchtigung der Blut-Hirn-Schranke gefunden. Veränderungen gibt es auch auf Ebene der Cytokine. In den Seren von Schizophrenen wurden höhere IL-6-Spiegel gefunden. Insbesondere ist IL-6 bei akut psychotischen Patienten erhöht und normalisiert sich beim Nachlassen der Symptome wieder. IL-6 ist dafür bekannt, im Rahmen autoimmuner Erkrankungen des ZNS eine Schädigung der Blut-Hirn-Schranke zu verursachen und IgG-Synthese durch B-Zellen auszulösen.

Verschiedene Studien über Autoantikörper in schizophrenen Patienten berichten entweder von keinem Unterschied zu gesunden Kontrollen, dem Vorhandensein allgemein erhöhter Mengen von Autoantikörpern oder sogar Autoantikörpern gegen ZNS-spezifische Strukturen. Bemerkenswerterweise wurden antinucleäre Autoantikörper zwar häufiger bei schizophrenen Patienten gefunden, nicht aber vor Beginn der Medikation. Auch der auf diesen Antikörpern basierende SLE tritt bei Schizophrenen überdurchschnittlich häufig auf. Dies ist allerdings eine Nebenwirkung der medikamentösen Behandlung und kein Hinweis auf eine erhöhte Neigung zu Autoimmunerkrankungen.

Bei einer auf Autoantikörpern basierenden Krankheit müsste es theoretisch möglich sein, durch die Übertragung von Immunglobulinen schizophrener Spender beim Empfänger die entsprechenden Krankheitssymptome auszulösen. Bereits in den 1960er-Jahren wurden Immunglobuline aus dem Serum schizophrener Patienten isoliert, die gerade an einer aktiven Psychose litten. Die intravenöse Gabe dieses Immunglobulins in Makakenaffen führte zu Veränderungen im EEG (Elektroencephalogramm), die denen einer aktiven Psychose bei Schizophrenie vergleichbar waren. Darüber hinaus löste eine Anwendung bei freiwilligen Probanden Schizophreniesymptome aus.

Wenn das Immunsystem zur Entstehung von Schizophrenie beiträgt, sollte eine Immunmodulation einen Einfluss auf den Krankheitsverlauf haben (▶ Exkurs 13.1). Dies ist bisher nicht intensiv untersucht worden. Es gibt aber bereits ein Beispiel für die mögliche Wirksamkeit einer immunbasierten Therapie. Azathioprin ist ein immunsuppressives Medikament, das bei Organtransplantationen und einer Reihe von Autoimmunerkrankungen eingesetzt wird. Eine Behandlung mit Azathioprin hat, zumindest bei kurzzeitiger Anwendung, die Symptome eines Teils der schizophrenen Patienten verbessert.

Es gibt keinerlei Anzeichen dafür, dass Schizophrenie eine Autoimmunerkrankung ist, bei der Entzündung und ein gezielter Angriff des adaptiven Immunsystems zu Neurodegeneration führen. Allerdings könnte bei einem Teil der Patienten mit Schizophrenie trotzdem eine autoimmune Ursache vorliegen. Eine Hypothese, die gut zu den im Moment existierenden Untersuchungen passt, geht von Autoantikörpern aus, die bei Personen mit beeinträchtigter Blut-Hirn-Schranke ins ZNS gelangen und dort mit Neurotransmittern oder deren Rezeptoren interagieren. Dadurch greifen sie in die Signalübertragung an Synapsen ein, was sich als Schizophrenie manifestiert. Dazu passt, dass Autoantikörper im Blut einiger schizophrener Patienten gefunden wurden, die gegen den muscarinischen M1-Acetylcholinrezeptor gerichtet waren, einer von mehreren Neurotransmitterrezeptoren für die eine Beteiligung an Schizophrenie vermutet wird.

13.4 Placebo-Effekt und Konditionierung

Anekdoten berichten von Allergikern mit Heuschnupfen, bei denen angeblich bereits das Bild einer Sommerwiese ausreichen soll, um Allergiesymptome hervorzurufen. Während solche spektakulären Effekte erst einmal durch empirische Studien abgesichert werden müssten, haben wir oben aber bereits gesehen, dass das ZNS die Immunreaktion durch die HPA-Achse und direkte Nervenverbindungen beeinflussen kann. Daher soll zum Abschluss des Kapitels über Psychoneuroimmunologie der Frage nachgegangen werden, ob die bewusste Vorstellung einer Situation oder eine Konditionierung über diese Wege tatsächlich messbare Veränderungen der Immunreaktion auf zellulärer Ebene hervorrufen kann.

Der Placebo-Effekt beschreibt die Tatsache, dass die Wirkung einer Behandlung bei einem Patienten beobachtet werden kann, wenn dieser nur daran glaubt, eine Behandlung habe stattgefunden, auch wenn dies in Wirklichkeit gar nicht der Fall war. Ein bekanntes Beispiel ist die Gabe eines angeblichen Medikaments, in dem aber kein Wirkstoff vorhanden ist. Auch zahlreiche immunologische Erkrankungen sprechen auf Placebos an, darunter Psoriasis, eine T-Zell-vermittelte Autoimmunerkrankung, die in besonderem Maße durch Stress ausgelöst wird. Eine Studie zeigte sogar, dass zur Verbesserung der Symptome eine Hypnose ausreichte, bei der den Patienten suggeriert wurde, sie seien einer Therapie ausgesetzt gewesen. Der Mechanismus basiert vermutlich auf in der Haut freigesetzten Neuropeptiden, die die Aktivität von T-Zellen und Mastzellen modulieren.

Bei der Konditionierung gibt es zwei Reize: Ein physiologisch wirksamer Stimulus, der eine biologische Reaktion hervorruft,

Exkurs 13.1: Immunmodulation in der Therapie psychischer Krankheiten

Malariafiebertherapie durch Wagner-Jauregg

Die bekannteste Forscherpersönlichkeit auf dem Gebiet der psychiatrischen Immunologie war der österreichische Nervenarzt Julius Wagner-Jauregg. 1927 erhielt er den Nobelpreis für Physiologie oder Medizin für die Beobachtung, dass eine Impfung mit Malariaerregern mit nachfolgenden Fieberschüben zu einer Heilung der Neurosyphilis führt. Zur Zeit Wagner-Jaureggs litten etwa 20 Prozent der Patienten in psychiatrischen Kliniken unter dieser Erkrankung. Die Neurosyphilis, also der Befall von Gehirn und Rückenmark mit Bakterien der Gattung *Treponema pallidum*, führt nämlich auch zu psychischen Symptomen wie der Entwicklung einer Demenz, zu Größenwahn und Halluzinationen. Einer der Wirkmechanismen dieser Therapie ist, dass Treponemen Temperaturen von über 41°C nicht überleben.

Wagner-Jauregg sammelte außerdem akribisch psychiatrische Krankengeschichten von Patienten, die während einer psychischen Störung zufällig eine fieberhafte Erkrankung erlitten hatten (◘ Abb. 13.3). Er entdeckte dabei, dass vor allem Patienten mit „acutem Wahnsinn", also einer Erkrankung, die wir heute als neu aufgetretene Schizophrenie bezeichnen würden, durch fieberhafte Infekte geheilt wurden. Die Tabelle aus Wagner-Jaureggs Publikation aus dem Jahre 1887 zeigt die Wirkung des Fiebers auf den Krankheitsverlauf verschiedener psychischer Erkrankungen. Aufgrund dieser Ergebnisse begann Wagner-Jauregg erfolgreich damit, auch schizophrene Erkrankungen durch die iatrogene Infektion mit Erregern zu behandeln, die zu akutem Fieber führten.

Immunmodulatoren gegen Schizophrenie

Bei Patienten mit Schizophrenie erbrachten verschiedene Studien Befunde, die auf eine reduzierte Typ-1-Immunantwort und eine Überaktivierung der Typ-2-Immunantwort hinweisen. Als therapeutische Konsequenz aus diesen Befunden kommen Immunmodulatoren in Betracht, die zu einer Hemmung der Typ-2-Immunantwort führen. Bisher zeigen erste Studien zu einem Inhibitor der Cyclooxygenase-2 (COX-2), nämlich Celecoxib, vor allem bei akut erkrankten schizophrenen Patienten eine günstige Wirkung dieses Medikaments.

Immunologische Wirkungen der Antipsychotika

Aufgrund dieser Beobachtungen stellt sich die Frage, ob auch Antipsychotika, also Mittel gegen Schizophrenie, nicht nur wegen ihres Eingreifens in den Stoffwechsel der Neurotransmitter, sondern auch deswegen wirken, weil sie das Immunsystem so modulieren, dass das Übergewicht der Typ-2-Immunreaktion ausgeglichen wird. In der Tat sind immunmodulierende Effekte von Antipsychotika seit der Entdeckung des ersten Antipsychotikums Chlorpromazin beschrieben. Auch wenn wir uns die Nebenwirkungen von Clozapin, einem anderen Antipsychotikum, anschauen (Fieber, Granulocytose, Agranulocytose, Serositis und Myokarditis), legen diese Nebenwirkungen immunmodulierende Eigenschaften nahe. Tatsächlich wurde gefunden, dass Clozapin zu einer vermehrten Produktion von Tumornekrosefaktor(TNF)-α führt: Bei Menschen mit Schizophrenie wurde in mehreren Untersuchungen eine Erhöhung der Plasmakonzentration von TNF-α unter der Therapie mit Clozapin gezeigt. Bei Ratten, denen intraperitoneal Clozapin gespritzt wurde, kam es zu einer Erhöhung der TNF-α-Konzentration im frontalen Cortex, einer für die Entwicklung einer Schizophrenie bedeutsamen Gehirnregion. Da TNF-α ein Cytokin ist, welches vor allem die Typ-1-Immunantwort aktiviert, könnte seine vermehrte Produktion neben der Blockade von Dopamin- und Serotoninrezeptoren ein möglicher Erklärungsansatz sein, warum Clozapin gegen Schizophrenie wirkt.

Tabelle IV. Krankheitsform.				
Krankheits-form	Heilung	Dauernde Besserung	Vorüber-gehende Besserung	Keine Wirkung
Idiotie	—	1	2	3
Melancholie.	18	7	6	6
Manie.	16	1	2	6
Acuter Wahnsinn . . .	21	3	3	4
Chronischer Wahnsinn . .	3	6	10	34
Secundäre Geistesstörung .	5	2	9	12
Intermittirende Geistesstörung	2	2	1	1
Progressive Paralyse . . .	4	—	1	6
Epilepsie mit Geistesstörung	1	—	1	5
Summe . . .	70	22	35	77

◘ **Abb. 13.3 Tabellarische Darstellung der Wirkung des Fiebers auf den Verlauf psychischer Erkrankungen anhand von Verlaufsbeobachtungen von Wagner-Jauregg aus dem Jahr 1887.** Beispielsweise wurden von 31 Patienten mit „acutem Wahnsinn" 21 durch eine fiebrige Erkrankung geheilt. (Quelle: Wagner-Jauregg J (1887) Ueber die Einwirkung fieberhafter Erkrankungen auf Psychosen. *Jb Psychiat* 7: 94–131)

Exkurs 13.1: (*Fortsetzung*) Immunmodulation in der Therapie psychischer Krankheiten

Immunmodulatoren gegen Depression
Bei depressiven Patienten besteht im Gegensatz zur Schizophrenie eine überaktivierte Typ-1- und eine supprimierte Typ-2-Immunantwort. Im Gegensatz zur Schizophrenie bräuchte man daher bei der Depression Medikamente, die beispielsweise TNF-α abfangen können, sogenannte TNF-α-Antagonisten. Diese sind für die Behandlung einer Reihe entzündlicher Erkrankungen – zum Beispiel der Psoriasis – zugelassen. In einer Untersuchung, in der depressive Symptome von mehreren Hundert Psoriasis-Patienten erfasst wurden, waren circa 30 Prozent der Untersuchten an einer klinisch relevanten Depression erkrankt. Diese wurden 12 Wochen lang mit Etanercept, einem TNF-α-Blocker, oder Placebo behandelt. Tatsächlich kam es gegenüber Placebo zu einer deutlich stärkeren Besserung der depressiven Symptomatik unter der Behandlung mit Etanercept. Die Besserung bezüglich der Depression korrelierte nicht mit dem Verschwinden der dermatologischen Symptome, sodass diese Ergebnisse nicht als Folge der Genesung von der Psoriasis interpretiert werden können.

Immunologische Wirkungen der Antidepressiva
Für verschiedene Antidepressiva konnte gezeigt werden, dass sie die Produktion bestimmter Cytokine wie Interferon(IFN)-γ oder Interleukin(IL)-1 hemmen. Möglicherweise können die Antidepressiva dies über eine Aktivierung regulatorischer T-Zellen bewirken. Es bleibt zu hoffen, dass das Immunsystem in der Zukunft einen möglichen pharmakologischen Angriffspunkt bietet, um psychische Erkrankungen zu therapieren; denn bisher konnten sich Medikamente, die am Immunsystem ansetzen, trotz der referierten wissenschaftlichen Befunde noch nicht in der Therapie psychischer Erkrankungen etablieren.

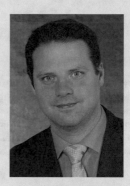

Prof. Dr. Hubertus Himmerich
Universitätsklinikum Leipzig

die nicht erlernt werden muss, ist ein sogenannter unkonditionierter Stimulus (UKS). Dazu gibt es einen anderen, physiologisch neutralen Reiz. In unseren Beispielen hat dieser Stimulus zunächst keine Wirkung auf das Immunsystem. In einer Lernphase wird ein Versuchstier oder ein Proband, üblicherweise mehrfach, gleichzeitig beiden Reizen ausgesetzt, die dabei im ZNS miteinander verknüpft werden. Im Laufe der Konditionierung wird der biologische Effekt des UKS auf den neutralen Stimulus übertragen, sodass am Ende alleine die Wahrnehmung des neutralen Reizes ausreicht, um die biologische Wirkung auszulösen. Er wird dadurch zu einem konditionierten Stimulus (KS), durch den die biologische Reaktion abgerufen werden kann. Das bekannteste Beispiel sind sicherlich die Experimente mit Hunden, in denen Iwan Pawlow den durch Nahrung (UKS) ausgelösten Speichelfluss durch Konditionierung mit einem akustischen Signal (KS) verband.

Eine Reihe von interessanten Experimenten hat gezeigt, dass auch Reaktionen von Substanzen, die das Immunsystem beeinflussen, durch Konditionierung auf einen KS übertragen werden können. Dabei wird ein neutraler Stimulus mit einer immunmodulierenden Behandlung kombiniert (◘ Abb. 13.4). Die durch den UKS verursachte Immunsuppression oder -aktivierung kann danach alleine durch einen KS ausgelöst werden.

Bereits in den 1920er-Jahren wurde in ersten Experimenten zur Konditionierung des Immunsystems Meerschweinchen abgetötetes *Bacillus anthracoides* injiziert. Dies wirkt als UKS und führt zur Mobilisierung von Leukocyten in die Zirkulation. Wurde die Behandlung mit einem KS verknüpft, in diesem Fall einer Stimulierung der Haut durch Kratzen oder einen warmen Metallgegenstand, kam es nach 10–20 Durchgängen zu einer Konditionierung. Danach reichte bereits der KS alleine aus, um eine Leukocytenmobilisierung zu erreichen. Mehr noch, wenn die konditionierten Tiere den KS im Zusammenhang mit einer Infektion mit Cholera bekamen, war die Überlebensrate höher als in nicht konditionierten Tieren. Hier wirkte die Mobilisierung der Leukocyten durch den KS protektiv gegen die Infektion mit einem anderen Erreger.

Trotz der beeindruckenden Effekte wurden diese Arbeiten nur in geringem Umfang weiterverfolgt und gerieten weitgehend in Vergessenheit. Dies änderte sich, als 1975 Ader und Cohen einen Einfluss der Konditionierung auf die Antikörperproduktion nachweisen konnten. Sie arbeiteten damals mit Ratten, bei denen eine Verknüpfung von UKS und KS besonders schnell vonstattengeht. In manchen Fällen reicht bereits eine gemeinsame Exposition aus, um eine Konditionierung hervorzurufen. Als neutraler Stimulus wird in den modernen Experimenten häufig ein ungewöhnlicher Geschmack oder Geruch verwendet.

In ihren Experimenten injizierten die Forscher eine übelkeiterregende Substanz (Cyclophosphamid) als UKS, die mit dem Süßstoff Saccharin im Trinkwasser kombiniert wurde. Bereits nach *einer* Kombination tranken die Ratten weniger, da sie den Geschmack (KS) mit der Übelkeit (UKS) verknüpft hatten. Eine Zufallsbeobachtung war, dass einige konditionierte Ratten an gewöhnlichen Infektionen verstarben und dies mit der Stärke ihrer Konditionierung zusammenzuhängen schien. Cyclophosphamid wirkt nicht nur übelkeiterregend, sondern auch immunsuppressiv, und die Forscher stellten in weiteren Experimenten fest, dass die Ratten nicht nur eine Abneigung gegen den Geschmack des KS entwickelt hatten, sondern dass der KS auch zu einer Verminderung der Antikörperproduktion nach Injektion eines Antigens führte. Dies war der Startpunkt für Untersuchungen einer Konditionierung der Immunreaktion.

Eine ähnliche Beobachtung konnte auch beim Menschen gemacht werden. Cyclophosphamid wird in der Chemotherapie von Krebserkrankungen eingesetzt. Nach wiederholter Gabe des Medikaments, das in Zyklen im Abstand von mehreren Wochen verabreicht wird, wurden einige Tage vor der Chemotherapie Blutproben genommen. Sie wurden mit Blutproben verglichen, die im Krankenhaus direkt vor der Gabe der Chemotherapie

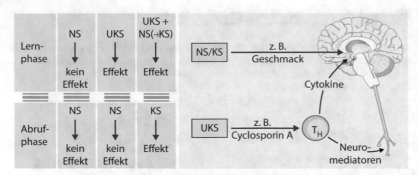

Abb. 13.4 Konditionierung des Immunsystems. Linke Seite: Treffen in einer sogenannten Lernphase ein neutraler Stimulus (NS) und eine Substanz mit immunmodulierender Wirkung (unkonditionierter Stimulus, UKS) zusammen im Körper ein, kann es im ZNS zu einer Verbindung kommen. Später, in der Abrufphase, kann durch einen Konditionierung genannten Vorgang der biologische Effekt des UKS auch durch den zuvor neutralen Stimulus ausgelöst werden, der zum konditionierten Stimulus (KS) wurde. Rechte Seite: Für eine Konditionierung muss das ZNS die Immunmodulation wahrnehmen. Im hier gezeigten Beispiel wird die durch Cyclosporin A induzierte Hemmung von T-Zellen gezeigt. Auch wenn der genaue Mechanismus für diese Vorgänge weitgehend unbekannt ist, wird angenommen, dass die afferente Kommunikation über Veränderungen der humoralen Signale (Cytokine) und das vegetative Nervensystem abläuft

13

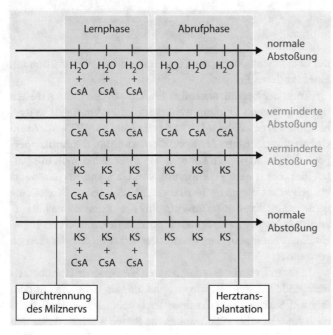

Abb. 13.5 Wirkung einer Konditionierung auf die Abstoßung eines allogenen Herztransplantats. In einer Lernphase wurde Ratten das immunsuppressive Cyclosporin A (CsA) entweder zusammen mit normalem Wasser oder mit einem neutralen geschmacklichen Reiz als konditionierten Stimulus (KS) gegeben. In der Abrufphase wurde dann der KS alleine verabreicht und den Ratten ein zusätzliches, allogenes Herz in die Bauchhöhle transplantiert. Aufgrund der konditionierten Immunsuppression war die Abstoßungsreaktion gegen das Transplantat vermindert. Dieser Effekt trat nicht auf, wenn vor dem Experiment die neuronale Verbindung zwischen ZNS und der Milz durchtrennt worden war

abgenommen wurden. Ein immunsuppressiver Effekt konnte bereits vor der Gabe des Cyclophosphamids beobachtet werden. Die *in vitro*-Proliferation von T-Zellen war in den im Krankenhaus abgenommenen Proben geringer. Die Anwesenheit im Krankenhaus war zu einem KS geworden. Es ist unter solchen Bedingungen aber nur schwer möglich, einen Einfluss von Stress auszuschließen, den das Bewusstsein der bevorstehenden unangenehmen Therapie auf die Immunreaktion gehabt haben könnte.

Wie in diesem Beispiel scheinen T-Zellen häufig ein wichtiges Ziel der konditionierten Unterdrückung einer Immunreaktion zu sein. Bei *in vitro*-Untersuchungen ist die Proliferation von B-Zellen nach Stimulierung mit Mitogenen deutlich weniger eingeschränkt als die von T-Zellen. Darüber hinaus kann durch den Transfer von T-Zellen, die in der konditionierten Maus einem KS ausgesetzt waren, in Mäusen eine konditionierte Immunsuppression übertragen werden.

Ein Medikament, das spezifisch die Aktivität von T-Zellen durch die Inhibition der Phosphatase Calcineurin vermindert, ist Cyclosporin A. Es wird unter anderem in der immunsuppressiven Therapie bei Allotransplantationen eingesetzt. Nach einer Konditionierung wie zuvor beschrieben, wurde Ratten ein (zusätzliches) Herz in die Bauchhöhle transplantiert. Wurde das Immunsystem durch einen KS unterdrückt, war die Überlebenszeit des Transplantats verlängert (◘ Abb. 13.5).

Als Ursache dieses Effekts wurde eine Regulation der Immunreaktion in der Milz durch das ZNS identifiziert, in deren Verlauf Noradrenalin auf β-Adrenorezeptoren einwirkte. Die Proliferation von Lymphocyten aus der Milz war durch den KS reduziert. Ebenso war deren Produktion von IL-2 und IFN-γ (T_H1-Cytokine), die an einer cytotoxischen Abstoßungsreaktion beteiligt sind, vermindert. Wurden vor der Transplantation die sympathischen Nervenbahnen zur Milz durchtrennt, gab es keinen Effekt, was eine direkte Einwirkung des ZNS auf ein sekundäres Immunorgan über das vegetative Nervensystem nachwies.

Die Konditionierung des Immunsystems ist nicht auf Immunsuppression begrenzt. Wie am Beispiel der Meerschweinchen am Beginn dieses Abschnitts schon angedeutet wurde, ist auch eine Aktivierung von einzelnen Immunfunktionen möglich. Dazu gehört die Aktivierung von NK-Zellen durch Poly-I:C, eine Substanz, die aufgrund ihrer Ähnlichkeit mit viraler RNA die Aktivität und Zahl zirkulierender NK-Zellen im peripheren Blut steigert. Afferent wird die Konditionierung des ZNS in diesem Fall durch IFN-β vermittelt. Efferent signalisiert das ZNS durch ACTH, also über die HPA-Achse, und steigert in der Milz die Expression eines anderen Typ-1-Interferons, IFN-α. In so konditionierten Mäusen gibt es aufgrund der aktivierten NK-Zellen eine bessere Abwehr von Myelomzellen nach einem

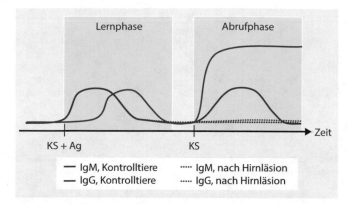

◘ Abb. 13.6 Konditionierte Sekundärantwort. Wird zusammen mit dem Antigen bei einer Immunisierung von Mäusen oder Ratten ein neutraler Stimulus (Geruch oder Geschmack) gegeben, kommt es zu einer Konditionierung. Bei der erneuten Exposition mit dem KS wird eine Antikörperproduktion beobachtet, bei der schnell große Mengen IgG gebildet werden. Diese Beobachtungen entsprechen den Sekundärreaktionen nach einer Immunisierung. Wurde die Konditionierung durch Läsionen in den für die Konditionierung relevanten Hirnarealen vor Beginn der Lernphase verhindert, kam es nach Gabe des KS zu keiner Antikörperproduktion

KS. Ein anderes Beispiel für konditionierte Immunstimulierung ist die Antikörperproduktion in Nagetieren. Nach der primären Antikörperantwort auf ein Proteinantigen (UKS) zusammen mit einem neutralen Stimulus, ist dieser Stimulus (jetzt ein KS) in der Lage, alleine die Produktion von Antikörpern auszulösen. Die durch den KS verursachte Antikörperantwort ist IgG-vermittelt und entspricht einer typischen Sekundärantwort (◘ Abb. 13.6).

Ratten sind sehr leicht konditionierbar. Eine Konditionierung funktioniert aber auch beim Menschen. Ein Experiment mit Freiwilligen zeigte, dass sich beim Tuberkulintest eine Konditionierung beobachten lässt. Dabei tritt nach Einritzen des Antigens in die Haut von immunisierten Patienten (▶ Kap. 10) eine Hypersensitivitätsreaktion vom Typ 4 auf, eine DTH (*delayed-type hypersensitivity*) basierend auf T_H1-Zellen und Makrophagen. Nach mehrmaliger Konditionierung fiel die Tuberkulinreaktion geringer aus, wenn die Patienten glaubten, nur eine Salzlösung zu bekommen. Eine Konditionierung zu einer positiven Reaktion bei Einsatz einer Salzlösung gelang in diesem Fall jedoch nicht. Dies wurde aber in einem anderen Experiment beobachtet, auch wenn dieses bislang noch nicht reproduziert werden konnte. Aktivität und Anzahl von NK-Zellen im peripheren Blut werden durch Injektion von Adrenalin gesteigert (UKS). Nach Konditionierung der Probanden mit einem Geschmack (KS), konnte diese Reaktion später auch vom KS alleine ausgelöst werden. Sie wurde durch den Betablocker Propanolol unterdrückt, was auf eine Beteiligung sympathischer β-Adrenorezeptoren an den efferenten Signalen hinweist.

Literatur

Ader RA, Cohen N (1975) Behaviorally Conditioned Immunosuppression. Psychosomatic Medicine 37(4):333–340

Hucklebridge F (2002) Behavioral Conditioning of the Immune System. Int Rev Neurobiol 52:325–351

Jones AL, Mowry BJ, Pender MP, Greer JM (2005) Immune dysregulation and self-reactivity in schizophrenia: do some cases of schizophrenia have an autoimmune basis? Immunol Cell Biol 83(1):9–17

Kipnis J, Cohen H, Cardon M, Ziv Y, Schwartz M (2004) T cell deficiency leads to cognitive dysfunction: Implications for therapeutic vaccination for schizophrenia and other psychiatric conditions. Proc Natl Acad Sci USA 101:8180–8185

Riether C, Doenlen R, Pacheco-Lopez G, Niemi MB, Engler A, Engler H, Schedlowski M (2008) Behavioural conditioning of immune functions: How the central nervous system controls peripheral immune responses by evoking associative learning processes. Rev Neurosci 19:1–18

Rothermundt M, Arolt V, Bayer TA (2001) Review of immunological and immunopathological findings in schizophrenia. Brain Behav Immun 15():319–339

Steinmann L (2004) Elaborate interactions between the immune and nervous systems. Nat Immunol 5(6):375–381

Tausk F, Elenkov I, Moynihan J (2008) Psychoneuroimmunology. Dermatol Ther 21:22–31

Immungerontologie

Lothar Rink

© Springer-Verlag GmbH Deutschland 2015
L. Rink, A. Kruse, H. Haase, *Immunologie für Einsteiger*, https://doi.org/10.1007/978-3-662-44843-4_14

Die Immungerontologie oder das Immunsystem des alten Menschen bekommt in unserer älter werdenden Gesellschaft eine immer größere Bedeutung (◘ Abb. 14.1). Wie bei allen Organsystemen nimmt auch beim Immunsystem die Leistung im hohen Alter ab, man nennt dies **Immunseneszenz**, also die Altersschwäche des Immunsystems. Das Immunsystem unterliegt das ganze Leben über sehr dynamischen Prozessen und verändert sich. Zwei wesentliche Einflussgrößen sind dabei das Alter und das Geschlecht, gegen die wir nichts machen können, während wir andere Faktoren, die in ► Kap. 15 besprochen werden, durchaus aktiv beeinflussen können. Die Funktionalität des Immunsystems im Alter steht dabei in einer direkten Beziehung zum allgemeinen Wohlbefinden und zur Lebenserwartung. Untersuchungen an über 100-jährigen, sogenannten Centenarians, haben gezeigt, dass diese ein wesentlich funktionsfähigeres Immunsystem haben als der durchschnittliche alte Mensch.

Schwedischen Forschern ist es auch gelungen, in einer Langzeitstudie, in der man seit 1989 über 80-jährige Menschen beobachtet und regelmäßig untersucht, einen sogenannten Immunrisikophänotyp (IRP) zu definieren. Anhand dieses IRP kann man zwar noch nicht in jungen Jahren die Lebenserwartung voraussagen, man sieht aber bereits ca. ein Jahr im Voraus, wenn das Immunsystem sich charakteristisch verändert und seine Funktionalität so stark abnimmt, dass das Leben zu Ende geht. Im Alltag wird der Zusammenhang zwischen Alter und schwächer werdendem Immunsystem aber lange vorher deutlich, da mit dem Alter die Anzahl von Infektionen und Krebserkrankungen stark zunimmt. So steigt die durch Infektionskrankheiten verursachte Sterberate ab dem 50. Lebensjahr stetig an und liegt ab dem 80. Lebensjahr beim 10-Fachen von jungen Erwachsenen. Bei Frauen beginnt die Zunahme erst nach der Menopause (Wechseljahre). Ab 75 Jahren gibt es keinen Unterschied mehr zwischen den Häufigkeiten bei Männern und Frauen (◘ Abb. 14.2).

Da sich das Älterwerden nicht aufhalten lässt, kann man nur über andere Einflussgrößen wie z. B. Ernährung und Sport (► Kap. 15) einen positiven Einfluss auf das Immunsystem nehmen und auf diese Weise sein biologisches Alter verändern, d. h. die Alterungsprozesse auf zellulärer Ebene verlangsamen. Das Ziel der modernen Immungerontologie ist dabei nicht das ewige Leben, da die optimale Lebenserwartung beim Menschen nicht wesentlich über 120 Jahre liegt (► Exkurs 14.1). Eine Liste der ältesten Menschen der Welt zeigt, dass diese zwischen 118–122 Jahre alt werden. Ziel ist es vielmehr, das Immunsystem so zu beeinflussen, dass es eine Kapazität wie das der Centenarians hat und so ein gesundes Leben im hohen Alter, aber kein Leben über die persönlichen biologischen Grenzen hinaus möglich ist. Die meisten Centenarians sterben bereits weit vor der obigen maximalen Lebenserwartung mit 104–106 Jahren, dies aber ohne eine lange Krankheitsgeschichte. Es geht darum, die Veränderungen des Immunsystems bei gesunden alten Menschen zu verstehen, also Veränderungen wie bei den Centenarians, die aufgrund des zunehmenden Alters nicht zu verändern sind. Dem gegenüber stehen große Veränderungen bei den meisten alten Menschen, die auf anderen Ursachen beruhen. Im Folgenden werden deshalb SENIEUR-Alte von „normalen alten Menschen" unterschieden. Den Begriff „SENIEUR-Alte" hat ein niederländischer Gerontologe eingeführt, der ein Protokoll aufgestellt hat, das gesunde alte Menschen definiert. Diese Definition war nötig, da wir bis heute, im Gegensatz zur Kinderheilkunde, keine spezifischen Werte für Laborparameter von alten Menschen haben, obwohl wissenschaftlich eindeutig gezeigt wurde, dass sich viele Werte im hohen Alter ohne Erkrankung verändern. Die „normalen alten Menschen", d. h. der durchschnittliche alte Mensch mit allen Begleiterkrankungen, die ihrerseits auch wieder auf das Immunsystem einen Einfluss haben, ist gegenüber den SENIEUR-Alten nicht gesund, aber eher der medizinische Normalfall. Zunächst sollen, wie in den einleitenden Kapiteln, die verschiedenen Teile des Immunsystems und deren Veränderungen im Alter separat besprochen und dann deren Auswirkungen auf Erkrankungen zusammengefasst werden.

14.1 Angeborenes Immunsystem im Alter

Zum angeborenen Immunsystem gehören die Barrierefunktionen von Haut und Schleimhaut als erster Schutzwall. Bereits dieser ist bei den alten Menschen gestört. Die Haut wird dünner und trockener, sodass die physikalische Barrierefunktion abnimmt. Auf der trockenen Haut kommen zudem weniger der fettlöslichen Defensine als antimikrobielle Barriere vor. Die Schleimhäute verlieren ebenfalls an Feuchtigkeit, was wiederum die Besiedlung durch Erreger fördert. Ein besonderes Problem bei alten Menschen stellen Pneumonien (Lungenentzündungen) dar. Durch die abnehmende Cilientätigkeit können Erreger schlechter aus der Lunge heraustransportiert werden. Verstärkt wird dies durch den abnehmenden Hustenreflex im Alter. Darm- und Blaseninfektionen nehmen ebenfalls zu, da im Magen eine Anazidität, d. h. eine verminderte Säureproduktion, herrscht und so weniger Erreger als durch den normalen sauren pH-Wert abgetötet werden. In der Blase können sich die Erreger aufgrund der verminderten Diurese (weniger Urinproduktion) besser anheften, da sie nicht mehr so effektiv herausgespült werden. Insgesamt haben die alten Menschen damit einen viel geringeren Schwellenwert für Erreger, da die erste Barriere weniger funktionell ist.

Das Komplementsystem ist relativ unbeeinflusst, solange keine Leberschädigung vorliegt. Einige Faktoren liegen sogar, wie verschiedene Akute-Phase-Proteine, in höherer Konzentration vor, was auf einen chronischen Entzündungsprozess, der *inflammaging* genannt wird, zurückzuführen ist. Dies wird bei den Veränderungen der Immunregulation näher besprochen.

Die Veränderungen auf zellulärer Ebene sind wesentlich gravierender und werden für die jeweiligen Zellen einzeln besprochen.

Granulocyten

Die Anzahl von Granulocyten im Blut bleibt im Alter nahezu unverändert, teilweise steigt die Anzahl der neutrophilen Granulocyten sogar an. Für Mastzellen sind die Daten aufgrund weniger Studien noch widersprüchlich. Funktionell sind die Abweichungen bei den Granulocyten jedoch erheblich (◘ Abb. 14.3).

Eosinophile zeigen im Alter eine verminderte Degranulierung und Produktion von reaktiven Sauerstoffspezies (ROS), während die Adhäsion und Chemotaxis relativ normal ist. Die Basophilen weisen ebenfalls eine verminderte Degranulierung auf. Die Kenntnis bei den Neutrophilen ist viel weitreichender. Obwohl die Anzahl der Neutrophilen teilweise zunimmt, bleibt deren Produktionsrate im Knochenmark unverändert und kann auch im Falle einer Infektion nur schlechter gesteigert werden. Dies liegt in einer gestörten Signaltransduktion der Faktoren G-CSF und GM-CSF, die ebenfalls dafür verantwortlich ist, dass die Neutrophilen alter Menschen eine noch kürzere Lebenszeit haben als die junger Menschen. Normalerweise wird die Apoptose in Neutrophilen durch deren Aktivierung inhibiert, sodass die Lebenszeit der Neutrophilen während einer Infektion ansteigt. Die verkürzte Lebensdauer zusammen mit der verminderten Produktionssteigerung führt dann bei einer Infektion zu einem relativen Mangel an neutrophilen Granulocyten, wodurch die Erreger wiederum einen Vorteil gegenüber dem Immunsystem haben. Des Weiteren ist die Chemotaxis, Phagocytosekapazität und das intrazelluläre Abtöten durch ROS bei Neutrophilen alter Menschen vermindert, sodass die Neutrophilen nicht so funktionsfähig sind. Die verminderte Chemotaxis beruht dabei wieder auf einer verminderten Signaltransduktion der Rezeptoren, während die vorausgehende Adhäsion am Endothel sogar gesteigert ist, da die dafür notwendigen Adhäsionsmoleküle zum Teil (z. B. CD15) vermehrt exprimiert werden. Die verstärkte Anheftung am Endothel ist natürlich auch nachteilig für die Gefäßwände. Auch in der Spätphase der Immunantwort ist die Interaktion mit dem spezifischen Immunsystem schlechter, da die Fcγ-Rezeptoren (CD16) auf den Neutrophilen alter Menschen vermindert exprimiert werden.

NK-Zellen im Alter

Die Anzahl der NK-Zellen und vor allem der NKT-Zellen steigt im Alter stark an, während ihre Funktionalität im Allgemeinen sogar bei SENIEUR-Alten abnimmt. Die verminderte Aktivität beruht dabei auf einer verminderten Abtötungsrate pro Zelle, einer geringeren Proliferation und einer verminderten Aktivierbarkeit, was man an einer niedrigeren Expression von CD25 und CD69 erkennt. Der Perforingehalt der Zellen ist hingegen normal, sodass es sich wie bei den Granulocyten um einen funktionellen Ausfall handelt. Die Produktion von IFN-γ und Chemokinen durch die NK-Zellen alter Menschen ist ebenfalls vermindert, was zu einer geringeren Aktivierung anderer Zellen in der frühen Phase der Immunantwort führt. Interessanterweise zeigen die NK- und NKT-Zellen der Centenarians eine normale bis teilweise sogar leicht gesteigerte Aktivität.

14.2 Antigenpräsentierende Zellen

Wie in ▶ Kap. 4 beschrieben, ist die Antigenpräsentation die Voraussetzung, um das spezifische Immunsystem zu aktivieren. Somit kommt den APC eine Schlüsselrolle für die Immunantwort der adaptiven Phase zu.

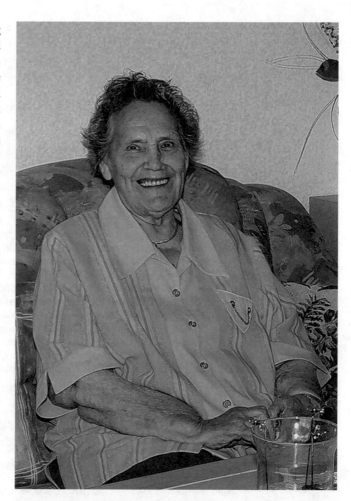

◻ **Abb. 14.1 90-jährige Frau.** Das Bild zeigt eine 90-jährige Frau und Mutter von 10 Kindern. Bis ins 19. Jahrhundert hatten Frauen im Schnitt eine geringere Lebenserwartung als Männer, vor allem durch den Tod im Wochenbett. Heute ist es umgekehrt, was sich immunologisch begründen lässt. Noch bilden solche lebensfrohen und vergleichsweise gesunden alten Menschen die Ausnahme in unserer Bevölkerung, die Lebenserwartung steigt aber weltweit. Dabei sind Einkommen und Bildung die wichtigsten sozialen Faktoren, die sich vorteilhaft auf die Lebenserwartung auswirken, sodass das persönliche maximale Lebensalter erreicht werden kann. (Foto freundlicherweise zur Verfügung gestellt von Frau Ingrid Schwichtenberg.)

Die Anzahl der Monocyten und DC im Blut von alten Menschen ist vergleichbar der von jungen Menschen. Zumindest für die gewebeständigen DC in der Haut (Langerhans-Zellen) trifft dies nicht zu, da sie altersabhängig abnehmen. Über andere gewebeständige DC und Makrophagen gibt es noch keine eindeutigen Angaben, es spricht aber vieles dafür, dass diese ebenfalls abnehmen. Im Gegensatz zu allen anderen Zellpopulationen zeigen die Monocyten/Makrophagen aber eine erhöhte Aktivität im Alter. Dies gilt nicht für alle Funktionen der Zellen, sondern speziell für die Produktion von proinflammatorischen Cytokinen. Anders als bei den Granulocyten bleibt die Phagocytoseleistung der Makrophagen nahezu erhalten. Die Antigenprozessierung und die akzessorischen Funktionen zur T-Zell-Stimulierung sind hingegen vermindert. Die gleichen Funktionen bleiben bei den DC hingegen im Alter unverändert, während ihre Fähigkeit zur Pino- und Endocytose abnimmt. Insgesamt ist damit die Funktion der APC relativ normal, und die Probleme der adaptiven

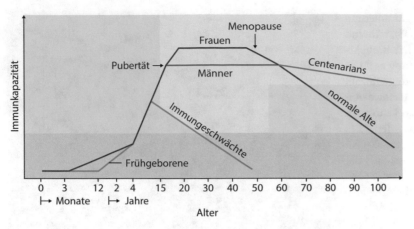

▣ **Abb. 14.2 Veränderungen der Immunkapazität im Laufe des Lebens.** Die Immunkapazität eines Individuums ist die Gesamtheit der Mechanismen, die zur Immunantwort beitragen. Bei den Säuglingen muss sich das erworbene Immunsystem erst richtig entwickeln, weshalb das angeborene Immunsystem (braun hinterlegt) die dominante Rolle hat. In der Kindheitsphase reift das erworbene Immunsystem aus, deshalb besteht in dieser T_H2-dominierten Phase (türkis hinterlegt) der Immunantwort noch eine verminderte Immunkapazität. Diese spiegelt sich in vielen Infektionen und anderen Krankheitsverläufen wider, während die Immunpathologien bei den Erwachsenen ausgeprägter sind, da es eine verstärkte T_H1-Antwort gibt (grün hinterlegt). Besonders deutlich wird dies bei Frühgeborenen, die mit einem unausgereiften Immunsystem zur Welt kommen. Spätestens mit der Pubertät ist das Immunsystem ausgereift und verändert sich jetzt durch den Einfluss der Sexualhormone. Frauen haben insgesamt eine etwas höhere Immunkapazität. Ab dem 60.–65. Lebensjahr nimmt die Immunkapazität stetig ab, bei normalen alten Menschen jedoch viel stärker als bei Centenarians, was die geringere Lebenserwartung widerspiegelt. Das Immunsystem wechselt dabei auch wieder von einer T_H1-dominierten zu einer T_H2-dominierten Immunantwort. Stark immundefiziente Menschen erreichen nie eine normale Immunkapazität und zeigen eine vorzeitige Alterung des Immunsystems

---

Exkurs 14.1: Biomarker der Alterung

Das Altern eines Organismus manifestiert sich als die zeitabhängige Abnahme von funktioneller „Reservekapazität" der einzelnen Zellen, Gewebe und Organe. Dies geht mit einer verminderten Widerstandskraft gegen externe Belastungen und mit einem allmählich steigenden Risiko von Morbidität und Mortalität einher. Alle Gewebe und Organe des Körpers sind vom Alterungsprozess betroffen. Die Geschwindigkeit der Alterung kann sich zwischen Mitgliedern einer Population unterscheiden; das „biologische Alter" eines Individuums kann also vom chronologischen abgekoppelt sein. Da das biologische Alter eines lebenden Individuums nicht direkt bestimmt werden kann, wurde schon vor Jahrzehnten das Konzept von „Biomarkern der Alterung" entwickelt, in Analogie zu Biomarkern für bestimmte Krankheiten (z. B. AIDS). Ein Biomarker für die Alterung kann definiert werden als eine messbare, quantitative Veränderung in der Zusammensetzung bzw. Funktion von Geweben oder Körperflüssigkeiten, die mit dem Alterungsprozess assoziiert ist und idealerweise durch diesen hervorgerufen wird. Ein solcher Biomarker der Alterung könnte als Surrogat für das „biologische Alter" dienen und das Risiko von altersabhängigen Krankheiten zuverlässiger vorhersagen, als das kalendarische Alter dies vermag. Dies wäre ein wichtiges Werkzeug für den – derzeit noch stark unterentwickelten – Bereich der Präventivmedizin, da anhand solcher Marker, die als Suchtest einzusetzen wären, intensive diagnostische Maßnahmen und präventive Interventionen (wie z. B. Änderung des Ernährungsverhaltens, des Bewegungsverhaltens, des Lebensstils im Allgemeinen, pharmakologische oder sonstige medizinische Intervention) auf diejenigen Personen konzentriert werden könnten, die sie am dringendsten benötigen.

In der Literatur wurden bereits viele Alterungs-Biomarker beim Menschen beschrieben, deren Variabilität in Querschnittsstudien durch die Bevölkerung in der Regel jedoch sehr groß ist. Dies ist vermutlich die Folge eines multikausalen Alterungsprozesses, von dem vielfältige biologische Ebenen betroffen sind. Auf diesem Hintergrund könnte eine Kombination von mehreren unabhängigen Biomarkern (eine „Testbatterie") ein geeigneteres Werkzeug darstellen, um das biologische Altern zu messen, als einzelne Biomarker. Hier ist jedoch zu bedenken, dass die Aussagekraft der Einzelbiomarker in einer Testbatterie unterschiedlich groß sein kann, d. h. dass eine angemessene Gewichtung erforderlich ist. Die Auffindung einer geeigneten Biomarkerkombination mit entsprechender Gewichtung der Einzelmarker ist die wesentliche Aufgabe des derzeit laufenden EU-Projekts „MARK-AGE". Dazu wird eine Populationsstudie an insgesamt etwa 3700 Probanden im Altersbereich 35–74 Jahre, die an acht über Europa verteilten Orten rekrutiert werden, durchgeführt. Die Probanden bilden gleichstark besetzte Fünf-Jahres-Altersgruppen mit einem 1:1-Geschlechterverhältnis. Zusätzlich werden Probanden mit erhöhter Alterungsgeschwindigkeit (Patienten mit progeroiden Syndromen) und solche mit verminderter Alterungsgeschwindigkeit (Probanden aus langlebigen Familien sowie deren Ehegatten als Kontrollen) einbezogen. Von allen Probanden werden standardisierte anthropometrische und medizinische Daten sowie Informationen zum sozialen Umfeld und Lebensstil erhoben. Außerdem wird Blut abgenommen und Zellen der Mundschleimhaut sowie Urin asserviert. Diese biologischen Proben werden an Ort und Stelle weiterverarbeitet und in gefrorenem Zustand an eine zentrale Biobank versandt, in welcher eine Umcodierung und die weitere Verteilung des Probenmaterials an analytische Labors erfolgt. Deren Aufgabe ist es, die insgesamt etwa 250 einzelnen biochemischen oder molekularen „Biomarker-Kandidaten" im Material eines jeden Probanden blind zu testen und die Messergebnisse in einer zentralen Datenbank abzuspeichern. Die mit bioinformatischen und biomathematischen Methoden durchzuführende umfangreiche Datenanalyse soll dann die gewünschte Testbatterie liefern. Für deren definitive Validierung wird jedoch eine längerfristige Verlaufsbeobachtung des körperlichen Status der Probanden nötig sein.

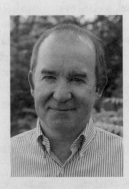

Prof. Dr. med. Alexander Bürkle
Fachbereich Biologie
Universität Konstanz

◘ **Abb. 14.3 Altersbedingte Veränderungen bei neutro-philen Granulocyten.** Im Vergleich zu jungen Erwachsenen **a)** machen sich die Veränderungen der Neutrophilen von alten Menschen **b)** besonders im Falle einer manifesten Infektion bemerkbar. Durch die verminderte Chemotaxis und ausbleibende Apoptosehemmung ist die Anzahl der Neutrophilen am Entzündungsort zu gering für eine effektive Infektionsbekämpfung. Die wenigen Granulocyten haben zudem eine verminderte Kapazität zur Phagocytose und intrazellulären Abtötung. Gleichzeitig kommt es zu einem verstärkten Verbrauch, da die Nachbildung nicht ad-äquat angeregt werden kann. Normale Aktivitäten in grün, altersbedingte Veränderungen in rot

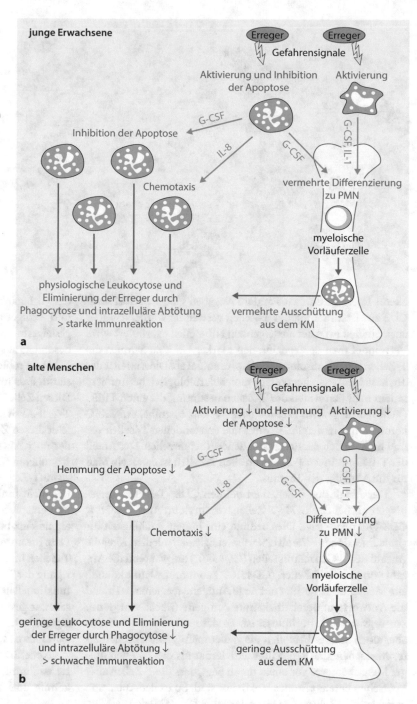

Immunantwort resultieren eher aus Defiziten bei den T-Zellen und Veränderungen bei der Zellkommunikation (◘ Abb. 14.4).

14.3 Das T-Zell-System im Alter

Die Beeinträchtigung der T-Zell-Funktionen im Alter war eine der ersten Beobachtungen der Immungerontologie. Kein anderer Zelltyp ist im Alter in seinen Funktionen so stark eingeschränkt wie die T-Zellen. Die daraus resultierenden Probleme werden häufig mit einer HIV-Infektion, als Modell einer vorzeitigen Alterung des Immunsystems, verglichen. Bereits früh erkann-ten Anatomen, dass der Thymus, als Quelle naiver T-Zellen, mit dem Alter degeneriert. Ab der dritten Lebensdekade wird das Thymusgewebe mehr und mehr durch Fettgewebe ersetzt. Heute wissen wir aus Studien an Centenarians, dass der Thymus durchaus zeitlebens eine Restaktivität hat, während man früher dachte, dass dieser seine Funktion vollkommen einstellt. Die De-generation des Thymus wird dabei durch die Sexualhormone und ROS gefördert, während einige Cytokine wie z. B. IL-7 der De-generation entgegenwirken und diese experimentell sogar revi-dieren können. Die Produktion von IL-7 nimmt mit steigendem Alter ab. Kinder haben den größten und aktivsten Thymus, und ab der Pubertät setzt die Degeneration ein, wobei Testosteron einen stärkeren Einfluss hat als die weiblichen Sexualhormone. Im Alter schlägt sich dies dann auch auf die T-Zell-Zahl nieder, die im Gegensatz zu den Zellen des angeborenen Immunsystems mit dem Alter abnimmt. Hierbei muss man aufpassen, da es in

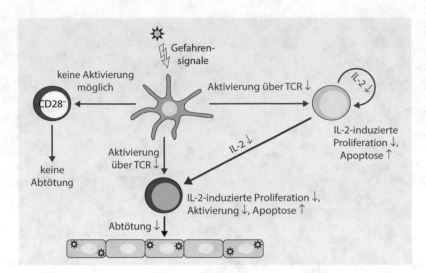

Abb. 14.4 Gestörte T-Zell-Funktionen im Alter. Die Anzahl der T-Zellen nimmt im Alter ab und gleichzeitig die Anzahl nicht funktioneller CD28⁻-T-Zell-Klone zu. Durch die verminderte TCR-Signaltransduktion sind die T-Zellen schlecht aktivierbar. Nach Aktivierung ist die IL-2-Produktion vermindert, sodass die Proliferationsrate geringer ist und die aktivierungsinduzierte Apoptose zunimmt. Dies führt zu einer schlechteren Immunantwort. Altersbedingte Veränderungen in rot

älterer Literatur durchaus andere Angaben gibt, weil dort noch CD2 zur Bestimmung der T-Zellen verwendet wurde, das aber auch auf den im Alter ansteigenden NK-Zellen exprimiert wird. Verwendet man den spezifischen Marker CD3, so nehmen die T-Zellen sowohl absolut als auch prozentual ab. Die Aktivität des Thymus kann man heutzutage molekularbiologisch bestimmen, indem man den Anteil der T-Zellen bestimmt, die einen TREC (*TCR rearrangement excision circle*, ▶ Kap. 6) enthalten. TREC kommen nur in den im Thymus neu entstandenen T-Zellen vor und nicht in den daraus entstandenen Tochterzellen. Der Anteil der TREC-positiven T-Zellen an allen T-Zellen ist damit ein Maß für die Aktivität des Thymus.

Der Abfall der T-Zellen ist bei den CD8⁺-T-Zellen ausgeprägter als bei den CD4⁺-T-Zellen, wodurch im Alter der CD4/CD8-Quotient steigt. Dies bedingt eine höhere Anfälligkeit für virale Infektionen. Wie zu erwarten, steigt auch mit dem Alter die Anzahl der T-Gedächtniszellen (CD45R0⁺) an, während die Anzahl von naiven T-Zellen (CD45RA⁺) abnimmt. Damit können alte Menschen schlechter auf neue Antigene reagieren, während die Antwort auf bereits bekannte Antigene (**Recall-Antigene**) nur unwesentlich beeinflusst ist. Funktionell sind die T-Zellen aber noch stärker betroffen als zahlenmäßig. Die T-Zellen alter Menschen sind schlechter aktivierbar als die T-Zellen junger Menschen, was vor allem daran liegt, dass die T-Zellen alter Menschen bereits chronisch aktiviert sind. So ist der Anteil von aktivierten T-Zellen (CD25⁺- oder HLA-DR⁺-T-Zellen) erhöht. Diese schlechte Aktivierbarkeit resultiert in einer schlechteren T-Zell-Proliferation, die Proliferation ist jedoch eine wesentliche Voraussetzung für eine T-Zell-Antwort. Demgegenüber ist, wie bei den Neutrophilen, die Apoptoserate der T-Zellen im Alter erhöht. Die Mechanismen beruhen dabei wahrscheinlich auf einer ähnlichen Beeinträchtigung der Signaltransduktion in diesen Zellen, sodass nicht genügend Überlebenssignale in die Zellen gelangen. Dies gilt insbesondere für Signale über den TCR, die stark eingeschränkt sind. Der Grund sind eine geringere Phosphorylierung der ζ-Kette des CD3-Komplexes und eine niedrigere Expression des Transkriptionsfaktors c-fos. Des Weiteren ist in den T-Zellen alter Menschen die Balance zwischen pro- und antiapoptotischen Proteinen und Signalen verschoben. Die T-Zellen exprimieren stärker den Todesrezeptor CD95 und

dessen Liganden. Außerdem wird mehr proapoptotisches Bax und weniger antiapoptotisches Bcl-2 und p53 exprimiert. Die gesteigerte Apoptose ist bei den naiven T-Zellen alter Menschen besonders ausgeprägt.

Das Problem im T-Zell-System wird aber noch dadurch verstärkt, dass im Alter der Anteil von CD28⁻-T-Zellen zunimmt. Diesen Zellen fehlt das wichtigste costimulierende Signal für die T-Zell-Aktivierung und sie sind deshalb anerg. Des Weiteren fehlt diesen Zellen der CD40L, womit die CD28⁻-T-Zellen weder über APC aktiviert werden können noch diese vernünftig stimulieren. Bei den CD28⁻-T-Zellen handelt es sich um einzelne T-Zell-Klone, die sehr langlebig sind und expandieren. Die nicht funktionellen T-Zell-Klone sind mehrheitlich CD8+ und entsprechen den monoklonalen Gammopathien unklarer Signifikanz bei den B-Zellen (s. u.). Diese Zellen nehmen aber Platz für normale T-Zellen weg, sodass der Anteil funktioneller T-Zellen im Alter noch wesentlich geringer ist, als es die Erniedrigung der T-Zell-Zahl vermuten lässt. Das Überleben der nicht funktionellen Zellen wird dadurch ermöglicht, dass im Gegensatz zur gestörten Signaltransduktion über TCR und CD3, die Signaltransduktion des IL-2-Rezeptors und von CD2 noch intakt ist (◻ Abb. 14.4).

Neue Erkenntnisse zeigen, dass die Anzahl von T_{reg} im Alter zunimmt, was die schlechte Reaktion auf Erreger erklären könnte, aber zunächst im Widerspruch zu der steigenden Rate an Autoimmunkrankheiten im Alter steht. Bedenkt man jedoch, dass die natürlichen (n)T_{reg} zur Verhinderung von Autoimmunkrankheiten im Thymus entstehen und die induzierbaren (i)T_{reg} zur Immunregulation in der Peripherie, so kann man verstehen, dass man mit einer Abnahme der nT_{reg} und Zunahme der iT_{reg} beide Phänomene erklären kann.

14.4   Die humorale Immunität im Alter

Die humorale Immunität verschlechtert sich im Alter, was man vor allem an schlechteren Impftitern beobachten kann. Die Anzahl der B-Zellen im Blut nimmt wie die der T-Zellen ab. Bei den B-Zellen sinkt die Produktion im Knochenmark durch einen frühen Differenzierungsstopp. Die Anzahl der B-Zellen in der Milz

◻ Abb. 14.5 Gestörte B-Zell-Funktionen im Alter. Die Anzahl unreifer B-Zellen nimmt im Alter ab und gleichzeitig die Anzahl von CD27⁺-Gedächtniszellen und nicht funktionellen langlebigen oder entarteten B-Zell-Klonen zu. Diese Klone können vermehrt Antikörper oder Autoantikörper produzieren. Durch die verminderte BCR-Signaltransduktion sind die naiven B-Zellen schlecht aktivierbar. Bei der T-Zell-unabhängigen Aktivierung kommt hinzu, dass membranständiges IgM vermindert exprimiert wird, sodass die Kreuzvernetzung auf der Oberfläche schwieriger ist. Dies führt zu einer schlechteren Immunantwort. Altersbedingte Veränderungen in rot

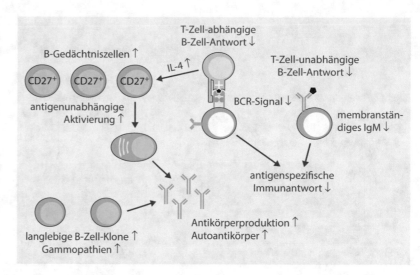

bleibt aber unverändert, da diese langlebiger sind. Warum trotzdem die T-Zell-unabhängige B-Zell-Antwort im Alter wesentlich schlechter wird, ist bis heute unklar, da eine verminderte Anzahl von B-Zellen in der Marginalzone der Milz die Erklärung für die verschlechterte T-Zell-unabhängige B-Zell-Antwort in Kleinkindern ist. Allerdings ist die Expression von membranständigem IgM bei alten Menschen vermindert, was eine schlechtere Aktivierung zum Teil erklären könnte.

Vergleichbar mit den T-Zellen findet man auch mehr B-Gedächtniszellen (CD27⁺/CD19⁺), wodurch sich mit steigendem Alter das Antikörperrepertoire einschränkt. Dieses Problem wird noch verstärkt durch einzelne Zellklone, die sich stark vermehren und nur einen Antikörper produzieren. In der Masse handelt es sich dabei um sogenannte **monoklonale Gammopathien unklarer Signifikanz** (**MGUS**), während ein kleiner Teil maligne B-Zell-Neoplasien darstellt. Bei etwa 38 % der alten Menschen findet man monoklonale Gammopathien, während man diese nur bei 1–3 % der Erwachsenen mittleren Alters findet. Selbst bei den gesunden SENIEUR-Alten ist die Rate mit 11 % stark erhöht. Die funktionellen B-Zellen zeigen eine geringere Expression von membranständigem IgM und eine gestörte Signaltransduktion des BCR, sodass deren T-Zell-abhängige und -unabhängige Aktivierung erschwert wird. Bedenkt man, dass die Masse der B-Zell-Antworten T-Zell-abhängig ist, potenziert sich der Ausfall, da es genügt, wenn einer der beiden Interaktionspartner, also antigenspezifische T-Zelle oder B-Zelle, fehlt. Dies sieht man klinisch an der zunehmenden Rate von Impfversagern mit steigendem Alter. Die nicht-antigenspezifische Aktivierung von B-Zellen über IL-4 bleibt hingegen unverändert (◻ Abb. 14.5). Außerdem ist die Gedächtnisfunktion des Immunsystems verschlechtert, sodass man alte Menschen in kürzeren Abständen impfen muss, da die spezifischen Antikörper rascher unter den protektiven Titer abfallen. Dem versucht man durch neue Impfstoffe speziell für alte Menschen entgegenzuwirken, bei denen man Adjuvanzien zusetzt oder die Antigendosis erhöht. Zudem ist die Qualität der spezifischen Antikörper alter Menschen schlechter, da die Affinitätsreifung, aufgrund verminderter Hypermutationen, gestört ist.

Paradox ist hingegen, das trotz abnehmender Zahl von B-Zellen die Gesamtmenge an Immunglobulinen im Alter steigt, was auf einem Anstieg von IgG$_{1-3}$ und IgA beruht, während die Spiegel von IgG$_4$, IgE und IgM unverändert bleiben. Fatalerweise nimmt auch die Anzahl von Autoantikörpern mit dem Alter zu und damit die Inzidenz von Autoimmunkrankheiten. Organspezifische und nicht-organspezifische Autoimmunkrankheiten nehmen dabei gleichermaßen mit dem Alter zu, wobei man bei SENIEUR-Alten und Centenarians nur nicht-organspezifische Autoantikörper findet.

14.5 Steuerung der Immunantwort im Alter

In ▶ Kap. 7 wurde die komplexe Steuerung der Immunantwort über Cytokine und Adhäsionsmoleküle besprochen. Die veränderte Expression einiger Adhäsionsmoleküle im Alter wurde bereits bei den jeweiligen Zellen angesprochen, sodass nachfolgend nur auf die Veränderungen der Cytokinproduktion eingegangen wird.

Während man bei den einzelnen Zellpopulationen eine zunehmende oder abnehmende Funktion definieren konnte, so ist die Lage bei den Cytokinen sehr heterogen. Die Produktion der meisten proinflammatorischen Cytokine nimmt mit dem Alter zu, wobei viele sogar im Alter unphysiologischerweise konstitutiv produziert werden. Dieses Phänomen nennt man **inflammaging**, also den chronischen Entzündungsprozess als Altersphänomen. Dies geht sogar soweit, dass einige Cytokine, wie das IL-6, als Altersmarker herangezogen werden, was zurzeit aber noch keine eindeutige Aussage über ein Individuum zulässt. Allerdings zeigen alte Menschen mit hohen IL-6-Spiegeln eine schlechtere Impfantwort. Die gestörte Cytokinproduktion ist dabei cytokinspezifisch und nicht zellspezifisch. Während Monocyten/Makrophagen und DC von alten Menschen vermehrt IL-1, IL-6 und TNF-α produzieren, sezernieren die gleichen Zellen nur vermindert IFN-α. Die proinflammatorischen Cytokine bewirken dadurch einen chronischen Entzündungsprozess, der unter anderem die erhöhten Werte der Akute-Phase-Proteine CRP (C-reaktives Protein) und α_2-Makroglobulin in Alten bedingt. Des Weiteren führt dies zu einer antigenunspezifischen Aktivierung der T-Zellen, die die oben beschriebene unspezifische T-Zell-Aktivierung erklärt. Neben

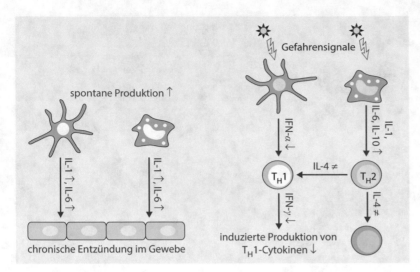

◘ Abb. 14.6 Gestörte Cytokinproduktion im Alter. Die Makrophagen und DC sind in einem Zustand ständiger Aktivierung, sodass sie immer proinflammatorische Cytokine produzieren, die chronische Entzündungsreaktionen hervorrufen. Die spezifische Aktivierung hingegen ist gestört, sodass proinflammatorische Cytokine und IL-10 vermehrt und IFN-α vermindert produziert wird. Dadurch wird eine vermehrte T_H2-Immunreaktion gefördert, während die T_H1-Immunreaktion und IFN-γ-Produktion vermindert wird. Dies führt zu einer schlechteren Immunantwort, da diese Reaktion nicht gezielt auf den jeweiligen Erregertyp abgestimmt ist. Altersbedingte Veränderungen sind in rot dargestellt, der Pfeil hinter dem Cytokin markiert eine altersbedingte Erhöhung (↑) oder Erniedrigung (↓) des Faktors

den proinflammatorischen Cytokinen werden auch die T_H2-Cytokine IL-4 und IL-10 von alten Menschen vermehrt produziert, während das T_H1-Cytokin IFN-γ vermindert gebildet wird. Im Alter kommt es somit zu einer Rückkehr zu einer T_H2-dominierten Immunantwort (◘ Abb. 14.2). Da die Cytokine IL-4 und IL-10 die Antikörperproduktion und das B-Zell-Wachstum fördern, erklärt dies die Langlebigkeit der B-Zellen und die erhöhte IgG-Produktion. Umgekehrt führt die verminderte IFN-γ-Produktion zusammen mit einer verminderten Produktion von IL-2 zu einer schlechteren Aktivierung und Vermehrung bzw. Überleben der T-Zellen, sodass diese vermehrt in die Apoptose gehen. Die verminderte IFN-α-Produktion ist eine Ursache für die gesteigerte Infektionsrate mit Viren und Bakterien, da die Interferone in einer sehr frühen Phase einen antiviralen Zustand erzeugen bzw. die APC-Funktion steigern (◘ Abb. 14.6).

14.6 Immunseneszenz und altersbedingte Erkrankungen

Die Anzahl von Infektionen und Krebserkrankungen steigt mit dem Alter. Dies soll hier an spezifischen alterstypischen Erkrankungen näher erläutert werden. Auf den Anstieg der Autoimmunkrankheiten wurde schon bei den B-Zellen und T-Zellen hingewiesen. Des Weiteren wird kurz auf die Bedeutung und Problematik von Impfungen im Alter näher eingegangen.

Charakteristische Infektionen im Alter

Die Infektionsrate nimmt im Alter allgemein zu, bei einigen Infektionen ist dieser Anstieg jedoch äußerst dramatisch. Die Inzidenzwahrscheinlichkeit für alle Infektionen, die über Tröpfchen oder fäkal-oral übertragen werden, nimmt im Alter wieder zu, während diejenige von sexuell übertragbaren Erkrankungen mit zunehmendem Alter abnimmt. Klinisch am bedeutendsten ist die Pneumonie, für die das Risiko ab dem 65. Lebensjahr auf das 3–5-Fache ansteigt. Die Mortalität steigt von 5–8 % auf 38 % bei den über 84-Jährigen an. Insgesamt stellen die über 65-Jäh-

rigen 50 % der pneumoniebedingten Todesfälle. In den USA ist die Pneumonie die häufigste infektionsbedingte Todesursache bei alten Menschen und die vierthäufigste insgesamt. Deshalb sind die Impfungen gegen Influenza und Pneumokokken auch in Deutschland Regelimpfungen ab dem 60. Lebensjahr.

Der Herpes zoster (Gürtelrose), d. h. die Reaktivierung des Windpockenerregers Varicella-zoster-Virus, ist ebenfalls eine typische Alterserkrankung. Die Lebenszeitinzidenz für einen Zoster liegt bei 10–20 % aller Infizierten, während die Inzidenz ab dem 80. Lebensjahr auf 50 % ansteigt. Die Wahrscheinlichkeit der Virusreaktivierung steht also in einem direkten Zusammenhang mit der Abnahme der T-Zell-Funktionen.

Neben dem Zoster kommt es bei chronisch Infizierten auch häufig zu einer Reaktivierung der Tuberkulose, was im Moment vor allem die Vorkriegs- und Kriegsgenerationen betrifft, die heute über 70 Jahre alt sind. Der chronischen Infektion mit dem Cytomegalovirus (CMV) kommt eine besondere Bedeutung zu, da man heute davon ausgeht, dass die chronische Stimulierung durch das Virus die Alterung des T-Zell-Systems beschleunigt. Dies trifft wahrscheinlich auch auf andere chronische Infektionen zu, da eine vorzeitige Alterung des Immunsystems auch bei HIV-Infizierten und Kindern mit angeborenen Immundefekten zu beobachten ist.

Krebserkrankungen im Alter

Bei 60 % aller Krebspatienten handelt es sich um über 65-Jährige, obwohl diese Altersgruppe zurzeit erst 13 % der Bevölkerung stellt, was sich jedoch in den nächsten Jahren dramatisch ändern wird. Die über 65-Jährigen haben ein 11-fach höheres Risiko, an Krebs zu erkranken und sogar ein um das 15-Fache erhöhtes Risiko, an Krebs zu versterben. Besonders hoch ist der Anteil von über 65-Jährigen bei Prostatakrebs (ca. 81 %), Dickdarmkrebs (ca. 74 %), Bauchspeicheldrüsenkrebs (ca. 72 %) und Blasenkrebs (ca. 70 %). Die Wahrscheinlichkeit der Krebsentstehung steht dabei wieder in einem direkten Bezug zur Abnahme der Aktivität der T-Zellen und NK-Zellen, was man besonders deutlich an den gesunden Centenarians mit einer hohen T-Zell-Aktivität und einer sogar gesteigerten NK-Zell-Aktivität erkennt.

Impfungen im Alter

Die Datenlage zu Impfungen im Alter ist leider noch ungenügend, trotzdem kann man bereits sagen, dass die Anzahl von Impfversagern mit dem Alter steigt und die Impfungen nur eine verminderte Schutzwirkung haben. So schützt die Pneumokokkenimpfung vor invasiven Pneumokokkeninfektionen mit Bakteriämie (Ausbreitung der Bakterien über das Blut), während es keine Veränderung bei den Pneumokokkeninfektionen ohne Bakteriämie, wie z. B. der Pneumonie, gibt. Die neuen Konjugatimpfstoffe scheinen dort die Lage zu verbessern, da sie T-Zell-abhängig sind und damit auch das T-Zell-System stärker aktivieren. Ähnlich sieht die Lage bei Influenza aus, wo die Infektionsrate der alten Menschen durch die Impfung nur geringfügig um 10–30 % gesenkt wird, die Sterberate aber um 43–50 %. Am besten gezeigt wurde die hohe Anzahl von Impfversagern bei der Hepatitis-B-Impfung anhand der Serokonversion, d. h. der nachweislichen Produktion von Antikörpern. Gesunde junge Erwachsene haben eine Serokonversionsrate von 96 %. Die Serokonversionsrate und damit der Impferfolg nehmen mit steigendem Alter graduell von 69 % (61–70 Jahre) über 44 % (71–80 Jahre) auf 39 % (81–96 Jahre) ab. Aber auch für die Tetanus- und Diphtherieimpfung sind schlechtere Impferfolge beschrieben, wobei diese hier von der vorherigen Impfhistorie abhängen, d. h. die Neuimmunisierungen haben einen schlechteren Erfolg als die Auffrischungsimpfungen. Bei älteren Personen ist es deshalb im Gegensatz zu jungen Menschen wichtiger, den Impferfolg auch zu kontrollieren, was jedoch aus Kostengründen nur selten erfolgt. Erfolgreiche Impfungen könnten so die ältere Bevölkerung noch effektiver vor den schweren Verläufen der Infektionen schützen.

Literatur

Chen WH, Kozlovsky BF, Effros RB, Grubeck-Loebenstein B, Edelman R, Sztein MB (2009) Vaccination in the elderly: an immunological perspective. Trends Immunol 30:351–359

Fulop T, Franceschi C, Hirokawa G, Pawelec G (2009) Handbook on Immunosenescence 1+2. Springer, Heidelberg

Ganten D, Ruckpaul K (2004) Molekularmedizinische Grundlagen von altersspezifischen Erkrankungen Handbuch der Molekularen Medizin, Bd. 13. Springer, Heidelberg

Heiß HW (2007) Altersmedizin aktuell. Ecomed, München

Mathur SK, Schwantes EA, Jarjour NN, Busse WW (2008) Age-related Changes in Eosinophil Function in Human Subjects. Chest 133:412–419

Panda A, Arjona A, Sapey E, Bai F, Fikrig E, Montgomery RR, Lord Lord JM, Shaw AC (2009) Human innate Immunosenescence: causes and consequences for immunity in old age. Trends Immunol 30:325–333

Einflüsse auf das Immunsystem

Lothar Rink

© Springer-Verlag GmbH Deutschland 2015
L. Rink, A. Kruse, H. Haase, *Immunologie für Einsteiger*, https://doi.org/10.1007/978-3-662-44843-4_15

In den vorherigen Kapiteln haben wir erfahren, wie das Immunsystem uns gesund hält, aber auch, wie es uns krank machen kann. Hier wollen wir die Frage stellen, wie wir unser Immunsystem unterstützen können. Das Immunsystem erstreckt sich wie das Nervensystem über den gesamten Körper und steht mit fast allen Organen in Kontakt. Daraus ergeben sich Wechselwirkungen und gegenseitige Abhängigkeiten der Organsysteme. Die wichtigsten Einflussgrößen auf das Immunsystem sind in ◘ Abb. 15.1 dargestellt, wobei die Infektionen, die sicher den größten Einfluss haben, hier nicht berücksichtigt sind. Bei den Infektionen passt sich das Immunsystem in der natürlichen Auseinandersetzung mit den Erregern an die neuen Bedingungen an bzw. baut ein Gedächtnis auf (▶ Kap. 8). Von den Einflussgrößen werden das Alter (▶ Kap. 14), die Psyche (▶ Kap. 13) und ein wichtiger Bereich der Umwelt, die Immuntoxikologie (▶ Abschn. 16.3), jeweils in separaten Kapiteln besprochen. In diesem Kapitel widmen wir uns als vorgegebene Einflussgröße dem Geschlecht und den durch uns modulierbaren Einflussgrößen Drogenkonsum, Bewegung (Sport), Schlaf und insbesondere der Ernährung. Es muss dabei betont werden, dass die modulierbaren Größen sich alle nach der von Paracelsus aufgestellten Regel „die Menge macht das Gift" verhalten, d. h. wir können damit das Immunsystem stärken oder auch erheblich schwächen. Die beschriebenen Faktoren orientieren sich an den 20 wichtigsten Risikofaktoren, die von der Weltgesundheitsorganisation (WHO) 2002 benannt wurden (◘ Tab. 15.1).

15.1 Einfluss von Geschlecht und Hormonen auf das Immunsystem

In ▶ Kap. 9 und ▶ Kap. 14 haben wir erfahren, dass Frauen eine größere Immunkapazität haben als Männer, was zu einer etwas geringeren Infektanfälligkeit führt, aber mit einer fast doppelt so hohen Wahrscheinlichkeit für Autoimmunkrankheiten verbunden ist. Hier wollen wir die direkten Effekte der Geschlechtshormone betrachten. Die Effekte können dabei indirekt oder aber auch direkt sein, da die Leukocyten Rezeptoren für die Geschlechtshormone besitzen. Weibliche und männliche Geschlechtshormone wirken sich negativ auf den Thymus aus, sodass die Thymusdegeneration mit der Produktion der Geschlechtshormone in der Pubertät induziert wird. Tierexperimentell regeneriert der Thymus sogar zum Teil nach einer Kastration.

Weibliche Geschlechtshormone

Von den Hormonen sind die weiblichen Geschlechtshormone am besten untersucht. Hier sollen im Folgenden nur Östrogene und Progesteron betrachtet werden, da für diese der Einfluss auf das Immunsystem belegt ist. Einige Beobachtungen, wie die stärkere Immunreaktion von Frauen auf das Cytomegalovirus oder die geringe Viruslast im Blut HIV-infizierter Frauen, konnten noch nicht molekular geklärt werden. Der besondere Einfluss der Östrogene zeigt sich im Zyklus der Frauen, wo die Immunfunktion durch die Konzentration der Östrogene bzw. der Balance zwischen Östrogenen und Progesteron moduliert wird. Bei einem Östrogenüberschuss kommt es bevorzugt zu einer T_H2-Antwort, während ein Progesteronüberschuss eine T_H1-Antwort fördert (◘ Abb. 15.2). Die T_{reg} werden ebenfalls durch Östrogen gefördert, wodurch in der Implantationsphase die Anzahl an T_{reg} am höchsten ist. Die Östrogene wirken aber auf alle Zellen des Immunsystems (◘ Abb. 15.3) und bewirken so eine komplexe Veränderung der Immunantwort, die unter anderem zu einer höheren Antikörperproduktion nach Impfungen führt. Im Thymus fördern die Östrogene die Bildung von T_H-Zellen.

Männliche Geschlechtshormone

Die männlichen Geschlechtshormone sind weniger gut untersucht. Hier soll nur das Testosteron betrachtet werden. Insgesamt wird dem Testosteron eine eher immunsuppressive Wirkung zugeschrieben, da es die T- und B-Zell-Proliferation vermindert und die Produktion von Immunglobulinen und Cytokinen (z. B. IL-4, IL-5, IFN-γ) senkt. Auch die Expression des Toll-ähnlichen Rezeptors 4 (TLR-4) wird durch Testosteron gesenkt. Allerdings wird die Funktion von cytotoxischen T-Zellen durch Testosteron gesteigert, wobei unklar ist, ob es einen Einfluss auf die reifen CTL oder bereits auf die T-Zell-Entwicklung hat, da Thymocyten Testosteronrezeptoren besitzen. Eine bevorzugte Bildung von CTL gegenüber T_H-Zellen durch Testosteron wurde beschrieben.

15.2 Einfluss von Drogen auf das Immunsystem

Drogen sind ein weitläufiger und auch gern vermiedener Begriff. Die harten Drogen (Opiate und Opioide wie Morphium und Heroin) sind alle immunsuppressiv, weshalb intravenös Drogenabhängige auch eine erhöhte Infektionsneigung zeigen. Diese Drogen sollen hier nicht weiter betrachtet werden. Vielmehr wird hier nur auf die beiden Alltagsdrogen Alkohol und Nicotin eingegangen.

Alkohol

Geringe Alkoholmengen haben einen positiven Effekt auf das Immunsystem und andere Organfunktionen, während große Mengen Alkohol einen negativen Einfluss haben. Die persönliche Einschätzung, was geringe und große Mengen sind, geht dabei weit auseinander, und selbst in der Wissenschaft sind diese Größen nicht klar definiert. So werden die Mengen mit Suchtpotenzial von Psychiatern in Größenordnungen gelegt, bei denen man durchaus noch positive Effekte in anderen Organsystemen sieht. Als allgemein unbedenklich bzw. eher gesundheitsfördernd gelten tägliche Dosen von 15–25 g Alkohol, was ungefähr einem kleinen Glas Wein (0,1 l) oder einem halben Liter Bier entspricht. Frauen sind dabei eher an der Untergrenze anzusiedeln. Bei einem disziplinierten Umgang mit Alkohol

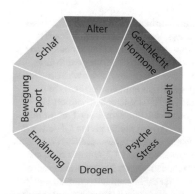

Abb. 15.1 Einflüsse auf das Immunsystem. Das Immunsystem wird durch viele Faktoren beeinflusst. Die unabänderlichen Faktoren sind rot unterlegt, die bedingt veränderbaren orange und die einfach zu verändernden Faktoren sind grün markiert. Daneben gibt es natürlich noch andere Einflussgrößen, wie die genetische Ausstattung einschließlich der Erbkrankheiten, die sich aber als gegebene Voraussetzung über das Leben hinweg nicht verändern. Infektionen als wichtigste Einflussgröße wurden weggelassen, da die entsprechenden Veränderungen zur adäquaten Immunantwort auf den jeweiligen Erreger notwendig sind

Tab. 15.1 Ausgewählte Risikofaktoren laut WHO. Die Risikofaktoren haben in Entwicklungs- (E), Schwellen- (S) und Industrieländern (I) unterschiedliche Bedeutung. Angegeben ist der ungefähre prozentuale Anteil am Verlust gesunder Lebensjahre, der durch die jeweiligen Risikofaktoren bedingt ist, auf die wir aktiv Einfluss nehmen können.

Platz / Faktor	Anteil am weltweiten Verlust gesunder Lebensjahre	Verteilung in den Ländern
1. Untergewicht	Ca. 9,5 %	E >> S > I
4. Nicotin	Ca. 4,0 %	E = S < I
5. Alkohol	Ca. 4,0 %	E < I < S
6. Cholesterin	Ca. 2,8 %	E = I > S
7. Eisenmangel	Ca. 2,5 %	E >> S > I
8. Übergewicht	Ca. 2,4 %	E < S < I
9. Zinkmangel	Ca. 2,0 %	E >> S > I
10. Wenig Früchte und Gemüse	Ca. 1,9 %	E > S = I
11. Vitamin-A-Mangel	Ca. 1,8 %	E >> S
12. Körperliche Inaktivität	Ca. 1,3 %	E = S < I
15. illegale Drogen	Ca. 0,8 %	E = S = I

kann man sogar feststellen, dass diese Personen weniger Infektionen haben als strikte Abstinenzler. Nach Ansicht von Suchtforschern muss man hingegen unter 15 g Alkohol/Tag bleiben, um nicht in eine Abhängigkeit zu geraten. Geringe Alkoholmengen wirken generell entzündungshemmend und fördern die spezifische Immunität. Das eigentliche Problem ist aber der größere Alkoholkonsum bis hin zum Alkoholmissbrauch, an dem nach Angaben der WHO 2,5 Millionen Menschen pro Jahr sterben. Der sekundäre Immundefekt von Alkoholikern zeigt sich an der höheren Infektionsanfälligkeit. Die Inzidenz für Tuberkulose steigt bei Alkoholikern um das 15–200-Fache. Alkohol beeinflusst dabei alle Teile des Immunsystems (☐ Tab. 15.2). Ein chronischer Alkoholmissbrauch führt zur Neutropenie, einer reduzierten Funktion der NK- und T-Zellen und einer veränderten humoralen Immunität. Die Effekte auf die T-Zellen beruhen dabei mehrheitlich auf einer Verminderung der Antigenpräsentation durch die APC. Die Wirkung auf die Makrophagen ist dabei dem Effekt des Alterns vergleichbar, d. h., man sieht eine erhöhte spontane Produktion proinflammatorischer Cytokine, aber eine verschlechterte induzierte Produktion auf Gefahrensignale. Insgesamt stellt sich der chronische Alkoholmissbrauch als eine chronische Entzündung im Immunsystem dar. Fast alle Effekte sind innerhalb von 30 Tagen reversibel, wenn es nicht bereits zu chronischen Leberschäden gekommen ist. Die lokalen Effekte in der Leber sind dabei auch immunologisch am auffälligsten und führen unter anderem zu einer verminderten Synthese von Akute-Phase-Proteinen und Faktoren des Komplementsystems.

Rauchen und Immunsystem (Nicotin)

Im Gegensatz zum Alkoholkonsum hat das Rauchen auch in geringen Mengen keine eindeutig positiven Effekte. Ein Problem ist hierbei sicherlich, dass es sich beim Zigarettenrauch um ein Gemisch von über 4500 Komponenten handelt. Weltweit

sterben nach Angaben der WHO ca. fünf Millionen Menschen jährlich an den Folgen des Rauchens. Betrachtet man das Nicotin isoliert, so sieht man wieder immunstimulierende Wirkungen im niedrig dosierten Bereich. Dennoch überwiegen eindeutig die negativen Effekte, die im Folgenden betrachtet werden sollen. Die negativen Effekte zeigen sich vor allem an den direkten Kontaktstellen: So ist die Rate von Lungenkrebs, chronisch obstruktiven Lungenerkrankungen und Infektionen im Respirationstrakt bei Rauchern extrem stark erhöht. Aber auch systemisch sieht man eine Zunahme anderer Krebsarten, Autoimmunerkrankungen und Infektionen. Zwischen Rauchen und den Erkrankungen gibt es dabei eine klare Dosis-Wirkungs-Beziehung, die man in „Packungsjahren" (*pack years*) beschreibt. Die *pack years* sind dabei die Anzahl der Raucherjahre, multipliziert mit der Anzahl der täglich gerauchten Schachteln (bei 20 Zigaretten/Schachtel).

In der Lunge steigt der Anteil von Alveolarmakrophagen (AMΦ) bei Rauchern stark an, wodurch sich der Anteil der anderen Leukocytenpopulationen vermindert (☐ Tab. 15.2). Die AMΦ von Rauchern produzieren mehr reaktive Sauerstoffspezies (ROS) und schütten mehr Proteasen aus ihren Granula aus, sodass es zu Schädigungen in der Lunge, vor allem auch der Barrierefunktion des Epithels kommt. Hierauf sind die erhöhten Infektions- und Komplikationsraten bei Infektionen, insbesondere Influenza, zurückzuführen. Auf der anderen Seite ist ihre Phagocytosefunktion stark eingeschränkt, sodass die Abtötung von Erregern trotz vermehrter ROS-Produktion vermindert ist. Des Weiteren zeigen die AMΦ von Rauchern eine funktionelle Störung und produzieren weniger proinflammatorische Cytokine auf Gefahrensignale. Dies ist vor allem auch auf die

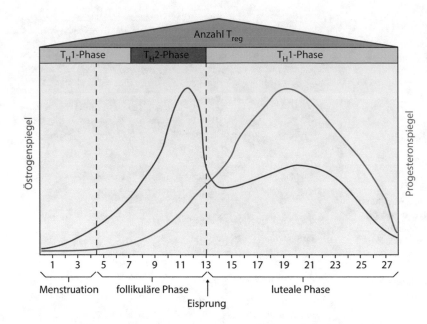

■ **Abb. 15.2 Zusammenhang zwischen Menstruations-zyklus und Immunsystem.** Die Immunantwort wird in der follikulären Phase, bei der das Follikel stimulierende Hormon (FSH) überwiegt, durch die Östrogene in eine T_H2-Immunantwort moduliert. Gleichzeitig wird die Bildung von T_{reg} gefördert, sodass die Implantation in der luteal-len Phase (überwiegend luteinisierendes Hormon, LH) begünstigt wird. Durch den Überschuss von Progesteron wird die Immunantwort dann wieder in eine T_H1-Antwort umgekehrt, was während einer Schwangerschaft ausbleibt. Während der Menstruation ist die T_H1-Antwort zur Infektabwehr günstiger für den Körper. Der Abfall des Progesterons ist dabei auch für die Menstruation wichtig und ist immunologisch mit einer Entzündungsreaktion vergleichbar. Der Abfall von Progesteron begünstigt die Bildung von IL-8 und anderen Chemokinen sowie von Prostaglandinen. Dies bewirkt eine Einwanderung von Neutrophilen, sowie die Produktion von Matrixmetalloproteasen. (Abbildung verändert nach Fish)

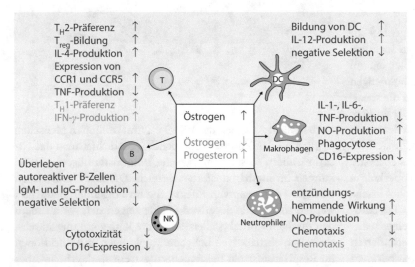

■ **Abb. 15.3 Wirkung von Östrogenen auf das Immunsystem.** Die Leukocyten haben Rezeptoren für die Geschlechtshormone und werden so in ihrer Aktivität direkt beeinflusst. Die Wirkung der Geschlechtshormone hängt dabei von deren Konzentration ab. Hohe Konzentrationen von Östrogenen (rot) begünstigen eine T_H2-/B-Zell-Antwort, während niedrige Konzentrationen eine T_H1-/cytotoxische Antwort begünstigen. Eine Erhöhung (↑) oder Erniedrigung (↓) der jeweiligen Funktion ist durch Pfeile dargestellt. (Abbildung verändert nach Fish)

■ **Tab. 15.2** Auswirkungen des Alkoholmissbrauchs auf das Immunsystem. Die aufgeführten Funktionsänderungen bestehen bereits bei regelmäßigem größerem Alkoholkonsum, der noch nicht zu Auffälligkeiten oder Persönlichkeitsveränderungen führen muss. Geringe Mengen von Alkohol haben fast immer einen genau entgegengesetzten Effekt.

Teil des Immunsystems	Alkoholinduzierte Veränderung
Makrophagen	Produktion von reaktiven Sauerstoff- und Stickstoffspezies ↓, LPS-induzierte Produktion von IL-1 und TNF-α ↓, Produktion von IL-10 ↑
Makrophagen und DC	Phagocytose und intrazelluläres Abtöten ↓ (insbesondere *Candida*)
Antigenpräsentierende Zellen	Antigenpräsentation ↓, Expression von CD80 und CD86 ↓, Produktion von IL-12 ↓
Kupffer-Zellen (Makrophagen der Leber)	Phagocytose ↓, chronische Produktion von proinflammatorischen Cytokinen ↑ (IL-1, IL-6, IL-8, TNF-α)
T-Zellen	Anzahl ↓, DTH-Reaktion ↓, Proliferation nach Stimulierung mit Antigenen oder Mitogenen ↓
Antikörper	Immunglobulinspiegel im Serum ↑
Cytokine	Systemische Produktion von proinflammatorischen Cytokinen ↑ (IL-1, IL-6, IL-8, TNF-α), Verschiebung der T_H1/T_H2-Balance (Produktion von IL-4, IL-10, IL-13, TGF-β ↑ und Produktion von IFN-γ, IL-12 ↓)

↓ = Abnahme bzw. Verringerung oder Verschlechterung; ↑ = Erhöhung bzw. Verstärkung

Anreicherung von Kondensat in den AMΦ zurückzuführen (◻ Abb. 17.5). Neben diesen klar lokalen Phänomenen wirkt sich das Rauchen auch systemisch aus. Am besten untersucht ist dabei Nicotin, für das es auch entsprechende Rezeptoren im Gehirn gibt. Hier kann das Nicotin über die HPA-Achse (▶ Kap. 13) zur Cortisonausschüttung führen, wodurch es zu einer systemischen Immunsuppression kommt. Des Weiteren hat Rauchen einen Anti-Östrogen-Effekt, sodass die immunstimulierende Wirkung der Östrogene neutralisiert wird. Nicotinpflaster zeigen deshalb auch eine leichte Immunsuppression. Neben diesen klar definierten Effekten zeigt das Rauchen einen Einfluss auf fast sämtliche Teile des Immunsystems, die aber nicht alle auf das Nicotin zurückzuführen sind (◻ Tab. 15.3). Allgemein beobachtet man bei Rauchern eine Erhöhung der Leukocytenzahl (Leukocytose) um bis zu 30 %, während die Funktion der Zellen in der Regel verschlechtert ist. T-Zellen und APC zeigen eine verschlechterte Signaltransduktion, sodass die Aktivierung dieser Zellen bei Gefahrensignalen vermindert ist. Insgesamt zeigt das Rauchen damit auch Anzeichen einer chronischen Aktivierung (erhöhte CRP-Spiegel, erhöhte Expression von ICAM-1), die zu einer schlechteren induzierten Reaktion auf Gefahrensignale führt. Dies begründet die höhere Anzahl von Infektionen und Tumoren, was durch die krebserzeugende Wirkung einiger Inhaltsstoffe im Tabakrauch noch verstärkt wird. Die herabgesetzte IgG-Produktion auf Inhalationsantigene bei gleichzeitiger Erhöhung der IgE-Spiegel und verstärkter Aktivierbarkeit über Fcε-Rezeptoren kann die höhere Inzidenz von Allergien, insbesondere Asthma, bei Rauchern erklären.

15.3 Ernährung und Immunsystem

Die Ernährung ist der wichtigste Modulator, über den wir täglich Einfluss auf unser Immunsystem nehmen können. Dies hat schon der Schriftsteller George Bernhard Shaw 1906 in „*The Doctor's Dilemma*" vortrefflich beschrieben: „… Und das Schlimmste ist, ich bin selber zu arm, um gesund zu bleiben, bei der Ernährung, auf die ich angewiesen bin. Ich fühle mich dermaßen elend, und ich sehe auch danach aus …". Bei der Ernährung muss man zwei Extreme vorweg ausklammern, die Unterernährung und die Fettleibigkeit. Die Unterernährung ist weltweit das größte Problem (◻ Tab. 15.1), denn mit einer Unterernährung geht ein Immundefizit einher, da das Immunsystem das am schnellsten proliferierende Organ im Körper ist. Für die Leukocytenbildung wird sehr viel Baustoff und Energie benötigt, die über die Nahrung zugeführt werden müssen. Somit führen Proteinmangelernährung (vornehmlich in der Dritten Welt) oder extrem kalorienreduzierte Ernährung (z. B. Magersucht) zu einem sekundären Immundefekt. Deshalb sind die Menschen in der Dritten Welt infektionsanfälliger. Wie bereits oben erwähnt, macht die Menge das Gift, und darum kommt es bei einer zu hohen Zufuhr von Kohlenhydraten und Fetten ebenfalls zu einer Immunsuppression, weshalb fettleibige Menschen häufiger an Infektionen leiden. Es muss aber gar nicht bis zur Fettleibigkeit kommen, eine übermäßige Zufuhr von Zucker führt zur übermäßigen Bildung von reaktiven Sauerstoffspezies und zu Ver-

◻ Tab. 15.3 Veränderungen des Immunsystems durch Rauchen

Teil des Immunsystems	Zigarettenrauch- bzw. nicotininduzierte Veränderung
Alveolarmakrophagen	Anzahl ↑ (5–10-fach), Phagocytose ↓, Produktion von proinflammatorischen Cytokinen ↓, Produktion und Freisetzung von ROS und Proteasen ↑, chemotaktische Aktivität ↑, Anzahl von Komplementrezeptoren ↓, Expression von Fcγ-Rezeptoren bei AM mit Kondensateinschlüssen ↓ (◻ Abb. 17.5), Aktivierbarkeit über Fcε-Rezeptoren ↑
Langerhans-Zellen	Anzahl ↓
Neutrophile Granulocyten	Anzahl ↑ (bis 44 %)
Basophile Granulocyten	Anzahl ↓, direkte Aktivierung zur Degranulierung
Monocyten/Makrophagen	Anzahl ↑, Abtötung von *Candida* ↓
NK-Zellen	Cytotoxische Funktion ↓
T-Zellen	Proliferation ↓, T_H-Zellen in leichten Rauchern ↑ und in starken Rauchern ↓, Suppression in der Lunge durch vermehrte AM
Antikörper	Serumimmunglobulinspiegel von IgG, IgA und IgM ↓ (10–20 %), IgE-Spiegel ↑, Immunglobuline im Speichel ↓, Halbwertzeit von spezifischen Antikörpern nach Impfung ↓, Induktion von allogenen Antikörpern ↓, Antikörpertiter gegen Inhalationsantigene ↓ (60–90 %), Anteil von Autoantikörpern ↑
Komplement und Akute-Phase-Proteine	C5, C9 und C1INH ↑, CRP ↑

↓ = Abnahme bzw. Verringerung oder Verschlechterung; ↑ = Erhöhung bzw. Verstärkung

änderungen an Proteinen, was man besonders an Diabetikern sieht, bei denen der Blutzuckerspiegel zu hoch ist. Auch hierbei wirken sich die Effekte schnell auf das Immunsystem aus. Diese Extreme sollen aber hier nicht weiter betrachtet werden, sondern einzelne Nahrungsbestandteile, für die eine definitive Wirkung auf das Immunsystem beschrieben wurde bzw. über die viel berichtet wird. Des Weiteren soll hier erwähnt sein, dass eine ausreichende Flüssigkeitszufuhr für das Immunsystem als überwiegend „flüssiges Organ" von größter Bedeutung ist. Der Transport und die Wanderung der Leukocyten können nur vernünftig funktionieren, wenn der Wasserhaushalt des Körpers intakt ist. Außerdem hat der Wasserhaushalt auch einen Einfluss auf die Konzentrationen der im Folgenden beschriebenen Wirkstoffe. Hier werden nur die wichtigsten Vitamine, Spurenelemente und sonstige Nahrungsbestandteile mit einem direkten Effekt auf

◻ Tab. 15.4 Täglicher Bedarf an Vitaminen und Spurenelementen. Gezeigt ist der tägliche Bedarf an ausgewählten Vitaminen und Spurenelementen gemäß den Empfehlungen der Deutschen Gesellschaft für Ernährung (DGE, 2011). International weichen die Empfehlungen zum Teil erheblich ab, und erst seit 2008 gibt es einheitliche Empfehlungen für Deutschland, Österreich und die Schweiz.

Vitamin bzw. Spurenelement	Empfohlene Tageszufuhr für Erwachsene
Eisen	10–15 mg
Selen	30–70 µg
Vitamin A (Retinol) bzw. Äquivalente (β-Carotin)	0,8–1 mg
Vitamin C	100 mg
Vitamin D (Calciferole)	5–10 µg
Vitamin E (Tocopherole) bzw. Tocopherol-Äquivalente	11–15 mg
Zink	7–10 mg

◻ Tab. 15.5 Immunologische Effekte von Vitamin-A-Mangel

Teil des Immunsystems	Effekt von Vitamin-A-Mangel
Schleimhautbarrieren	↓ (Verlust von Cilien, Mikrovilli und Becherzellen)
Neutrophile Granulocyten	Anzahl ↓, Funktionen ↓
Makrophagen	Anzahl ↓, Funktionen ↓
NK-Zellen	Anzahl ↓, lytische Aktivität ↓
B-Zellen	Anzahl ↓, Funktionen ↓, Antikörperproduktion ↓
T_H1-Antwort	↑

↓ = Abnahme bzw. Verringerung oder Verschlechterung; ↑ = Erhöhung bzw. Verstärkung

das Immunsystem besprochen. Die ◻ Tab. 15.4 zeigt den täglichen Bedarf an diesen Stoffen.

Vitamine

Vitamine sind organische essenzielle Nahrungsbestandteile, die nicht den Eiweißen, Fetten oder Kohlenhydraten zuzuordnen sind. Über ihren Einfluss auf das Zellwachstum haben natürlich alle Vitamine auch eine Auswirkung auf das Immunsystem. Hier werden nur die Vitamine besprochen, für die direkte Effekte beschrieben wurden, die auch im physiologischen Rahmen moduliert werden können.

Vitamin A und Carotinoide

Vitamin A kommt in größeren Mengen in Milch, Milchprodukten und Lebertran vor. Meistens nehmen wir aber Carotinoide als Provitamin A auf, welches in großen Mengen in Gemüse, z. B. Karotten vorkommt. 40 % der Kinder unter fünf Jahren in den Entwicklungsländern haben einen Vitamin-A-Mangel. Vitamin-A-Mangel verursacht ca. 1 Million Todesfälle pro Jahr. Die immunologischen Wirkungen von Vitamin-A-Mangel sind in ◻ Tab. 15.5 zusammengefasst.

Vitamin A ist ein Sammelbegriff für Retinol, Retinal und Retinsäurederivate. Die *all-trans*-Retinsäure (ATRA) ist wichtig für die Ausreifung von Neutrophilen und wird auch in der Behandlung der akuten myeloischen Leukämie verwendet. Hierbei bindet ATRA an den Transkriptionsfaktor RAR (*retinoic acid receptor*), der nach der Bindung die Transkription von Genen, die im Promotor RARE (*retinoic acid response elements*) enthalten, startet. Dadurch werden die unreifen „Leukämiezellen" zur Ausreifung gebracht, wodurch sie dann natürlicherweise versterben. Vitamin A fördert die Proliferation von T-Zellen durch eine stärkere IL-2-Produktion. Bei einer ausgewogenen Ernährung in den Industrieländern gibt es eigentlich keinen Vitamin-A-Mangel. Eine Überdosierung von Vitamin A kann zu Knochenwachstumsstörungen und Knorpelabbau führen.

Vitamin C

Vitamin C (Ascorbinsäure) ist ein wasserlösliches Antioxidans, welches im Körper reaktive Sauerstoffspezies (ROS) inaktiviert. Der Name stammt von der Vitamin-C-Mangelerkrankung Skorbut, da Ascorbin(säure) das Anti-Skorbut-Mittel war. Vitamin C ist in fast allen Obst- und Gemüsesorten, bekanntermaßen in Zitrusfrüchten, enthalten. Zusätzlich werden heute viele Nahrungsmittel mit Vitamin C versetzt oder es dient als Antioxidans und Konservierungsmittel in Lebensmitteln, weshalb heute eher ein Überangebot an Vitamin C besteht. Die Phagocyten produzieren große Mengen an ROS, weshalb Vitamin C sehr wichtig für sie ist, damit sie sich nicht selbst durch die ROS schädigen. In Neutrophilen und Makrophagen ist die Vitamin-C-Konzentration sehr hoch. In beiden Zellpopulationen führt Vitamin C zu einer Verstärkung von Phagocytose, Chemotaxis und der Bildung von ROS. Dies sieht man daran, dass Vitamin C die Beweglichkeit der Makrophagen erhöht. In Lymphocyten fördert Vitamin C die aktivierungsinduzierte Proliferation und verlängert ihre Lebenszeit. Bereits bei einem leichten Vitamin-C-Mangel kommt es zu einer verminderten Antikörperproduktion, die durch Vitamin-C-Gabe wieder behoben werden kann. Vitamin C wirkt auch antiapoptotisch auf Lymphocyten. Somit ist Vitamin C insgesamt wichtig für die Aufrechterhaltung eines funktionsfähigen Immunsystems. Vitamin C kann aber auch Lipidhydroperoxide bilden, die die DNA verändern können, weshalb eine sehr hohe Dosierung nicht zu empfehlen ist.

Vitamin D

Vitamin D wird meistens als inaktive Vorstufe aufgenommen, die dann mittels UV-Licht in der Haut zu Provitamin D (Calciferol) umgewandelt wird; dieses wird nun über Stufen in der Leber und Niere zum aktiven 1α,25-Dihydroxyvitamin D3, dem Calcitriol, umgewandelt. Dies ist ein Grund für das Immundefizit bei Niereninsuffizienz. Allerdings können aktivierte Makrophagen und DC die Syntheseleistung der Niere zum Teil übernehmen. Die Differenzierung von Monocyten/Makrophagen aus myeloischen Vorläuferzellen wird aber auch durch Calcitriol induziert, sodass

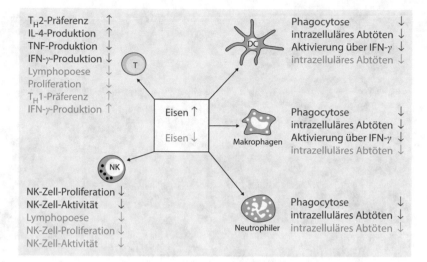

Abb. 15.4 Wirkungen von Eisenmangel und -über-schuss auf das Immunsystem. Das Immunsystem braucht eine gute Eisenhomöostase, um adäquat zu funktionieren. Sowohl Eisenmangel als auch -überschuss vermindern die Immunantwort gegen Bakterien, insbesondere intrazelluläre Bakterien

ein Mangel auf Dauer auch die Makrophagendifferenzierung beeinflusst. Calcitriol selbst kann über Fischöl aufgenommen werden. Hierauf beruht teilweise die Wirkung von Lebertran. Der Vitamin-D-Rezeptor wird auf Lymphocyten, Monocyten/Makrophagen und DC exprimiert. Die Aktivierung von DC durch Calcitriol hat eine tolerogene Wirkung, indem weniger IL-12 und mehr IL-10 gebildet wird, wodurch die Bildung von T_{reg} gefördert wird. Es wirkt antiproliferativ auf T_H-Zellen und unterdrückt die Bildung von T_H1- und T_H17-Cytokinen. Die Wirkung auf T_H2-Zellen ist hingegen komplizierter, da diese – je nach Zeitpunkt der Calcitriolgabe – in ihrer Wirkung gefördert oder inhibiert werden können. In B-Zellen inhibiert Calcitriol die Antikörperbildung, insbesondere von IgE. Eine genügende Zufuhr von Vitamin D ist durch Verzehr von Fisch oder Aufnahme seiner Vorstufen über andere Nahrungsmittel und genügende Sonnenexposition gewährleistet. Lediglich bei Säuglingen und Kleinkindern ist eine Rachitis(Vitamin-D-Mangel)-Prophylaxe empfehlenswert, bis eine ausgewogene Mischkost gegessen werden kann. Ein Sonnenbad ist dabei nicht notwendig, sondern einfach nur der Aufenthalt von 30–60 Minuten bei Tageslicht im Freien, in Gebieten nahe den Polarkreisen entsprechend länger. Eine Überdosierung kann zur Hypercalcämie und Nierenschäden führen.

Vitamin E

Vitamin E (Tocopherol) ist in hohen Konzentrationen in pflanzlichen Ölen enthalten. Vitamin E ist ein wichtiges Antioxidans, das vor der Lipidperoxidation schützt. Es steigert die Proliferation von Lymphocyten über eine erhöhte IL-2-Produktion. Die Hypersensitivitätsreaktion vom verzögerten Typ der T-Zellen (DTH) wird ebenfalls durch Vitamin E gesteigert. Die Produktion von Prostaglandin E2 durch Makrophagen wird hingegen vermindert. Ein positiver Effekt durch die Einnahme von Vitamin E ist nur bei Personen mit einem Vitamin-E-Defizit (z. B. alten Menschen) bewiesen. Eine ausreichende Vitamin-E-Zufuhr ist in den Industrieländern gewährleistet, außer bei stark fettreduzierter Ernährung.

Spurenelemente

Spurenelemente sind anorganische essenzielle Nahrungsbestandteile. Die Spurenelemente unterscheiden sich von den Makroelementen durch den wesentlich geringeren Bedarf. Die wichtigsten Spurenelemente für das Immunsystem sind Eisen und Zink (**Tab. 15.1**). Wie bei den Vitaminen sind selbstverständlich alle Spurenelemente wichtig für das Zellwachstum, und ein Mangel führt zu einer Beeinträchtigung des Immunsystems. Hier sollen wiederum nur die drei Spurenelemente besprochen werden, die den größten Einfluss auf das Immunsystem haben bzw. denen ein solcher häufig zugesprochen wird.

Eisen

Eisen ist für die Proliferation sämtlicher Zellen unverzichtbar, und deshalb führt eine ungenügende Zufuhr zu einer Eisenmangelanämie. Diese zeichnet sich durch verkleinerte Zellen und blasse Erythrocyten (**mikrocytäre hypochrome Anämie**) und erhebliche Größenunterschiede bei den Erythrocyten (**Anisocytose**) aus. Im Serum zeigen sich beim latenten Eisenmangel ein erniedrigter Ferritin- und ein normaler Hämoglobinwert, während beim klinisch manifesten Eisenmangel beide Werte erniedrigt sind und die beschriebenen Zellveränderungen auftreten. Der tägliche Bedarf von Eisen liegt bei 10–15 mg (international sogar höher geschätzt), wovon jedoch nur 1–2 mg resorbiert werden. Nach Angaben der WHO leiden ca. 40 % der Weltbevölkerung an Eisenmangel. Eine zu hohe Zufuhr von Eisen (über 45 mg/Tag) ist aber genauso ungünstig und kann zur Eisenintoxikation führen. Dementsprechend wird Eisen für eine normale Immunantwort benötigt, aber sowohl erhöhte als auch erniedrigte Eisenwerte haben einen negativen Einfluss auf das Immunsystem (**Abb. 15.4**). Das verschlechterte intrazelluläre Abtöten beim Eisenmangel führt zu einem erhöhten Auftreten von Infektionen mit intrazellulären Erregern, was vor allem in der Dritten Welt von Bedeutung ist. In den Industrieländern muss man aufpassen, dass man bei solchen Erkrankungen kein Eisen gibt, da die Eisenüberladung wiederum das intrazelluläre Abtöten stört, weil Eisen die Verstärkung über IFN-γ vermindert. Bei einer ausgewogenen Mischkost ist ein Eisenmangel unwahrscheinlich, aber bei vegetarischer Ernährung und phytatreicher

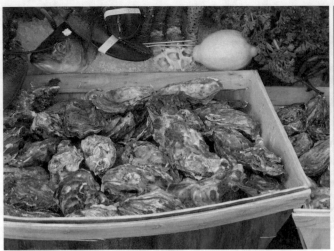
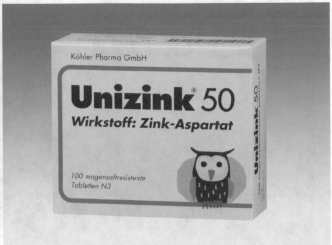

■ **Abb. 15.5 Zinksubstitution früher und heute.** Austern sind das Nahrungsmittel mit der größten Zinkkonzentration (ca. 1 mg/g Austernfleisch). Bereits in der Antike feierte man Austernorgien, da man ihnen eine aphrodisierende Wirkung zuschrieb, die aber nie wissenschaftlich bewiesen wurde. Casanova hinterließ in seinen Memoiren, dass er täglich mindestens ein Dutzend Austern verspeiste. Die gute Bioverfügbarkeit des proteingebundenen Zinks in den Austern ahmt man heute durch Zink-Aminosäure-Komplexe pharmakologisch nach. Diese Präparate enthalten im Gegensatz zu den Austern dann auch keine anderen Schwermetalle

Kost muss man auf seine Eisenbilanz achten, weil Eisen hauptsächlich über tierische Proteine aufgenommen wird. Phytate sind Pflanzeninhaltsstoffe, die zweiwertige Ionen mit einer hohen Affinität binden, sodass diese vom Körper nicht aufgenommen werden können.

Zink

Zink ist wahrscheinlich das wichtigste Spurenelement für das Immunsystem. Ein Zinkmangel führt unmittelbar zu einem Immundefizit. Dieser lässt sich innerhalb einer Woche induzieren, da es im Gegensatz zum Eisen keinen Zinkspeicher gibt. Dass beim Menschen Zinkmangel vorkommt, wurde erst 1963 durch Ananda S. Prasad nachgewiesen. Bis dahin war es Lehrmeinung, dass ein Zinkmangel beim Menschen unmöglich sei. Erst in den letzten Jahren wurde klar, dass fast die Hälfte der Weltbevölkerung ein Risiko für einen Zinkmangel aufweist (■ Tab. 15.1). Auch in den Industrieländern leiden 1–13 % der Bevölkerung unter manifestem und noch wesentlich mehr unter latentem Zinkmangel. Letzterer betrifft über die Hälfte der älteren Menschen. Wie kommt es zu diesem Mangel? Der Zinkgehalt in Nahrungsmitteln ist sehr unterschiedlich, und die besten Zinkquellen sind tierische Proteine. Dies liegt zum einen daran, dass diese einen besonders hohen Zinkgehalt haben, zum anderen aber auch daran, dass die Bioverfügbarkeit in tierischen Proteinen besonders gut ist. Den mit Abstand höchsten Zinkgehalt haben Austern. Hier ist das Zink an leicht verdauliche Proteine gebunden und dadurch sehr gut verfügbar, was man heutzutage mit Zink-Aminosäure-Komplexen pharmakologisch nachahmt (■ Abb. 15.5). Eine mittelgroße Auster enthält ungefähr die international empfohlene Tagesdosis von 10–15 mg Zink bzw. mehr als die in Deutschland empfohlene Tagesdosis. In Pflanzen hingegen ist der Zinkgehalt meist niedrig und der Gehalt an Phytaten, d. h. Inhaltsstoffen, die Metalle so stark binden, dass diese vom Körper nicht aufgenommen werden können, sehr hoch. Besonders markant ist dies beim Mais. Ein Maisfladen (Tortilla) kann

sämtliches Zink der gleichen Menge Austern (durch die darin enthaltenen Phytate) so fest binden, dass dieses nicht vom Körper aufgenommen werden kann. Deshalb herrscht in weiten Teilen von Süd- und Mittelamerika auch ein Zinkmangel, da die Nahrung überwiegend aus Mais besteht. Die Ernährungsgewohnheiten oder -möglichkeiten haben also einen großen Einfluss auf die Zinkmenge, die aus der Nahrung aufgenommen werden kann. Dabei geht es nicht nur um das Essen selbst. Wer Kaffee oder Tee in großen Mengen trinkt, kann dem Körper damit auch viele der nötigen Spurenelemente entziehen. Anschaulich sieht man dies bei „hartem Wasser", wo sich auf dem Tee oder Kaffee eine silbrig glänzende Haut bildet, die nichts anderes ist als gebundene Metallionen.

Das Problem des latenten Zinkmangels ist, dass dieser sich im Gegensatz zum latenten Eisenmangel nur schlecht bestimmen lässt, da die dazu verwendeten Speicherproteine fehlen. Klinisch sichtbar manifestiert sich ein Zinkmangel an Schuppungen und Rissen in der Haut und Haarausfall, wobei diesen Erscheinungen bereits eine eingeschränkte Funktion des Immunsystems vorausgeht. Bei den Wirkungen auf das Immunsystem muss man zwei Effekte trennen. Zum Einen ist Zink wie Eisen für alle Zellvermehrungen im Körper unverzichtbar. Zink ist in über 300 Enzymen notwendig und dazu in einer Reihe von Transkriptionsfaktoren. Insofern bedeutet ein Zinkmangel immer auch ein Problem für stark proliferierende Organsysteme. Das Immunsystem ist das am stärksten proliferierende Organ im Körper, gefolgt von Spermienbildung, Haaren und Haut, weshalb ein manifester Zinkmangel sich auch in dieser Reihenfolge auf die Funktion der Organsysteme auswirkt. Zum Anderen gibt es aber direkte Wirkungen von Zink auf das Immunsystem und die Funktion der Zellen, was vor allem im latenten Zinkmangel eine Rolle spielt. Hierbei ist zu betonen, dass sowohl ein Zinkmangel als auch ein Zinküberschuss negative Effekte auf das Immunsystem haben (■ Tab. 15.6). Für Zink muss es also im Körper eine gute Homöostase geben. Seit

⬛ Tab. 15.6 Einflüsse von Zinkmangel und -überschuss auf das Immunsystem

Teil des Immunsystems	Effekt bei Zinkmangel	Effekt bei Zinküberschuss
Monocyten, Makrophagen	Monopoese ↑, Aktivität ↓, Phagocytose ↓, Produktion von proinflammatorischen Cytokinen ↑ (IL-1, IL-6, TNF-α), Produktion von IFN-α ↓	Direkte Aktivierung und Cytokinausschüttung
Neutrophile Granulocyten	Neutropoese ↓, Chemotaxis ↓, Phagocytose ↓, Bildung von ROS ↓, Lebensdauer ↓	
NK-Zellen	Cytotoxische Funktion ↓, inhibitorische Signale ↓	Cytotoxische Funktion ↓
T-Zellen	Thymus atrophiert, aktives Thymulin ↓, T_H-Zellen ↓ (T_H1-Zellen ↓, T_H2-Zellen ↑), CTL ↑, Produktion von T_H1-Cytokinen ↓ (IL-2, IFN-γ), Autoreaktivität ↑, Alloreaktivität ↑	Funktionen ↓
B-Zellen	Anzahl ↓, Vorläuferzellen ↓, Antikörperproduktion ↓, Impfantwort ↓	

↓ = Abnahme bzw. Verringerung oder Verschlechterung; ↑ = Erhöhung bzw. Verstärkung

⬛ Abb. 15.6 Effekte von Zinkmangel auf das Immunsystem. Zinkmangel führt zu einer Fehlregulation im Immunsystem. Die Monocyten/Makrophagen zeigen eine Überproduktion von proinflammatorischen Cytokinen und die T-Zellen eine Verschiebung in Richtung T_H2, durch eine verminderte Produktion der T_H1-Cytokine. Des Weiteren ist die IL-2-abhängige Proliferation der T-Zellen eingeschränkt, da IL-2 vermindert produziert und die IL-2-Signaltransduktion verringert wird

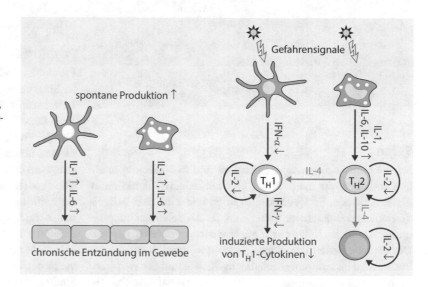

etwa zehn Jahren weiß man, dass der Körper 24 verschiedene spezielle Zinkimport- und Zinkexportproteine besitzt, die diese Feinregulierung vornehmen. Ausfälle dieser Transporter führen zu fatalen Folgen mit einem Versagen des Immunsystems, wie z. B. bei der *Acrodermatitis enteropathica*, wo der Zinkimporter ZIP-4 defekt ist und dadurch nicht genügend Zink aus der Nahrung aufgenommen werden kann. Unbehandelt versterben die betroffenen Kinder im Kleinkindalter an Infektionen, da sich das Immunsystem nicht richtig entwickelt.

Bei Zinkmangel kommt es zu einer verminderten Funktion der spezifischen Immunität. Die ältesten Beobachtungen sind dabei, dass der Thymus atrophiert und dementsprechend die T-Zell-Zahl abfällt. Tatsächlich werden aber fast alle Immunfunktionen nachteilig verändert, was jedoch auch eine unspezifisch hohe Aktivität sein kann. Monocyten/Makrophagen zeigen im Zinkmangel eine erhöhte Produktion von proinflammatorischen Cytokinen (⬛ Abb. 15.6). Im Zinküberschuss kommt es zu einer Immunsuppression, wobei sowohl die Funktionen der spezifischen als auch der angeborenen Immunität unterdrückt werden (⬛ Tab. 15.6). Wie kommt es, dass Zink so einen großen Einfluss auf die Balance des Immunsystems hat? Erkenntnisse der letz-

ten Jahre haben gezeigt, dass Zink für die Signaltransduktion in den Zellen wichtig ist und sogar selbst ein Second Messenger ist (▶ Kap. 6). Des Weiteren hat Zink einen großen Einfluss auf die Aktivität von Transkription und Translation. Durch den Zinkgehalt kann also die Aktivität der Zellen moduliert werden, weshalb die Effekte sich zuerst auf das Immunsystem auswirken, tatsächlich aber alle Organsysteme betroffen sind und es bei schwerem Zinkmangel zu Wachstumsstörungen und geistiger Retardierung kommt.

Bei einer ausgewogenen Mischkost ist ein Zinkmangel unwahrscheinlich, aber bei vegetarischer Ernährung und phytatreicher Kost muss man auf seine Zinkbilanz achten, da Zink hauptsächlich über tierische Proteine aufgenommen wird. Des Weiteren scheint die Zinkresorption im Alter abzunehmen, sodass eine Zinksubstitution bei alten Menschen in verschiedenen Studien positive Effekte auf das Immunsystem gezeigt hat. Eine Zinküberdosierung führt wiederum zu einer Verschlechterung der Immunfunktion, diese tritt aber erst bei längerer Dosierung über 30 mg/Tag auf.

◻ **Tab. 15.7** Wirkung von Probiotika. Die Tabelle zeigt nur generelle Effekte, die erzielt werden können. Es ist aber wichtig zu betonen, dass der jeweilige Effekt vom verwendeten Mikroorganismus und der Konzentration abhängt, sodass nicht alle Probiotika vergleichbare Effekte haben.

Teil des Immunsystems	Effekt der Probiotika
Schleimhautimmunsystem	Produktion von β-Defensinen ↑, Stabilisierung der Barrierefunktion (*tight junctions*)
Neutrophile Granulocyten	ROS-Produktion nach Stimulierung ↑
Makrophagen	Phagocytoseaktivität ↑, Expression von Komplementrezeptoren ↑
NK-Zellen	Cytotoxische Aktivität ↑
Cytokine	Veränderung der T_H1/T_H2-Balance: induzierte IFN-γ-Produktion ↑ und induzierte IL-4 Produktion ↓, IFN-α-Produktion nach viraler Stimulierung ↑
Antikörper	Serum IgA ↑, spezifische Antikörper gegen Rotaviren nach Kontakt ↑

↓ = Abnahme bzw. Verringerung oder Verschlechterung; ↑ = Erhöhung bzw. Verstärkung

Selen

Selen ist ein wichtiges Spurenelement und in 30 Selenoproteinen enthalten, die mehrheitlich eine antioxidative Funktion in der Zelle haben. Im Gegensatz zu Eisen und Zink lässt sich ein Selenmangel nur schwer induzieren, da die Selenomethionine und -cysteine im Körper sehr effektiv wiederverwertet werden. Der tägliche Bedarf liegt bei ca. 1 µg/Kg Körpergewicht. Dieser Bedarf wird bis auf wenige Selenmangelgebiete auf der Welt (z. B. Keshan in China) auch gedeckt, sodass man bis auf diese Gebiete eigentlich keine Selenmangelerscheinungen sieht. Selenmangel ist somit – auch nach Einschätzungen der WHO – ein seltenes Phänomen. Trotzdem kann eine Selensubstitution verschiedene Immunfunktionen verstärken, ob dies aber positiv oder eher negativ ist, kann zurzeit nicht eindeutig beurteilt werden.

Weitere Nahrungsbestandteile und Nahrungsmittel

An dieser Stelle könnte man unzählige Nahrungsmittelbestandteile aufzählen, es sollen hier aber wiederum nur die drei Komponenten besprochen werden, für die es die beste Datenlage in der Literatur gibt: mehrfach ungesättigte Fettsäuren (PUFA, *polyunsaturated fatty acids*), Probiotika (lebende Kulturen) und sekundäre Pflanzenstoffe. Zusätzlich wird aufgrund neuester Erkenntnisse etwas zum Kochsalz gesagt.

Mehrfach ungesättigte Fettsäuren (PUFA)

Linolsäure (Ω-6) und Linolensäure (Ω-3) sind für den Menschen essenziell. Hauptquelle für diese PUFA sind Pflanzenkost und Fisch bzw. Fischöl. Für die richtige Funktion im Körper ist dabei das Verhältnis von Ω-3/Ω-6 wichtig, das ungefähr bei 1:4 liegen sollte. Eine vermehrte Zufuhr von Ω-3 führt zu einer verminderten Produktion von proinflammatorischen Cytokinen, einer verminderten T-Zell-Proliferation und einer geringeren Produktion von ROS. Die Ω-3 wirken also insgesamt entzündungshemmend. Dies erklärt auch die Wirkung von Fischöl bei chronisch-entzündlichen Erkrankungen. Allerdings sind alle PUFA auch für die intakte Funktion und Signaltransduktion notwendig, da nur durch sie die Membranfluidität gewährleistet ist, die für die Aktivierung über Rezeptoren notwendig ist. Insofern kann eine zu hohe Zufuhr wiederum negative Auswirkungen haben. Hohe PUFA-Dosen reduzieren den Ca^{2+}-Influx nach Stimulierung von Lymphocyten und verstärken den aktivierungsinduzierten Zelltod (AICD, *activation-induced cell death*). Des Weiteren stören große Mengen die Signalweiterleitung über den TLR-Komplex und damit die Reaktion auf Gefahrensignale. Letztlich reduzieren hohe PUFA-Dosen die MHC-II-Expression sowie deren Steigerung durch IFN-γ. Eine bilanzierte Versorgung mit PUFA sorgt so für eine intakte Reaktivität der Leukocyten.

Probiotika

Probiotika sind lebende Kulturen von Mikroorganismen, in erster Linie der grampositiven Bakterien *Bifidobacterium lactis* und *Lactobacillus (L.) casei*, *L. plantarum*, *L. rhamnosus* und *L. johnsonii*. Diese Mikroorganismen kommen natürlicherweise in fermentierten Nahrungsmitteln (z. B. Joghurt) vor. Die Mikroorganismen überleben teilweise die Magenpassage und vermehren sich dann im Darm, weshalb man die entsprechenden positiven Effekte auch nur bei lebenden Kulturen sieht: eine Unterstützung der natürlichen Darmflora und eine Verdrängung von pathogenen Keimen sowie eine Immunmodulation (◻ Tab. 15.7). Der Effekt der Probiotika ist mittlerweile aufgrund der guten Studienlage unumstritten. Strittig ist hingegen die Wirkung der frei verkäuflichen Probiotika, da die Anzahl der Bakterien in den Studien wesentlich höher ist, als die zulässige Menge in den verkauften Lebensmitteln. Die hier aufgeführten positiven Effekte beziehen sich somit auf die Studien mit hohen Bakterienmengen und nicht auf die frei verkäuflichen Produkte. Probiotika reduzieren die Dauer von Diarrhöen bei Kindern signifikant. Dies gilt auch für Diarrhöen durch Rotaviren, sodass man eine Immunmodulation annehmen muss, da keine Ähnlichkeiten wie zu anderen Bakterien bestehen. Die Probiotika steigern die Menge des sekretorischen IgA. Interessanterweise haben gestillte Kinder 10-mal mehr *Bifidobacterium* im Stuhl als nicht gestillte Kinder, sodass man die Muttermilch als probiotische Kultur ansehen kann. Im Einklang mit der Hygiene-Hypothese (▶ Kap. 10) vermindern Probiotika auch die Allergieneigung. Man könnte sagen, dass unsere industrielle Nahrung zu steril ist, um das Immunsystem im Darm adäquat zu stimulieren, was dann die Probiotika übernehmen. Die Probiotika aktivieren das Immunsystem über die TLR und stärken so eine T_H1-Immunantwort, woraufhin die Personen eine stärkere Impfantwort auf orale Impfstoffe zeigen.

Sekundäre Pflanzenstoffe

Sekundäre Pflanzenstoffe sind Substanzen, die nur von Pflanzen synthetisiert werden können. Man kennt etwa 100.000 verschie-

Exkurs 15.1: Klassen von sekundären Pflanzenstoffen mit gesundheitsförderlichen Wirkungen

Alle Pflanzen produzieren aus ihren primären Stoffen (Kohlenhydrate, Protein, Fett) die sogenannten sekundären Pflanzenstoffe (SPS), die vielfältige Regulations- sowie Schutzfunktionen in der Pflanze ausüben. Neben gesundheitsfördernden Wirkungen können SPS auch toxische Wirkungen ausüben. Deshalb essen wir nicht alle in der Natur vorhandenen Pflanzen, sondern beschränken uns bei unserer Auswahl auf die Pflanzen als Lebensmittel, die keine oder nur sehr geringe Mengen an toxischen SPS enthalten. SPS werden z. B. als Farb-, Geschmacks- und Aromastoffe wahrgenommen, auch die anregende Wirkung von Kaffee und Tee geht auf sie zurück.

Aufgrund ihrer unterschiedlichen chemischen Struktur werden SPS in verschiedene Klassen eingeteilt (Liste). Einige, wie z. B. das Sulfid „Allicin" in Knoblauch, kommen nur in einer einzigen Gemüseart vor, während Flavonoide in allen Pflanzen vertreten sind. Bei einer hohen täglichen Aufnahme von pflanzlichen Lebensmitteln, die möglichst viele unterschiedliche Pflanzenarten einschließt, ist die Zufuhr dieser Stoffe ausreichend.

Liste der SPS:
Carotinoide
Phytosterine
Saponine
Glucosinolate
Flavonoide
Phytoöstrogene
Proteaseinhibitoren
Monoterpene
Sulfide

Erst seit rund 20 Jahren werden die gesundheitlichen Wirkungen der SPS durch die Ernährungswissenschaft wahrgenommen. Über ihre gesundheitlichen Wirkungen existiert inzwischen ein kaum mehr überschaubarer Berg an Publikationen, die ein extrem breites Wirkungsspektrum dieser Stoffe zeigen. An erster Stelle der nachgewiesenen Wirkungen steht die Beeinflussung der Krebsentstehung. Auf vielen Stufen der Krebsentstehung können SPS eingreifen und so das Risiko für die Entstehung eines Tumors absenken. Besonders gut untersucht ist dieser Zusammenhang für die Glucosinolate. Sowohl in Zellkulturuntersuchungen als auch in Tierstudien und Untersuchungen beim Menschen konnte ein krebsprotektiver Effekt nachgewiesen werden. Glucosinolate kommen in allen Kohlgemüsearten vor. Diese Wirkung der SPS trägt dazu bei, dass ein hoher Gemüse- und Obstverzehr mit einem verringerten Krebsrisiko einhergeht.

Auch in Bezug auf die Entstehung von Herz-Kreislauf-Erkrankungen sowie Schlaganfall greifen SPS an vielen Stellen ein. Carotinoide und Flavonoide sind effiziente Antioxidanzien, die die Blutgefäße vor unerwünschter Oxidation schützen. Flavonoide haben darüber hinaus eine hemmende Wirkung auf die Blutplättchen, ihr Vorhandensein im Körper kann somit die Entstehung einer Blutgerinnung beeinflussen. Carotinoide und Flavonoide zeigen entzündungshemmende Wirkungen, die sich ebenfalls bei Herz-Kreislauf-Erkrankungen sowie weiteren Krankheiten günstig auswirken. Die antimikrobiellen Wirkungen der SPS waren bereits in der Antike bekannt und begründeten den Einsatz von Knoblauch bei Wundinfektionen. Heute ist die Verwendung von Cranberry-Saft zur Verhinderung von Harnwegsinfektionen populär. Die hierfür aktiven SPS sind teilweise bekannt, sie zählen zur Klasse der Flavonoide. SPS beeinflussen auch das Immunsystem, wobei stimulierende (z. B. Carotinoide) sowie suppressive Wirkungen (Flavonoide) beschrieben sind. Phytosterine greifen in den Cholesterinhaushalt des Menschen ein. Diese Kenntnis führte dazu, dass inzwischen phytosterinangereicherte Lebensmittel angeboten werden, die nachweislich den Blutcholesterinspiegel senken. Allerdings sind bisher nur wenige einzelne SPS hinsichtlich ihrer Aufnahmewege in den Körper ausreichend untersucht sowie deren Metabolisierung erforscht. Zwischen einzelnen Klassen sowie innerhalb einzelner Klassen bestehen große Unterschiede in der Bioverfügbarkeit. Die Lebensmittelverarbeitung hat einen großen Einfluss auf den Gehalt sowie auf die Bioverfügbarkeit der SPS beim Menschen. Im Gegensatz zu den essenziellen Nährstoffen gibt es für SPS aufgrund fehlender wissenschaftlicher Daten keine Zufuhrempfehlung von der Deutschen Gesellschaft für Ernährung.

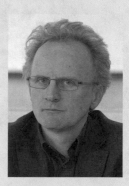

Prof. Dr. oec. troph. Bernhard Watzl
Leiter des Institutes für Physiologie und Biochemie
Max Rubner-Institut, Karlsruhe

---

dene sekundäre Pflanzenstoffe, von denen rund 5000–10.000 in der menschlichen Nahrung vorkommen. Immunologisch von besonderer Bedeutung sind die Phytoöstrogene und die Polyphenole. Die Phytoöstrogene imitieren die Östrogenwirkung und haben die entsprechenden, oben beschriebenen Effekte auf das Immunsystem. Da es eine Vielzahl von pflanzlichen Polyphenolen gibt, ist deren Wirkung natürlich sehr unterschiedlich. Die meisten Polyphenole, die in größeren Mengen in Pflanzen vorkommen, haben aber eine entzündungshemmende Wirkung. Zu diesen Wirkungen gehören unter anderem die Inhibition der NO-, IL-1-, IL-6- und TNF-α-Produktion (z. B. Quercetin), die Inhibition der T_H2-Cytokine IL-4, IL-5 und IL-13 (z. B. Luteolin), aber auch der T_H1-Reaktion (z. B. Silymarin). Es gibt auch sekundäre Pflanzenstoffe wie Anthocyanin aus Heidelbeeren, die T_H1- und T_H2-Cytokine gleichzeitig hemmen. Der gesteigerte Konsum von Früchten und Gemüse führt so zu einer Absenkung von Entzündungsmarkern wie dem Akute-Phase-Protein CRP, IL-6 und der Expression von Adhäsionsmolekülen. In isolierter und konzentrierter Form sind einige Polyphenole gut definierte Inhibitoren verschiedener Signaltransduktionswege, sodass man

wieder beim Mengenproblem ist. Insgesamt kann man sagen, dass die sekundären Pflanzenstoffe ein wichtiger Bestandteil einer gesunden Ernährung und eines ausgewogen arbeitenden Immunsystem sind, in zu großen Mengen aber durchaus ungesund werden können (▶ Exkurs 15.1).

Kochsalz

Kochsalz, chemisch Natriumchlorid (NaCl), ist in der Medizin bisher vor allem durch seine blutdrucksteigernde Wirkung bekannt. Neue Erkenntnisse zeigen, dass zu viel Kochsalz in der Nahrung auch die Bildung von T_H17-Zellen fördert und damit zumindest im Tiermodell Autoimmunkrankheiten auslöst bzw. bestehende Autoimmunkrankheiten verschlimmert. Die Förderung der Differenzierung von T-Zellen zu T_H17-Zellen entsteht durch die Stabilisierung des IL-23-Rezeptors, wodurch IL-23 als ein Cytokin, welches zur T_H17 Differenzierung führt, seine Wirkung besser entfalten kann. Des Weiteren führen im Tiermodell hohe Kochsalzkonzentrationen zu einer Hyperplasie des lymphatischen Systems, d. h. einem Anzeichen von chronischer Aktivierung. Inwieweit dies auf den Menschen übertragbar ist, der

◻ Tab. 15.8 Messbare Einflüsse von anstrengendem Sport auf das Immunsystem. Gezeigt sind nur die unmittelbaren Einflüsse auf das Immunsystem während und direkt nach dem Sport.

Teil des Immunsystems	Während des Sports	Direkt nach dem Sport
Neutrophile Granulocyten	Anzahl ↑	Anzahl stark ↑
Monocyten		Anzahl ↑
Lymphocyten	Anzahl ↑	Anzahl ↓
T-Zellen	Anzahl ↑, Proliferation ↓	Anzahl ↓, Proliferation ↓, DTH-Reaktion ↓
B-Zellen	Anzahl ↑	Anzahl ↓, Proliferation ↑
NK-Zellen	Anzahl ↑, Aktivität ↑	Anzahl ↓, Aktivität ↓
Apoptoserate von Lymphocyten	↑	↑
Antikörper	*In vitro*-Immunglobulinsynthese ↓, IgA im Speichel ↓	↓
Akute-Phase-Proteine		CRP ↑, Neopterin ↑
Proinflammatorische Cytokine (IL-1, IL-6, TNF-α)	↑	↑
antiinflammatorische Cytokine (IL-10, IL-1RA)	↑	↑
Lösliche Cytokinrezeptoren (sTNFR)	↑	↑
Chemokine (IL-8, MIP-1β)	↑	↑

↓ = Abnahme bzw. Verringerung oder Verschlechterung; ↑ = Erhöhung bzw. Verstärkung (Tabelle verändert nach Pedersen und Hoffman-Goetz.)

sich im Laufe der Evolution besser an viel Salz in der Nahrung angepasst hat, ist noch unklar. Allerdings lassen sich dadurch zumindest therapeutische Effekte der Wundbehandlung beim Menschen mit Kochsalzlösungen erklären, da T_H17-Zellen vor allem antibakterielle Wirkungen haben.

15.4 Bewegung, Sport und Immunsystem

Komplette körperliche Inaktivität ist ungesund (◻ Tab. 15.1). Immunologisch ist dies einfach zu begründen, da die Lymphe nur passiv über Muskelbewegung transportiert wird. Insofern hängt eine Immunantwort von der Bewegung ab, da nur dadurch der Transport der Antigene und der Leukocyten in den drainierenden Lymphknoten gewährleistet ist. Um dieses Minimum an Funktion aufrechtzuerhalten, bedarf es ca. 30 Minuten Bewegung am Stück, d. h. einfaches Spazierengehen. Eine Steigerung der sportlichen Aktivität hat einen positiven Einfluss auf das Immunsystem,

sodass es zu weniger Infektionen kommt. Dies zeigt sich auch an einer höheren Proliferationskapazität der Lymphocyten und einer größeren NK-Zell-Aktivität. Des Weiteren werden die Phagocytose und der *oxidative burst* in Granulocyten gesteigert. Eine übermäßige Anstrengung, wie z. B. ein Marathonlauf, reduziert hingegen die NK-Zell-Aktivität und die Granulocytenfunktionen. Man muss dabei auch bedenken, dass anstrengender Sport einen physiologischen Stress darstellt. So kommt es bei Sport von über einer Stunde zu einer verstärkten Cortisolausschüttung. Ebenso wird der Testosteronspiegel über die körperliche Aktivität verändert. Während mäßiger Sport den Testosteronspiegel steigert, wird dieser durch übermäßigen Sport gesenkt. Über diese Veränderungen des Hormonstatus hat der Sport indirekte Effekte auf das Immunsystem, die bereits oben beschrieben wurden. Die epidemiologischen Studien zwischen Sportlern und Nicht-Sportlern sind nicht immer eindeutig, und zudem zeigen die Sportler meist eine generell gesündere Lebensweise in Bezug auf Ernährung und Alkohol- bzw. Nicotinkonsum, sodass diese Daten nur bedingt auf den Sport direkt zurückzuführen sind. Deshalb sollen hier nur die direkt messbaren Effekte während und direkt nach anstrengender sportlicher Betätigung berücksichtigt werden (◻ Tab. 15.8). Zusammenfassend kann man sagen, dass 2–3 Trainingseinheiten von ca. 1 Stunde pro Woche einen positiven Einfluss auf das Immunsystem haben, während mehr Sport wieder negative Einflüsse hat. Allerdings ist „zu viel" Sport für das Immunsystem immer noch besser als körperliche Inaktivität.

15.5 Wechselseitige Einflüsse von Schlaf und Immunsystem

Der Schlaf ist die Regenerationsphase für Körper und Geist. Massiver Schlafentzug oder Schlafstörungen führen zu einem Immundefizit. Bei vielen Infektionen, d. h. bei großer Aktivität des Immunsystems, beobachtet man hingegen ein erhöhtes Schlafbedürfnis. Tatsächlich fördern die proinflammatorischen Cytokine IL-1, IL-6, IL-18 und TNF-α sowie IFN-α den Nicht-REM-Schlaf (NREMS, *non-rapid eye movement sleep*) und verhindern in hohen Dosen sogar den REM-Schlaf („Traumschlaf"). Dies geschieht über die Aktivierung des Transkriptionsfaktors NFκB, der auch in der Regulation des Schlafes eine große Rolle spielt. Die T_H2-Cytokine IL-4 und IL-10 sowie das antiinflammatorische TGF-β verhindern den NREMS. Kurzzeitiger Schlafentzug reduziert die NK-Zell-Aktivität, während langzeitiger Schlafentzug mit einer erhöhten NK-Zell-Aktivität und Leukocytose eher Anzeichen einer Entzündung zeigt. Bei kurzzeitigem Schlafentzug nach einer Impfung kommt es sogar zu einer verminderten Impfreaktion. Aber auch während des normalen Schlafes wird das Immunsystem moduliert. Während des Tiefschlafes (NREMS Phase 3) erhöht sich die Konzentration der Cytokine IL-1 und IL-2. Das IL-6 hingegen zeigt eine mehrphasige Regulation. Die zirkulierenden IL-6-Spiegel sind in den NREMS-Phasen 1 und 2 sowie im REM-Schlaf erhöht, im Vergleich zu den Wach- und Tiefschlafphasen. Insgesamt ist die Forschung hier noch am Anfang, zeigt aber, dass Immunsystem und Schlaf in einem Wechselspiel sind, welches für ein gut funktionierendes Immunsystem genauso wichtig ist wie für die Überwindung von Infektionen.

Literatur

Brieger A, Rink L (2010) Zink und Immunfunktionen. Ernährung und Medizin 25:156–160

Clancy RL, Pang G (2007) Probiotics – industry myth or a practical reality? J Am Coll Nutr 26:691S–694S

Critchley HOD, Kelly RW, Brenner RM, Baird DT (2001) The endocrinology of menstruation – a role for the immune system. Clin Endocrinol 55:701–710

Delcenserie V, Martel D, Lamoureux M, Amiot J, Boutin Y, Roy D (2008) Immunomodulatory effects of probiotics in the intestinal tract. Curr Issues Mol Biol 10:37–54

Fish EN (2008) The X-files in immunity: Sex-based differences predispose immune responses. Nat Rev Immunol 8:737–744

Fulop T, Franceschi C, Hirokawa G, Pawelec G (2009) Handbook on Immunosenescence 1+2. Springer, Heidelberg, New York

Gonzalez-Gallego J, Garcia-Mediavilla MV, Sanchez-Campos S, Tunon M (2010) Fruit polyphenols, immunity and inflammation. Brit J Nutr 104:S15–S27

Haase H, Overbeck S, Rink L (2008) Zinc supplementation for the treatment and prevention of disease: Current status and future perspectives. Exp Gerontol 43:394–408

Holt PG (1987) Immune and inflammatory function in cigarette smokers. Thorax 42:241–249

Hughes DA, Darlington LG, Bendich A, Beisel WR (2004) Diet and immune function. Humana Press, Totowa

Irwin M (2002) Effects of sleep and sleep loss on immunity and cytokines. Brain Behav Immun 16:503–512

Van der Meer JWM, Netea MG (2013) A salty taste to autoimmunity. N Engl J Med 368:2520–2521

Lange NE, Litonjua A, Harylowicz CM, Weiss S (2009) Vitamin D, the immune system and asthma. Expert Rev Clin Immunol 5:693–702

Lau AH, Szabo G, Thomson AW (2008) Antigen-presenting cells under the influence of alcohol. Trends Immunol 30:13–22

Mackinnon LT (2000) Overtraining effects on immunity and performance in athlets. Immunol Cell Biol 78:496–501

Nieman DC (2000) Exercise effects on systemic immunity. Immunol Cell Biol 78:496–501

Nordyke Messingham KA, Faunce DE, Kovacs EJ (2002) Alcohol, injury, and cellular immunity. Alcohol 28:137–149

Pedersen BK, Hoffman-Goetz L (2000) Exercise and the immune system: regulation, integration and adaption. Physiol Rev 80:1055–1081

Rink (Hrsg) (2011) Zinc in human health. IOS Press, Amsterdam

Romeo J, Wärnberg J, Nova E, Diaz LE, Gomez-Martinez S, Marcos A (2007) Moderate alcohol consumption and the immune system: a review. Brit J Nutr 98:S111–S115

Shaikh SR, Edidin M (2006) Polyunsaturated fatty acids, membrane organization, T cells, and antigen presentation. Am J Clin Nutr 84:1277–1289

Shames RS (2002) Gender differences in the development and function of the immune system. J Aldolesc Health 30S:59–70

Sopori M (2002) Effects of cigarette smoke on the immune system. Nat Rev Immunol 2:372–377

The World Health Report (2002), WHO, Genf

Toubi E, Shoenfeld Y (2010) The role of vitamin D in regulating immune responses. Isr Med Assoc J 12:174–175

Immundefekte

Lothar Rink, Hajo Haase

© Springer-Verlag GmbH Deutschland 2015
L. Rink, A. Kruse, H. Haase, *Immunologie für Einsteiger*, https://doi.org/10.1007/978-3-662-44843-4_16

Wie wichtig das Immunsystem für den Menschen ist, bemerkt man meistens erst, wenn es ausfällt. In den vorherigen Kapiteln wurden das Alter und andere Einflüsse auf das Immunsystem besprochen, die die Immunkapazität negativ beeinflussen bzw. modulieren. Hier wollen wir auf Störungen eingehen, die den kompletten oder teilweisen Ausfall des Immunsystems hervorrufen, die Immundefekte. Die Immundefekte teilt man in **primäre** und **sekundäre Immundefekte** ein. Primäre Immundefekte sind angeborene Immundefekte, d. h. Erbkrankheiten, die auf Mutationen oder Deletionen im Erbgut beruhen. Sie beeinflussen das Immunsystem direkt. Da das Immunsystem aber ein komplexes Netzwerk ist und mit allen Organsystemen in Wechselwirkung steht, ist es auch bei den meisten schweren Erbkrankheiten und Chromosomenanomalien beeinträchtigt wie z. B. bei der Trisomie 21 (Down-Syndrom). Diese Erbkrankheiten werden aber nicht zu den primären Immundefekten gezählt, da die Anomalie nicht spezifisch das Immunsystem betrifft. Die primären Immundefekte sind glücklicherweise sehr selten, jedoch nicht so selten, wie man glaubt. Eine Gegenüberstellung von ausgewählten Immundefekten und Erbkrankheiten, auf die jedes Neugeborene in Deutschland untersucht wird (Phenylketonurie, Hypothyreose, Galaktosämie) bzw. sehr bekannten Chromosomenanomalien/Erbkrankheiten wie Down-Syndrom und Bluterkrankheit (Hämophilie), zeigt jedoch, dass Immundefekte häufiger sind als man vermutet (◻ Tab. 16.1). Da die Angaben über die Inzidenzen jedoch in der Literatur sehr schwankend sind und systematische Untersuchungen weitgehend fehlen, wird auf eine durchgängige Nennung der Inzidenzen verzichtet.

Sekundäre oder erworbene Immundefekte sind Immundefekte, die als Begleiterscheinung von Erkrankungen auftreten können und das Immunsystem beeinflussen. Der bekannteste sekundäre Immundefekt entsteht durch die HIV-Infektion (*human immunodeficiency virus*). Eine besondere Form sekundärer Immundefekte ist die Immuntoxikologie, die deshalb in einem separaten Abschnitt besprochen wird. Aufgrund der obigen Einteilung kann man ableiten, dass sich die meisten primären Immundefekte bereits im Kindesalter manifestieren, während die sekundären Immundefekte vermehrt im Erwachsenenalter auftreten. In beiden Fällen kommt es zu einer erhöhten Infektanfälligkeit oder Infektionen mit opportunistischen Erregern. In diesem Kapitel werden die Krankheitsbilder und ihre klinischen Auffälligkeiten beschrieben, auf die Labordiagnostik zur Differenzialdiagnose dieser Erkrankungen wird in ▶ Kap. 17 eingegangen.

16.1 Primäre Immundefekte

Die primären oder angeborenen Immundefekte prägen sich in den meisten Fällen bereits kurz nach der Geburt oder spätestens ab dem 4.–6. Lebensmonat aus. In den ersten Lebensmonaten hat der Säugling noch die diaplazentar übertragenen IgG-Antikörper der Mutter, die ihn vor Infektionen schützen. Während dieser Zeit maskiert der Nestschutz Ausfälle der kindlichen Antikörperproduktion. Die in der Muttermilch enthaltenen IgA-Antikörper schützen nur den oberen Verdauungstrakt, d. h. die Schleimhautoberflächen, mit denen sie in Kontakt kommen.

Im Magen werden die IgA-Antikörper dann verdaut und können so nicht vom Kind in den Blutkreislauf aufgenommen werden. Insofern bauen sich die mütterlichen IgG-Antikörper über die Halbwertszeit (21 Tage) ab und fallen zwischen dem 4.–6. Lebensmonat unter eine Menge von 200 mg/dl im Plasma, was zur Aufrechterhaltung einer Immunität nicht ausreicht. Defekte des angeborenen Immunsystems und der T-Zellen des spezifischen Immunsystems manifestieren sich hingegen bereits früher, da diese Systeme nicht von der Mutter übertragen werden können.

Unbehandelt führen die schweren angeborenen Immundefekte bereits im ersten Lebensjahr zum Tod. Deshalb ist eine frühe Diagnostik durch einen Spezialisten wichtig. Die Jeffrey Modell Foundation, eine gemeinnützige Organisation, die sich mit der Erkennung und Behandlung von primären Immundefekten beschäftigt, hat dafür zehn Warnzeichen definiert (◻ Tab. 16.2), die häufig noch von Autoren um verschiedene Punkte erweitert werden. Des Weiteren sind diese Warnzeichen bei Erwachsenen leicht verändert, da die normale Infektionshäufigkeit bei Kindern viel höher ist als bei Erwachsenen (◻ Tab. 16.2). Man spricht bei Säuglingen auch von einer physiologischen Immundefizienz.

Die verschiedenen primären Immundefekte werden in der Abfolge ihrer natürlichen Funktion bei einer Infektion besprochen. Die Vielzahl der Immundefekte kann nicht im Einzelnen beschrieben werden. Es werden deshalb wichtige klinische Beispiele bzw. charakteristische Krankheitsbilder ausgewählt und diese zu phänotypischen Gruppen zusammengefasst, die unterschiedliche genetische Ursachen, aber eine gleiche klinische Ausprägung haben. Die meisten primären Immundefekte sind autosomal rezessiv (AR), sodass nur erwähnt wird, wenn die Defekte X-chromosomal (XL, *X-linked*), autosomal dominant (AD) oder AR und AD vererbt werden. Die X-chromosomal vererbten Erkrankungen treten fast nur bei Jungen auf, da diese nur ein X-Chromosom besitzen und so die Krankheit bei einem defekten Gen immer zur Ausprägung kommt, während die Mutter mit einem zusätzlichen intakten X-Chromosom in der Regel vollkommen gesund ist. Da verschiedene immunologisch wichtige Gene auf dem X-Chromosom lokalisiert sind, kommt es so insgesamt zu einer Häufung bei Jungen gegenüber Mädchen. Die Wahrscheinlichkeiten für autosomal rezessive oder dominante Erbkrankheiten sind für beide Geschlechter gleich hoch.

Defekte der angeborenen Immunität

Die angeborene Immunität stellt die erste Abwehrfront gegen Erreger dar und bildet somit den Schwellenwert für die Erregermenge, die nötig ist, um eine Infektion auszulösen. Insofern sind Kinder mit einer defekten natürlichen Immunität direkt nach der Geburt infektionsgefährdet. Der Ausfall bestimmter Teile des angeborenen Immunsystems wird an dafür charakteristischen Infektionen deutlich (◻ Tab. 16.3). Ausfälle der neutrophilen Granulocyten oder deren Funktion manifestieren sich durch eine erhöhte Anfälligkeit für bakterielle und Pilzinfektionen. Beim Komplementsystem hingegen sind bei Ausfällen vor allem Infektionen mit **Neisserien** typisch. Wie sich die Erkrankung manifestiert, hängt von der defekten Komponente des Komplementsystems ab. Die Defekte der Faktoren des klassischen Weges

◘ Tab. 16.1 Häufigkeiten von gängigen Erbkrankheiten und häufigen Immundefekten

Erbkrankheit/Häufigkeit	primärer Immundefekt/Häufigkeit
Phenylketonurie/1 auf 8000–10.000	CVID (*common variable immune deficiency*)/1 auf 5000
Hypothyreose/1 auf 3000–4000	Myeloperoxidase-Defekt/1 auf 2100
Galactosämie/1 auf 50.000	SCID (*severe combined immune deficiency*)/1 auf 25.000
Hämophilie/1 auf 10.000	Summe der Komplementdefekte/1 auf 3500
Down-Syndrom/1 auf 700	Selektiver IgA-Mangel/1 auf 600 (223–3000)
	Sekundärer Immundefekt/Häufigkeit
	HIV in Deutschland 1 auf 1200

◘ Tab. 16.2 Zwölf Warnzeichen für primäre Immundefekte. Aufgrund der Reifung des Immunsystems und des immunologischen Gedächtnisses nimmt die Anzahl von Infektionen mit dem Alter ab, sodass auch reif geborene Kinder natürlicherweise häufiger Infektionen haben als Erwachsene. Frühgeborene leiden aufgrund der Unreife des Immunsystems häufiger an Infektionen, ohne dass dies ein primärer Immundefekt ist. Dementsprechend sind die Warnzeichen bei Kindern und Erwachsenen unterschiedlich, was die Häufigkeit von Infektionen angeht.

	Reif geborene Kinder	Erwachsene
1.	4–8 oder mehr Otitiden (Ohrenentzündungen) pro Jahr (je nach Alter des Kindes)	2 oder mehr Otitiden pro Jahr
2.	2 oder mehr schwere Sinusitiden pro Jahr (Nasennebenhöhlenentzündungen)	2 oder mehr neue Sinusitiden pro Jahr bei Patienten ohne Allergien
3.	2 oder mehr Monate andauernde Antibiotikatherapie mit nur geringem Effekt	Rezidivierende virale Infektionen (z. B. Herpes, Warzen)
4.	2 oder mehr Pneumonien pro Jahr	1 Pneumonie pro Jahr in mehr als einem Jahr
5.	Gedeihstörungen bei Säuglingen, mit und ohne Durchfälle	Chronische Durchfälle mit Gewichtsverlust
6.	Rezidivierende Haut- oder Organabszesse	Rezidivierende Haut- oder Organabszesse
7.	Persistierende *Candida*-Infektionen im Mund oder Pilzinfektionen der Haut	Persistierende *Candida*-Infektionen im Mund oder Pilzinfektionen der Haut
8.	Notwendigkeit einer intravenösen Antibiotikatherapie	Wiederholte Notwendigkeit einer intravenösen Antibiotikatherapie
9.	2 oder mehr tiefe Gewebeinfektionen (z. B. Meningitis oder Osteomyelitis) einschließlich Sepsis	Infektionen mit atypischen Mycobakterien
10.	Primäre Immundefekte in der Familie	Primäre Immundefekte in der Familie
11.	Impfkomplikationen bei Lebendimpfstoffen	Impfkomplikationen bei Lebendimpfstoffen
12.	Infektionen mit opportunistischen Erregern	Infektionen mit opportunistischen Erregern

(Tabelle abgewandelt nach Jeffrey Modell Foundation und Warnatz und Peter, 2004.)

(C1, C2, C4) führen zu Immunkomplexerkrankungen und neben den Neisserien-Infektionen auch zu Infektionen mit pyogenen bekapselten Bakterien. C3 als Schlüsselkomponente des Komplementsystems zeigt die gleichen Infektionen, aber keine Immunkomplexerkrankungen. Ähnlich ist es bei einem Ausfall des Lektinweges. Die Komponenten des Membranangriffskomplexes (C5–C9; ► Abschn. 3.2) zeigen hingegen einzig die charakteristischen Neisserien-Infektionen, die bei keinem anderen Immundefekt so in den Vordergrund treten. Man spricht in diesem Zusammenhang auch von **Leitinfektionen** für **Komplementdefekte**. Dies zeigt, dass die Neisserien besonders anfällig für die Lyse durch das Komplementsystem sind; bei den übrigen Infektionen mit klassischen Pathogenen ist hingegen die opsonisierende Funktion entscheidend. Neisserien-Infektionen sind aufgrund der Erregerverbreitung insgesamt selten, sodass eher Infektionen mit den klassischen Pathogenen auftreten, für die auch immunkompetente Personen empfänglich sind. Diese Infektionen sind auch bei den weiteren Störungen des angeborenen und erworbenen Immunsystems gehäuft, was an der hohen Verbreitung der Erreger liegt. Der isolierte C9-Defekt ist dabei häufig weniger auffällig, da C8 bereits in der Lage ist, Membranen von Bakterien effektiv zu desintegrieren, sodass die von C9 gebildete Pore nicht zwingend nötig ist. Für die hier beschriebenen Komplementdefekte gibt es keine kausale Therapie, und es wird symptomatisch oder prophylaktisch mit Antibiotika behandelt. Für die Diagnostik der Komplementdefekte stehen ELISA (*enzyme-linked immunosorbent assay*) für die einzelnen Faktoren und für die Bestimmung der lytischen oder inhibitorischen Komplementaktivität funktionelle Tests zur Verfügung.

Im nächsten Schritt geht es um die Rekrutierung der Phagocyten zum Infektionsherd und deren Aktivierung im Rahmen einer Entzündungsreaktion. Wie in ► Kap. 7 beschrieben, sind dafür Adhäsionsmoleküle und Chemokine unerlässlich. Beim **Leukocytenadhäsionsdefekt(LAD)**-2 liegt eine Störung vor, die verhindert, dass aus Mannose Fucose synthetisiert werden kann. Dadurch kann kein CD15s (Sialyl-Lewis^x) gebildet werden, wo-

◻ Tab. 16.3 Ausgewählte primäre Immundefekte des angeborenen Immunsystems

Erkrankung	Defektes Gen	Natürliche Funktion	Betroffene Zellen	Charakteristisches Erscheinungsbild
C1-, C2-, C4-Defekt	C1q, C1r, C2, C4	Vermittlung des klassischen Komplementweges	–	Immunkomplexerkrankungen, Infektionen mit pyogenen Bakterien und Neisserien
C1-Inhibitormangel	C1INH (AD)	Regulation des klassischen Komplementweges und der Blutgerinnung	–	Hereditäres Quincke-Ödem (angio(neurotisches) Ödem)
C3-Defekt	C3	Schlüsselkomponente der Komplementwege	–	Infektionen mit pyogenen Bakterien und Neisserien
C5-, C6-, C7-, C8-, C9-, Faktor D-, Properdin-Defekt	C5, C6, C7, C8, C9, D, P (XL)	Bildung des Membranangriffskomplexes, Initiierung und Stabilisierung des alternativen Komplementweges	–	Neisserien-Infektionen
Paroxysmale nächtliche Hämoglobinurie (PNH)	GPI	Verankerung der komplementinhibierenden Faktoren C8 bp, CD46, CD55, CD59	Klonal	Gehäufte Infektionen, je nach Ausprägung, starke Verfärbung des Morgenurins durch Hämolyse
Leukocytenadhäsionsdefekt (LAD 1–3)	1.: β_2-Integrin 2.: GDP-Fucose-Transporter 3.: verschiedene Gendefekte	Adhäsion der Leukocyten beim Rollen und der festen Bindung am Endothel	Alle Leukocyten	Leukocytose, verzögerte Wundheilung, verzögerter Nabelschnurabwurf, Infektionen mit Bakterien und Pilzen
IRAK-4-Defekt	IRAK-4	TLR-Signaltansduktion	Insbesondere PMN, MΦ, DC	Infektionen mit Bakterien
Angeborene Neutropenie	ELA2 (AD), GFI1 (AD)	Kontrolle der Elastase	Myeloische Zellen	Neutropenie, bakterielle und Pilzinfektionen
	G-CSF-Rezeptor (AD)	Signalweiterleitung von G-CSF, Neutropoese	PMN	Neutropenie, bakterielle und Pilzinfektionen
	HAX-1 (Kostmann-Syndrom)	Kontrolle der Apoptose	myeloische Zellen	Neutropenie, bakterielle und Pilzinfektionen
	WASP (XL)	Regulation des Actin-Cytoskeletts	Myeloische Zellen	Neutropenie, bakterielle und Pilzinfektionen
Cyclische Neutropenie	ELA2 partiell (AD)	Kontrolle der Elastase	Myeloische Zellen	Cyclische Neutropenie ca. alle 3 Wochen, bakterielle und Pilzinfektionen in neutropenischen Phasen
Infantile septische Granulomatose (CGD)	p22phox, p47phox, p67phox, gp91phox (XL)	Generierung von reaktiven Sauerstoffspezies durch Elektronenübertragung	Insbesondere PMN, MΦ	Streuende bakterielle Infektionen, keine Bildung von reaktiven Sauerstoffspezies
Myeloperoxidase-Defekt	MPO	Generierung von hochtoxischen Substanzen	Insbesondere PMN, MΦ	Pilzinfektionen
Defekte des IL-12/IFN-β-Regelkreis	IL-12Rβ, IL-12p40, IFN-γR1 (AR/AD), IFN-γR2	Induktion einer T_H1-Immunantwort, Aktivierung von Phagocyten zum intrazellulären Töten	alle, Insbesondere MΦ, T, NK	Intrazelluläre Erreger, insbesondere Mycobakterien, bei IL-12/IL-12R-Defekten verminderte IFN-γ-Produktion
STAT-1-Defekt	STAT-1	IFN-Signaltransduktion	Alle	Viren und intrazelluläre Erreger, insbesondere Mycobakterien
	STAT-1α (AD)	IFN-γ-Signaltransduktion	Alle, insbesondere MΦ, T, NK	Intrazelluläre Erreger, insbesondere Mycobakterien

durch das Rollen der Leukocyten am Endothel eingeschränkt wird. LAD-1 ist ein β_2-Integrin(CD18)-Defekt; β_2-Integrin ist als Bestandteil von LFA-1 (*lymphocyte function-associated antigen 1*) und Mac-1 (*macrophage-1 antigen*) maßgeblich an der festen Bindung von Leukocyten am Endothel beteiligt. LAD-3 beruht auf verschiedenen Mutationen, die zu einer gestörten Signaltransduktion von Adhäsionsmolekülen und Chemokinrezeptoren führen. Allen drei Formen von LAD ist gemeinsam, dass es zu einer stark verminderten Auswanderung der Leukocyten kommt und dadurch zu einer Anhäufung im Blut, die als **Leukocytose** wahrgenommen wird. Da die Phagocyten nicht an den Infektionsort gelangen, ist die frühe induzierte Phase der Infektion nicht effektiv. Die Folge sind vermehrte Infektionen mit Bakterien und Pilzen. Die Infektionen zeigen keine charakteristischen Entzündungszeichen und es wird kein Eiter gebildet, da dieser ja abgestorbene Leukocyten darstellt. Die Patienten zeigen eine verzögerte Wundheilung, weil auch die Thrombocyten vermindert auswandern können und so der Wundverschluss verschlechtert ist. Des Weiteren fehlt das Abräumen von abgestorbenem Gewebe durch die Phagocyten. Kinder mit LAD-1 und -3 erhalten eine Knochenmark- oder Stammzelltransplantation (KMT/SZT), während LAD-2 mit hochdosierter oraler Gabe von Fucose behandelt wird. LAD-1 und -2 werden anhand der Expression von CD18 bzw. CD15s diagnostiziert, während die Diagnose von LAD-3 komplizierter ist.

Nach erfolgter Diapedese müssen die Phagocyten aktiviert werden. Die Aktivierung der Phagocyten kann ebenfalls gestört sein, wie im Fall des IRAK-4-Defektes. Hier bleibt die Aktivierung durch Gefahrensignale der Bakterien über TLR aus. Die Bakterien werden so nicht als Gefahr wahrgenommen, und die Infektion breitet sich aus, da die Phagocyten keinen Alarm auslösen. Der Defekt wird prophylaktisch mit Antibiotika behandelt. Zur Diagnose untersucht man die TLR-Signaltransduktion.

Es gibt aber auch Defekte, bei denen direkt die Bildung der neutrophilen Granulocyten (PMN) oder aller myeloischen Zellen (PMN, Basophile, Eosinophile, DC und Makrophagen (MΦ)) gestört ist, sodass diese überhaupt nicht vorhanden sind. Dieses Krankheitsbild der **angeborenen Neutropenie** wurde erstmals 1956 vom schwedischen Arzt Rolf Kostmann (■ Abb. 16.1) beschrieben und wird deshalb auch **Kostmann-Syndrom** genannt. Streng genommen ist nur der HAX-1-Gendefekt ein Kostmann-Syndrom, diese Bezeichnung wird aber häufig als klinischer Sammelbegriff für eine angeborene Neutropenie verwendet. Alle Formen der angeborenen Neutropenie fallen durch sehr frühe und schwere Infektionen mit Bakterien und Pilzen auf. Die angeborenen Neutropenien behandelt man mit Antibiotika und G-CSF (*granulocyte colony-stimulating factor*) bis zur KMT/SZT als kausaler Therapie, da nur wenige Formen, bei denen der G-CSF-Rezeptor noch eine Funktion zeigt, mit G-CSF erfolgreich therapiert werden können. Die alleinige Gabe von G-CSF reicht hingegen für die Therapie der **cyclischen Neutropenie** aus. Bei diesen Kindern liegt eine mildere Mutation im ELA2-Gen vor, sodass es nicht zu einem Totalausfall, sondern nur zu einem cyclischen Abfall oder Ausfall der Myelopoese in Abständen von ca. drei Wochen kommt. Die Diagnostik aller Neutropenien erfolgt anhand von Blutbildern und Knochenmarkuntersuchungen, wo sich das Bild einer **Leukopenie** und **Agranulocytose** zeigt.

Die alleinige Anwesenheit der Phagocyten reicht aber nicht aus, sie müssen auch funktionell sein, d. h. die Erreger müssen phagocytiert und intrazellulär über den *oxidative burst* abgetötet werden. Beide Funktionen können defekt sein. Eine gestörte Phagocytose kommt häufig als sekundärer Immundefekt vor oder infolge schwerer Störungen des Cytoskeletts, die noch andere funktionelle Ausfälle nach sich ziehen. Die gestörte intrazelluläre Abtötung (**burst**-Defekt) ist aufgrund der schnelleren Infektionsausbreitung noch gefährlicher. Während bei einem **Phagocytosedefekt** der Erreger am Infektionsort verbleibt, d. h.

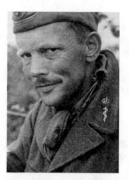

■ **Abb. 16.1 Rolf Kostmann.** Der schwedische Arzt Rolf Kostmann beschrieb 1956 als Erster die angeborene Neutropenie

innerhalb eines begrenzten Gebietes (Faszienscheide), werden die Erreger bei einem *burst*-Defekt über den Körper gestreut, da die phagocytierten Erreger im Phagocyten durch den Körper transportiert werden. Man spricht auch von „trojanischen Pferden". Sterben die Granulocyten aufgrund ihrer kurzen Lebensdauer, setzten sie die immer noch lebenden Erreger frei, sodass ein neuer Infektionsherd entsteht. Dies hat der Erkrankung auch den Namen (infantile) **septische Granulomatose** gegeben, da die Erreger über das Blut streuen und neue Entzündungsherde in Form von Granulomen induzieren. Im englischen Sprachraum ist auch der Begriff „chronische Granulomatose" gebräuchlich (*chronic granulomatous disease*, CGD). Der *burst*-Defekt beruht auf verschiedenen Mutationen, die alle dazu führen, dass keine reaktiven Sauerstoffspezies (ROS) gebildet werden können. Nach einer symptomatischen Antibiotikatherapie ist eine KMT/SZT die kausale Behandlung. Zur Diagnose stehen Phagocytose- und *burst*-Test zur Verfügung (■ Abb. 17.8).

Eine mildere Ausprägung zeigt der häufigste Granulocytendefekt, der **Myeloperoxidase-Defekt**. Die Myeloperoxidase wird benötigt, um aus H_2O_2 und Halogensalzen (z. B. NaCl) hochtoxische Substanzen wie Hypochlorid (HOCl, wird z. B. in Toilettenreinigern verwendet) zu synthetisieren. Während zur Abtötung von Bakterien die ROS genügen, benötigt man zum Abtöten von Pilzen diese hochtoxischen Substanzen, sodass eine isolierte Anfälligkeit für Pilzinfektionen besteht, auch wenn grampositive Bakterien nur verzögert abgetötet werden. Man behandelt die Patienten im Falle einer Pilzinfektion gezielt mit Antimycotika. Zur Diagnostik steht ein Myeloperoxidase-Nachweis zur Verfügung.

Neben der frühen Aktivierung muss die Funktion der Phagocyten zur intrazellulären Abtötung häufig durch IFN-γ verstärkt werden. Defekte im IL-12/IFN-γ-Regelkreis dieser Aktivierung führen zu einer erhöhten Anfälligkeit für intrazelluläre Erreger. Klinisch fällt dies in der Regel durch Infektionen mit atypischen Mycobakterien auf. Die atypischen Mycobakterien sind Mycobakterien geringerer Pathogenität, mit denen sich ein immunkompetenter Mensch eigentlich nicht infiziert, im Gegensatz zu den „typischen" pathogenen Erregern der Tuberkulose (*M. tuberculosis*) und Lepra (*M. leprae*). Erstmals entdeckt wurde dieser Formenkreis durch Jean-Laurent Casanova, der Säuglinge auf Malta untersuchte, die an einer BCG-Impfung (*Bacille Calmette Guérin*) verstarben. Im Körper der Kinder mit **IFN-γ-Rezeptor-Defekt** breitete sich das für Immunkompetente harmlose attenuierte Mycobakterium ungehemmt aus. Dieses

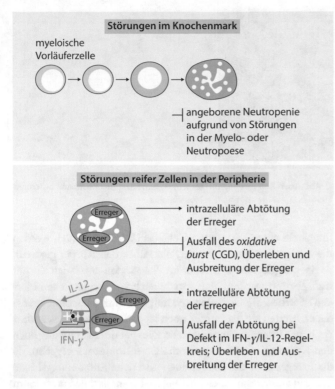

Abb. 16.2 Angeborene Phagocytendefekte. Die wichtigsten angeborenen Phagocytendefekte sind die angeborenen Neutropenien. Bei diesen bricht die Differenzierung zu neutrophilen Granulocyten und teilweise auch zu Makrophagen ab. Die Störungen der intrazellulären Abtötung sind weitere wichtige Defekte. Fällt die Bildung der reaktiven Sauerstoffspezies komplett aus, so kommt es zur septischen Granulomatose (CGD), einer generellen Anfälligkeit für Bakterien und Pilze. Fällt die Verstärkung der Abtötung über die wechselseitige Stimulierung von Makrophagen und T$_H$-Zellen aus, so ist nur die Abtötung von intrazellulären Erregern (z. B. Mycobakterien) gestört, die sich dann ungehindert ausbreiten

Krankheitsbild lässt sich heute auch noch um die Defekte im STAT-1 erweitern, über das alle Interferone ihre Signale weiterleiten. Je nachdem, ob nur das Signal von IFN-γ oder aller IFN betroffen ist, entspricht es dem charakteristischen Bild des IL-12/IFN-γ-Regelkreises oder aber es dehnt sich auf virale Infektionen aus, da auch das Signal von IFN-α und -β nicht weitergeleitet werden kann. Die Therapie ist eine spezifische Antibiotikatherapie, die bei den Formen mit funktionellem IFN-γ-Rezeptor und STAT-1 durch IFN-γ unterstützt werden kann. Die wichtigsten Phagocytendefekte sind in ◘ Abb. 16.2 dargestellt.

Eine Sonderstellung unter den Komplementdefekten nehmen der **C1-Inhibitormangel** (C1INH-Mangel, hereditäres Quincke-Ödem) und die **paroxysmale nächtliche Hämoglobinurie** (**PNH**) ein, da es sich hierbei um eine ausbleibende Regulation des Komplementsystems handelt. Beim C1INH-Mangel liegt ein autosomal dominanter Gendefekt vor, der zu starken Ödemen führt. Dies beruht darauf, dass der C1INH auch eine Funktion bei der Gerinnung hat. Neben dem C1INH-Mangel gibt es auch einen funktionellen Ausfall des C1INH durch Autoantikörper. Diese Formen kann man durch Bestimmung der C1INH-Menge und einen Funktionstest voneinander unterscheiden. Den C1INH-Mangel kann man heute mit rekombinantem C1INH behandeln. Bei der PNH liegt eine hämatologische Erkrankung vor, die streng genommen nicht zu den primären Immundefekten ge-

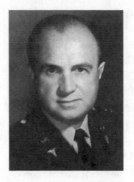

Abb. 16.3 Colonel Dr. Ogden C. Bruton. Der amerikanische Militärkinderarzt Bruton beschrieb 1952 als Erster ein Antikörpermangelsyndrom und entwickelte auch, aufbauend auf der Entwicklung der Serumtherapie und der Fraktionierung der Antikörper durch andere Wissenschaftler, die Substitutionstherapie zur Behandlung. Das Bruton-Syndrom war damit auch der erste beschriebene angeborene Immundefekt

hört, da es sich um somatische Mutationen des Glykosylphosphatidylinositol(GPI)-Ankers in Stammzellen handelt. Dieser Anker bindet eine Reihe von Oberflächenmolekülen an die Zellmembran, darunter viele der komplementinhibierenden Faktoren. Alle von der mutierten Stammzelle abstammenden Zellen sind somit anfällig gegenüber einer Komplementlyse. Dies sieht man vor allem an einer Lyse der Erythrocyten (Hämolyse), wodurch der Morgenurin sich aufgrund von freiem Hämoglobin dunkel bis schwarz färbt. Umso mehr sich die mutierten Stammzellklone ausdehnen, desto ausgeprägter wird das Krankheitsbild. Deshalb nimmt die Häufigkeit von PNH auch mit dem Alter zu und wird meist erst bei Erwachsenen symptomatisch. Während man früher nur klassisch hämatologisch behandeln konnte, steht heute auch ein anti-C5-Antikörper für die Therapie zur Verfügung.

Neben den hier beschriebenen und in ◘ Tab. 16.3 aufgelisteten Defekten gibt es noch weitere Störungen der angeborenen Immunität, die aber häufig nur einen oder wenige Patienten weltweit betreffen und zum Verständnis nicht weiter beitragen.

B-Zell-Defekte und Antikörpermangelsyndrome

Die Defekte der B-Zellen kann man als **Antikörpermangelsyndrome** (AMS) oder **Hypogammaglobulinämien** (auch **Agammaglobulinämien**) zusammenfassen. Auch T-Zell-Defekte können zu einem AMS führen. Tatsächlich war der erste beschriebene primäre Immundefekt ein AMS. 1952 beschrieb der amerikanische Militärkinderarzt Colonel Odgen C. Bruton (◘ Abb. 16.3) einen Jungen, der keine Antikörper bilden konnte. Er entwickelte eine Therapie mit Antikörpern, die aus Spenderplasmen gewonnen wurden. Die Grundlage dieser Erkrankung wurde 1993, also über 40 Jahre später, aufgeklärt, als man die Bedeutung einer Tyrosinkinase in der B-Zell-Entwicklung erkannte. Zu Ehren von Bruton wurde diese Kinase Bruton-Tyrosinkinase (Btk) genannt, die verursachte Störung **Bruton-Syndrom** (synonym: Morbus Bruton oder X-linked Agammaglobulinämie, **XLA**). Die reinen AMS muss man von den schweren kombinierten Immundefekten unterscheiden. Bei Letzteren ist der Antikörpermangel durch einen schweren T-Zell-Defekt bedingt, der

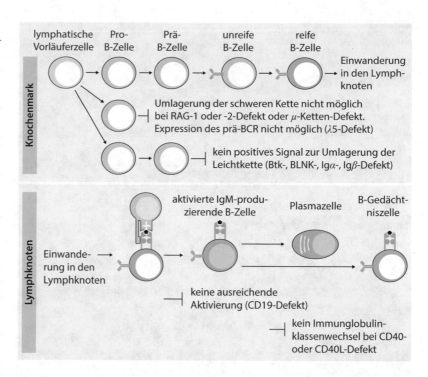

Abb. 16.4 Angeborene B-Zell-Defekte. Die B-Zell-Defekte mit einem kompletten Ausfall der B-Zellen im Blut beruhen auf einer fehlenden positiven Selektion der B-Zellen während der Ausreifung im Knochenmark. Bei den reifen B-Zellen kann es zu Störungen der T-Zell-B-Zell-Interaktion kommen, die wichtig für den Immunglobulinklassenwechsel ist. Ebenfalls kann es zum Ausbleiben des zweiten Signals am B-Zell-Rezeptor (BCR) über CD19 kommen, wodurch keine Gedächtniszellen gebildet werden

auch die zelluläre Immunität betrifft. Die AMS kann man in zwei große Gruppen einteilen:

1. Genereller Ausfall oder Minderung der Antikörperproduktion und
2. isotypen- bzw. subklassenspezifischer Ausfall oder Minderung der Antikörperproduktion.

Genereller Ausfall oder Minderung der Antikörperproduktion

Obwohl das Bruton-Syndrom streng genommen nur die XLA ist, wird es häufig als klinischer Oberbegriff für die kompletten Ausfälle in der B-Zell-Entwicklung verwendet. Allen Formen ist dabei gemeinsam, dass es zu einem frühen Entwicklungsstopp in der B-Zell-Reifung kommt. Dies lässt sich anhand der in ▶ Kap. 2 beschriebenen B-Zell-Entwicklung auch gut nachvollziehen. Alle B-Zellen durchlaufen eine positive Selektion, während der geprüft wird, ob sie in der Lage sind, einen funktionellen Antikörper auf ihrer Zelloberfläche zu exprimieren. Fehlt dieses positive Signal, so kommt es zur Apoptose in diesen Zellen. Es können sich keine reifen B-Zellen entwickeln und dementsprechend sind auch keine B-Zellen im Blut nachweisbar bzw. ihr Anteil liegt unter 1 % der Lymphocyten (normal: Kinder 12–28 %, Erwachsene 11–16 %). In der Folge sind auch keine Antikörper nachweisbar oder ihr Wert liegt unter 100 mg/dl im Serum (normal: Kinder 300–1300 mg/dl, Erwachsene 700–1600 mg/dl). Dies trifft allerdings erst zu, wenn die mütterlichen Antikörper abgebaut sind. Die B-Zell-Zahl stellt also die eindeutigere Diagnostik dar. Die betroffenen Säuglinge haben aber keine **Isohämagglutinine** (Antikörper gegen die Blutgruppeneigenschaften A und B), da die IgM-Antikörper nicht diaplazentar übertragen werden. Im normalen Säugling werden die Isohämagglutinine bereits sehr früh durch den Kontakt mit Darmbakterien gebildet.

Weshalb die Signalkaskade vom BCR nicht zustande kommt oder unterbrochen wird, ist dabei zweitrangig, da der Effekt immer der gleiche ist (■ Abb. 16.4). Neben der Btk kann eine weitere Kinase, BLNK, defekt sein oder aber eine der beiden Signalketten des BCR, Igα oder Igβ. Weitere Möglichkeiten sind die fehlende Expression des prä-BCR aufgrund eines Defektes der schweren Kette (µ-Ketten-Defekt) oder der prä-Leichtkette (λ5-Defekt). Die Differenzialdiagnose dieses Formenkreises beruht also auf dem Nachweis der B-Zellen, was bereits direkt nach der Geburt im Nabelschnurblut durchgeführt werden kann. Beim XLA kommt noch eine einfache Möglichkeit hinzu, die asymptomatischen Überträgerinnen (**Konduktorinnen**) zu identifizieren (■ Abb. 16.5). Da diese Frauen keine zufällige X-Chromosomeninaktivierung in ihren B-Zellen zeigen, gibt es bei ihnen nur B-Zellen, in denen das X-Chromosom mit dem intakten Btk-Gen aktiv ist. Entscheidet sich nämlich eine B-Zelle in der Entwicklung für das X-Chromosom mit dem defekten Btk-Gen, so wird die Entwicklung dieser B-Zelle bei der positiven Selektion gestoppt. Diese gelangt nicht ins Blut. Bei normalen Frauen gibt es hingegen zwei B-Zell-Populationen, in einer ist das väterliche und in der anderen das mütterliche X-Chromosom aktiv. Bei Frauen mit einem gesunden Vater kommt das intakte Btk-Gen immer vom Vater, d. h. es wird immer das mütterliche X-Chromosom als Barr-Körperchen inaktiviert. Ist bereits der Vater an XLA erkrankt, so erübrigt sich der Konduktorinnennachweis, da die Töchter automatisch Überträgerinnen sind, weil sie vom Vater nur das geschädigte Btk-Gen erben können. Das Btk-Gen ist sehr groß und anfällig gegenüber Mutationen, weshalb es über 600 verschiedene beschriebene Mutationen für das Krankheitsbild gibt. Es gibt auch Mutationen, die die Btk-Aktivität nur vermindern und so keinen kompletten Defekt zeigen, sondern eine verminderte Anzahl von B-Zellen. Der Humangenetik kommt deshalb eine untergeordnete Rolle zu, da das Fehlen der B-Zellen der eindeutige und einfachere Nachweis ist. Eine Pränataldiagnostik ist ebenfalls nicht indiziert, da die Kinder aufgrund des Nestschutzes vollkommen normal zur Welt kommen

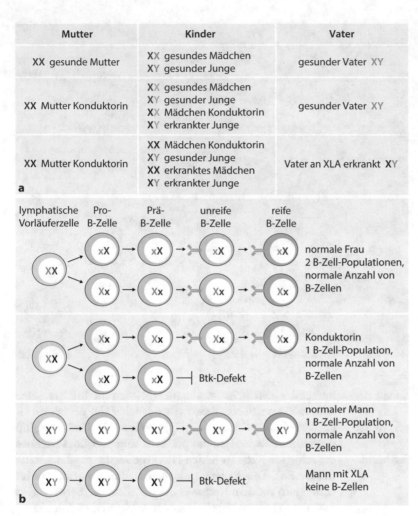

Mutter	Kinder	Vater
XX gesunde Mutter	XX gesundes Mädchen XY gesunder Junge	gesunder Vater XY
XX Mutter Konduktorin	XX gesundes Mädchen XY gesunder Junge XX Mädchen Konduktorin XY erkrankter Junge	gesunder Vater XY
XX Mutter Konduktorin	XX Mädchen Konduktorin XY gesunder Junge XX erkranktes Mädchen XY erkrankter Junge	Vater an XLA erkrankt XY

a

lymphatische Vorläuferzelle — Pro-B-Zelle — Prä-B-Zelle — unreife B-Zelle — reife B-Zelle

XX → xX → xX → xX → xX   normale Frau 2 B-Zell-Populationen, normale Anzahl von B-Zellen
XX → Xx → Xx → Xx → Xx

XX → Xx → Xx → Xx → Xx   Konduktorin 1 B-Zell-Population, normale Anzahl von B-Zellen
XX → xX → xX → Btk-Defekt

XY → XY → XY → XY → XY   normaler Mann 1 B-Zell-Population, normale Anzahl von B-Zellen

XY → XY → XY → Btk-Defekt   Mann mit XLA keine B-Zellen

b

◘ Abb. 16.5 Erbgang und Konduktorinnennachweis beim XLA. a) Der dargestellte Erbgang betrifft alle X-chromosomal vererbten Krankheiten und zeigt, weshalb diese praktisch nur bei Jungen auftauchen, da bei diesen die Erkrankung immer zum Ausbruch kommt, wenn sie das defekte Gen erben. Bei den Mädchen wird der Gendefekt durch das gesunde X-Chromosom überdeckt, sodass die Krankheit nicht zur Ausprägung kommt. Die Mädchen sind Konduktorinnen, d. h. Überträgerinnen. In seltenen Fällen, d. h. wenn bereits der Vater betroffen und die Mutter Konduktorin ist, kann die Krankheit auch bei Mädchen zum Ausbruch kommen. Dies entspricht dann einem Ereignis wie bei einer autosomal rezessiv vererbten Erkrankung, wobei dort jedoch auch die Väter nur Konduktoren sind, da sie über ein zweites gesundes Chromosom verfügen. Von den Autosomen (Nicht-Geschlechtschromosomen) haben auch die Männer jeweils zwei Exemplare. **b)** Konduktorinnen von XLA sind vollkommen symptomfrei und haben eine normale Anzahl von B-Zellen im Blut. Gegenüber normalen Frauen haben sie aber nur eine Population von B-Zellen im Blut, nämlich die, die das X-Chromosom mit dem defekten Btk-Gen inaktiviert hat. Die Abbildung zeigt die Auswirkung der verschiedenen Konstellationen auf die B-Zell-Entwicklung. Mütterliche Chromosomen sind rot dargestellt, väterliche Chromosomen grün und Chromosomen mit einem defekten Btk-Gen schwarz. Das inaktivierte X-Chromosom (Barr-Körperchen) ist kleingeschrieben

16

und sich zunächst auch normal entwickeln, bis die mütterlichen Antikörper nach 4–6 Monaten abgebaut sind. Von da an treten gehäufte Infektionen und Gedeihstörungen auf. Charakteristische Infektionen sind dabei Infektionen mit bekapselten Bakterien (z. B. Pneumokokken und Meningokokken), da man für die Opsonisierung von bekapselten Bakterien Antikörper benötigt. Komplement ist bei diesen Pathogenen dazu allein nicht in der Lage. Mit viralen Infektionen können die Kinder fast normal fertig werden, eine Ausnahme bilden dabei die Enteroviren, weshalb es früher häufig zu Problemen mit der Schluckimpfung (Polio-Lebendimpfstoff) kam. Schwere Immundefekte des spezifischen Immunsystems sind grundsätzlich eine Kontraindikation für Lebendimpfstoffe. Der späte Einsatz der Lebendimpfstoffe ab dem 11. Lebensmonat bietet deshalb auch die Sicherheit, dass man diese Defekte erkennt, unter anderem an der fehlenden Ausbildung der Lymphknoten, vor allem der Tonsillen (Mandeln), da für diese eine Interaktion von T- und B-Zellen notwendig ist. Durch die Einführung der Dauertherapie mit **intravenösen Immunglobulinen (IVIG;** ▶ Kap. 17) haben die Kinder heute eine normale Lebenserwartung, während sie früher nie die Pubertät erreichten. Zur Vereinfachung der Therapie werden die IVIG bei Säuglingen und Kleinkindern noch subkutan durch die Eltern verabreicht, was ab einer gewissen Körpergröße aufgrund der notwendigen Menge nicht mehr funktioniert; dann müssen die Antikörper intravenös durch den Arzt infundiert werden.

Eine wichtige klinische Abgrenzung ist die **transiente Hypogammaglobulinämie des Kleinkindes (THI)**, die noch nicht richtig verstanden ist. Die betroffenen Kinder, häufig Frühgeborene, haben zwar B-Zellen, diese produzieren aber zunächst keine Antikörper, bis die Produktion irgendwann spontan nach eineinhalb bis drei Jahren einsetzt. Einzelne Fälle wurden beschrieben, bei denen sich dieser verzögerte Einsatz bis ins 5. Lebensjahr hinzog. Man sollte dabei bedenken, dass alle Neugeborenen eine physiologische Hypogammaglobulinämie während der Phase des Abbaus des mütterlichen Immunglobulins zeigen, weil die eigene Produktion den Antikörper-Pool im Serum nur langsam auffüllt. Eine Dauertherapie mit IVIG ist bei THI nicht indiziert. Diese könnte das Einsetzen der Antikörperproduktion des Kindes verzögern. Deshalb behandelt man mit früher oder prophylaktischer Antibiotikatherapie und nur kurzzeitiger IVIG-Therapie bei Bedarf.

Der CD19-Defekt ist ebenfalls ein AMS und manifestiert sich bei Säuglingen mit schweren bakteriellen Infektionen. Das Problem ist hier, dass zwar B-Zellen vorhanden sind, diese aber den wichtigen Corezeptor CD19 nicht exprimieren. Über CD19 erhalten die B-Zellen ein wichtiges 2. Signal bei der B-Zell-Aktivierung. Da CD19 häufig zur Bestimmung von B-Zellen herangezogen wird, kann hier ein falsch negativer Befund entstehen, während die B-Zellen normal CD20 und CD21 exprimieren. Die Behandlung erfolgt über IVIG.

Allen drei Formenkreisen ist gemeinsam, dass es aufgrund der fehlenden Antikörper und der häufigen bakteriellen Infektionen zu einem erhöhten Verbrauch von neutrophilen Granulocyten kommt, die das Knochenmark nicht in ausreichender Menge und Reife nachproduzieren kann. Deshalb werden diese AMS häufig als Agranulocytosen fehldiagnostiziert, da im physikalischen Differenzialblutbild die Neutrophilen fehlen oder sehr stark vermindert sind. Eine klassische Färbung des Differenzialblutbildes würde viele unreife Granulocyten zeigen, die sich im physikalischen Differenzialblutbild aber als Monocyten abbilden. Da die Therapie bei einer Neutropenie (s. o.) vollkommen anders wäre, ist diese Abgrenzung sehr wichtig.

Einfacher ist die Abgrenzung zum allgemeinen **variablen Immundefekt** (**CVID**, *common variable immune deficiency*), der den häufigsten primären Immundefekt des spezifischen Immunsystems darstellt. Die Häufigkeit ist dabei wahrscheinlich nur ein Zeichen dafür, dass wir in den meisten Fällen noch nicht wissen, worauf CVID beruht und wir somit viele verschiedene Defekte unter einem symptomatischen Sammelbegriff zusammenfassen. Die Patienten haben B-Zellen, diese produzieren aber dauerhaft zu wenig Immunglobulin. Im Gegensatz zum Bruton-Syndrom manifestiert sich CVID in der Regel erst bei Erwachsenen (meist nach dem 20. Lebensjahr), während die B-Zell-Ausfälle klinisch bereits bei Säuglingen und Kleinkindern aufgrund der häufigen Infektionen auffallen. Beim CVID verschlechtert sich die Lage hingegen mit der Zunahme des Körpervolumens. Da man die Ursache nicht in allen Fällen kennt, ist die Diagnose klinisch und anhand andauerndem AMS zu stellen. Die Patienten fallen dabei wiederum wegen gehäufter bakterieller Infektionen auf, haben aber auch autoimmune und lymphoproliferative Erkrankungen. Die Behandlung des AMS erfolgt ebenfalls durch IVIG. Den Zusammenhang zwischen Antikörpermenge und Infektionen zeigt ⬛ Abb. 16.6.

Isotypen- bzw. subklassenspezifischer Ausfall oder Minderung der Antikörperproduktion

Der Immunglobulinklassenwechsel wurde in den vorherigen Kapiteln im Detail erläutert. Die wichtigste Interaktion dafür ist diejenige zwischen CD40 auf den B-Zellen und CD40L (CD154) auf den T-Zellen. Beide Defekte führen zum Krankheitsbild des **Hyper-IgM-Syndroms**, da aufgrund des fehlenden Signals zum Immunglobulinklassenwechsel nur IgM produziert werden kann und dies häufig in erhöhter Menge (⬛ Abb. 16.4). Der CD40L-Defekt ist dabei häufiger, da er X-chromosomal vererbt wird. Die Patienten fallen ebenfalls mit gehäuften bakteriellen Infektionen auf und werden mit IVIG therapiert.

Diesem eher allgemeinen Defekt des Immunglobulinklassenwechsels stehen die spezifischen Isotyp- und Subklassendefekte gegenüber. Beim Defekt des Gens der schweren Kette der Immunglobuline können einzelne Teile des Gens für die schwere Immunglobulinkette (IgH) ausfallen, sodass einzelne Immunglobulinisotypen oder -subklassen nicht vorhanden sind. Ähnlich sind die IgG-Subklassendefekte, die nicht auf einem Defekt im IgH beruhen, deren genetische Grundlage aber noch unbekannt ist. Je nach Ausfall der IgG-Subklassen ist das Krankheitsbild von fast asymptomatisch (isolierter IgG_4-Mangel) bis zu ständig rezidivierenden Infektionen (kombinierter IgG_1- + IgG_3-Man-

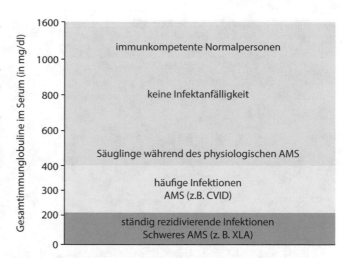

⬛ **Abb. 16.6 Die Infektionsanfälligkeit hängt von der Antikörpermenge ab.** Erwachsene haben sehr große Mengen von Antikörpern im Blut (700–1600 mg/dl), was sicher vor Reinfektionen schützt. Kinder haben je nach Alter zwischen 300–1300 mg/dl Antikörper. Die niedrigen Werte am Anfang des Lebens sind dabei eine physiologische Hypogammaglobulinämie, da der Abbau der mütterlichen Antikörper schneller voranschreitet als die eigene Antikörperproduktion des Kindes. Ab einer Menge unter 400 mg/dl setzen gehäuft Infektionen ein, weshalb man bei einer Therapie auch immer möglichst Werte über 500–600 mg/dl anstrebt. Das CVID wird deshalb auch meistens erst im Erwachsenenalter auffällig, da Kinder bezogen auf ihr Körpervolumen relativ mehr B-Zellen haben und daher der Mangel erst mit der Zunahme des Körpervolumens auftritt. Unter 200 mg/dl ist eine Person nicht mehr immunkompetent und zeigt ständig rezidivierende Infektionen

gel) sehr variabel. Die **IgG-Subklassendefekte** können auch mit einem IgA-Mangel vergesellschaftet sein, was meistens zu einer Symptomatik führt, während der **selektive IgA-Mangel** zwar die häufigste immungenetische Erkrankung überhaupt ist, meistens jedoch asymptomatisch bleibt. Darminfektionen verlaufen jedoch progressiver und können chronisch werden. Klassische Kombinationen dieser Defekte sind IgG_1 + IgG_3, IgG_2 + IgG_4 sowie IgA + IgG_2. Das tückische an den IgG-Subklassendefekten ist, dass sie bei einer Bestimmung der Gesamtimmunglobuline meistens nicht auffallen bzw. nur bei einem Defekt von IgG1, da dieser der quantitativ häufigste Antikörper ist. Die anderen Subklassendefekte gehen dagegen in der natürlichen Variation der Antikörpermenge im Blut unter, sodass bei Verdacht auf einen Immundefekt immer auch die Subklassen bestimmt werden müssen. Neben den Defekten der schweren Kette ist auch ein κ-Ketten-Defekt bekannt, sodass die schwere Kette nur mit der λ-Leichtkette kombiniert werden kann. Bis auf den selektiven IgA-Mangel werden die schweren Verläufe der Subklassendefekte auch mit IVIG behandelt, während bei den leichten und mittleren Formen dafür kein Bedarf besteht. Der IgA-Mangel ist sogar eine Kontraindikation für die IVIG-Therapie, da es hier zur Serumkrankheit aufgrund der Bildung von anti-IgA-Antikörpern kommen kann (▶ Kap. 8 und ▶ Kap. 17).

Einen Sonderfall der verminderten Antikörperproduktion stellt die **kongenitale Asplenie** dar. Beim Fehlen der Milz fällt die T-Zell-unabhängige Antikörperproduktion aus, deshalb kommt es zu schweren Verläufen bei Infektionen mit bekapselten Bakterien, vor allem Pneumokokken und Meningokokken. Diesen Patienten kann man durch die Konjugatimpfstoffe wirkungs-

◻ **Tab. 16.4** Varianten von SCID. Die SCID-Varianten lassen sich anhand des zellulären Profils unterscheiden. Vorhandene Zellpopulationen sind mit + markiert, fehlende mit – und erniedrigte mit ↓.

Zelluläres Profil der SCID-Variante	Gendefekt	Funktion des Gens
T⁻, B⁻, NK⁻	ADA	Adenosin-Desaminase im Purinstoffwechsel
	PNP	Purinnucleosidphosphorylase im Purinstoffwechsel
T⁻, B⁻, NK⁺	RAG-1, RAG-2	Rekombination des TCR und BCR
T⁻, B⁺, NK↓	Common-γ-chain (XL)	Signaltransduktion von IL-2, -4, -7, -9, -15 und -21
	JAK3	Signaltransduktion von IL-2 und -4
T⁻, B⁺, NK⁺	IL-7Rα	Signaltransduktion von IL-7
	CD3δ, CD3ε, CD3ζ	Signaltransduktion des TCR
T↓, B⁺, NK⁺	CD45	Tyrosinphosphatase, beteiligt an der Signaltransduktion verschiedener Rezeptoren
T_H⁺, CTL↓, B⁺, NK⁺	ZAP70, CD3γ	Signaltransduktion des TCR
	CD8	T-Zell-Restriktion und akzessorisches Molekül für CTL
	TAP1, TAP2	Antigentransport für die MHC-I-Präsentation ins ER
T_H↓, CTL⁺, B⁺ (aber ohne HLA-D-Expression), NK⁺ (bare lymphocyte syndrome)	CIITA	Klasse-II-Transaktivator ist der Transkriptionsfaktor für die MHC-II-Expression
T⁺, B⁺, NK⁺	P56lck	Signaltransduktion des TCR
Omenn-Syndrom: variabel, häufig B- und Hypereosinophilie	Verschiedene partielle Defekte	Je nach betroffenem Gen eingeschränkte Funktion, jedoch gegenüber den anderen SCID-Formen kein Totalausfall

voll helfen, da dann die intakte T-Zell-abhängige Immunantwort induziert wird. Die Asplenie tritt aber häufiger als sekundärer Immundefekt auf – dann, wenn die Milz nach einem schweren Trauma chirurgisch entfernt werden muss.

T-Zell-Defekte und SCID

In der ursprünglichen Definition handelte es sich bei dem schweren kombinierten Immundefekt (**SCID**, *severe combined immune deficiency*) um einen kombinierten T- und B-Zell-Defekt. Da bei fehlenden T-Zellen die B-Zellen aber in ihrer Funktion stark eingeschränkt sind, unterscheidet man heute verschiedene SCID-Formen mit und ohne B-Zellen. Welche genetischen Defekte dabei in den Formenkreis SCID einbezogen oder als eigene Entität eingestuft werden, ist in der Literatur sehr variabel. Übergänge vom klinischen Bild eines SCID zu einem anderen T-Zell-Defekt sind fließend. In ◻ Tab. 16.4 sind die verschiedenen SCID-Formen aufgrund ihrer Lymphocytenverteilung in funktionelle Gruppen eingeteilt. Aufgrund des Ausfalls der zellulären Immunität kombiniert mit einem AMS zeigen die Kinder sehr früh eine Symptomatik, da kein Schutz gegen Viren besteht und nur ein verminderter Schutz gegen die übrigen Erreger, weil die Verstärkung der Phagocytenfunktionen in der Spätphase der Immunreaktion ausbleibt. Die starke Infektanfälligkeit macht die Kinder schwer therapierbar, und die überbrückbare Zeit mit prophylaktischen Antibiotika und IVIG ist limitiert. Da alle SCID-Formen (Ausnahme sind leichtere Ausprägungen der Ausfälle von cytotoxischen T-Zellen (CTL)) durch eine KMT/SZT behandelt werden müssen, ist die

Abgrenzung zu den reinen AMS sehr wichtig. ◻ Abb. 16.7 zeigt den Zusammenhang zwischen T-Zell-Zahl und Infektionsanfälligkeit.

Unter den SCID-Formen bildet das **Omenn-Syndrom** eine Ausnahme, da es hier nicht zu einem Totalausfall eines Gens kommt, sondern nur zu einer verminderten bzw. veränderten Funktion. Die zugrunde liegenden Defekte befinden sich dabei in den Genen, die die anderen SCID-Formen verursachen. Die partiellen Defekte führen dazu, dass nur einige T-Zellen ausreifen und dadurch ein beschränktes T-Zell-Repertoire besteht (oligoklonale Expansion). Unter diesen T-Zellen befinden sich autoimmune T-Zellen, sodass es zu schweren Entzündungen der Haut, häufig mit Blasenbildung kommt. Viele Fälle von Omenn-Syndrom zeigen eine Hypereosinophilie und verminderte B-Zell-Zahlen. Aufgrund des ungewöhnlichen Erscheinungsbildes ist hier vor allem auch eine Abgrenzung zu allergischen Reaktionen, zum Hyper-IgE-Syndrom und einer *graft versus host*-Reaktion (GvHD) wichtig. Die Behandlung erfolgt wie bei den übrigen SCID-Formen.

Eine sichere Sonderstellung unter den T-Zell-Defekten nimmt das **DiGeorge-Syndrom**, eine Fehlbildung des Thymus, ein. Hierbei handelt es sich um eine Deletion am Chromosom 22 (genauer 22q11.2), die eine Fehlbildung der 3. und 4. Schlundtasche in der Embryogenese nach sich zieht. Dadurch tritt bei den Kindern ein Symptomkomplex von Herzfehlern (*cardiac anomalies*), Gesichtsdysmorphien (*abnormal facies*), Thymusatrophie oder -hypoplasie (*thymic hypoplasia*), eine Gaumenspalte (*cleft palate*) und ein Calciummangel im Blut (*hypocalcemia*) auf, was zur Bezeichnung CATCH-22 geführt hat. Die Ausprägung des Krankheitsbildes ist sehr variabel und reicht immunologisch von einer kompletten T-Zell-Defizienz bis hin zu fast normalen T-Zell-Zahlen. Die Diagnose erfolgt meist morphologisch und wird cytogenetisch bestätigt. Die Therapie hängt vom Schweregrad des T-Zell-Defektes ab.

Weitere gut definierte Immundefekte

Die **Hyper-IgE-Syndrome**, auch als **Hiob-Syndrom** bezeichnet, zeichnen sich durch eine Überproduktion von IgE aus. Dabei liegen die IgE-Werte weit über dem, was bei Allergikern nachzuweisen ist. Die Kinder haben eine erhöhte Infektanfälligkeit, insbesondere für Staphylokokken auf der Haut, und Ekzeme. Die Defekte liegen dabei im STAT-3-Gen (wichtig für Cytokinsignaltransduktion, z. B. IL-6) bei der autosomal dominanten Form oder in verschiedenen Genen (bisher bekannt Tyk2-Gen, ebenfalls Cytokinsignaltransduktion) bei den autosomal rezessiven Formen. Die Kinder werden prophylaktisch mit Antibiotika und ggf. IVIG therapiert.

Beim X-**chromosomal lymphoproliferativen Syndrom** (**XLP**) handelt es sich um einen Defekt des SH2D1A-Gens (XLP-1) oder des XIAP-Gens (XLP-2), welche für die Lymphocytenaktivierung wichtig sind. Die Kinder können dadurch eine EBV-Infektion nicht kontrollieren, sodass es zu einem fulminanten tödlichen Verlauf oder einem chronisch-aktiven Verlauf mit Entwicklung von malignen Lymphomen kommt. Die Behandlung erfolgt antiviral oder onkologisch, wobei die Option einer KMT/SZT besteht.

Die **autoimmunen lymphoproliferativen Syndrome** (**ALPS**) nehmen eine Sonderstellung ein, da bei ihnen Autoimmunkrankheiten im Vordergrund stehen. Gemeinsam sind diesen Erkrankungen Störungen der Apoptose, weshalb autoimmune Lymphocyten nicht eliminiert werden. Charakteristische Defekte sind die autosomal dominanten Mutationen im CD95 und der Caspase-8 und die autosomal rezessiven Mutationen im CD95-Liganden und der Caspase-10. Die Kinder fallen durch eine Lymphadenopathie und Splenomegalie (Schwellung von Lymphknoten und Milz) auf. Die Behandlung ist immunsuppressiv und ggf. Entfernung der Milz, bei schweren Verläufen KMT/SZT.

Das **Wiskott-Aldrich-Syndrom** (**WAS**) ist ein Defekt im WASP-Gen (WAS-Protein) der X-chromosomal rezessiv vererbt wird. Durch die Mutation kommt es zu Störungen im Actin-Cytoskelett und dadurch zu funktionellen Ausfällen in der Signalweiterleitung von Rezeptoren. Dies beeinflusst die Differenzierung und Aktivierung von T- und B-Zellen sowie die Bildung von Thrombocyten. Deshalb sind für das Krankheitsbild neben rezidivierenden Infektionen eine Thrombocytopenie und ein chronisches Ekzem charakteristisch. Bis zum Vorschulalter kommen häufig noch autoimmune Reaktionen hinzu. Das WAS wird mit der KMT/SZT behandelt.

Ataxia teleangiectatica (**Louis-Bar-Syndrom**) beruht auf einer Mutation im ATM-Gen (*ataxia telangiectasia mutated*). Der Gendefekt bewirkt ein gestörtes Zellwachstum, da ATM an der Zellteilung und der Reparatur von DNA-Schäden beteiligt ist. Im Vordergrund der Erkrankung stehen eigentlich die namensgebenden neurologischen Störungen, die in einer geistigen Re-

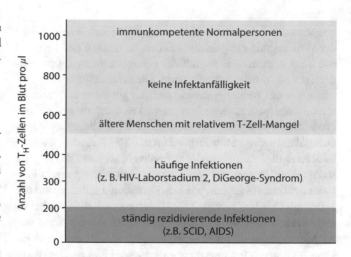

○ **Abb. 16.7 Zusammenhang zwischen Infektionsanfälligkeit und T-Zell-Zahl.** Durch die Erkenntnisse an HIV-Infizierten wissen wir heute mehr über den Zusammenhang von T-Zell-Zahl und dem Auftreten von Infektionen, was auch der Therapie von Patienten mit primären Immundefekten zugutekommt. Der Normalwert für T_H-Zellen liegt beim Erwachsenen zwischen 700–1100 Zellen/µl, bei Kindern sogar noch höher. Aber selbst eine Anzahl darunter reicht noch für eine Immunreaktion aus, sodass eine Symptomatik mit gehäuften Infektionen erst unter 500 T_H-Zellen/µl auftritt. Bei unter 200 Zellen/µl liegt dann ein schweres Immundefizit mit ständig rezidivierenden Infektionen vor

tardierung münden, die bereits früh in Erscheinung treten. Erst im Kindergartenalter entwickelt sich eine zunehmende Infektionsanfälligkeit. Die Therapie ist symptomatisch mit Antibiotika und bei Bedarf IVIG.

Das **Chediak-Higashi-Syndrom** beruht auf einem Defekt des LYST-Gens (*lysosomal trafficking regulator gene*). Durch den Ausfall ist der Transport von Proteinen in die Lysosomen gestört. Die Patienten fallen durch einen Albinismus auf und eine sehr frühe Infektionsanfälligkeit in den ersten Lebenswochen durch die Barrierestörung. Zur Therapie gibt es die KMT/SZT als symptomatische Behandlung, da diese den Defekt nur in den hämatopoetischen Zellen behebt.

16.2 Sekundäre Immundefekte

Die sekundären oder erworbenen Immundefekte sind häufiger als die primären Immundefekte. Insbesondere bei Erwachsenen ist das Vorliegen eines sekundären Immundefektes wahrscheinlicher als die Erstdiagnose eines primären Immundefektes. Sekundäre Immundefekte werden durch Infektionskrankheiten, hämatologische, onkologische, gastroenterologische oder nephrologische Erkrankungen, schwere Traumen, Strahlenunfälle oder durch Intoxikation verursacht. Der letzte Bereich wird im nächsten Abschnitt gesondert besprochen. Für die übrigen Faktoren werden nur typische Beispiele gegeben, da das klinische Bild ein breites Spektrum hat. Bei den Infektionskrankheiten wird HIV (humanes Immundefizienzvirus) aufgrund seiner besonderen Bedeutung separat besprochen.

Bei den hämatologischen Erkrankungen, d. h. den Leukämien und Lymphomen, kommt es zu einer Verdrängung der gesunden Leukocyten im Knochenmark und/oder Blut (z. B. akute lymphatische Leukämie bei Kindern). Dies führt, je nach Stärke der Verdrängung der gesunden Zellen, zu einem Krankheitsbild wie beim spezifischen Ausfall der entsprechenden Zellpopulation, die oben besprochen wurde. Die soliden Tumore beeinträchtigen das Immunsystem je nach Organ mehr oder minder stark. Einige hoch maligne Tumore wirken durch die konstitutive Produktion von bestimmten Mediatoren sogar immunsuppressiv (z. B. Gliablastoma multiforme durch TGF-β). Andere Tumore inhibieren die Produktion der normalen Mediatoren des Organs, sodass diese vermindert vorkommen. Dies können direkt Faktoren des Immunsystems, wie z. B. Komplementfaktoren aus der Leber, oder Mediatoren zur Zellaktivierung und -differenzierung sein, wie z. B. Calcitriol (aktives Vitamin D3) aus der Niere, was zur Makrophagendifferenzierung benötigt wird. Dies ist auch die Ursache, warum bei den meisten schweren Nierenerkrankungen ein sekundärer Immundefekt vorliegt. Unspezifisch wirken viele Tumoren durch ihren hohen Energieverbrauch oder die verschlechterte Nährstoffaufnahme, sodass es zu einem Zustand wie bei einer Mangelernährung kommt, die immunsuppressiv wirkt (▶ Kap. 15). Dies trifft auch auf viele gastroenterologische Erkrankungen zu, wie Malabsorption von bestimmten Nährstoffen (z. B. Zinkmangel) oder erhöhtem Verlust durch Diarrhöen (Durchfälle) unterschiedlicher Ursache.

Der sekundäre Immundefekt durch Strahlenunfälle oder -therapie dient sogar der Diagnostik. Nach einer Ganzkörperbestrahlung mit ionisierenden Strahlen kommt es zu einem **Leukocytensturz**, d. h. die Anzahl der Granulocyten fällt schnell ab, da sie nur eine kurze Lebenszeit haben und die Nachproduktion aufgrund der Schädigung des Knochenmarks ausbleibt. Das Krankheitsbild ähnelt dann symptomatisch den oben beschriebenen Agranulocytosen. Der Leukocytensturz tritt dabei bereits nach 1–2 Tagen auf, während ein Haarausfall erst nach 2–3 Wochen einsetzt, sodass ein Strahlenunfall akut diagnostiziert werden kann.

Bei verschiedenen Infektionskrankheiten wird das Immunsystem negativ beeinflusst, ohne dass man dies als sekundären Immundefekt beschreibt. So sind z. B. die schweren Verläufe einer Grippe meist nicht auf das Influenzavirus selbst, sondern auf **Superinfektionen** durch Bakterien zurückzuführen. Das hochinfektiöse Influenzavirus schwächt dabei die natürlichen Barrieren, sodass die Bakterien sich leichter ansiedeln können. Schwere sekundäre Immundefekte lösen die kongenitalen Infektionen, d. h. Infektionen des Kindes im Mutterleib, aus. Hier wird ein noch nicht ausgereiftes Immunsystem mit Erregern konfrontiert, sodass sich keine schützende Immunantwort aufbaut und das Immunsystem sich auch nicht weiter normal ausdifferenziert. Klinisch bedeutsame Infektionen sind dabei unter anderem die Infektionen mit CMV, Rötelnvirus und *Toxoplasma gondii*. Deshalb sind auch die Rötelnimpfungen bei Mädchen von besonderer Bedeutung, und die Antikörpertiter gegen Röteln werden bei jeder Schwangeren bestimmt, um eine Infektion sicher ausschließen zu können. Bei der Diagnostik einer Rötelninfektion in Säuglingen ist es wichtig, IgM-Antikörper gegen die Erreger nachzuweisen, da nur diese sicher vom Kind stammen. IgG-Antikörper können auch von der Mutter stammen, da diese plazentagängig sind. Neben den kongenitalen Infektionen können chronisch persistierende Infektionen,

d. h. Infektionen mit andauernder Erregeraktivität, das Immunsystem negativ beeinflussen. Wichtige Beispiele sind Malaria (*Plasmodium* ssp.) und Lues (Syphilis, *Treponema pallidum*). So kann z. B. das EBV bei Malariainfizierten aufgrund der Immunsuppression durch *Plasmodium* zur Induktion eines Burkitt-Lymphoms führen. Latente Infektionen (z. B. HSV, EBV) haben normalerweise während der Latenzphase keinen Einfluss auf das Immunsystem, da sich der Erreger vollkommen ruhig verhält. Erst mit der Reaktivierung wird das Immunsystem wieder beeinflusst, wobei die Reaktivierung meist durch eine Schwächung des Immunsystems hervorgerufen wird. Eine Sonderstellung nehmen die Viren ein, die direkt Leukocyten als ihre Zielzellen haben und so mit ihrer Vermehrung direkt das Immunsystem schädigen. Das wichtigste Beispiel ist das humane Immundefizienzvirus (**HIV**).

HIV und AIDS

Seit der Erstbeschreibung von **AIDS** (*acquired immune deficiency syndrome*) im Jahre 1981 als eigenes Krankheitsbild hat sich HIV als ursächlicher Erreger dieser Erkrankung zur größten weltweiten Pandemie ausgebreitet. Schnell nach der Beschreibung von AIDS wurde jedoch klar, dass es das Krankheitsbild bereits lange vorher gab. Anhand von zwei infizierten Proben aus den Jahren 1959 und 1960 aus Afrika konnte man über die Mutationsrate von HIV zurückrechnen, wann das Virus wahrscheinlich vom Affen auf den Menschen übergetreten ist. Die am häufigsten genannte Jahreszahl ist 1908, wobei je nach Berechnung eine Zeitspanne zwischen 1873 und 1933 entsteht. Die Affenimmundefizienzviren (SIV) selbst sind wesentlich älter, d. h. zwischen 10.000–100.000 Jahre alt, weshalb sich das Immunsystem der Affen wahrscheinlich wesentlich besser an die Viren angepasst hat als unser Immunsystem an HIV. Für die Entdeckung von HIV-1 (1983) und HIV-2 (1986) bekamen Luc Montagnier und Francoise Barré-Sinoussi 2008 den Nobelpreis für Physiologie oder Medizin. HIV-1 und -2 sind +Strang-RNA-Retroviren, die zur Gattung der Lentiviren gehören (◘ Abb. 16.8). Während HIV-1 weltweit verbreitet ist, ist HIV-2 im Wesentlichen noch auf West- und Zentralafrika beschränkt. Zurzeit gibt es ca. 33 Millionen HIV-Infizierte auf der Welt, in Deutschland ca. 78.000 (Schätzung des Robert-Koch-Institutes von 2012). Jährlich sterben etwa zwei Millionen Menschen an AIDS und drei Millionen infizieren sich neu, sodass die Zahl der Neuinfizierten immer noch weiter ansteigt. Nachdem man es in Deutschland in den 1990er-Jahren durch massive Aufklärungskampagnen geschafft hatte, die Rate von Neuinfektionen stark zu senken, stieg die Anzahl von Neuinfektionen seit 2000 von ca. 1500/Jahr wieder stetig an auf ca. 3000/Jahr im Jahr 2010. Während in Deutschland jeder Infizierte bei Bedarf eine teure antiretrovirale Therapie bekommt, steht diese weltweit nur etwa fünf Millionen der Infizierten zur Verfügung.

Die HIV-Infektion wird heutzutage überwiegend sexuell übertragen, Übertragungen mit Blut und Blutprodukten sind in Deutschland durch geeignete Testungen (PCR zum Virusnachweis) und Sicherheitsmaßnahmen (Quarantäneplasma und Virusinaktivierungen) sehr unwahrscheinlich, d. h. das Risiko liegt bei 1 : 2.600.000 und damit in der Wahrscheinlichkeit von fünf Richtigen plus Zusatzzahl im Lotto „6 aus 49". Dem gegenüber ist die Wahrscheinlichkeit, sich bei ungeschütztem Geschlechtsverkehr zu infizieren, relativ hoch, da bei 78.000 Infizierten und 81,89 Millionen Einwohner (beides Daten aus 2012) etwa 1 von 1050 Personen in Deutschland HIV-infiziert ist. Glücklicherweise ist das HI-Virus nicht so hoch infektiös wie andere Erreger, sodass man sich ohne den Austausch von Körperflüssigkeiten nicht mit HIV infiziert. Einfache Schutzmaßnahmen wie Kondome und Latexhandschuhe schützen zudem sehr zuverlässig vor einer Infektion durch Sperma oder Blut.

Warum stellt das Virus dennoch eine so große Gefahr dar? Wenn es das HI-Virus geschafft hat, den Körper zu infizieren, ist die Person lebenslang infiziert und infektiös. Dies liegt daran, dass HIV ein Retrovirus ist und sein Genom direkt in die DNA der Wirtszelle einbaut. Damit wird das Virus Bestandteil des Erbgutes der Zelle und überträgt sich bei der Zellteilung auf beide Tochterzellen. Während der Primärinfektion kommt es zum **akuten retroviralen Syndrom**, d. h. das Virus vermehrt sich zunächst sehr stark und breitet sich im Körper aus. Während dieser Phase erfolgt ein starker Abfall der CD4$^+$-T$_H$-Zellen, die das HI-Virus primär befällt, und der Patient hat Anzeichen einer starken Infektion mit Fieber, Gelenkschmerzen und ausgeprägten Lymphknotenschwellungen, weshalb HIV auch ursprünglich als Lymphadenopathievirus (LAV) beschrieben wurde. Die akute Phase ist durch eine hohe Viruslast (Anzahl der Kopien des Virusgenoms im Blut), eine geringe Zahl an T$_H$-Zellen und in den ersten Tagen noch fehlenden anti-HIV-Antikörpern charakterisiert, weshalb man zum Nachweis den Virusdirektnachweis mittels PCR oder den p24-Antigentest nutzen muss. Nach dieser akuten Phase, die wenige Tage bis Wochen nach der Infektion auftritt, verhält sich das ins Genom integrierte Virus relativ still, d. h. es repliziert sich selten und nur wenige HIV-Antigene können präsentiert werden. Während dieser Latenzphase, die mehrere Jahre andauern kann, ist die Viruslast gering, die T$_H$-Zell-Zahl normal und die anti-HIV-Antikörper sind nachweisbar, sodass diese als Nachweisverfahren genutzt werden. Zum Screening werden dabei HIV-ELISA verwendet, die eine Infektion aber nicht eindeutig nachweisen, d. h. ein positiver HIV-Test im ELISA stellt nur einen Verdachtsbefund dar. Erst die Bestätigung der Infektion im Western-Blot (offizieller Bestätigungstest) oder der Virusdirektnachweis stellt die definitive Infektion fest, sodass der Patient als HIV-positiv gilt. Heute weiß man, dass HIV während dieser Latenzphase das Immunsystem stark moduliert und sich so immer mehr ausbreitet. In der Spätphase der HIV-Infektion reaktiviert das Virus und es kommt zu einem fortschreitenden Abfall der T$_H$-Zellen, wodurch das Immunsystem immer schlechter wird, wie bei den T-Zell-Defekten. Wenn das Immunsystem nicht mehr richtig funktioniert, brechen vermehrt Infektionen aus und nach einer Zeit auch die sogenannten AIDS-definierenden Erkrankungen, womit der Patient in das Stadium AIDS eintritt. Wichtige AIDS-definierende Erkrankungen sind Infektionen mit Mykobakterien, insbesondere atypischen Mykobakterien, *Pneumocystis jiroveci*-Pneumonie (PcP, da der Erreger früher *Pneumocystis carinii* hieß) und das Kaposi-Sarkom. Die ◘ Abb. 16.9 zeigt den Krankheitsverlauf einer HIV-Infektion.

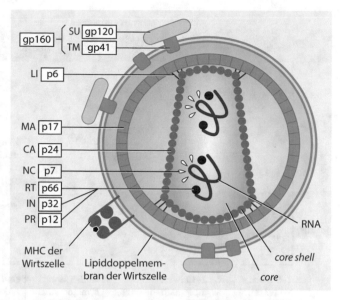

◘ **Abb. 16.8 Schematische Darstellung des HI-Virus.** HIV besitzt eine Hülle aus der Membran der Wirtszelle. Darunter befindet sich die eigentliche Virushülle, das *envelope* aus Matrixproteinen, welche den Kern (*core*) umschließt, der die +Strang-Virus-RNA mit den Enzymen für die Umschreibung in die DNA (RT) und die Integration ins Wirtsgenom (IN) enthält. Die Virusproteine sind mit den Zusätzen p für Protein und gp für Glykoprotein sowie einer Zahl, die ihrem Molekulargewicht in Kilodalton entspricht, benannt. Dargestellt sind die strukturell und für die Primärinfektion wichtigen Proteine und Strukturen. Daneben gibt es noch weitere Genprodukte, die für die Immunmodulation entscheidend sind. (Verändert nach Kirchner *et al.* 1993.) SU = *surface*: Oberflächenprotein (Knob genannt), TM: Transmembranprotein, MA: Matrixprotein, Li = *linker*: Verbindungsprotein (auch CEL = *core envelope linker*), CA: Capsidprotein, NC: Nucleocapsidprotein, PR: Protease, RT: Reverse Transkriptase, IN: Integrase

Infektion mit HIV

Wie bei allen Infektionskrankheiten muss auch HIV einen Schwellenwert überschreiten, um eine Infektion hervorzurufen. Die Erregermenge ist dabei am höchsten in Blut, Samenflüssigkeit, Vaginalsekret und Darmschleimhaut von Infizierten, woraus sich auch die hohe sexuelle Übertragbarkeit erklärt. Aufgrund des zu überschreitenden Schwellenwertes führt aber nicht jeder Kontakt zwangsläufig zu einer Infektion, sondern statistisch nur jeder 100.–1000. Kontakt. Bei einer hohen Viruslast kann es aber trotzdem beim Erstkontakt zu einer Infektion kommen, sodass es zur Infektionsprophylaxe (z. B. Kondome) keine Alternative gibt. Das Übertragungsrisiko von Mutter auf Kind während der Geburt ist wesentlich höher, weshalb sich jedes 4.–5. Kind bei einer natürlichen Geburt infiziert; daher ist der Kaiserschnitt hier die effektivste Prophylaxe. Nach einem gesicherten HIV-Kontakt (z. B. infizierte Mutter oder Verletzung bei Behandlung eines HIV-infizierten Patienten) gibt es die Möglichkeit einer Postexpositionsprophylaxe mit einer Dreifachkombination von antiretroviralen Medikamenten, die nach bisherigen Erkenntnissen einen sehr guten Schutz zeigt.

In den letzten Jahren hat man viele Erkenntnisse über die Coevolution von Mensch und HIV gewonnen, vor allem aus langzeitexponierten Personen, die sich trotz ständigem Kontakt mit dem HI-Virus nicht infiziert haben. ◘ Tabelle 16.5 zeigt wichtige genetische Faktoren, die einen erhöhten oder verminderten

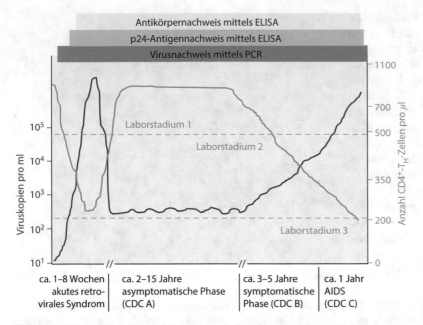

Abb. 16.9 Verlauf einer HIV-Infektion. Kurz nach der Infektion mit dem HI-Virus kommt es zum akuten retroviralen Syndrom, das klinisch mehr oder minder stark ausgeprägt ist. Während dieser Phase vermehrt sich das Virus stark (rote Linie), d. h. die Viruslast steigt (Anzahl der Kopien des Virusgenoms im Blut). Im gleichen Maße fällt die Anzahl der T_H-Zellen ab (grüne Linie). Während der sehr frühen Infektion kann nur das Genom nachgewiesen werden (roter Balken) und kurze Zeit später das p24-Antigen des Virus (oranger Balken). Die Antikörperproduktion (gelber Balken) setzt erst verzögert ein, sodass während der Frühphase ein Antikörpernachweis unsicher ist (gelb-gestrichelter Balken). Dieses sogenannte diagnostische Fenster beträgt etwa eine Woche. Das Virus geht dann in die Latenzphase über, während der es sich nur langsam vermehrt und die T_H-Zell-Zahl normal ist, wodurch der HIV-Infizierte keine Krankheitserscheinungen zeigt. Der Patient befindet sich im Stadium A (nach CDC, Center of Disease Control). Während dieser Phase kann man alle drei Testverfahren anwenden, wobei der Antikörpernachweis am günstigsten ist. Nach mehreren Jahren reaktiviert dann das Virus, wobei die Länge der Latenzzeit von der genetischen Ausstattung des Infizierten abhängt, d. h. umso mehr Risikogene er hat, desto schneller verschlechtert sich das Krankheitsbild, während protektive Genvarianten den Krankheitsverlauf verlangsamen. Wenn das HI-Virus reaktiviert, beginnt der Übertritt in die symptomatische Phase (Stadium CDC B), bei der die Viruslast steigt und die Zahl der T_H-Zellen abfällt. Umso stärker die T_H-Zell-Zahl abfällt, desto häufiger werden Infektionen. Wenn das Immunsystem zusammenbricht, tritt der Patient in die Phase AIDS ein (CDC C), mit den typischen AIDS-definierenden Erkrankungen. In der Spätphase von AIDS kann es dazu kommen, dass die Antikörperproduktion zusammenbricht und so ein HIV-Infizierter im Antikörpertest wieder negativ wird (gestrichelter gelber Balken). Über die Anzahl der T_H-Zellen ist die Erkrankung zusätzlich in drei Laborstadien eingeteilt, die wichtig für den Einsatz der antiretroviralen Therapie sind

Tab. 16.5 Einfluss des Genotyps auf die HIV-Infektion

Genetische Variante	Funktion des Genprodukts bei der HIV-Infektion	Effekt der Genvariante auf die HIV-Infektion
CCR5Δ32 (32 bp Deletionsmutante)	CCR5 ist ein Corezeptor für HIV, Mutante zeigt verminderte Bindung	Niedrigere Infektionswahrscheinlichkeit, verzögerter Krankheitsverlauf
CCR5P1 (Promotorallel 1 von 10)	CCR5 ist ein Corezeptor für HIV, Promotorallel zeigt höhere Expression des Rezeptors	Beschleunigter Krankheitsverlauf gegenüber den übrigen Allelen
CCR5-259A (Punktmutation)	CCR5 ist ein Corezeptor für HIV, Mutante zeigt verbesserte Bindung	Beschleunigter Krankheitsverlauf gegenüber normaler Variante
CCR5m303 (Punktmutation)	CCR5 ist ein Corezeptor für HIV, Mutante zeigt verminderte Bindung	Leicht verzögerter Krankheitsverlauf
CCR2-64I (Punktmutation)	CCR2 ist ein alternativer Corezeptor für HIV, Mutante zeigt verminderte Bindung	Verzögerter Krankheitsverlauf
SDF1-3′A	CXCR4 ist ein Corezeptor für HIV und SDF-1 dessen Ligand, Mutante blockiert den Rezeptor	Verzögerter Krankheitsverlauf
HLA-B (Polymorphismus in Aminosäure 97)	Antigenpräsentation, je nach Genotyp bessere (z. B. B*57:01) oder schlechtere (z. B. B*35) Präsentation von HIV-Antigenen	Niedrigere Infektionswahrscheinlichkeit und verzögerter Krankheitsverlauf bei den protektiven Genotypen

Schutz vor der HIV-Infektion oder progressiven Krankheitsverläufen darstellen. So weiß man heute, dass HIV neben CD4, als seinem Hauptrezeptor, verschiedene Corezeptoren benötigt, um die Zellen effektiv zu infizieren. Man kann anhand der Corezeptoren sogar Viren unterscheiden, die bevorzugt T-Zellen (T-trope Viren, binden an CXCR4) oder Monocyten/Makrophagen (M-trope Viren, binden an CCR5) infizieren. Neben den aufgelisteten Faktoren gibt es noch viele weitere genetische Varianten, die möglicherweise einen Einfluss haben, dies wurde aber jeweils bisher nur in wenigen Studien bestätigt.

Immunmodulation durch HIV und HIV-Therapie

Mittlerweile kennt man viele Strategien, wie das HI-Virus das Immunsystem beeinflusst, um die Infektion und die eigene Ausbreitung zu fördern. Obwohl das Virus die T_H-Zellen als primäres Ziel hat, moduliert es auch die angeborene Immunität sehr stark. Das HIV-Protein Tat induziert die HIV-Corezeptoren CCR5 und CXCR4 und ist gleichzeitig chemotaktisch für Monocyten, die ein wichtiges Reservoir für die HI-Viren darstellen. Nef reguliert die Expression von MHC-I-Molekülen und CD28 herunter, sodass die T-Zell-Aktivierung zur Eliminierung von HIV vermindert wird. Die NK-Zellen werden nach einer anfänglichen Aktivierung in der akuten Phase zunehmend in ihrer Funktion beeinträchtigt bis hin zur Anreicherung von anergen, CD56 niedrig exprimierenden NK-Zellen.

Neben der Virusreplikation, d. h. der Virusmenge im Körper, tragen auch andere Faktoren zur Ausbreitung des Virus bei. Dies sind zum einen die bereits bei der Primärinfektion wirksamen Mechanismen, zum anderen aber weitere Eigenschaften, z. T. der gleichen Proteine, die zu einer chronischen Aktivierung des Immunsystems führen, die die HIV-Vermehrung begünstigen. Tat und Nef induzieren TNF-α, IL-6 und andere Cytokine, die die HIV-Replikation anregen. Zudem induzieren Tat und Nef direkt die HIV-Replikation, indem sie die steigernde Wirkung von TNF auf die Replikation imitieren. Von B-Zellen aufgenommenes Nef inhibiert in diesen den CD40-induzierten Immunglobulinklassenwechsel, was zu einer schlechteren Antikörperproduktion führt. Vpr bewirkt einen Zellzyklusarrest in der G2-Phase und eine Steigerung der HIV-Transkription, was zu einer vermehrten Virusausschüttung führt. Die DC fördern die HIV-Infektion von T-Zellen, da diese HIV an einen Oberflächenrezeptor binden (DC-SIGN) und so das Virus bei einem T-Zell-Kontakt direkt an die T_H-Zellen heranbringen, man spricht von einer *trans*-Infektion. Die Infektionsrate von T-Zellen ist mit Beteiligung von DC um ein Vielfaches höher als ohne, und die DC verbreiten so das Virus im Körper.

In der HIV-Therapie geht es darum, die Virusreplikation zu vermindern und so den Zusammenbruch des Immunsystems zu verhindern. Die niedrige Virusproduktion in den DC, und damit die *trans*-Infektion, lässt sich dabei nur schwer beeinflussen, sodass die HIV-Infektion erst bei stark abfallender T-Zell-Zahl oder klinischer Symptomatik (eingestuft nach den Kriterien vom Center for Disease Control, CDC) therapiert wird (◘ Tab. 16.6). Die Standardtherapie ist dabei die **HAART** (hoch aktive antiretrovirale Therapie), die eine Kombination von verschiedenen antiretroviralen Medikamenten darstellt. Der Vorteil der Kombination liegt dabei in der geringeren Resistenzbildung, da Mutationen gegen

◘ Tab. 16.6 HIV-Therapie. Vereinfacht nach den Deutsch-Österreichischen Leitlinien zur HIV-Therapie. Es ist nur die Viruslast als Zusatzkriterium berücksichtigt, tatsächlich fließen auch andere Zusatzfaktoren (z. B. Alter, Coinfektionen) mit in die Therapieentscheidung ein.

Klinische Symptomatik (CDC-Einstufung)	Anzahl CD4⁺-T_H-Zellen (Laboreinstufung)	Viruslast in Kopien/ml	Therapie
AIDS-definierende Erkrankungen (C)	Egal	Egal	Ja
HIV-assoziierte Symptome (B)	Egal	Egal	Ja
Asymptomatische Patienten (A)	< 200 (3)	Egal	Ja
	200–350 (2)	Egal	Ja
	350–500 (2)	> 100.000	Empfehlenswert
	350–500 (2)	< 100.000	Vertretbar
	> 500 (1)	> 100.000	Vertretbar
	> 500 (1)	< 100.000	Im Allgemeinen nicht empfohlen

die verschiedenen Wirkstoffe gleichzeitig auftreten müssen. Die Medikamente, die zum Einsatz kommen, gehören dabei zu vier Gruppen:

1. Nucleosid-/Nucleotidanaloga, die die Reverse Transkriptase hemmen,
2. nichtnucleosidische Reverse-Transkriptase-Inhibitoren,
3. Proteaseinhibitoren, die die virusspezifischen Proteasen hemmen und
4. Integraseinhibitoren, die die Virusintegration ins Genom hemmen.

Heutzutage kann man zudem mit Resistenzuntersuchungen die Medikamente spezifisch auf den Patienten abstimmen.

Trotz der großen Fortschritte in der HIV-Therapie ist die Erkrankung nach wie vor, bis auf wenige Ausnahmen, unheilbar und führt zum Tode. Weltweit sind 20 Fälle von nachgewiesenen „Heilungen" beschrieben. Diese beruhten auf einer Knochenmarkstransplantation oder der sehr frühen und hochdosierten antiviralen Therapie. Deshalb bleibt weiterhin nur die Hoffnung auf die Entwicklung eines wirksam schützenden Impfstoffes. Bisher sind jedoch alle Bemühungen einer Impfstoffentwicklung gescheitert. Das beste, je erreichte Ziel war kürzlich die Kombination von zwei allein unwirksamen Impfstoffen, die in der Kombination das Infektionsrisiko um 30 % senkten und somit zwar ein wissenschaftlicher Erfolg sind, aber keinen wirksamen Schutz darstellen. Eine neue Hoffnung gibt es seit Ende 2013 im Tiermodell, wo es gelang, mit einem Cytomegalovirus-basierten SIV-Impfstoff in Affen eine effektive T-Zell-Immunantwort auszulösen und vor dem Affenimmundefizienzvirus (SIV) zu schüt-

◻ Tab. 16.7 Wirkungsweise einiger Immuntoxine

Toxine	Effekte	Mechanismus
Benzol	Leukopenie, Infektionen	Schädigung des Knochenmarks, vermindertes IgG, IgA und Komplement
Halogenierte, aromatische Kohlenwasserstoffe	Infektionen, Tumore	Atrophie des Thymus, verminderte zellvermittelte Immunität
Immunsuppressiva	Infektionen, Tumore	Immunsuppression ohne Spezifität für die allogene Immunreaktion
Penicillin-Antibiotika	anaphylaktische Reaktion	Sensibilisierung nach Bindung des Haptens oder eines Metaboliten an Protein-Carrier
Polycyclische aromatische Kohlenwasserstoffe	Infektionen, Tumore	Immunsuppressiv für B- und T_H-Zellen
Röntgenkontrastmittel, Liposomen	Anaphylaktoide Hypersensibilität	Aktivierung des Komplementsystems
Schwermetalle	Immunsuppression Glomerulonephritis	Inhibition von Lymphocytenproliferation und -funktion Bildung von Autoantikörpern

zen. Ob es gelingt, diesen Ansatz auf das HIV zu übertragen, ist noch offen.

16.3   Immuntoxikologie

Die Immuntoxikologie untersucht einen Spezialfall sekundärer Immundefekte, nämlich Modulation des Immunsystems durch toxische Substanzen. Dabei kann es sich um den Einfluss klassischer Gifttoffe wie Schwermetalle, organische Kohlenwasserstoffverbindungen und biologische Toxine handeln, aber auch um Nebenwirkungen von Medikamenten (◻ Tab. 16.7). Durch die Interaktion immuntoxischer Agenzien mit dem Immunsystem kommt es entweder zu einer Immunsuppression oder aber zu einer übersteigerten oder fehlgeleiteten Immunantwort, z. B. in Form von Hypersensitivität oder einer Autoimmunreaktion.

Bei starken Immuntoxinen mit definierter Exposition lässt sich eine immuntoxische Wirkung üblicherweise klar nachweisen. Schwieriger ist es, einen Bezug herzustellen zwischen Substanzen, die sich über längere Zeit im Körper anreichern, und ihren möglichen immunologischen Effekten. Außerdem werden dabei häufig Prozesse beeinflusst, die auch in Abwesenheit immuntoxischer Agenzien auftreten, wie Allergien, Atherosklerose und Typ-1-Diabetes. Eine sichere Korrelation zwischen Toxin und Wirkung herzustellen ist dabei in vielen Fällen problematisch.

Experimente in Tiermodellen erlauben die kontrollierte Exposition unter Laborbedingungen und dadurch den weitgehenden Ausschluss eines Einflusses von Lebens- und Umweltbedingungen. Viele Erkenntnisse über die Immuntoxizität bestimmter Verbindungen konnten so gewonnen werden. Leider sind diese Ergebnisse manchmal nicht konsistent. Beispielsweise führt eine Exposition mit Quecksilber im Mausstamm BALB/c zur Proliferation von Lymphocyten und einer Glomerulonephritis aufgrund von Immunkomplexen. In B10.D2-Mäusen wird ebenfalls Lymphocytenproliferation beobachtet, aber es tritt nur eine schwache Glomerulonephritis auf. In DBA/2-Mäusen sind beide Immunparameter unbeeinflusst vom Quecksilber. Die beschriebenen Reaktionen der drei Mausstämme spiegeln die möglichen Auswirkungen in verschiedenen Menschen wider, die genetisch nicht identisch sind. Somit hängt die Wirkung von vielen immunologischen Parametern ab und ist für den Einzelnen nicht immer vorhersagbar.

Verminderte Immunreaktionen

Der unerwünschte Einfluss von Medikamenten auf das Immunsystem wurde mit dem Aufkommen der Nierentransplantationen in den 1960er-Jahren zum ersten Mal deutlich sichtbar. Die notwendige immunsupprimierende Therapie führte zu erhöhter Infektionsneigung und dem Auftreten von lymphoproliferativen Erkrankungen. Von da an war klar, dass durch manche Stoffe die Funktion des Immunsystems soweit vermindert werden kann, dass es zu Infektionen oder malignen Erkrankungen kommen kann.

Infektionen

Immunsuppressive Medikamente, die gegeben werden müssen, um die Abstoßung eines Allotransplantats zu verhindern, führen nicht nur zu einer Unterdrückung der allogenen Immunantwort gegen das Transplantat, sondern auch zu häufigeren und schwereren Infektionen mit Bakterien, Viren, Pilzen und Parasiten. Ähnliche Effekte haben auch Corticosteroide, wie sie bei der Behandlung von Asthma eingesetzt werden, oder eine anti-Tumornekrosefaktor-α(TNF-α)-Therapie bei Autoimmunerkrankungen (▶ Kap. 17).

Nicht nur Medikamente können die Funktion des Immunsystems stören. Immuntoxische Schwermetalle, in der Hauptsache Quecksilber, Cadmium und Blei, verursachen ebenfalls eine erhöhte Neigung zu Infektionen mit verschiedenen Viren und Bakterien. Zahlreiche Auswirkungen dieser Metalle auf die Leukocytenfunktion wurden beschrieben, aber ein einheitlicher Mechanismus wurde noch nicht identifiziert.

Eine Reihe von organisch-chemischen Verbindungen führen zu erhöhter Infektionsneigung, indem sie auf die zelluläre Immunität einwirken. Zu den polyhalogenierten aromatischen Kohlenwasserstoffen gehören unter anderem die polychlorierten Biphenyle (PCB) und Dioxine, wie das Seveso-Dioxin 2,3,7,8-Tetrachlorodibenzo-p-dioxin (TCDD). Eine Vergiftung mit diesen Substanzen verursacht Atrophie der Lymphorgane, die mit Immunsuppression einhergeht. Ganz ähnlich wirkt auch Benzol, das Knochenmarkhypoplasie und Leukopenie mit einem Mangel an allen hämatopoetischen Zelltypen verursachen kann.

Tumorbildung

Empfänger von Organtransplantationen haben ein 4- bis 500-fach höheres Risiko für Krebserkrankungen, insbesondere mit dem Kaposi-Sarkom, Lymphomen und Hautkrebs. Die erhöhte Tumorrate basiert nicht in erster Linie auf einer Unterdrückung der Mechanismen des Immunsystems zur Tumorabwehr. Stattdessen ist eine Hemmung der antiviralen Immunität ausschlaggebend. Verminderte Immunfunktion führt zu einer Reaktivierung von ruhenden Viruserkrankungen wie dem Humanen Herpesvirus Typ 8, dem Auslöser des Kaposi-Sarkoms. Auch das Epstein-Barr-Virus, mit dem über 90 % der erwachsenen Bevölkerung infiziert sind, kann sich in Personen mit verminderter Immunität wieder unkontrolliert vermehren und B-Zellen infizieren. Dies kann zum Burkitt-Lymphom und anderen lympho-proliferativen Erkrankungen führen.

Eine Reaktivierung tumorverursachender Viren ist nicht der einzige Mechanismus, durch den Immunsuppression zur Entstehung maligner Erkrankungen beiträgt. In Nagetieren wurde gezeigt, dass TCDD die Bekämpfung transplantierter Tumorzellen vermindert, also einen direkten Einfluss auf die Tumorabwehr des Immunsystems hat. Dies gilt möglicherweise auch für polyclische aromatische Kohlenwasserstoffe, die bei der Verbrennung fossiler Energieträger oder Tabak entstehen. Diese Substanzen, oder ihre Metaboliten, sind in der Lage, durch Erbgutschäden die Entstehung von malignen Entartungen zu fördern. Interessanterweise sind die meisten der carcinogenen Vertreter dieser Substanzklasse auch gleichzeitig immunsuppressiv. Möglicherweise trägt auch hier die Inaktivierung der Immunabwehr zur Ausbreitung von Tumoren bei.

Gesteigerte Immunreaktionen

Hypersensitivität und Allergie

Auch wenn die Zahlen verschiedener Untersuchungen untereinander stark abweichen, kann davon ausgegangen werden, dass Antibiotika aus der Gruppe der Penicilline die häufigste Ursache für eine Medikamentenallergie darstellen. Die IgE-vermittelte Allergie vom Soforttyp ist dabei die vorherrschende Variante, bei der es zu einer systemischen Reaktion mit Juckreiz, Urtikaria und in einigen Fällen zum anaphylaktischen Schock kommen kann. Seltener treten auch allergische Reaktionen der anderen drei Allergietypen auf.

Immunologisch ist eine allergische Sensibilisierung gegen Penicilline eigentlich nicht zu erwarten, da es sich um ein Hapten handelt, das ohne einen Protein-Carrier vorliegt. Damit fehlt eine essenzielle Voraussetzung für die Produktion von IgE und IgG. Die Bildung T-Zell-abhängiger Antikörper gegen Penicilline, wie auch gegen eine Reihe anderer niedermolekularer Substanzen, kann durch ihren Metabolismus im menschlichen Körper erklärt werden. In dessen Verlauf kommt es zur Bildung reaktiver Abbauprodukte, die dann an Proteine binden. Erst danach ist eine Sensibilisierung mit T-Zell-Hilfe möglich.

Zusätzlich zu ihren metabolischen Eigenschaften gibt es noch einen zweiten Grund für das relativ häufige Auftreten von Allergien gegen Penicilline. Antibiotika werden im Rahmen einer Infektion verabreicht, bei der naturgemäß eine größere Menge von Fremd-Proteinen im Organismus vorhanden ist. Die Bindung an eines dieser Proteine hätte, im Gegensatz zu körpereigenen Proteinen, hohes immunogenes Potenzial, da die T-Zell-Hilfe nicht durch Selbst-Toleranz behindert ist. Zum anderen führt die Anwesenheit von Liganden der Rezeptoren für Pathogenbestandteile, beispielsweise der Toll-ähnlichen Rezeptoren, zu einer Aktivierung von professionellen antigenpräsentierenden Zellen, mit verstärkter Präsentation von Antigenen und costimulierenden Molekülen. Die Bedingungen sind damit ideal für eine effektive Immunisierung.

Zusätzlich zu den medikamenteninduzierten Allergien gibt es noch die Gruppe der anaphylaktoiden Hypersensitivitätsreaktionen oder auch Pseudoallergien. Die Symptomatik ähnelt dabei der einer Allergie vom Soforttyp, aber es tritt keine Sensibilisierung auf und kommt nicht zur Bildung von IgE gegen das auslösende Toxin. Daher kann diese Reaktion, im Gegensatz zu einer konventionellen Allergie, auch bereits beim Erstkontakt auftreten. Ein weiterer Unterschied ist, dass die pseudoallergischen Reaktionen bei wiederholter Exposition abschwächen, anstatt an Stärke zunehmen, da es sich nicht um eine „gelernte" Reaktion des adaptiven Immunsystems handelt.

Häufige Auslöser für Pseudoallergien sind Röntgenkontrastmittel oder Liposomen, die eingesetzt werden, um in ihrem Innern die Wirkstoffe bestimmter Medikamente durch den Körper zu transportieren. Der auslösende Mechanismus ist für beide Substanzklassen relativ gut untersucht und verläuft unter Beteiligung des Komplementsystems über den klassischen und den alterativen Weg. Die bei der Komplementaktivität entstehenden Anaphylatoxine wie C3a und C5a sind in der Lage, Mastzellen und Basophile durch entsprechende Oberflächenrezeptoren zu aktivieren. Dadurch wird die Freisetzung der gleichen Mediatoren ausgelöst wie bei der Typ-1-Allergie, sodass es trotz einer unterschiedlichen Ursache zu sehr ähnlichen Symptomen kommt.

Nicht immer werden Hypersensitivitätsreaktionen sofort ausgelöst, teilweise können die immuntoxischen Einflüsse bereits Jahre zurückliegen. Ein Beispiel sind prä- oder perinatale Belastungen. Es gibt Hinweise, dass die Entwicklung des Immunsystems bereits *in utero* beeinflusst werden kann und dass der pränatale Kontakt mit Ethanol, Schwermetallen, Tabakrauch und halogenierten Kohlenwasserstoffen in bestimmten Entwicklungsstadien die Reifung und Ansiedelung monocytärer Zellen, DCs und T-Zellen in peripheren Geweben beeinflussen kann. Epidemiologisch belegt ist zum Beispiel, dass Kinder, deren Mütter während der Schwangerschaft Tabakrauch ausgesetzt waren, im späteren Leben eine höhere Wahrscheinlichkeit haben, an allergischem Asthma zu erkranken.

Autoimmunität

Ähnlich wie die Medikamente zur Immunsuppression haben auch immunstimulierende Medikamente das Potenzial für unspezifische Nebenwirkungen. Autoimmunerkrankungen treten beispielsweise häufiger auf, wenn Patienten mit Cytokinen wie IFN-α und IL-2 behandelt werden. Auch Goldverbindungen, die als Immunmodulatoren bei der rheumatoiden Arthritis eingesetzt werden, führen in einigen Fällen zu Nierenschädigung aufgrund der Ablagerung von Immunkomplexen mit der daraus folgenden Aktivierung des klassischen Komplementweges.

Obwohl, wie oben erwähnt, viele andere Schwermetalle immunsuppressiv wirken, haben sie offenbar bei entsprechender genetischer Veranlagung und Dosis auch eine immunstimulierende Wirkung. Effekte wie die Bildung proinflammatorischer Cytokine oder die Entstehung von Autoantikörpern gegen DNA und daraus folgende Glomerulonephritis wurden auch bei einer Reihe von Schwermetallen, allen voran Quecksilber, beobachtet.

Literatur

Baumann U, Belohradsky B, von Bernuth H, Friedrich W, Linde R, Niehues T, Renner E, Schöndorf I, Schulze I, Wahn V, Warnatz K (2010) Primäre Immundefekte – Warnzeichen und Algorithmen zur Diagnosefindung. UNI-MED, Bremen

Chatterjee K (2010) Host genetic factors in susceptibility to HIV-1 infection and progression to AIDS. J Genet 89:109–116

Descotes J (2008) Methods of evaluating immunotoxicity. Expert Opin Drug Metab Toxicol 2(2):249–259

Deutsch-Österreichische Leitlinien zur antiretroviralen Therapie der HIV-1-Infektion, konsentierte Version vom 4.3.2010

Dietert RR (2009) Developmental Immunotoxicology: Focus on Health Risks. Chem Res Toxicol 22:17–23

Robert-Koch-Institut (2010) 2010. Epidemiologisches Bulletin 46:453–462

Global report: UNAIDS report on the global AIDS epidemic 2010 (2010) UNAIDS/10.11E/JC1958E

Hansen SG, Piatak M, Ventura AB, Hughes CM, Gilbride RM, Ford JC, Oswald K, Shoemaker R, Li Y, Lewis MS, Gilliam AN, Xu G, Whizin N, Burwitz BJ, Planer SL, Turner JM, Legasse AW, Axthelm MK, Nelson JA, Früh K, Sacha JB, Estes JD, Keele BF, Edlefsen PF, Lifson JD, Picker LJ (2013) Immune clearance of highly pathogenic SIV infection. Nature 502:100–104

Kirchner H, Kruse A, Neustock P, Rink L (1993) Cytokine und Interferone: Botenstoffe des Immunsystems. Spektrum Akademischer Verlag, Heidelberg

Luster MI, Blank JA (1987) Molecular and Cellular Basis of Chemically Induced Immunotoxicity. Ann Rev Phamacol Toxicol 27:23–49

Tebit DM, Arts EJ (2011) Tracking a century of global expansion and evolution of HIV to drive understanding and to combat disease. Lancet Infect Dis 11:45–56

Vas J, Monestier M (2008) Immunology of mercury. Ann NY Acad Sci 1143:240–267

Warnatz K, Peter HH (2004) Systematik und Diagnostik von Immundefektsyndromen. Internist 8:861–881

Immundiagnostik und Immuntherapie

Lothar Rink

© Springer-Verlag GmbH Deutschland 2015
L. Rink, A. Kruse, H. Haase, *Immunologie für Einsteiger*, https://doi.org/10.1007/978-3-662-44843-4_17

In den vorherigen Kapiteln hat man gesehen, dass das Immunsystem ein kompliziertes Netzwerk aus interagierenden Zellen und löslichen Faktoren ist, die gezielt zusammenwirken müssen, um eine effektive Immunantwort aufzubauen. Genau in dieser Komplexität liegt die Problematik der Immundiagnostik (▶ Exkurs 17.1) und -therapie, denn es genügt nicht das einfache Zählen der Leukocyten, um die Funktion zu bestimmen, und eine Therapie wirkt sich immer an mehreren Stellen in diesem Netzwerk aus. So bekommt man bei der Therapie neben der gewollten Wirkung häufig ein unerwünschtes Problem dazu. Deshalb stehen neben den quantitativen Testverfahren auch funktionelle Testverfahren zur Verfügung, um die Immunkapazität richtig zu bestimmen. In der Therapie muss man meistens eine Gratwanderung zwischen Wirkung und Nebenwirkung machen.

17.1   Immundiagnostik

Die Immundiagnostik dient dem Aufspüren von primären und sekundären Immundefekten, Autoimmunkrankheiten und Allergien sowie der Differenzialdiagnose bei verschiedenen Krankheitsbildern.

Diagnose von Immundefekten

Die Immundefektdiagnostik sollte stets gezielt und nach den Wahrscheinlichkeiten der verschiedenen Immundefekte durchgeführt werden. Des Weiteren führt man zunächst kostengünstige quantitative Messungen durch, bevor man die teuren und

---

Exkurs 17.1: Die Zukunft der immunologischen Diagnostik

Die Zellen des Immunsystems sind sehr empfindliche und hochspezialisierte Sensoren für verschiedenste, unsere Gesundheit bedrohende Gefahren. Dazu gehören Infektionen, Allergien, Autoimmunerkrankungen und auch Krebserkrankungen. Jede dieser Erkrankungen hinterlässt einen relativ typischen „Fußabdruck" im Immunsystem. In der immunologischen Diagnostik versuchen wir, diese, auch als Biomarker bezeichneten Fußabdrücke auf und in den Zellen oder in verschiedenen Körperflüssigkeiten wie dem Liquor oder Blut zu messen. Wenn wir beispielsweise Antikörper gegen ein bestimmtes Virus im Blut nachweisen können, spricht dies für eine aktuell stattfindende (IgM-Nachweis) oder gerade abgelaufene (IgG-Nachweis) Infektion mit diesem Virus und zeigt, dass unsere B-Lymphocyten richtig reagiert haben und spezifische Antikörper produzieren. Wir nutzen bereits eine ganze Reihe solcher Biomarker in der Routinediagnostik, ihr Potenzial ist aber bei Weitem noch nicht ausgeschöpft.
Wohin könnte sich die immunologische Diagnostik also in den nächsten Jahrzehnten entwickeln? Eine Herausforderung des vor uns liegenden Jahrhunderts ist die Entwicklung einer evidenzbasierten, präventiven und personalisierten Diagnostik. Dahinter verbirgt sich die Idee, dass wir in Zukunft diagnostische Methoden einsetzen wollen, die durch umfangreiche Studien validiert wurden und uns bereits *vor* dem Ausbruch von Krankheitssymptomen das Vorliegen einer Krankheit anzeigen können. Dabei soll die Methode aber auch auf das jeweilige Individuum zugeschnitten sein. Denn je nach Genom, Epigenom (zusätzliche Modifikation des Genoms, die die Expression von Genen beeinflusst) und Umwelteinflüssen reagiert jeder Mensch unterschiedlich auf die einzelnen Krankheitserreger und antwortet auf erkannte Gefahren mit der Produktion eines individuellen Sets an Biomarkern. Extremformen dieser Individualität/Variabilität sind die angeborenen und erworbenen Immundefekte, bei denen bestimmte Funktionen des Immunsystems ausfallen und daher einzelne

Biomarker gar nicht gebildet werden können. Momentan kennen wir über 200 verschiedene Immundefekte. Es handelt sich um seltene Erkrankungen, mit jeweils variablen individuellen Ausprägungen – eine Situation, die eine valide Diagnostik oft noch sehr erschwert. Bereits aus diesen Überlegungen heraus wird deutlich, dass die Entwicklung neuer Methoden für die Diagnostik von Immundefekten oder der anderer Erkrankungen, wie Infektionen oder Krebs, ein komplexer Prozess ist und damit eine große Herausforderung darstellt. Die folgenden Schritte illustrieren beispielhaft einen theoretischen Idealprozess der Zukunft, der insbesondere den massiven Einsatz von Informatik und die Neuentwicklungen von Diagnostikgeräten erfordert: In einem ersten Schritt muss gewährleistet werden, dass das immense, bereits existierende Wissen über Biomarker in Krankheitsprozessen automatisiert erfasst, validiert und für alle zugänglich gemacht wird. Das Internet, insbesondere das von seinem Erfinder Sir Tim Berners-Lee vorgedachte und auf Ontologien basierende semantische Netz („Netz des Wissens") ist dafür bestens geeignet. Darauf aufsetzend müssen „Diagnostic-Support-Systems" entwickelt werden. Solche Systeme sollen dem Arzt helfen, individuelle Patientendaten mit diesem komplexen Wissen abzugleichen und einen auf den Patienten zugeschnittenen Diagnostikfahrplan zu erstellen. Prototypen wie der „Phenomizer" existieren bereits, haben aber noch viele „Kinderkrankheiten". Vor dem Hintergrund des weiterhin stark ansteigenden Wissensschatzes werden wir auf den Einsatz solcher Systeme in Zukunft nicht verzichten können, wenn wir die Fortschritte der Forschung für möglichst viele Patienten zugänglich machen wollen.
Als Zweites müssen automatisierte Analysemethoden entwickelt werden, die möglichst probenerhaltend arbeiten und damit eine große Anzahl verschiedenster Biomarker pro Probe analysieren können. So könnten beispielsweise in Zukunft Diagnostikautomaten auf Basis von Chip-Cytometern (▶ www.chipcytometry.com) entwickelt werden, die

Immunzellen auf Spezialoberflächen „festhalten" und damit eine schrittweise phänotypische und funktionelle Diagnostik (Marker für Marker) erlauben. Dadurch könnten komplexe Diagnostikfahrpläne in Zukunft vollautomatisiert mit kleinsten Probenmengen abgearbeitet werden.
Nicht zuletzt müssen wir aber auch für einen fairen, weltweiten Zugang zu diesem Fortschritt in der Diagnostik sorgen. Das Internet wird in Zukunft einen solchen Zugang zu den angesprochen Diagnostic-Support-Systemen ermöglichen, aber der Einsatz moderner Diagnostikgeräte ist momentan in der Dritten Welt eher limitiert. Es ist ein erklärtes Ziel der „Millennium Development Goals" der Vereinten Nationen, einen erleichterten Zugang zu robusten Diagnostikmethoden, beispielsweise zur HIV-Diagnostik in Afrika, zu ermöglichen. Die Entwicklung von erschwinglichen und auch unter widrigen Umweltbedingungen einsetzbaren Diagnostikverfahren gehört sicher zu den größten medizinisch-diagnostischen Herausforderungen der Zukunft (▶ www.cytometryforlife.org).

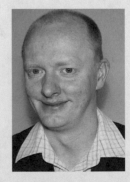

Dr. med. Christian Hennig
Pädiatrische Pneumologie, Allergologie und Neonatologie
Jeffrey-Modell-Zentrum für angeborene Immundefekte
Medizinische Hochschule Hannover

17

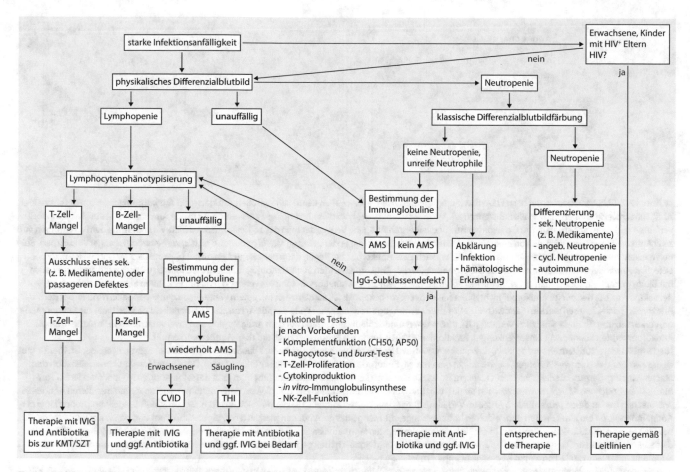

Abb. 17.1 Verlaufsdiagramm der Immundefektdiagnostik. Die Indikation der Immundefektdiagnostik erfolgt aufgrund der klinischen Symptomatik. Die Abbildung suggeriert, dass häufige Infektionen immer einen manifesten Immundefekt zur Grundlage haben, tatsächlich wird die Diagnostik jeweils abgebrochen, wenn sich kein auffälliger Befund ergibt. Man muss auch berücksichtigen, dass es sich um sekundäre Immundefekte handeln kann, die im Schema nur z. T. berücksichtigt sind. Neben den quantitativen Messungen sind häufig Funktionstests zur Bestimmung von funktionellen Defekten notwendig. AMS = Antikörpermangelsyndrom, CVID = allgemeiner variabler Immundefekt, IVIG = intravenöse Immunglobuline, KMT/SZT = Knochenmark-/Stammzelltransplantation, THI = transiente Hypogammaglobulinämie des Kleinkindes

aufwendigen funktionellen Tests einsetzt. Die Diagnostik erfolgt dabei nur bei einem Verdacht auf einen Immundefekt aufgrund klinischer Auffälligkeiten (Tab. 16.2) oder einer entsprechenden Familienanamnese. Die meisten Menschen vergessen dabei heutzutage, dass Infektionen ein häufiges Ereignis sind und halten bereits einige Infektionen im Jahr für auffällig. Ein Verlaufsdiagramm der Immundefektdiagnostik mit einem generellen Herantasten an die Ursachen einer Infektanfälligkeit ist in Abb. 17.1 gezeigt.

Quantitative Messverfahren

Zur quantitativen Bestimmung von Antikörpern der Klassen IgG, IgA und IgM verwendet man die Nephelometrie und Turbidimetrie. Beide photometrischen Verfahren beruhen auf dem Nachweis von Immunkomplexen in Lösung. Die Nephelometrie bestimmt dabei das Streulicht, das durch die Immunkomplexe entsteht, während die Turbidimetrie das ungestreute „Restlicht" misst. Aufgrund der einfachen Messung sind die Nachweise sehr kostengünstig und sollten deshalb immer als Eingangsdiagnostik bei dem Verdacht auf einen Immundefekt durchgeführt werden. Die IgG-Subklassen, IgE, antigenspezifische Antikörper und weitere immunologische Faktoren, wie z. B. Komplementfaktoren

müssen hingegen mittels ELISA (*enzyme-linked immunosorbent assay*) bestimmt werden (Abb. 17.2). ELISA bzw. dessen Abwandlungen (z. B. EIA, *enzyme immuno assay*) basieren auf dem Nachweis von Antigenen bzw. Antikörpern mittels enzymgekoppelter Antikörper bzw. Antigenen. Statt Enzymen zum Nachweis werden z. T. auch radioaktive Markierungen verwendend, man spricht dann von einem RIA (*radio immuno assay*). Der RIA wird heute vor allem beim Nachweis niedermolekularer Substanzen verwendet. Diese Tests sind in der Regel hoch standardisiert und haben eine minimale Fehlerquote. Dies ist schon anders bei der quantitativen Bestimmung von spezifischen Antikörpern gegen bestimmte Antigene oder Allergene. Hier gibt es zum einen das Problem der **Kreuzreaktivität**, d. h. Antikörper, die eine Bindung an ein ähnliches Antigen, wenn auch mit geringerer Affinität, zeigen. Aus diesem Grund wird eine HIV-Infektion nach dem ELISA immer mit dem Western-Blot bestätigt, da es z. B. Kreuzreaktivitäten zwischen anti-HIV-Antikörpern gegen gp120 und anti-HLA-D-Antikörpern gibt, die bei einigen Autoimmunkrankheiten und nach Schwangerschaften vorkommen. In der **Serologie**, d. h. dem Nachweis von Infektionen über Antikörper, gibt es aber noch weitere generelle Probleme von falsch positiven Ergebnissen. Gammopathien, d. h. B- oder Plasmazellentartun-

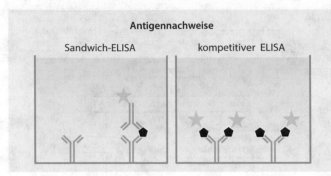
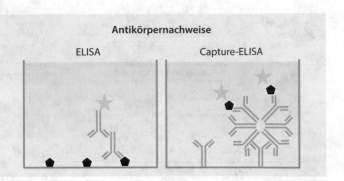

□ **Abb. 17.2 ELISA-Verfahren.** Bei den ELISA- bzw. antikörperbasierten Testverfahren kann man zwischen Antigen- und Antikörpernachweisen unterscheiden. Antigennachweise können für fast alle Substanzen angewendet werden, weshalb diese Technologie auch eine sehr breite Anwendung hat und ein Standardverfahren (z.B. Schwangerschaftstests) geworden ist. Für die meisten Antigene verwendet man das sogenannte Sandwich-Verfahren, bei dem das Antigen von zwei Antikörpern erkannt wird, wovon einer an der Mikrotiterplatte oder einer anderen festen Matrix gebunden ist (*Capture-Antibody*, Fänger-Antikörper). Bei den meisten modernen kommerziellen Tests sind dies wirklich zwei Antikörper, bei denen dann der zweite Antikörper (Sekundär- oder Nachweisantikörper, *Detection-Antibody*) direkt enzymmarkiert ist. Die enzymmarkierten Antikörper werden auch als Konjugat bezeichnet. Teilweise werden die Antikörper auch mit Biotin gekoppelt, sodass man ein einheitliches Konjugat aus einem Strepavidin-Enzym-Komplex verwenden kann. Es können aber auch mehrere Antikörper sein, wenn z.B. der zweite Antikörper nicht direkt mit dem Enzym gekoppelt ist, sondern erst mit einem weiteren enzymgekoppelten Antikörper (tertiärer Antikörper) nachgewiesen wird. Im Sandwich-ELISA ist die Enzymmenge und damit am Ende der Substratumsatz immer direkt proportional zur Antigenmenge. Voraussetzung für diese Sandwich-Verfahren ist, dass es zwei unterschiedliche Epitope auf dem Antigen gibt, also zwei verschiedene Strukturen, an die Antikörper binden können. Mit Einschränkungen funktioniert es auch, wenn ein Epitop mehrfach auf dem Antigen vorkommt.

Niedermolekulare Substanzen sind so klein, dass meistens kein zweites Epitop vorhanden ist, sodass das Sandwich-Verfahren nicht anwendbar ist. Hierfür gibt es das kompetitive Nachweisverfahren. Dazu braucht man nur ein Epitop, das vom *Capture-Antibody* erkannt wird. Da die Antigen-Antikörper-Reaktion dem Massenwirkungsgesetz unterliegt und nicht kovalent ist, ist die Bindung des Antigens nicht starr. Gibt man jetzt dasselbe Antigen in einer markierten Form hinzu, so stellt sich ein Gleichgewicht zwischen markiertem und unmarkiertem Antigen ein, d.h. die von den Antikörpern gebundenen markierten Antigene entsprechen genau deren prozentualem Anteil im Verhältnis zum unmarkierten Antigen. Hier verhält sich jetzt das Messergebnis umgekehrt proportional zur Antigenmenge, da bei einer großen unmarkierten Antigenmenge, die Menge des gebundenen markierten Antigens abnimmt und damit der Substratumsatz bzw. die Menge an radioaktiver Substanz. Tatsächlich werden die meisten kompetitiven ELISA mit einer radioaktiven Markierung der Antigene durchgeführt, da diese das Antigen am wenigsten modifizieren und so deren Bindungseigenschaften gegenüber den unmarkierten Antigenen nicht verändern. Bei einer Kopplung mit relativ großen Enzymen ist dies nicht immer möglich.

Antikörpernachweise verwendet man zur serologischen Testung auf Infektionen bzw. zum Nachweis von Impftitern. Beim klassischen ELISA-Verfahren (z.B. HIV-Test) werden dabei Antigene des Erregers an die Mikrotiterplatte gekoppelt. Sind im Serum des Patienten Antikörper gegen diesen Erreger vorhanden, so binden diese an die Antigene und können über einen enzymgekoppelten Sekundärantikörper nachgewiesen werden. Die Sekundärantikörper können dabei auch spezifisch für bestimmte Antikörperklassen sein, also z.B. nur IgG oder IgA nachweisen, je nachdem, welche Antikörper einen protektiven Schutz bieten.

Da es beim Infektionsnachweis immer wichtig ist, dass man auch IgM-Antikörper nachweist, um zu sehen, ob es sich um eine akute oder chronische Infektion handelt (▶ Kap. 8), hat der normale ELISA einen Nachteil. Hochtitrige IgG-Antikörper, die aufgrund der Affinitätsreifung eine höhere Affinität zum Antigen haben, können die niedrigaffinen IgM-Antikörper von den Antigenbindungsstellen verdrängen, wodurch die Befunde für IgM falsch negativ würden. Um dies auszuschließen, gibt es den Capture-ELISA. Bei diesem bindet man zunächst das IgM aus dem zu testenden Serum über einen Anti-IgM-Antikörper an die Mikrotiterplatte. Um nachzuweisen, ob unter den IgM-Antikörpern auch erregerspezifische IgM-Antikörper sind, setzt man dann ein markiertes/enzymgekoppeltes Antigen ein. Somit kann es keine Verdrängung mehr über hochtitriges IgG geben, da dieses nach der Bindung von IgM an die Mikrotiterplatte herausgewaschen wird

gen, können hochtitrige Antikörper bilden, die falsch positive Ergebnisse liefern.

Des Weiteren können bei mehrstufigen Testverfahren sogenannte **HAMA** (*human anti-mouse antibodies*) und **HAIA** (*heterophilic anti-immunoglobulin antibodies*) zu falschen Ergebnissen führen, da diese mit den Nachweisantikörpern direkt reagieren und nicht an das Antigen binden. Die HAMA beruhen auf einem vorherigen Kontakt mit Mausantikörpern im Rahmen einer Therapie. Die HAIA kommen bei jedem Erwachsenen vor und werden durch tierische Antikörper in der Nahrung (z.B. Kuhmilch) induziert, sind aber z.T. auch regulatorische anti-Antikörper im Immunsystem. Letztlich gibt es auch noch Autoantikörper gegen Antikörper, die sogenannten **Rheumafaktoren (RF)**, die zu ähnlichen falsch positiven Ergebnissen führen können. Deshalb sind die Einzelbefunde der Serologie immer als Gesamtheit zu betrachten, da nur dann solche falsch positiven Ergebnisse auffallen.

Die quantitative Bestimmung der Leukocyten ist eine Basisdiagnostik für viele Krankheiten. Aus Kostengründen wird heute fast ausschließlich ein maschinelles, physikalisches **Dif**ferenzialblutbild erstellt. Ein Differenzialblutbild, auch großes Blutbild genannt, soll eigentlich eine Subtypisierung der Leukocyten beinhalten, während das **kleine Blutbild** nur Leukocyten von Erythrocyten und Thrombocyten unterscheidet. Im kleinen Blutbild sieht man eigentlich nur Veränderungen der neutrophilen Granulocyten, als **Leukopenie** (< 4000 Leukocyten/µl) oder **Leukocytose** (> 10.000 Leukocyten/µl), da diese den Hauptanteil der Leukocyten stellen. Daneben kann eine Abnahme der Erythrocyten oder des Hämoglobingehaltes (**Anämie**) erkannt werden oder ein Abfall der Thrombocyten < 150.000/µl (**Thrombopenie**). Im Normalfall funktioniert das physikalische Differenzialblutbild hervorragend, sodass man die genaue Anzahl von neutrophilen, eosinophilen und basophilen Granulocyten sowie Monocyten und Lymphocyten erhält. Hiermit kann man jetzt **Agranulocytose**, **Neutropenie**, **Eosinophilie** und **Lymphopenie** (< 1000 Lymphocyten/µl) oder **Lymphocytose** (> 3600 Lymphocyten/µl) diagnostizieren. Die Lymphocytensubpopulationen können im Differenzialblutbild nicht unterschieden werden. Im Gegensatz zur klassischen Differenzialblutbildfärbung kann man jedoch im physikalischen Differenzialblutbild die Vorstufen der

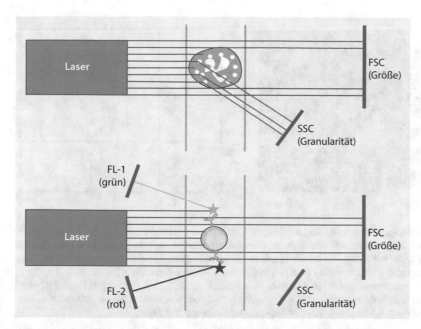

Abb. 17.3 Durchflusscytometer. Im Durchflusscytometer werden die Zellen eines Zellgemisches in einem Flüssigkeitsstrom einzeln durch eine Kapilare gesaugt. In der Kapilare werden die Zellen mit einem Laserstrahl beschossen. Rein physikalisch entstehen dabei zwei Parameter im Laserlichtkegel. Zum einen kann im FSC (*forward scatter*) über einen Photomultiplier die Lichtbeugung bestimmt werden, die proportional zur Größe der Zelle ist, und zum anderen im SSC (*side scatter*) über einen Photomultiplier die Seitwärtsstreuung des Lichtes, die über optisch dichte Granula in den Zellen entsteht und proportional zur Granularität der Zellen ist. Wurden die Zellen zuvor mit fluoreszenzgekoppelten Antikörpern gegen spezifische Oberflächenmoleküle dieses Zelltyps markiert, so wird über den Laserstrahl die Fluoreszenz aktiviert, sodass nur die spezifisch markierten Zellen ein Fluoreszenzsignal aussenden, wenn sie den Laserstrahl passieren. Die Fluoreszenzsignale werden mit entsprechenden Photomultipliern detektiert, sodass man mehrere Farben und damit mehrere Eigenschaften gleichzeitig testen kann. Die Auswahl der Fluoreszenzfarbstoffe hängt dabei von den verwendeten Lasern ab. Der Standardlaser ist der Argonlaser (*blue Laser*) mit einer Wellenlänge von 488 nm. Dazu kommt häufig ein Helium-Neon-Laser (*red Laser*) mit einer Wellenlänge von 633 nm. Weitere verfügbare Laser sind *ultraviolett* (355 nm), *violett* (405 nm) und *yellow-green* (561 nm), sodass heute ein Vielfarbenspektrum möglich ist

Granulocyten häufig nicht von Monocyten unterscheiden, sodass falsche Werte entstehen können. Ein typisches Beispiel ist eine Hypo- oder Agranulocytose im physikalischen Blutbild bei B-Zell-Defekten. Tatsächlich liegen bei Kindern aber meist Neutrophile in ausreichender Menge vor, diese bilden sich aber in ihren physikalischen Parametern falsch ab, sodass sie fälschlicherweise den Monocyten zugerechnet werden, die dann erhöht erscheinen.

Worauf beruht diese falsche Zuordnung? Färbt man die Leukocyten und zählt das Blutbild manuell unter dem Mikroskop aus, so sieht man, dass die Neutrophilen meist stabkernige Vorläufer sind und kleiner erscheinen. Ursache dafür ist ein erhöhter Verbrauch von Granulocyten durch die gehäuften Infektionen. Ab einem gewissen Zeitpunkt werden dann unreife Granulocyten aus dem Knochenmark entlassen, da nicht genügend Zeit zur Ausreifung war. Dieses Beispiel zeigt deutlich, dass Ausfälle immer verifiziert werden müssen und dass man die Grenzen und Probleme der jeweiligen Techniken kennen muss, damit keine Fehldiagnosen entstehen. Am gewählten Beispiel sieht man auch, dass die Fehleinschätzung zu einer vollkommen falschen Behandlung führen würde, da der Ausfall der B-Zellen mit intravenösen Immunglobulinen (IVIG) behandelt werden würde, während eine Agranulocytose, die nicht auf G-CSF anspricht, einer Knochenmark- oder Stammzelltransplantation bedarf.

Wie oben erwähnt, kann man mit dem Differenzialblutbild die Lymphocyten nicht unterscheiden. Eine normale Lymphocytenzahl im Differenzialblutbild ist deshalb auch keine Garantie dafür, dass alle Lymphocytensubpopulationen vorhanden sind.

Auf die Gesamtlymphocytenzahl wirken sich nur die T-Zellen stark aus, da diese mit ca. 70 % den Hauptanteil der Lymphocyten stellen, sodass selbst ein Totalausfall der B-Zellen, wie beim Bruton-Syndrom, keine messbare Auswirkung auf die Lymphocytenzahl hat. Die **Lymphocytenphänotypisierung** dient der weiteren Differenzierung der T-, B- und NK-Zellen sowie deren Subpopulationen. Die Lymphocytenphänotypisierung sowie viele andere immunologische Testverfahren werden mit dem Durchflusscytometer durchgeführt. Das Durchflusscytometer, auch nicht ganz korrekt **FACS** (*fluorescent-activated cell sorting*) genannt, ist ein Gerät, bei dem man mit einem Laser die Leukocyten in einer Kapillare durchleuchtet (Abb. 17.3). Hierbei erhält man zunächst eine Art physikalisches Differenzialblutbild, in dem die Zellen nach Größe und Granularität aufgeteilt werden (Abb. 17.4). Da man die Zellen zuvor mit spezifischen fluoreszenzmarkierten Antikörpern gegen die spezifischen Antigene auf den Lymphocytensubpopulationen inkubiert hat, kann der Laser diese Farbstoffe anregen, sodass die Zellen farbig leuchten (Abb. 17.4). Bei den modernen Geräten kann man bis zu 15 Eigenschaften gleichzeitig bestimmen und so kleinste Subpopulationen nachweisen. Ein weiterer Vorteil ist, dass das Gerät in wenigen Sekunden Tausende von Zellen messen kann, was unter dem Mikroskop nicht möglich wäre. Tabelle 17.1 zeigt spezifische Verteilungen der Lymphocytensubpopulationen bei Kindern und Erwachsenen.

Fallen einzelne Lymphocytensubpopulationen aufgrund eines angeborenen Immundefektes komplett aus, so kann man dies mit dieser Methode erkennen. Meistens gibt es jedoch nur

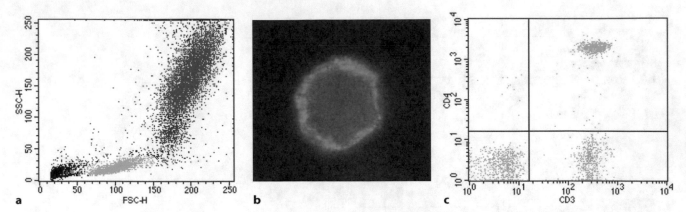

Abb. 17.4 D Durchflusscytometrie. a) Auf der X-Achse wird die Vorwärtsstreuung des Laserlichtes (FSC-H, *forward scatter*), die die Größe der Zellen misst, dargestellt. Auf der Y-Achse wird die Seitwärtsstreuung des Laserlichtes (SSC-H, *side scatter*), die die Granularität der Zellen misst, dargestellt. Über diese Parameter kann man die Blutprobe, in der man zuvor die Erythrocyten lysiert hat, einteilen in Zelltrümmer (schwarz), Lymphocyten (grün), Monocyten (rot) und Granulocyten (blau). **b)** Durch die Markierung mit fluoreszierenden Antikörpern leuchten die Zellen. Hier ist eine grüne Fluoreszenz im Mikroskop dargestellt. **c)** Die Fluoreszenzen können mit dem Durchflusscytometer automatisch gemessen und so Subpopulationen von Lymphocyten quantifiziert werden. Dargestellt ist die Bestimmung des Anteils von CD3+/CD4+-T_H-Zellen innerhalb der Lymphocyten (rechts oben). Rechts unten befinden sich die übrigen T-Zellen (CD3+/CD4−), links oben andere Zellen (CD3−), die CD4 exprimieren (CD4+), und links unten Zellen, die weder CD4 noch CD3 exprimieren (z. B. B-Zellen)

Tab. 17.1 Lymphocytenphänotypisierung. Gezeigt sind die Normwerte für die wichtigen Lymphocytenpopulationen und T-Zell-Subpopulationen in der Durchflusscytometrie. Die Normwerte hängen dabei von den verwendeten Antikörpern und den Geräten ab, sodass es bei den Normwerttabellen Abweichungen gibt.

Parameter	Säuglinge bis 1 Jahr	Kinder 1–6 Jahre	Kinder 6–17 Jahre	Erwachsene 17–70 Jahre
Gesamtleukocyten/µl	6400–11.000	6800–10.000	4700–8000	4500–8000
Lymphocyten/µl	2700–5400	2900–5100	2000–2700	1500–3000
Lymphocyten relativ	39–59 %	38–53 %	36–43 %	25–40 %
B-Zellen/µl (CD19+)	500–1500	700–1300	300–500	200–400
B-Zellen relativ (CD19+)	19–31 %	21–28 %	12–22 %	11–16 %
T-Zellen/µl (CD3+)	1700–3600	1800–3000	1400–2000	1100–1700
T-Zellen relativ (CD3+)	58–67 %	62–69 %	66–76 %	67–76 %
T_H-Zellen/µl (CD3+/CD4+)	1700–2800	1000–1800	700–1100	700–1100
CTL/µl (CD3+/CD8+)	800–1200	800–1500	600–900	500–900
NK-Zellen/µl (CD16+/CD56+/CD3−)	Variabel	Variabel	Variabel	200–400

Verschiebungen zwischen den Populationen, sodass man einen Hinweis auf verschiedene Erkrankungen bekommt. Des Weiteren kann man die Diagnostik zur Verlaufskontrolle von verschiedenen Erkrankungen nutzen. Bei der HIV-Verlaufskontrolle ist die absolute Anzahl von CD4+-T_H-Zellen entscheidend (Tab. 16.6). Die Bestimmung der Zellpopulationen kann man dabei nicht nur im Blut vornehmen, sondern auch im Liquor (Nervenwasser), der Spülflüssigkeit aus der Lunge (BAL, bronchoalveoläre Lavage) und dem Knochenmark. Die Verteilung der Lymphocytensubpopulationen ist dabei in jedem Probenmaterial charakteristisch. Ebenso gibt es für einige Erkrankungen charakteristische Veränderungen, sodass die Analyse dieser Proben häufig eine wichtige Diagnostik für die Differenzialdiagnose ist (Tab. 17.2, Tab. 17.3 und Abb. 17.5). Besonders wichtig ist dies bei Erkrankungen, die ein ähnliches Krankheitsbild zeigen, aber unterschiedliche Ursachen haben. Neben den Standardparametern kann man auch atypische Zellen bestimmen, wie sie bei Lymphomen und Leukämien vorkommen (Abb. 17.6).

Funktionelle Messverfahren

Den Leukocytenfunktionstests kommt in der Diagnostik von Immundefekten eine besondere Bedeutung zu, da häufig nicht die Zahl, sondern nur die Funktion der Leukocyten verändert ist. Des Weiteren werden diese aufwendigen Tests meist nur von Speziallaboratorien angeboten. Hier werden die Funktionstests eines immunologischen Labors beschrieben, man sollte jedoch bedenken, dass zunächst die Funktionalität des Immunsystems im Patienten direkt überprüft werden sollte. Die Messung der Antikörpermenge und der spezifischen Antikörper (z. B. Impftiter) gibt einen Aufschluss über die Funktion der B-Zellen. Die Hypersensitivitätsreaktion vom verzögerten Typ (DTH, ▶ Kap. 10) gibt einen Anhalt zur Funktion von T_H-Zellen. Die Funktion der natürlichen Immunität lässt sich hingegen nur im Labor testen.

Die Komplementgesamtaktivität kann man mit der **CH50** (Komplementhämolyse 50 %) oder CH100 bestimmen. Wie bei den meisten biologischen Testverfahren nimmt man häufiger

◻ Tab. 17.2 Leukocyten- und Lymphocytenphänotypisierung in der Bronchoalveolären Lavage (BAL). Bei der BAL wird die „Lunge" mit einer Spülflüssigkeit gespült. Gezeigt sind die Normwerte für die wichtigen Lymphocytenpopulationen und T-Zell-Subpopulationen. Die Normwerte hängen dabei von den verwendeten Antikörpern und den Geräten ab, sodass es bei den Normwerttabellen Abweichungen gibt. Diagnostisch wichtige Veränderungen sind rechts beschrieben.

Parameter	Nichtraucher	Raucher	Charakteristische Veränderungen
Leukocyten	Prozentuale Anteile		
Monocyten/Makrophagen	>85	>85	
Lymphocyten	<12	<7	Erhöht bei lymphocytärer Alveolitis, Sarkoidose und exogen-allergischer Alveolitis (EAA)
Neutrophile	<3	<3	Erhöht bei granulocytärer Alveolitis und bakteriellen Infektionen
Eosinophile	<0,5	>1	Erhöht bei eosinophiler Pneumonie
Lymphocyten	Prozentualer Anteil der Lymphocyten		
T-Zellen (CD3$^+$)	62–78	52–77	
T$_H$-Zellen (CD3$^+$/CD4$^+$)	35–70	22–40	Erhöht bei Sarkoidose
CTL (CD3$^+$/CD8$^+$)	20–40	30–50	Erhöht bei EAA oder viralen Infektionen
CD4/CD8-Quotient	1,1–3,5	0,5–1,5	Erhöht bei Sarkoidose
NK-Zellen (CD16$^+$/CD56$^+$/CD3$^-$)	2–14	2–14	Erhöht bei EAA
Aktivierte T-Zellen(CD3$^+$/HLA-DR$^+$)	0,4–7,6	0,4–7,6	Erhöht bei Sarkoidose, EAA und viralen Infektionen
Aktivierte T-Zellen(CD3$^+$/CD25$^+$)	0,1–4,3	0,1–4,3	Erhöht bei bakteriellen Infektionen

◻ Tab. 17.3 Lymphocytenphänotypisierung im Liquor. Der Liquor ist das „Nervenwasser", das die Hohlräume im Gehirn und Rückenmark füllt. Gezeigt sind die Normwerte für die wichtigen Lymphocytenpopulationen und T-Zell-Subpopulationen. Im normalen Liquor sind nur wenige Leukocyten enthalten, wovon die meisten T-Zellen sind (bis ca. 3000/ml). Die Normwerte hängen dabei von den verwendeten Antikörpern und den Geräten ab, sodass es bei den Normwerttabellen Abweichungen gibt. Diagnostisch wichtige Veränderungen sind rechts beschrieben.

Parameter	Prozentualer Anteil	Charakteristische Veränderungen
T-Zellen (CD3$^+$)	83–98	
T$_H$-Zellen (CD3$^+$/CD4$^+$)	51–80	
CTL (CD3$^+$/CD8$^+$)	13–35	
CD4/CD8-Quotient	1,8–5,5	
NK-Zellen (CD16$^+$/CD56$^+$/CD3$^-$)	1–5	Erhöht bei Infektionen; viele CD56$^+$/CD45^{--}-Zellen können ein Hinweis auf ein Neuroblastom sein
B-Zellen (CD19$^+$)	0–3,3	Erhöht bei Infektionen
aktivierte T-Zellen (CD3$^+$/HLA-DR$^+$)	2–9	Erhöht bei viralen Infektionen

den halbmaximalen Wert, da dieser sich eindeutiger bestimmen lässt als der Maximalwert. Bei der CH50 werden Schafserythrocyten zunächst mit einem anti-Schafserythrocyten-Antikörper (Ambozeptor) beladen, dann wird das Patientenserum dazugegeben. Der Immunkomplex aus Schafserythrocyten und Ambozeptor löst den klassischen Weg des Komplementsystems aus, sodass man mit einem Test die Funktionalität aller Komponenten des Komplementsystems testet, da der alternative Weg beim klassischen Weg immer mit aktiviert wird. Einzig die initialen Komponenten des Lektinwegs werden nicht mitgetestet.

Die Funktion des Komplementsystems erkennt man dann an der Lyse der Erythrocyten durch den Membranangriffskomplex (MAC, ◻ Abb. 17.7). Die CH50 hat damit einen Vorteil gegenüber den quantitativen Tests, da nur ein einziger Test genügt, um alle Komponenten zu testen. Eine Abwandlung des Testes ist der **AP50** (*alternative pathway* 50 %) bzw. AP100, bei dem man mit gewaschenen Kaninchenerythrocyten nur den alternativen Weg testet. Wichtig ist bei beiden Tests, dass die Kühlkette bei den Proben nicht unterbrochen wird, da sonst der Komplementfaktor C3 über die spontane Hydrolyse (*tick over*)

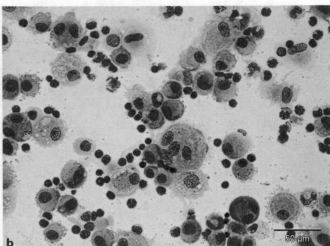

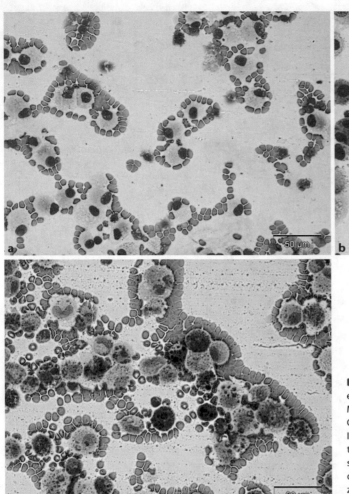

☐ Abb. 17.5 Bronchoalveoläre Lavage (BAL). a) Normale Zellen in einer BAL. Die meisten Zellen in der Lungenspülflüssigkeit sind alveoläre Makrophagen. Daneben kommen zu kleineren Anteilen Lymphocyten und Granulocyten vor. **b)** Große mehrkernige Riesenzellen kommen bei viralen Infektionen vor, insbesondere bei solchen mit dem respiratorischen Syncytialvirus (RSV), das davon auch seinen Namen hat. **c)** In den Makrophagen sieht man bei starken Rauchern auch Kondensatablagerungen, d. h. „Teer", den die Makrophagen phagocytiert haben. In schlimmen Fällen führt dies zu einer Kondensatpneumopathie, immer jedoch zu einer Funktionseinschränkung (► Kap. 15)

abgebaut wird und einen Komplementdefekt vortäuscht. Bei angeborenen Defekten einzelner Komponenten sieht man Totalausfälle, während man bei verschiedenen Erkrankungen (z. B. Leberschäden) oder Medikamenten verminderte Reaktionen in den Komplementtests sieht. Ein besonderer Funktionstest ist die Messung der Aktivität des C1-Inhibitors (C1INH), da es neben dem angeborenen C1INH-Mangel auch Autoantikörper gegen diese Komponente gibt, die auch zum Quincke-Ödem führen. Die autoimmunen Formen kann man von angeborenen Defekten nur in der Kombination von quantitativer Bestimmung des C1INH und Funktionstest unterscheiden, da bei den autoimmunen Formen C1INH vorhanden, aber nicht funktionsfähig ist.

Die Funktionen der Phagocyten lassen sich mit dem **Phagocytosetest** und dem ***burst*-Test** bestimmen. Heutzutage führt man diese Tests wiederum im Durchflusscytometer durch. Dazu werden fluoreszenzmarkierte oder fluoreszierende Bakterien mit dem zu testenden Blut inkubiert und anschließend wird der Anteil an Zellen gemessen, der Bakterien phagocytiert hat. Da durch die Phagocytose auch der *oxidative burst* ausgelöst wird, der für die intrazelluläre Abtötung notwendig ist, kann man bei der Wahl geeigneter Fluoreszenzfarbstoffe beide Eigenschaften gemeinsam bestimmen (☐ Abb. 17.8). Normalerweise liegt der funktionelle Anteil der Phagocyten (Phagocytose + *burst*) bei

über 95 %. Ausfälle wie bei der infantilen septischen Granulomatose (CGD) zeigen Aktivitäten unter 20 %, während medikamentenbedingte Störungen nur leicht erniedrigte Werte um 60 % zeigen. Diese Tests kann man auch mit Erregern durchführen, die aus dem Patienten selbst isoliert wurden, um zu testen, ob der Patient spezifische **immunologische Lücken** hat und damit nur auf diesen Erreger nicht reagiert.

Zusätzlich kann man noch die Beweglichkeit der Phagocyten im **Chemotaxistest** überprüfen. Hierzu verwendet man ein Gefäß mit zwei Kammern, die durch ein engmaschiges Sieb getrennt sind (**Boyden-Kammer**). Die Löcher im Sieb sind dabei kleiner als der Durchmesser der Zellen, sodass diese sich aktiv durch das Sieb quetschen müssen. Der Reiz dazu wird durch chemotaktische Substanzen auf der einen Seite des Siebes gegeben, während die Zellen auf der anderen Seite sind. Nach einiger Zeit misst man dann die Anzahl der Zellen, die durch das Sieb gewandert sind. Wichtig ist dabei zu bedenken, dass man mit diesem Test nur die Beweglichkeit der Zellen überprüft, d. h. Defekte der Motilität (z. B. Cytoskelettstörungen) oder Chemotaxis auf den verwendeten Stoff nachweisen kann. Leukocytenadhäsionsdefekte (LAD) kann man durch diesen Test nicht nachweisen, da die Zelladhäsion nicht getestet wird und die Zellen eine normale Motilität und Chemotaxis zeigen (Ausnahme einige Formen von LAD3).

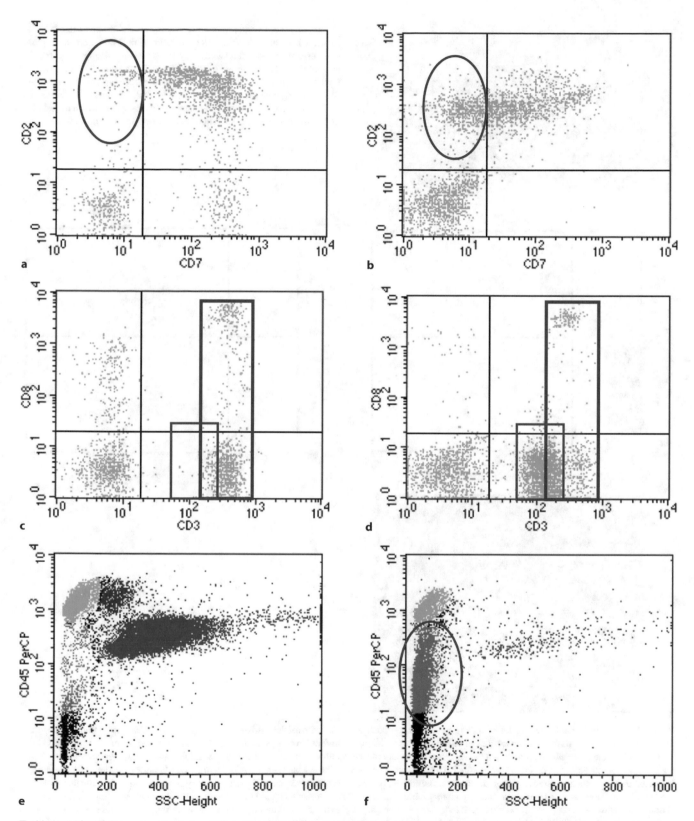

Abb. 17.6 Identifizierung von atypischen Zellen. a) Im Normalfall exprimieren fast alle reifen T-Zellen CD2 und CD7. CD7⁻-Zellen bilden die Ausnahme (roter Kreis) **b)** Cutane T-Zell-Lymphome exprimieren CD7 häufig nicht auf ihrer Zellmembran (CD2⁺/CD7⁻-Zellen, roter Kreis). **c)** T-Zellen exprimieren als ihren Leitmarker CD3, wobei sich die Expression auf CD4⁺- und CD8⁺-Zellen nicht unterscheidet. In der Abbildung sieht man, dass die CD8⁺- (oben rechts) und CD8⁻- (unten rechts) Zellen CD3 gleich stark exprimieren (blaues Rechteck) und es keine Zellen mit niedriger CD3-Expression gibt (rotes Rechteck). **d)** Häufig zeigen entartete T-Zellen auch eine verminderte CD3-Expression (rotes Rechteck) **e)** Im normalen Knochenmark kann man wie im Blut Lymphocyten (grün), Monocyten (rot) und Granulocyten (blau) differenzieren. Dazu kommen noch Erythroblasten (orange), die in ihrer Größe variabel sind. **f)** Bei Veränderungen wie Leukämien treten vermehrt Blasten auf, die sich durch eine verminderte Expression des Pan-Leukocytenmarkers CD45 auszeichnen (roter Kreis). Die reifen Zellpopulationen nehmen hingegen ab, in diesem Fall gibt es kaum noch Granulocyten und Monocyten

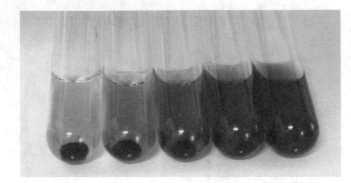

Abb. 17.7 Komplementhämolyse. Gezeigt ist die Titration eines Normalserums von rechts nach links in der CH50. Umso mehr Komplement (Serum) dem Testsystem zugegeben wird, umso stärker ist die Hämolyse (rechts), erkennbar an der Rotfärbung durch das freigesetzte Hämoglobin aus den Erythrocyten und dem Fehlen von intakten Erythrocyten. Umgekehrt setzen sich bei wenig oder gar keinem Komplement (links) die intakten Erythrocyten als Zellpellet ab, während der Überstand nicht oder nur schwach rot gefärbt ist. Das freie Hämoglobin kann quantitativ im Photometer bestimmt werden

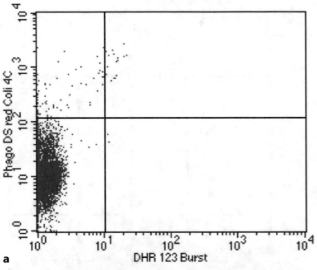

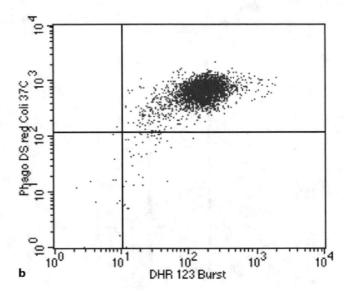

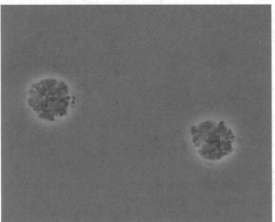

Abb. 17.8 Phago/burst-Assay. Gezeigt ist der kombinierte Phago/*burst*-Assay, bei dem rot fluoreszierende Bakterien (DS *red Coli*) zusammen mit Dihydrorhodamin (DHR 123) zum Blut gegeben werden. **a)** Die Phagocytose (Phago, Y-Achse) ist ein energieabhängiger Prozess, sodass als Kontrolle eine Inkubation bei 0–4 °C dient, die unspezifische Bindungen der Bakterien an der Oberfläche der Phagocyten ohne Aufnahme anzeigt. **b)** Bei intakter Phagocytenfunktion bei 37 °C werden die Bakterien phagocytiert, wodurch die Phagocyten jetzt im Durchflusscytometer rot erscheinen. Da die Phagocytose den *oxidative burst* (*burst*, X-Achse) zur intrazellulären Abtötung der Bakterien auslöst, wird durch die reaktiven Sauerstoffspezies das Dihydrorhodamin in das grün fluoreszierende Rhodamin umgewandelt, sodass die intakten Phagocyten rot-grün erscheinen (oben rechts). **c)** Überlagerung eines Phasenkontrastbildes von zwei Phagocyten mit der fluoreszenzmikroskopischen Aufnahme derselben Phagocyten mit phagocytierten Bakterien. Man sieht die rot fluoreszierenden Bakterien in den Phagocyten

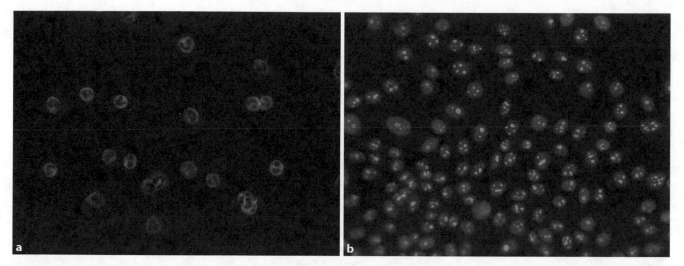

◘ Abb. 17.9 Nachweis von Autoantikörpern in der Immunfluoreszenz. a) Der Nachweis von Autoantikörpern geschieht durch grün fluoreszierende Antikörper, die gegen menschliche Antikörper gerichtet sind. Nachgewiesen sind in dem Bild anti-Neutrophile cytoplasmatische Antikörper (ANCA), bei denen sich das Cytoplasma anfärbt. **b)** Nachweis von antinucleären Antikörpern (ANA), bei denen sich die gelappten Zellkerne der Neutrophilen anfärben, mit der gleichen Methode. (Fotos freundlicherweise zur Verfügung gestellt von Univ.-Prof. Dr. rer. nat. Ralf Weiskirchen.)

NK-Zellen kann man im **Cytotoxizitätstest** überprüfen. Dazu werden die isolierten Lymphocyten des Patienten mit einer Zell-Linie inkubiert, die keine MHC-Moleküle auf der Oberfläche exprimiert. Das *missing-self* ist dann der Stimulus für die NK-Zellen, diese Zielzellen zu töten. Den Nachweis kann man über eine radioaktive Markierung der Zielzellen oder auch im Durchflusscytometer erbringen.

Einer der ältesten und wichtigsten Funktionstests ist der **Lymphocytenproliferationstest (LPT)**, der auch Lymphocytentransformationstest (**LTT**) genannt wird. Der Test beruht darauf, dass jede Reaktion des spezifischen Immunsystems von der Proliferation (Vermehrung) der antigenspezifischen Lymphocyten abhängt. Somit ist die aktivierungsinduzierte Vermehrungsfähigkeit eine Voraussetzung für eine Reaktion der T- und B-Zellen. Die Proliferation kann man dabei über unspezifische Stimulanzien (z. B. pflanzliche Lektine wie Phytohämagglutinin, PHA) oder spezifische Recall-Antigene, d. h. Antigene, mit denen man bereits einmal Kontakt hatte (z. B. Tetanustoxoid), auslösen. Je nach Stimulus kann man dabei spezifisch T-Zellen, z. B. mit anti-CD3, oder B-Zellen, z. B. mit anit-IgM, zur Proliferation anregen. Die Zellvermehrung selbst wird über den Einbau von radioaktivem Thymidin bestimmt.

Bei den B-Zellen kann man neben der Proliferation noch die Induktion der **Immunglobulinsynthese** bestimmen, indem man nach der Stimulierung die Bildung von Antikörpern im ELISA misst. Dieser spezielle Test ist nur angezeigt, wenn B-Zellen vorhanden sind, aber keine oder nur zu wenig Antikörper nachweisbar sind, wie z. B. bei der transienten Hypogammoglobulinämie des Kleinkindes.

Diagnose von Autoimmunkrankheiten und Allergien

Die Diagnose von Autoimmunkrankheiten und Allergien ist der überwiegende Teil der Immundiagnostik, da Autoimmunkrankheiten häufiger sind als Immundefekte. Sie erfolgt über die Bestimmung von Autoantikörpern bzw. allergenspezifischen IgE-Antikörpern. Für einige Autoantikörper gibt es mittlerweile spezifische ELISA (z. B. anti-DNA-Antikörper und Rheumafaktoren), sodass diese einfach gemessen werden können. Andere Autoantikörper werden über die Bindung an Gewebeschnitte oder die Beladung von Zellen (z. B. antinucleäre Antikörper, ANA, ◘ Abb. 17.9) mittels Immunfluoreszenz oder dem Durchflusscytometer (z. B. Autoantikörper gegen Thrombocyten) nachgewiesen. Allergien können zusätzlich am Patienten in einem Provokationstest nachgewiesen werden (► Kap. 10).

17.2 Immuntherapie

Die wichtigsten Immuntherapien sind die Impfung und die passive Immunisierung, die bereits in ► Kap. 8 besprochen wurden. Neben diesen Maßnahmen zur Infektionsbekämpfung gibt es vier große Bereiche der Immuntherapie: die Immunstimulierung, die Immunsuppression, die gezielte Therapie mit monoklonalen Antikörpern und die Substitutionstherapie mit Antikörper-Pool-Präparaten (Standardimmunglobulin).

Immunstimulierung

Die Möglichkeiten zur Immunstimulierung sind sehr beschränkt, und die meisten auf dem Markt frei verkäuflichen Mittel, die eine Stärkung des Immunsystems versprechen, haben gar keine Wirkung. Dies ist wahrscheinlich auch besser, da eine unspezifische und unkontrollierte Stimulierung des Immunsystems auch zu Autoimmunkrankheiten führen kann. Deshalb ist eine gesunde Lebensweise sicher die einfachste Art, das Immunsystem im physiologischen Rahmen zu stärken (► Kap. 15). Klassische Präparate sind Extrakte aus tierischen Organen (Thymus und Milz), die heute aber kaum noch zur Anwendung

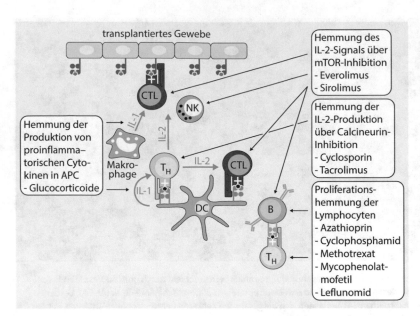

◻ Abb. 17.10 Wirkungen von wichtigen Immunsuppressiva. Die Immunsuppression setzt an verschiedenen Stellen ein. Glucocorticoide hemmen die Produktion von proinflammatorischen Cytokinen durch APC, wodurch der Beginn einer Entzündungsreaktion unterdrückt wird. Calcineurininhibitoren verhindern die Aktivierung von NFAT in T-Zellen, wodurch wichtige Gene der T-Zell-Aktivierung (z. B. IL-2) nicht angeschaltet werden. In den Zielzellen des IL-2 können mTOR-Inhibitoren die IL-2-Signaltransduktion unterdrücken, sodass das IL-2 seine Wirkung nicht entfalten kann. Letztlich kann noch die Proliferation der Lymphocyten inhibiert werden. Nicht gezeigt ist der Einsatz von monoklonalen Antikörpern oder Rezeptoren, die spezifisch proinflammatorische Cytokine wegfangen (z. B. anti-IL-1) oder die Zellen depletieren (anti-CD3) bzw. die Wirkung von IL-2 verhindern (anti-CD25)

kommen. Eine nachgewiesene Wirkung haben auch Extrakte aus *Echinacea pallida* (blassfarbener Sonnenhut), weshalb diese auch nur in Absprache mit dem Arzt eingenommen werden sollten. Imiquimod ist eine chemische Substanz, die Interferone induziert und so zur Behandlung von Feigwarzen eingesetzt werden kann. Gezielter ist die Therapie mit spezifischen Cytokinen. Am längsten werden die Interferone angewandt. IFN-α, -β und -γ sind zugelassene Medikamente. IFN-α wird zur Tumortherapie und bei chronischen Virusinfektionen eingesetzt. IFN-β wird zur Behandlung der Multiplen Sklerose verwendet und IFN-γ zur unterstützenden Behandlung der septischen Granulomatose. G-CSF dient zur Mobilisierung von Granulocyten bei Patienten nach Chemotherapie und angeborenen Neutropenien. IL-2 wird zur Behandlung des metastasierenden Nierenkarzinoms verwendet. Eher einer Impfung entspricht die Therapie mit lebenden Mykobakterien (BCG, Bacille Calmette Guérin), die zur Behandlung des oberflächlichen Blasenkarzinoms eingesetzt werden. Die Reaktion gegen die Mykobakterien in der Blase aktiviert das Immunsystem so stark, dass die Tumorzellen mit abgetötet werden. Ähnlich verhält es sich mit Lysaten der eigentlich harmlosen Darmbakterien *Escherichia coli* und *Enterococcus faecalis*, die zur Stimulierung des Immunsystems bei Problemen im Darm und bei rezidivierenden Harnwegsinfektionen mit *E. coli* eingesetzt werden.

Immunsuppression

Die Immunsuppression hat zwei große Einsatzgebiete: die Unterdrückung von Autoimmunkrankheiten und die Unterdrückung einer Immunreaktion gegen transplantierte Organe. Da beide Reaktionen Entzündungsreaktionen sind, sind die Medikamente zur Therapie größtenteils identisch. Auf der entzündungshemmenden Wirkung beruht auch das größte Problem der Immunsuppression, d. h. die immunsupprimierten Patienten sind infektionsanfällig und zeigen bei Langzeitsuppression eine erhöhte Inzidenz von Krebs, insbesondere Lymphomen.

Die ältesten entzündungshemmenden Medikamente sind die Glucocorticoide, von denen das Cortison das bekannteste ist. Die Glucocorticoide hemmen die Synthese von entzündungsfördernden Substanzen wie z. B. IL-1 und IL-2. Zielzellen sind dabei in erster Linie die APC, aber auch die übrigen Zellen werden beeinflusst, weshalb die Glucocorticoide auch bei allergischen Reaktionen eingesetzt werden. Die schwerwiegendste Nebenwirkung ist bei hohen Konzentrationen das Cushing-Syndrom, das durch Gewichtszunahme mit Fettansammlungen (z. B. „Mondgesicht"), Hautveränderungen, erhöhtem Blutdruck, Muskelschwäche, Osteoporose und Diabetes gekennzeichnet ist. Die Glucocorticoide sind meist die ersten Immunsuppressiva, die eingesetzt werden, oder dauerhafter Teil der Basistherapie. Die meisten anderen Immunsuppressiva wirken eher auf die Lymphocyten, insbesondere auf die T-Zellen, die bei der Transplantatabstoßung und den Autoimmunkrankheiten eine Schlüsselrolle spielen. Cyclosporin A hat nach seiner Entdeckung die Transplantationsmedizin revolutioniert, da man in der Lage war, eine hocheffektive Immunsuppression durchzuführen, wodurch die Anzahl der Transplantationen und der Transplantationserfolg sprunghaft angestiegen sind. Cyclosporin A ist ein cyclisches Peptid aus dem Pilz *Tolypocladium inflatum* und wirkt im Komplex mit dem Enzym Cyclophilin als Calcineurininhibitor. Calcineurin dephosphoryliert NFAT (*nuclear factor of activated T cells*), einen wichtigen Transkriptionsfaktor in T-Zellen (▶ Kap. 6), der unter anderem für die Bildung von IL-2 verantwortlich ist. Ein weiterer Calcineurininhibitor ist Tacrolimus (FK506), dessen Wirkung über das FK506-bindende Protein-12 vermittelt wird. Die Nebenwirkungen sind eine Nierenschädigung, Einschränkung der Leberfunktion, eine Erhöhung des Blutdrucks, eine Hyperlipidämie und -cholesterolämie sowie Hypokaliämie. Die mTOR(*mammalian target of rapamycin*)-Inhibitoren Everolimus und Sirolimus blockieren die IL-2-Signaltransduktion. Die Nebenwirkungen sind Hyperlipidämie, Thrombocytopenie und eine schlechte Wundheilung. Bei der Transplantation werden außerdem monoklonale Antikörper bei der akuten Abstoßungskrise eingesetzt. Während anti-CD3-Antikörper die T-Zellen deple-

17

tieren, blockieren anti-CD25-Antikörper nur den IL-2-Rezeptor und damit die Aktivierung über IL-2 (► Kap. 12).

Des Weiteren kommen cytostatische Medikamente wie Azathioprin, Cyclophosphamid und Methotrexat zur Anwendung, da jede Reaktion des spezifischen Immunsystems von einer Proliferation der antigenspezifischen Lymphocyten abhängt. Für die Erfindung von Azathioprin, das vor der Entdeckung von Cyclosporin das Hauptmedikament zur Immunsuppression nach Transplantation war, bekamen Gertrude B. Elion und George H. Hitchings 1988 den Nobelpreis verliehen. Azathioprin hemmt die DNA-Synthese. Cyclophosphamid kreuzvernetzt die DNA und induziert Strangbrüche. Methotrexat inhibiert die Dihydrofolat-Reduktase und die darüber vermittelte Proteinexpression. Im Gegensatz zu diesen generellen Cytostatika hemmen Mycophenolat-mofetil (Purinsyntheseinhibitor) und Leflunomid (Pyrimidinsyntheseinhibitor) relativ spezifisch die Proliferation von Lymphocyten (■ Abb. 17.10).

Cytokinantagonisten und anti-Cytokin-Antikörper haben ihr Einsatzgebiet bei den Autoimmunkrankheiten. Die anti-Cytokin- bzw. -Cytokinrezeptor-Antikörper (IL-1, IL-6R, IL-12/23, TNF) und Cytokinrezeptor-Antikörper-Fusionsproteine (IL-1R, TNFR) werden im nächsten Absatz besprochen. Eine ähnliche Funktion hat der Cytokinantagonist Anakinra. Dies ist die Wirkstoffbezeichnung für den IL-1-Rezeptorantagonisten, der wie die anti-IL-1-Antikörper bei der rheumatoiden Arthritis eingesetzt wird und der natürliche Antagonist von IL-1 ist.

Gezielte Therapie mit monoklonalen Antikörpern

Monoklonale Antikörper haben nach ihrer Erfindung nicht nur die Diagnostik revolutioniert, sondern auch die moderne Immuntherapie (► Exkurs 6.1). Es ist jetzt nicht nur möglich, Antiseren zu generieren, wie dies bereits für die passive Immunisierung eingeführt wurde. Man kann monoklonale Antikörper gegen jegliches Antigen herstellen. Durch den Einsatz monoklonaler Antikörper vermindert sich auch die Menge der zu applizierenden Immunglobuline, da es nicht mehr ein Gemisch aus polyklonalen Antikörpern mit unterschiedlich guter Antigenpassform ist, sondern ein Antikörper gegen nur *eine* antigene Determinante des Antigens. Anfänglich hatte man dabei aber denselben Nachteil wie bei der Serumtherapie, d.h. die monoklonalen Antikörper waren zunächst alle aus der Maus oder anderen Kleintieren und damit heterologe Seren. Diese Antikörper induzieren anti-Antikörper (siehe oben bei HAMA), was bei einer erneuten Gabe zur Serumkrankheit führen kann (► Kap. 8). Die Gentechnik ermöglicht es heute, Antikörper besser verträglich zu machen, indem man chimäre oder humanisierte Antikörper herstellt (■ Abb. 17.11). Neuerdings ist es auch möglich, rein humane monoklonale Antikörper herzustellen, die keine anti-Antikörper mehr induzieren.

Die Vielzahl der Möglichkeiten machte eine einheitliche Nomenklatur für Antikörper erforderlich, damit der Arzt die Verträglichkeit besser abschätzen kann (■ Tab. 17.4). Wenn es für einen Einsatzzweck monoklonale Antikörper gibt, so sind es die höchstwirksamen Medikamente, die wir heutzutage ha-

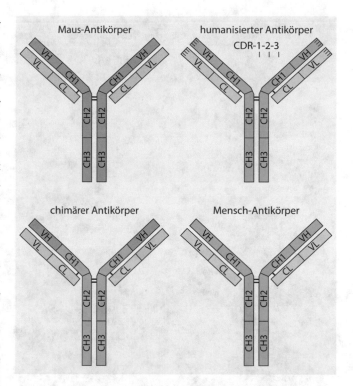

■ **Abb. 17.11 Monoklonale Antikörpertypen für die Therapie.** Monoklonale Antikörper sind hochwirksame Medikamente, stellen aber selber ein Antigen für den Körper dar, sodass Antikörper aus Tieren (hier Maus in rot) zur Serumkrankheit führen können. Durch die moderne Gentechnik ist es möglich, die Rekombination der Antikörper nachzuahmen und so die konstanten Domänen der Mausantikörper gegen konstante Domänen von menschlichen Antikörpern (blau) auszutauschen. Ein solcher Antikörper wird als chimärer Antikörper bezeichnet. Tauscht man auch noch die Rahmenregionen innerhalb der variablen Domäne aus, sodass nur noch die Antigenbindungsstelle (CDR) aus der Maus ist, spricht man von humanisierten Antikörpern. Optimalerweise stellt man komplett humane Antikörper her. Je größer der menschliche Anteil in den Antikörpern ist, desto geringer ist die Gefahr einer Serumkrankheit

ben, aber auch die teuersten, mit einem Preis zwischen mehreren Hundert bis mehreren Tausend Euro pro Anwendung. Natürlich haben monoklonale Antikörper auch Nebenwirkungen, wobei die unspezifischen Nebenwirkungen sehr selten sind. Das größere Problem ist die nachteilige Wirkung durch die komplette Ausschaltung des Zielantigens. So sind z. B. die Patienten, die mit Antikörpern gegen entzündungsfördernde Cytokine behandelt werden, anfälliger für Infektionen. ■ Tabelle 17.5 zeigt die monoklonalen Antikörper, die in Deutschland bzw. in der Europäischen Union zugelassen sind.

Substitutionstherapie mit Standardimmunglobulinen

Neben den monoklonalen Antikörpern gibt es seit den frühen 1980er-Jahren die **Standardimmunglobuline**, d. h. Antikörper-Pool-Präparate aus über 1000, meist weit über 10.000 Spendern. Man gewinnt dafür aus Quarantäneplasma (Plasma, das gefroren gelagert wurde, bis der Spender erneut nach mehreren Wochen auf Infektionskrankheiten getestet wurde) die IgG-An-

Tab. 17.4 Nomenklatur von monoklonalen Antikörpern

Eigenname	Anwendungsgebiet des Antikörpers	Herkunft	Feste Endung
Vom Hersteller frei wählbar, muss nur eindeutig und unverwechselbar sein	b(a) = Bakterien	a = Ratte	mab = *monoclonal antibody*
	c(i) = Herzkreislauf (cardiovasculär)	e = Hamster (*syrien hamster*)	
	f(u) = Pilze (fungal)	i = Primat	
	k(i) = Interleukin	o = Maus (*mouse*)	
	l(i) = Immunmodulation	u = Mensch (*human*)	
	n(e) = Neurologie	xi = chimär (vom griechischen Chi = χ)	
	s(o) = Knochen (historisch bedingt)	xizu = chimär/humanisiert	
	tox(a) = Toxin	zu = humanisiert	
	t(u) = Tumor	axo = Ratte/Maus (z. B. bispezifische Antikörper)	
	v(i) = Viren		
Pali	vi	zu	mab

Palivizumab ist ein humanisierter monoklonaler Antikörper gegen das respiratorische Syncytialvirus (RSV)

tikörper. Alle anderen Serumproteine werden nicht mit angereichert. Es ist dabei wichtig, dass man die IgM-Antikörper eliminiert, da man sonst auch die Antikörper gegen die Blutgruppen A und B (Isohämagglutinine) im Präparat hätte und so eine akute hämolytische Transfusionsreaktion bei Patienten mit diesen Blutgruppen auslösen würde. Früher gelang die Elimination von IgM noch nicht hundertprozentig, sodass die Präparate nur intramuskulär verabreicht werden konnten. Die heutigen Präparate sind dagegen frei von IgM und können intravenös appliziert werden, woher auch der Name **IVIG** (intravenöse Immunglobuline) stammt. IgE ist ebenfalls unerwünscht und kann heute gut ausgeschlossen werden. Leider lässt es sich bei der Präparation nicht vermeiden, dass Spuren von IgA-Antikörpern mit in den IVIG sind. Diese stellen in der Regel kein Problem dar, lediglich bei Patienten mit einem selektiven IgA-Mangel können diese dann als Fremdantikörper erkannt werden, sodass anti-IgA-Antikörper entstehen. Patienten mit einem selektiven IgA-Mangel haben somit ein Risiko, eine Serumkrankheit zu entwickeln, wenn sie ein zweites Mal mit IVIG behandelt werden sollen, sodass man anti-IgA-Antikörper oder den selektiven IgA-Mangel ausschließen muss. Dies gilt im Prinzip auch für die **Hyperimmunseren** zur Infektions- oder Postexpositionsprophylaxe (dazu gehören auch anti-Rhesus-D-Antikörper), die bereits in ▶ Kap. 8 besprochen

wurden. Die Hyperimmunseren werden jedoch nur aus einer wesentlich geringeren Anzahl von Spendern mit sehr hohem Antikörpertiter gegen das entsprechende Antigen gewonnen.

Für den Einsatz der IVIG gibt es zwei große Gebiete: die Substitutionstherapie von immundefizienten Patienten und die Therapie von Autoimmunkrankheiten (■ Tab. 17.6). Die Indikationen für die Substitutionstherapie wurden in ▶ Kap. 16 erläutert. Die gute Wirkung der Substitution beruht dabei darauf, dass mit den IVIG ein Kollektivschutz übertragen wird. In den IVIG sind Antikörper gegen alle Erreger mit einem protektiven Titer vorhanden, mit dem die Mehrheit der Spender Kontakt hatte oder geimpft wurde. So werden die immundefizienten Patienten gegen die gefährlichen Erreger geschützt, gegen die sich die Immunkompetenten auch nur durch eine Impfung schützen können (z. B. Tetanus, Diphtherie, Hepatitis-B usw.). Wichtig ist aber, dass auch Antikörper gegen alltägliche Keime aus unseren Breitengraden übertragen werden, gegen die wir im Laufe der Jahre eine Immunität entwickelt haben (z. B. Rotaviren). Dieser Schutz ist damit auf die Region beschränkt, in der das Plasma gewonnen wurde. Unser europäisches Plasma schützt uns so vor den in Europa häufigen Infektionen. Jeder kann dies selbst bei einer Reise nach Südamerika oder Südostasien erleben, wo man häufig mit Durchfallerkrankungen zu kämpfen hat, wie zuletzt in der Kindheit, weil neue Varianten der Erreger in diesen Gebieten vorkommen, die das Immunsystem noch nicht kennt.

Unser Körper ist vollkommen durchtränkt von Antikörpern, um einen effektiven Schutz zu gewährleisten. Die Antikörpermengen in unserem Körper sind sehr groß, d.h. allein ca. 10 g Antikörper pro Liter Blut. Entsprechend groß müssen die Mengen von Antikörpern sein, mit denen man therapiert, um einen ausreichenden Wirkspiegel zu erreichen. Ziel bei den Immundefizienten ist dabei, über die kritische Marke von 400 mg/dl Immunglobuline im Serum zu gelangen (▶ Kap. 16), besser über 600 mg/dl. Da die IgG-Antikörper nur eine Halbwertszeit von drei Wochen haben, muss die IVIG-Therapie alle vier Wochen erfolgen, um den Immunglobulinspiegel dauerhaft auf hohem Niveau zu halten. Die gewünschten Konzentrationen erreicht man nur, wenn man zwischen 0,2–0,8 g Antikörper pro Kilogramm Körpergewicht appliziert, d. h., bei einem erwachsenen Menschen von 70 kg Gewicht sind dies 14–56 g IVIG, bei einem Preis von ca. 70 Euro/g. Auch wenn der Name IVIG die intravenöse Applikation durch den Arzt suggeriert, wird dies nur gemacht, wenn die Dosen so groß werden, dass es anders nicht appliziert werden kann. Bei Säuglingen und Kleinkindern bevorzugt man die subcutane Applikation, da diese von den Eltern durchgeführt werden darf.

Da die schweren Immundefekte selten sind, wird die Masse der IVIG heute zur Behandlung von Autoimmunkrankheiten bzw. neurologischen Krankheiten unklarer Ursache eingesetzt. Hier sind die Dosen teilweise noch höher als bei der Substitutionstherapie. Der genaue Wirkmechanismus ist dabei noch nicht exakt bekannt. Verständliche Theorien sind die Anwesenheit von antiidiotypischen Antikörpern, die die Autoantikörper neutralisieren, und die beschleunigte Entfernung und verminderte Bildung von Autoantikörpern durch die Gabe hoher Dosen von Antikörpern. Alle anderen Theorien beinhalten eine indirekte Wirkung über eine komplexe Immunmodulation. Nichtsdesto-

◻ Tab. 17.5 Liste der in Deutschland oder der EU zugelassenen monoklonalen Antikörper. Die Einsatzgebiete sind nur grob beschrieben, häufig handelt es sich um eingeschränkte Einsatzgebiete, z. B. bei Metastasierung, oder um Kombinationstherapien, bei denen der Antikörper nur eine Komponente ist. Teilweise sind nicht alle Antikörper für alle Einsatzgebiete zugelassen. Entwickelt sind bereits weitere Antikörper (z. B. anti-IL-5/Hypereosinophilie, anti-GD2/Neuroblastom, anti-PD1/Melanom, anti-IL17A/Immunsuppression, anti-$\alpha_4\beta_7$-Integrin/Colitis ulcerosa und Morbus Crohn), die aber in Europa bzw. Deutschland noch nicht zugelassen sind.

Zielantigen	Monoklonale Antikörper / Fc-Fusionsproteine	Einsatzgebiete
α_4-Integrin	Natalizumab	Multiple Sklerose
BAFF (*B cell activating factor*)	Belimumab	Multiple Sklerose
C5 (Komplementfaktor)	Eculizumab	PNH (paroxysmale nächtliche Hämoglobinurie)
CD3	Muromonab	Akute Abstoßungsreaktion
CD3/EpCAM (*epithelial cell adhesion molecule*)	Catumaxonab (bispezifischer Antikörper)	Maligner Aszites
CD11a	Efalizumab	Psoriasis
CD20	Ibritumomab, Ofatumumab, Rituximab	B-Zell-Non-Hodgkin-Lymphom, chronisch lymphatische B-Zell-Leukämie (B-CLL), rheumatoide Arthritis
CD25	Basiliximab	Prophylaxe der akuten Abstoßungsreaktion
CD30	Brentuximab Vedotin (Antikörper-Wirkstoff-Konjugat)	CD30$^+$ Hodgkin-Lymphom
CD33	Gentuzumab	Akute myeloische Leukämie
CD52	Alemtuzumab	B-CLL
CTLA-4	Ipilimumab	Fortgeschrittenes Melanom
EGFR (*epidermal growth factor receptor*)	Cetuximab, Panitumumab	Colorectalkarzinom
Glykoprotein NCA90	Sulesomab	Osteomyelitis, nur zur Diagnostik
Glykoprotein GPIIb/IIIa	Abciximab	Percutane Koronarintervention, instabile Angina pectoris
Granulocyten	Besilesomab	Immunszintigraphie, nur zur Diagnostik
Her2	Trastuzumab, Pertuzumab	Mammakarzinom
IgE	Omalizumab	Schweres allergisches Asthma
IL-1β	Canakinumab, Rilonacept (IL-1-RI/IL-1-RAcP/Fc)	Muckle-Wells-Syndrom, neonatal beginnende entzündliche Systemerkrankung
IL-6-Rezeptor	Tocilizumab	Rheumatoide Arthritis
IL-12/IL-23	Ustekinumab	Plaque-Psoriasis
NCA90 (Granulocytenantigen)	Sulesomab	Technetium-markierter Antikörper zur Diagnostik der Osteomyelitis
RANKL	Denosumab	Osteoporose
RSV	Palivizumab	Prävention der RSV-Infektion
TNF-α	Adalimumab, Certolizumab, Infliximab, Golimumab, Eternacept (TNFR2/Fc)	Rheumatoide Arthritis, polyartikuläre juvenile idiopathische Arthritis, Psoriasis-Arthritis, Morbus Bechterew, Morbus Crohn, Psoriasis, Colitis Ulcerosa
VEGF (*vascular endothelial growth factor*)	Bevacizumab, Ranibizumab	Altersabhängige Makuladegeneration (AMD), Colonkarzinom, Rectumkarzinom, Mammakarzinom, Bronchialzellkarzinom, Nierenzellkarzinom

Her2 (*human epidermal growth factor receptor 2*), RANKL (*receptor activator of nuclear factor-κB ligand*), RSV (*respiratory syncytial virus*)

◻ Tab. 17.6 Einsatzgebiete von intravenösen Immunglobulinen. Aufgeführt sind nur die zugelassenen und gesicherten Anwendungen der IVIG. Darüber hinaus werden die IVIG bei vielen verschiedenen Autoimmunkrankheiten als Heilversuch eingesetzt.

Krankheit	IVIG-Therapie	Bemerkung
Zugelassene Anwendungen		
Primäre Immundefekte mit Antikörpermangel-syndrom (AMS) (z. B. XLA)	0,2–0,8 g/kg alle 2–4 Wochen	Lebenserhaltende Therapie bei isoliertem AMS
Sekundäre Immundefekte (z. B. Myelom, chronisch lymphatische Leukämie (CLL))	0,2–0,4 g/kg alle 3–4 Wochen	Bei AIDS nur bei Kindern, bei Erwachsenen nicht indiziert
Idiopathische thrombocytopenische Purpura (IPT, Morbus Werlhof)	0,4 g/kg 5 Tage täglich	
Guillain-Barré-Syndrom	0,4 g/kg 5 Tage täglich	Mittel der 1. Wahl
Chronisch-inflammatorisch demyelinisierende Polyneuropathie (CIDP)	1 g/kg alle 3 Wochen	Initial 2 g/kg
Kawasaki-Syndrom	2 g/kg einmalig	
Allogene Knochenmarktransplantation	0,5 g/kg/Monat	Nur bei AMS
Gesicherte zulassungsüberschreitende Anwendungen (*off-label use*)		
Posttransfusionelle Purpura	2 g/kg 2 Tage täglich	Therapie der Wahl
Multifokale Motoneuropathie	1–2 g/kg/Monat	Mittel der 1. Wahl

trotz gibt es Erkrankungen, bei denen die IVIG aufgrund ihrer Wirksamkeit das Medikament erster Wahl sind. Durch die anfängliche Euphorie über die Wirksamkeit der IVIG gab es sogar in den späten 1990er-Jahren und zum Anfang des neuen Jahrtausends Engpässe bei der Herstellung von IVIG. Deshalb wurden Konsensuskonferenzen abgehalten, um den Einsatz der IVIG vernünftig zu kanalisieren, und entsprechende Empfehlungen gegeben (◻ Tab. 17.6). Die Hersteller sind teilweise mit den Zulassungen den tatsächlichen Therapieversuchen weit hinterher, sodass IVIG viel im sogenannten *off-label use*, d. h. in der zulassungsüberschreitenden Anwendung eingesetzt werden.

Literatur

Baumann U, Belohradsky B, von Bernuth H, Friedrich W, Linde R, Niehues T, Renner E, Schöndorf I, Schulze I, Wahn V, Warnatz K (2010) Primäre Immundefekte – Warnzeichen und Algorithmen zur Diagnosefindung. UNI-MED, Bremen

Heiken H, Schmidt RE (2003) Indikationen für den Einsatz von Immunglobulinen. Ergebnisse einer Konsensuskonferenz an der Medizinischen Hochschule Hannover. Dtsch Med Wochenschr 128:1665–1669

Internetseiten des Paul-Ehrlich-Institutes für Sera und Impfstoffe: www.PEI.de

Warnatz KPHH (2004) Systematik und Diagnostik von Immundefektsyndromen. Internist 8:861–881

Perspektiven

Lothar Rink

© Springer-Verlag GmbH Deutschland 2015
L. Rink, A. Kruse, H. Haase, *Immunologie für Einsteiger*, https://doi.org/10.1007/978-3-662-44843-4_18

Die Immunologie ist eine der jüngsten Wissenschaften und gerade mal etwas über 110 Jahre alt. Trotzdem ist sie neben den Neurowissenschaften die einzige Disziplin, für die es auf der Webseite der Nobelorganisation (▶ http://www.nobelprize.org/nobel_prizes/medicine/immune_responses.html) eine eigene Kategorie der Nobelpreise für Physiologie oder Medizin gibt. Dort sind 11 Nobelpreise aufgeführt, die für die Erforschung immunologischer Grundlagen verliehen wurden und 2011 ist ein weiterer hinzugekommen:

1901	Emil von Behring: Serumtherapie durch Antitoxine
1908	Ilya Ilitch Mechnikow und Paul Ehrlich: Mechnikow entdeckte die Phagocyten und Ehrlich entwickelte die Seitenkettentheorie, d. h. die Abgabe von Antikörpern durch Zellen
1913	Charles Richet: Beschreibung der anaphylaktischen Reaktion
1919	Jules Bordet: Entdeckung des Komplements
1930	Karl Landsteiner: Entdeckung der AB0-Blutgruppen
1960	Sir Frank MacFarlane Burnet und Peter Medawar: Konzept der Selbst-Toleranz
1972	Gerald Edelman und Rodney Porter: Struktur der Antikörper
1980	Baruj Benacerraf, Jean Dausset und George Snell: Erkennungsmechanismen der Histokompatibilität
1984	Nils Kai Jerne, Georges Köhler und César Milstein: Jerne für die Theorie zur antikörpervermittelten Immunabwehr; Köhler und Milstein für die „Entwicklung" der monoklonalen Antikörper
1987	Susumu Tonegawa: Genetik der Antikörper
1996	Peter Doherty und Rolf Zinkernagel: Entdeckung der MHC-Restriktion
2011	Bruce Beutler, Jules Hoffmann und Ralph Steinman: Aktivierung der angeborenen Immunität (Beutler und Hoffmann); DCs und ihre Rolle bei der Aktivierung der adaptiven Immunität (Steinman)

Daneben gab es aber noch mehrere Nobelpreise für Arbeiten zu infektiologischen Themen: Malaria (1902), Tuberkulose (1905), Protozoen (1907), Typhus (1928), Gelbfieber (1951), Poliomyelitis (1954), Tumorviren (1966), Tumorviren (1975), Übertragung von Infektionen (1976), Retroviren (1989), Prionen (1997), *Helicobacter* (2005), Humane Papillomviren (HPV) und HIV (2008).

Die Immunologie hat die Grundlagenforschung und die Medizin in den letzten 110 Jahren maßgeblich beeinflusst, und es ist davon auszugehen, dass dies auch in Zukunft der Fall sein wird. In allen medizinischen Disziplinen gibt es mittlerweile immunologische Ansätze zum Verständnis der Erkrankungen oder bereits etablierte immunologische Therapien. In ▶ Kap. 17 wurden die therapeutischen Antikörper bei chronisch-entzündlichen Erkrankungen und Tumoren besprochen. Auch aus den diagnostischen Bereichen sind die immunologischen Verfahren nicht mehr wegzudenken. Monoklonale Antikörper sind eines der wichtigsten diagnostischen Hilfsmittel, die sogar in die Selbstdiagnostik einbezogen sind, da die käuflichen Schwangerschaftstests auf Antikörpern beruhen.

Trotz dieser überragenden Erfolge steht die Immunologie weiterhin vor großen Aufgaben. Obwohl sich die Therapie für viele Krebsarten verbessert hat, können wir den Krebs in vielen Fällen immer noch nicht wirkungsvoll bekämpfen. Der Einsatz von Antikörpern ist nur bei wenigen Krebsformen effektiv, da es meistens an spezifischen Tumorantigenen mangelt (▶ Kap. 11), sodass Antikörper nicht gezielt gegen den Tumor eingesetzt

werden können. Auch unser Verständnis darüber, warum unser Immunsystem die Krebszellen nicht frühzeitig erkennt, ist noch ungenügend. Deshalb geht man zunehmend den Weg der Prävention. Neben der Vermeidung von krebserzeugenden Risiken (z. B. Rauchen) gehört dazu auch ein sorgfältiger Umgang mit unserem Immunsystem. Dabei rückt die Balancierung des Immunsystems durch eine ausgewogene Ernährung und eine gesunde Lebensführung (z. B. Sport und ausreichend Schlaf) immer mehr in den Vordergrund (▶ Kap. 15). Daneben gibt es mit der HPV-Impfung erstmals einen gezielten Ansatz für die Prävention einer Krebserkrankung, wofür Harald zur Hausen 2008 den Nobelpreis erhielt. Hier wird nicht gegen den Gebärmutterhalskrebs geimpft, wie häufig zu lesen ist, sondern gegen die menschlichen Papillomviren (HPV), die diese Krebsart erzeugen können. Somit handelt es sich eigentlich um eine gewöhnliche Impfung gegen eine Infektionskrankheit. Wie wirkungsvoll diese Präventionsmaßnahme ist, werden wir in 10–20 Jahren sehen, wenn wir die Gebärmutterhalskrebsraten bei geimpften und ungeimpften Frauen vergleichen können. Es ist dabei heute schon klar, dass diese Krebsart nicht zu 100 % verhindert wird, da nur gegen die Hochrisikostämme der Papillomviren geimpft wird, wodurch es aber zu einer deutlichen Reduktion kommen sollte. Erste Verlaufsstudien weisen auch bereits darauf hin.

Das prozentual größte immunologische Problem in den Industrieländern sind zurzeit die chronisch-entzündlichen Erkrankungen. Dort gab es durch die Entwicklung einer Reihe von therapeutischen Antikörpern (▶ Kap. 17) große Fortschritte. Trotzdem gibt es für die Autoimmunkrankheiten noch keine Heilung. Ziel der nächsten Jahre ist es deshalb, nicht nur die Toleranzentstehung zu begreifen, sondern auch Wege zu finden, wie wir diese aktiv induzieren können. Wenn es gelingt, die Toleranz im Körper wiederherzustellen, sollte es möglich sein, Autoimmunkrankheiten und Allergien nicht nur symptomatisch zu behandeln, sondern tatsächlich zu heilen. Bisher gelingt dies nur bei einigen Allergenen, für die eine Hyposensibilisierung zur Verfügung steht. Die Fortschritte beim Verständnis der regulatorischen T-Zellen lassen aber hoffen, dass es hier im nächsten Jahrzehnt zu einem Durchbruch kommen könnte. Im Tierversuch gelingen solche Toleranzinduktionen bereits verlässlich, sodass es jetzt nur noch der Adaptation an den Menschen bedarf.

Statistisch sind eigentlich die Infektionskrankheiten (▶ Kap. 8) das größte Problem. In der Dritten Welt mangelt es zurzeit nur am Geld, um mit Impfkampagnen die Kindersterblichkeit massiv zu senken, so wie es bei uns zu Beginn des vorigen Jahrhunderts gelang. Aber die Tropenkrankheiten kommen zu uns und „alte" Gesundheitsprobleme, z. B. Tuberkulose, kehren mit Resistenzen gegen die modernen Antibiotika zurück. Noch ist es nicht gelungen, ein Antibiotikum herzustellen, gegen das die Bakterien keine Resistenzen entwickeln. Alle dementsprechenden Ankündigungen hat die Natur innerhalb von wenigen Jahren widerlegt: Obwohl man es zuvor für unmöglich hielt, traten resistente Stämme auf. Gegen unsere körpereigenen natürlichen Abwehrstoffe, die antimikrobiellen Peptide (▶ Kap. 3), hat die Natur es aber in Millionen von Jahren nicht geschafft Resistenzen zu bilden. Es laufen bereits Versuche, diese antimikrobiellen Peptide in Kartoffeln anzureichern und so für den Einsatz im Menschen verfügbar zu machen. Die kostengünstige

Produktion in Bakterien schließt sich leider aus, da diese durch die Substanzen selbst getötet würden. Es bedarf auch neuer Impfstoffe gegen Tropenkrankheiten, weil diese immer weiter in den Norden vordringen, d. h. einige haben bereits den Mittelmeerraum erreicht (▶ Exkurs 8.1). Hierfür müssen wir wiederum die Interaktion zwischen den Erregern und dem Immunsystem besser verstehen, um deren entscheidende Angriffspunkte zu entdecken. Ein Problem, das bei der Impfstoffentwicklung für HIV seit Jahren ungelöst ist.

Die Immunologie wird also auch in den nächsten Jahrzehnten eine der spannendsten Wissenschaften bleiben. Die Hoffnung, eines Tages das Immunsystem nicht nur grob zu beeinflussen, so wie wir es heute können, sondern gezielt zu steuern, ist eine faszinierende Perspektive und ein großes Ziel. Damit wäre es möglich, bei Bedarf das Immunsystem spezifisch anzuregen, um z. B. Tumore abzustoßen oder Infektionen abzuwehren. Auf der anderen Seite könnte man Toleranz gegen Autoantigene und Allergene, aber auch Transplantate induzieren und so bisher unheilbare Krankheiten heilen und die kostbaren Transplantate vor dem Angriff des Immunsystems schützen, ohne gleichzeitig den Patienten durch immunsupprimierende Medikamente zu schädigen.

Es gibt also viel zu forschen für diese junge Disziplin, die lange gebraucht hat, um sich in den Medizinischen Fakultäten als eigenständiges Fach zu etablieren, da es als typisches Querschnittsfach in allen Disziplinen vorkommt. Es bleibt also zu hoffen, dass es in Zukunft mehr eigenständige immunologische Institute an Medizinischen und Naturwissenschaftlichen Fakultäten gibt, damit wir uns diesem Ziel schneller nähern.

Literatur

www.nobelprize.org
NCBI Proteine Databank, www.ncbi.nlm.nih.gov
HLDA Workshops and CD Molecules, www.hcdm.org

Serviceteil

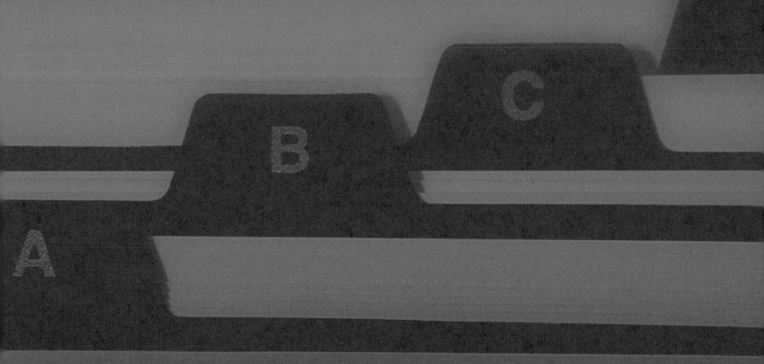

CD-Tabelle

Die Tabelle listet die wichtigen und in diesem Buch verwendeten CD (*cluster of differentiation* bzw. *determination*) auf. Im April 2014 waren 364 CD-Nummern vergeben. Die CD-Nomenklatur ist eine wichtige Vereinheitlichung, trotzdem werden in vielen Bereichen die alten bzw. funktionellen Namen weiterverwendet wie z. B. bei den Cytokinrezeptoren. Auf die Darstellung der ungebräuchlichen CD wurde deshalb verzichtet. CD, die Leitmarker für eine Zellpopulation darstellen, sind fett gedruckt. Wird der Marker nur auf einer Zellsubpopulation exprimiert, so ist der Zelltyp *kursiv* geschrieben.

Zellen: APC = antigenpräsentierende Zellen, B = B-Zellen, B-V = B-Vorläuferzellen, CTL = cytotoxische T-Zellen, DC = dendritische Zellen, Eo = eosinophile Granulocyten, Ery = Erythrocyten, FDC = follikulär dendritische Zellen, Gr = Granulocyten, HP = hämatopoetische Zellen, Leuko = Leukocyten, Ly = Lymphocyten, MK = Megakaryocyten, Mo = Monocyten, MΦ = Makrophagen, Myelo = myeloische Zellen, NK = NK-Zellen, P = Plättchen (Thrombocyten), PMN = neutrophile Granulocyten, SC = hämatopoetische Stammzellen, Thy = Thymocyten, T = T-Zellen, TCR = T-Zell-Rezeptor, TH = T-Helferzellen, T-V = T-Vorläuferzellen.

Sonstige Abkürzungen: ADCC = *antibody-dependent cellular cytotoxicity*, CALLA = *common acute lymphocytic leukemia antigen*, CR = Komplementrezeptor, EBV = Epstein-Barr-Virus, HIV = Humanes Immundefizienzvirus, LFA = *leukocyte function antigen*, LPS = Lipopolysaccharid, LBP = LPS-*binding protein*, SCF = *stem cell factor*.

CD	Alternativer Name	Ligand (Teil)	Zelluläre Expression	Funktion bzw. Verwendung (Erläuterung in Kapitel Nr.)
1	je nach Subtyp	TCR	DC, Thy	Antigenpräsentation von hydrophoben Antigenen, insbesondere Lipiden (4, 5)
2	LFA-2, T11, Schafserythrocytenrezeptor	CD58	NK, T, Thy	Costimulierendes Zelladhäsionsmolekül für die Aktivierung (5)
3	T3	(TCR-Komplex)	**T**, Thy	TCR-Signaltransduktionskomplex (6)
4	T4	MHC-II-Molekül	Mo, MΦ, TH, *Thy*	T-Zell-Restriktion, costimulierendes Molekül für die T-Zell-Aktivierung, Rezeptor für HIV (2, 5)
5	T1, Leu1		*B*, T, Thy	Identifizierung von polyvalenten oder entarteten B-Zellen
7	Leu9		T, Thy, SC	Identifizierung von entarteten T-Zellen (17)
8	T8	MHC-I-Molekül	*NK*, T, *Thy*	T-Zell-Restriktion, costimulierendes Molekül für die T-Zell-Aktivierung (2, 5)
10	CALLA		B-V, T-V	Zink-Metalloproteinase, Identifizierung von entarteten B-Zellen
11a	LFA-1 (in Verbindung mit CD18)	CD50, CD54, CD102	Leuko	Costimulierendes Zelladhäsionsmolekül für die Aktivierung (5, 7)
11b	Mac-1, CR3 (in Verbindung mit CD18)	CD54, iC3b	Myelo, NK	Costimulierendes Zelladhäsionsmolekül für die Aktivierung, Komplementrezeptor für iC3b (3, 5, 7)
11c	CR4 (in Verbindung mit CD18)	Fibrinogen	Myelo	Rezeptor für Fibrinogen (3, 5)
14		LPS-LPB-Komplex	Mo, MΦ	Starke Bindung von LPS zur Vermittlung an TLR-4 (4, 5)
15	Lewis^x	Glykoproteine	Myelo	Zelladhäsion
15s	Sialyl-Lewis^x	CD62E, CD62P	Leuko	Zelladhäsion (7, 16)
16	FcγRIII	IgG	Mo, MΦ, NK, PMN	Niedrigaffiner IgG-Rezeptor zur Vermittlung von Phagocytose und ADCC (4, 5)
18	β_2-Integrin	Je nach Partner	Leuko	Siehe CD11a–c (7, 17)
19	B4	(BCR-Komplex)	**B**	B-Zell-Corezeptor zur Aktivierung (5)
20	B1, Leu16		**B**	B-Zell-Corezeptor zur Aktivierung (5)
21	CR2	(BCR-Komplex)	**B**	C3d-Rezeptor, B-Zell-Corezeptor zur Aktivierung, Rezeptor für EBV (5, 9)
23	FcεRII	IgE	B, Eo, MΦ	Niedrigaffiner IgE-Rezeptor (5, 10)
25	IL-2-Rezeptor-α-Kette, Tac	IL-2	B, Mo, *T*	Hochaffiner Teil des IL-2-R (2, 5, 7, 9)
27		CD70	T, NK, *B*, medulläre Thy	Costimulierendes Molekül bei T- und B-Zellen (5)
28	Tp44	CD80, CD86	*B*, T	Wichtigstes costimulierendes 2. Signal für naive T-Zellen (5)
32	FcγRII	IgG	B, Eo, Mo, MΦ, PMN	Niedrigaffiner IgG-Rezeptor (4, 5)
34		CD62L	**SC**	Marker für hämatopoetische Stammzellen (2)
35	CR1	C3b, C4b	B, Eo, Ery, FDC, Mo, MΦ, PMN	Bindung von Immunkomplexen und Vermittlung der Phagocytose (3, 9)

CD-Tabelle

CD	Alternativer Name	Ligand (Teil)	Zelluläre Expression	Funktion bzw. Verwendung (Erläuterung in Kapitel Nr.)
40	P50, TNFRSF5	CD154	APC	Costimulierendes Signal für B-Zellen, DC und MΦ, induziert den Immunglobulinklassenwechsel in B-Zellen, verstärkt die intrazelluläre Abtötung und Cytokinproduktion in DC und MΦ (4, 5)
41	GPIIp (Glykoprotein IIp)	Fibrinogen	MK, **P**	Fibrinogenrezeptor (17)
44	Hermes-Antigen	Hyaluron-säure (nicht im Thymus)	Ery, Leuko	Zelladhäsion (2, 7)
45	*leukocyte common antigen*		**HP**	Tyrosinkinase zur Unterstützung der BCR- und TCR-Signaltransduktion, Subtyp CD45R0 markiert Gedächtniszellen, CD45RA naive Zellen (6)
46	MCP (*membran co-factor*)	C3b, C4b	HP	Verhindert die Zelllyse durch Komplement (3)
49d	VLA-4 (*very late activation antigen*), α$_4$-Integrin	MadCAM, VCAM	B, DC, Gr, Mo, MΦ, Thy	Zelladhäsion (5, 7)
50	ICAM-3	LFA-1	B, Gr, Mo, MΦ, T, Thy	Costimulierendes Zelladhäsionsmolekül für die Aktivierung (5, 7)
54	ICAM-1	LFA-1, Mac-1	HP	Costimulierendes Zelladhäsionsmolekül für die Aktivierung (5, 7), Rezeptor für Rhinoviren
55	DAF (*decay accelerating factor*)	C3b	HP	Verhindert die Zelllyse durch Komplement (3)
56	NKH-1, NCAM	CD56	**NK**	Rezeptor zur gegenseitigen Erkennung von NK-Zellen (3)
58	LFA-3	CD2	HP	Costimulierendes Zelladhäsionsmolekül für die Aktivierung (5, 7)
59	Mac-Inhibitor, Protectin	C8, C9	HP	Verhindert die Zelllyse durch Komplement (3)
62E	(Endothel) E-Selektin	CD15s	Endothel	Leukocyten-*rolling* (5, 7)
62L	(Leukocyten) L-Selektin	CD15s, CD34, MadCAM, GlyCAM	Leuko	Leukocyten-*rolling* (5, 7)
62P	(Plättchen) P-Selektin	CD15s, CD162	MK, P, Endothel	Leukocyten-*rolling* (7)
64	FcγRI	IgG	Mo, MΦ	Hochaffiner IgG-Rezeptor (4)
66b	CD67, NCA-95		**Gr**	Marker für Granulocyten in der Durchflusscytometrie (3, 17)
67	CD66b, CD66f			Nicht mehr besetzt
69	*activation inducer molecule*		Aktivierte Ly	Aktivierungsmarker für Lymphocyten
70	Ki-24	CD27	Aktivierte T, aktivierte B, MΦ	Costimulierung T- und B-Zellen (5)
74	Ii	MHC-II-Molekül	APC	Invariante Kette blockiert MHC-II-Molekül-Beladung im endoplasmatischen Reticulum (4)
79	Igα (CD79a), Igβ (CD79b)	(BCR-Komplex)	B	BCR-Signaltransduktionskomplex (2, 5)
80	B7.1	CD28, CTLA-4	**APC**	Wichtigstes costimulierendes 2. Signal für naive T-Zellen (5)
86	B7.2	CD28, CTLA-4	**APC**	Wichtigstes costimulierendes 2. Signal für naive T-Zellen (5)
88	C5aR	C5a	Mo, MΦ, PMN	C5a-Rezeptor-vermittelte chemotaktische Funktion (3)
89	FcαR	IgA	B, Gr, Mo, MΦ	IgA-Rezeptor (4)
90	Thy-1		Thy	Marker für Thymocyten
94			NK, NKT	NK-Zell-Rezeptor (3)
95	Apo-1, Fas	CD178 (FasL)	Leuko	Aktiviert Apoptoseprozess in der CD95$^+$-Zelle nach Bindung an CD178 (5, 9)
102	ICAM-2	LFA-1, Mac-1	Ly, Mo	Feste Bindung von Leukocyten (7)
106	VCAM-1	VLA-4	Endothel	Zelladhäsion (5, 7)
117	c-Kit	SCF	SC	Rezeptor für den Stammzellfaktor (2)
134	OX40	OX40L	Aktivierte T	Costimulierendes Molekül, T-Zell-Differenzierung und -Polarisierung (5)
138	Syndecan-1	Collagen	Plasmazellen	Marker für Plasmazellen
152	CTLA-4	CD80, CD86	Aktivierte T	Konkurriert mit CD28 um die Bindung an CD80/86 und reguliert die Aktivierung herunter (5)
154	CD40L	CD40	TH	Costimulierendes Signal für B-Zellen, DC und MΦ, induziert den Immunglobulinklassenwechsel in B-Zellen, verstärkt intrazelluläres Abtöten und Cytokinproduktion in DC und MΦ (4, 5)
161	NKR-P1		NK, NKT	NK-Zell-Rezeptor (3)
178	FasL	CD95	Leuko	Induziert Apoptoseprozess in der CD95$^+$-Zelle (5, 9)

CD	Alternativer Name	Ligand (Teil)	Zelluläre Expression	Funktion bzw. Verwendung (Erläuterung in Kapitel Nr.)
205	DEC-205		DC	Vermittelt Antigenaufnahme durch DC
209	DC-SIGN	ICAM-3, gp120 von HIV	DC	Bildung und Stabilisierung der Kontaktzone immunologischer Synapsen zwischen T-Zellen und DC (5)
278	ICOS	LICOS	aktivierte T	Costimulierendes Molekül, T-Zell-Differenzierung und -Polarisierung (5)

Stichwortverzeichnis

Zellen des angeborenen Immunsystems

myeloide dendritische
Zelle (DC), ruhend

basophiler Granulocyt

Makrophage

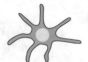
myeloide dendritische
Zelle (DC), aktiviert

eosinophiler Granulocyt

natürliche Killerzelle
(NK-Zelle)

plasmacytoide
dendritische Zelle (pDC)

neutrophiler Granulocyt
(PMN)

Mastzelle

Zellen und Moleküle des adaptiven Immunsystems

Lymphocyten

naiv   aktiviert

T-Helferzelle

Plasmazelle

cytotoxische T-Zelle
(CTL)

Antikörper,
Immunglobulin (Ig)

regulatorische T-Zelle
(T_{reg})

B-Zelle

sonstiges

Thrombocyt

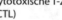
Komplementkomponente C1

Erythrocyt

inaktiv

aktiviert (gespalten)
Komplementkomponenten C2–C5; B

andere Körperzellen wie Epithelzellen,
Endothelzellen, Fibroblasten

Komplementkomponenten C6–C9

MHC-I-Molekül

Antigen (Ag)

MHC-II-Molekül

Virus

Printed in the United States
By Bookmasters